Roger HYVERT

Précis de
PATHOLOGIE INTERNE
et de DIAGNOSTIC

5ME ÉDITION
REVUE ET AUGMENTÉE

A. MALOINE & FILS, Éditeurs
27 — Rue de l'École-de-Médecine — 27
PARIS 1921

PRÉCIS DE

PATHOLOGIE INTERNE

ET DE DIAGNOSTIC

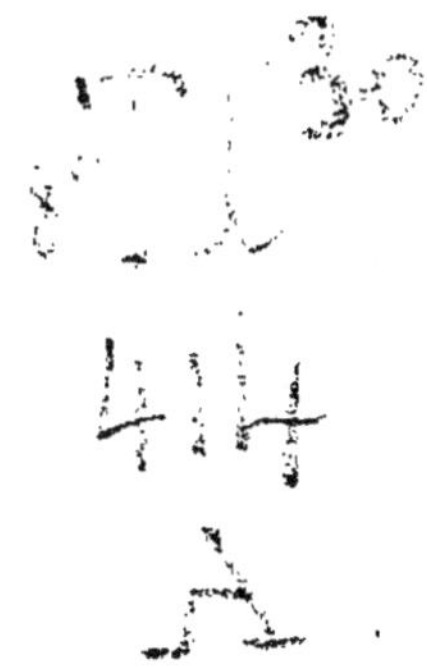

ROGER HYVERT

GUIDES DE MEDECINE PRATIQUE

PRÉCIS DE
PATHOLOGIE INTERNE
et de Diagnostic

5ᵉ ÉDITION
ENTIÈREMENT REVUE ET AUGMENTÉE

A. MALOINE & FILS, ÉDITEURS
27, RUE DE L'ÉCOLE-DE-MÉDECINE, 27
PARIS — 1921

NOTE

Nous rappelons que les articles de pathologie interne sont en caractère plus gros, ce qui les distingue des articles de pathologie générale et d'examens d'organes. Les symptômes et le diagnostic conservent tout leur développement. Consulter toujours la table des matières et en particulier les mots « signes » et « syndrômes », réactions, etc. Pour un sujet donné, on trouvera les détails au nom médical usuel. Il peut être utile de se reporter aux maladies désignées dans le diagnostic différentiel et aux généralités résumées à chaque nom d'organes. Les maladies restent classées par ordre alphabétique.

Préface de la 4ᵉ et de la 5ᵉ Édition

Ce qui a fait le succès de ce petit livre, malgré ses imperfections, malgré son style télégraphique, c'est incontestablement sa commodité. Les notions essentielles de pathologie interne et de pathologie générale s'y trouvent en effet résumées en un seul volume bien à jour.

Sans aucune prétention d'ailleurs, il nous est permis de dire que ce précis n'est pas tout à fait un simple memento. Dans l'aide-mémoire, l'auteur schématise les questions, vise au résumé substantiel ; mais, en général, il ne fait intervenir ni son expérience, ni son opinion. Vingt-cinq années d'exercice de la médecine dans les milieux les plus divers de la clientèle de province et de Paris, les travaux qu'il a fallu compulser, chaque année, pour nos « Traitements Nouveaux en Clientèle » ainsi que pour les articles de journaux de vulgarisation de la science française à l'étranger, tous ces moyens d'étude réunis nous ont facilité notre programme et, en particulier, le choix des matériaux. Nous avons pu nous placer aisément au point de vue du praticien et de l'étudiant. C'est souvent à nos frais que nous avons appris ce qui leur est pratiquement nécessaire. Et dans ces conditions, l'auteur a pu distinguer les sujets d'intérêt trop théorique ou variable qu'il traite rapidement, des questions essentielles pour le médecin et surtout pour le malade et il développe celles-ci comme il convient.

Ainsi compris, ce guide devait être bien accueilli des débutants. Peut-être n'est-il pas sans rendre quelques services à *d'autres confrères. Ils sont assez nombreux ceux qui, pendant cette longue guerre, auront beaucoup oublié, n'ayant pu suivre qu'avec une attention distraite, notre mouvement médical français. Avec ce résumé ils se remettront très vite au courant. Ils pourront relire ensuite, à tête reposée, les vieux et gros Traités de médecine avec la joie de retrouver aux heures libres leurs magistrales descriptions.*

A tout âge, le praticien actif apprécie le livre écrit spécialement pour lui. Aussi avons-nous multiplié les détails utiles. Nous lui mettons sous la main, sans aucune perte de temps dans ses recherches, un diagnostic précis, la description soit d'un symptôme oublié ou mal connu, soit d'une réaction ou d'une méthode nouvelle. Mais à ceux qui nous ont fait confiance, dès le début, nous devions un travail plus consciencieux encore. C'est ainsi qu'il importait de souligner en connaissance de cause les procédés cliniques, les examens techniques les plus sûrs, les plus simples parmi les plus nouveaux. Il fallait aussi mettre quelque clarté dans la pathogénie, dont les théories sont si nombreuses et parfois si contradictoires. N'est-il pas évident que la pathogénie éclaire et guide dans une certaine mesure, toute notre thérapeutique ?

Nous n'avons jamais perdu de vue ces diverses obligations.

Nous avons mis tant de sincérité à donner à nos confrères, dans ces modestes notes, tout le bénéfice des moyens dont nous disposions, qu'ils nous en sauront gré, une fois de plus.

Les éditions ultérieures seront moins rapprochées dans l'avenir, car MM. A. Maloine et fils ont augmenté le tirage et nous avons supprimé la publicité, qui seule, dans les conditions actuelles, pouvait nous permettre de faire paraître une édition tous les ans ou tous les deux ans.

R. HYVERT.

L'été à Pougues-les-Eaux (Nièvre).

Examen des Malades en Clientèle

Pages parues dans la 1re édition.)

Les maladies du cœur, du poumon et, depuis quelques années, celles du rein et de l'appareil digestif, sont assez bien connues des étudiants. Les maladies du cerveau et du foie, d'une étude difficile, sont parfois trop négligées. Or, en clientèle, ces deux derniers organes méritent de passer *au premier plan*.

Jusqu'à son diplôme, le jeune médecin s'était habitué à considérer la pathologie hépatique comme synonyme de cirrhose, de lithiase biliaire ou d'hépatite suppurée. Le foie, agent de défense contre les poisons et les microbes, agent d'actions physiologiques et de réactions multiples devenues classiques, joue dans l'économie un rôle singulièrement plus complexe ; et ce rôle se trouve sans cesse accru à nos yeux par les acquisitions scientifiques de chaque jour. Dans le péril alimentaire, dont nous parlons ailleurs, c'est le foie qui, le plus souvent, est en jeu. N'a-t-on pas été jusqu'à signaler tout récemment l'influence salutaire indéniable de la médication hépatique sur les affections cardiaques ? Et, dans la préservation individuelle contre la tuberculose, la participation du foie — réalisée depuis quelque temps en thérapeutique — nous apparaît comme des plus évidentes, mais encore à l'étude. L'antagonisme qui semble exister entre le paludisme et la tuberculose, n'est pas pour infirmer ces rapports intéressants. Qui oserait, enfin, soutenir que le foie n'est pas l'agent de ces anciennes métastases, revenues en médecine sous des noms très jeunes, métastases qui préservent, pour un temps donné, les organismes bien constitués, de certaines affections incurables ou mortelles ! Il importe donc, au plus haut point, d'orienter l'observation du côté de l'appareil biliaire. Il faut être capable de dépister, dès le début, les tout premiers signes du moindre degré d'insuffisance hépatique. La cholémie, le

subictère par petites poussées chroniques, une congestion
du foie, même fort légère, dénotent déjà une moindre résistance de l'organe. En agissant assez tôt par le régime, par
l'hygiène et par les soins éclairés exigés pour chaque cas,
on prévient les infections beaucoup plus sérieuses, les
troubles consécutifs ainsi que les grands accidents hépatiques.

Il en est de même du système nerveux. L'étudiant, s'il l'a
bien étudié ne le connait — nul n'y contredira — que dans
ses manifestations de physiologie animale pure. Or, fait
très curieux, les notions de neurologie qui semblaient à
quelques spécialistes, les mieux établies et que nous consi-
dérions aussi — nous simples praticiens — comme *les plus
précises de la veille* (telles que : localisations cérébrales,
théories des neurones, stigmates hystériques), ces notions
deviennent *les plus controversées du lendemain*. Notre
incertitude en médecine du système nerveux souligne notre
ignorance inavouée, chaque fois qu'il s'agit de la solution
des plus grands problèmes philosophiques de l'humanité.
Mais, médecins, fussions-nous les matérialistes les plus
endurcis, nous n'en serions pas moins tenus — toujours et
quand même — de faire dans l'exercice de notre profession
*la part du cerveau considéré dans ses fonctions les plus
élevées*. S'y refuser, ce serait manquer très gravement à
notre devoir. A ce propos, l'excellente remarque du docteur
Helme nous revient à l'esprit : « La psychologie, écrit-il,
est à la médecine ce que le sentiment est aux arts. Sans
psychologie, le médecin est un musicien sans âme qui
jouera toujours à côté du ton. » Seul, en effet, le médecin
psychologue est un véritable médecin. *Se laisser griser par
le progrès médical, pourtant si relatif, au point de croire à
l'efficacité souveraine d'une thérapeutique rigoureusement scientifique, c'est préparer presque à coup sûr la
faillite de la médecine.* Un politicien médiocre préparerait
de même la faillite du progrès matériel et du bonheur
humain si, mauvais psychologue, tout à sa négation de
l'âme humaine, il méconnaissait totalement les aspirations
de l'homme moral. Praticiens, nous exerçons et *nous
devons exercer* sur le cerveau de notre malade une influence
de suggestion dont le résultat, en certains cas, égale ou
dépasse celui du traitement habituel. Le grand public, lui
aussi, se plait à croire que la science médicale est désormais

assez exacte pour qu'il puisse, sans inconvénient, passer
d'un médecin à l'autre. Il ne saurait échapper à l'observateur impartial, qu'il y a là, avec l'impatience des arrivistes
de la profession, deux causes indéniables du succès du
charlatanisme médical étalé dans les journaux, comme de la
versatilité des clients. Au cours de beaucoup de certaines
maladies graves, la présence du plus modeste docteur de
famille eût épargné bien des désastres. Cette conception du
rôle du médecin paraîtra moins enfantine et moins suran-
née le jour où, grâce au bon sens de Monsieur tout le
monde, les méthodes techniques de plus en plus *utiles*,
n'en reviendront pas moins *au second plan* qu'elles n'auraient jamais dû quitter. La clinique doit conserver ses
droits. Sous ces réserves, le lecteur verra, dans le texte de
cette édition, que nous accordons une place beaucoup plus
importante aux divers procédés techniques.

A l'exemple de telle pharmacopée exotique, quelques méthodes nouvelles s'imposent à nous par une belle allure
scientifique. D'autant mieux accueillies parfois qu'elles ne
sont accessibles qu'à un petit nombre d'initiés, elles sont
loin d'être toujours indispensables ! Leurs résultats ne présentent point toute l'exactitude qu'on leur prête. Parmi les
meilleurs procédés d'examen, si nous prenons ceux qui
servent à l'étude de la perméabilité des organes, nous pouvons constater que des *différences individuelles* nombreuses
en diminuent la signification. Combien d'autres procédés
récents n'ont de portée pratique que dans l'imagination de
leurs auteurs. Au surplus, notre science du laboratoire
serait-elle d'une certitude théorique absolue, que nous n'en
verrions pas moins — et les idées les plus nouvelles de Richet
sur l'anaphylaxie et les modifications incessantes du milieu
sanguin, ne sont pas pour nous contredire — *la physiologie
se jouer éternellement des prévisions chimiques ou physiques
les plus sûres et la pathologie et les facultés mentales modifier à leur tour tous les actes physiologiques.* Ces éléments
divers s'opposent, se combinent, interviennent d'une
manière si rapide, si variée, si imprévue, qu'il existe un
contraste éclatant et vraiment caractéristique entre leurs
effets protéiformes dans l'organisme humain et les résultats
froids, précis, *mais essentiellement provisoires* d'une analyse chimique. Les dyspepsies sont distinguées d'après

leurs sécrétions. Or rien de plus variable et parfois d'un jour
à l'autre. En thérapeutique pratique les fonctions motrices
de l'estomac ont au moins autant d'importance si non plus.
Pourquoi perdrait-on de vue ces notions évidentes du plus
simple bon sens ? Et pourquoi faut-il presque du courage
pour redire des vérités aussi banales, quand on les sait
oubliées et pourtant si précieuses à nos malades ?

C'est donc une mentalité nouvelle que le débutant doit se
créer, dès qu'il aborde la clientèle. Mentalité toute de souplesse, faite *d'un bon esprit observateur*. D'après M. Brocq,
on ne rencontre ni la paralysie générale, ni le tabès chez
certains peuples qui ignorent pourtant le mercure et l'arsenic : ce simple fait d'observation nous rappelle l'importance de l'hygiène naturelle plus grande que celle de la
thérapeutique pour préserver le système nerveux (surmenage) et sans doute aussi le foie (intoxications) ; comme
l'intérêt de savantes théories diminue à côté d'une observation aussi simple et aussi belle ! Du reste, ne perdons
jamais de vue l'importance indéniable de l'hygiène et de
notre rôle en médecine préventive. Et dans cet ordre d'idées
nous avons tous un rôle à jouer dans la triple lutte contre
l'alcool, la tuberculose et les maladies vénériennes.

Autre remarque : en dehors de la chirurgie, le milieu
hospitalier prépare aux pronostics plutôt sombres ; les
maladies qu'on y traite sont comme vues derrière un verre
grossissant : il ne faut plus désormais, juger à travers ce
prisme. Car, au lieu des grands malades classiques handi-
capés par l'alcoolisme, la syphilis ou la misère, le jeune
docteur va surtout rencontrer, dans ses premières visites,
soit des cas tout à fait bénins, soit des simulateurs par
intérêt quelconque, soit le fameux malade imaginaire,
client bien peu fidèle, qui se précipite chez tous les nouveaux docteurs. En clientèle, le cas grave guérit très souvent, c'est-à-dire tel cas dont le pronostic, par habitude,
semblait désespéré. Parmi les malades réputés les moins
curables, que d'urémiques avec les plus terribles accidents
épileptiformes, dyspnéiques ou comateux, que de diabétiques et de tuberculeux à grosses lésions, ne peuvent
pour ainsi dire, avec les soins voulus, se résoudre à mourir.

Il est sage d'éviter enfin le ridicule des diagnostics trop
savants. Voici un malade, légèrement surmené, atteint d'une

faible hypertension fonctionnelle ; en y mettant de la bonne volonté classique, on retrouve, sans peine, deux ou trois petits signes du brightisme. Qu'on se garde bien de céder à l'habitude prise et de prononcer les mots d'artériosclérose et de néphrite chronique, sans un examen prolongé... Vers la ménopause, on rencontre des symptômes assez variables, parfois des plus alarmants et incontestablement en rapport avec l'âge critique. Là encore, il est prudent de s'abstenir des diagnostics tragiques.

La même réserve se recommande dans le diagnostic des diathèses et de la chronicité. Du sucre dans l'urine ne veut pas toujours dire : diabète. Neuf fois sur dix, un examen coprologique isolé ne prouvera absolument rien. Nous pourrions multiplier ces exemples à l'infini. Et ces exemples, empruntés aux erreurs de tous les jours montrent aussi que, sans être systématiquement le médecin tant mieux il faut — c'est une règle générale avec le malade — se montrer plutôt optimiste. Il y a lieu de garder les grands mots pour les grandes circonstances.

Une bonne éducation pratique et le savoir faire ont, pour la guérison, la même importance que le savoir le plus distingué. Aussi est-elle entièrement légitime la belle confiance de certains clients d'élite pour les vieux praticiens dont le bagage scientifique n'est parfois pas très lourd des nouveautés à la mode, mais dont la douce expérience devient un véritable bienfait pour ceux qui ont l'intuition d'y avoir recours. Heureux les jeunes admis à bénéficier des conseils d'un vieux confrère. Justement fiers d'avoir été récemment initiés aux secrets que nos maîtres « tiennent des dieux » ils en feront un bien meilleur emploi. Ils comprendront mieux qu'il n'y a rien de mathématique, rien d'absolu dans un art et que la médecine est un art et l'art des nuances.

Grâce à une mentalité nouvelle, et grâce aux excellentes leçons de l'hôpital il est possible presque toujours d'arriver à un diagnostic et à un pronostic exacts. Et, nous le répéterons une fois de plus, le bon médecin est celui qui sans aucune exagération technique sait allier, dans des proportions utiles à ses malades, la science pure, l'observation clinique et cette psychothérapie naturelle et de bon sens qui justifie à nos yeux, la réputation des grands cliniciens d'autrefois, d'aujourd'hui et de toujours.

PRÉCIS

DE

Pathologie interne et de Diagnostic

Acétonémie, acétonurie. — Présence dans l'urine de l'acétone, de l'acide diacétique et de l'acide β oxybutyrique. D'observations faites en Amérique, sur l'acétonurie chez l'enfant, il résulte que, dans le jeune âge, ni les maladies, ni l'expérimentation ne parviennent à produire ce symptôme. Le coma diabétique est annoncé par les acides β oxybutyrique et diacétique. L'odeur de l'urine, odeur de chloroforme ou de pomme de reinette, est encore l'un des meilleurs signes de cette variété de coma. *La réaction de Gehrard*, théoriquement discutée, a une grande valeur pratique pour dépister l'acidose et le coma diabétique. Si l'on verse dans un tube jusqu'à moitié de sa hauteur de l'urine et, le long des bords un à deux centimètres cubes de perchlorure, il se forme trois couches dans le liquide dont la première ne présente rien de particulier, mais dont la troisième, inférieure, devient couleur « vin de Porto » rouge violacé, au cas de présence d'acide diacétique (et non de l'acétone). La réaction est deux fois plus sensible avec le procédé de dilution de Bonnamour et Imbert : on étend l'urine de quatre fois son volume d'eau et en laissant tomber goutte à goutte du perchlorure de fer au 10e, on obtient un précipité noir violacé caractéristique. L'urine ne doit contenir ni antipyrine, ni acide salycilique, ni phénol. S'il y a eu absorption de médicaments salicylés, il suffit de faire bouillir l'urine pendant cinq minutes et la réaction reste positive bien qu'on ait ainsi chassé l'acide diacétique. L'acétone est décelé par les réactions de Legal et Lieben. *Réaction de Legal* : coloration rouge vineuse plus ou moins foncée avec le nitro-prussiate de soude. 5 c. c. d'urine, V gouttes de solution récente de nitro-prussiate au 10e, IV gouttes de lessive de soude ; agiter ; la coloration rouge ne disparait pas après addition de X gouttes d'acide acétique glacial. *Réaction de Lieben* : odeur et cristaux d'iodoforme en traitant 5 c. c. d'urine distillée par la solution d'iodure de potassium au 10e, X gouttes d'ammoniaque (iode naissant) et quelques gouttes d'eau de Javel. Cette réaction est significative à partir de 1 gramme par litre. Enfin on met en évidence la présence de l'acide β oxybutyrique en déterminant son pouvoir rotatoire à gauche après fermentation à la levure de bière (V. acidose et diabète).

Achlorhydrie. — Les anachlorhydries ne sont pas absolument rares en dehors du cancer. L'appétit peut exister ainsi que les douleurs. Le diagnostic est purement une question de chimie. A part les cas d'hyperchlorhydrie qui sont possibles même avec une absence d'acide chlorhydrique libre, on prescrit des sucs gastriques de chien ou de porc et l'acide chlorhydrique.

Acholie du grec : α privatif et χολή bile. — Absence de bile dans les matières par obstruction des voies biliaires (ictère) ou par insuffisance de sécrétion. L'acholie pigmentaire de Hanot avec décoloration des fèces, sans ictère, peut s'observer à la fin de l'ictère catarrhal et des affections hépatiques.

Achondroplasie du grec : α privatif, et χονδρος, cartilage πλαξειν façonner. — L'achondroplasie est un trouble de développement du cartilage osseux pendant la vie intra-utérine. Le tronc est normal mais les membres sont très courts, macrocéphalie. La pathogénie est discutée. La radiographie a permis de s'assurer qu'il s'agit d'une dystrophie du cartilage primordial en montrant l'existence à peu près constante d'une bande fibreuse, située entre la zone de prolifération et le cartilage indifférent. Le traitement opothérapique, en rapport avec la théorie des glandes vasculaires insuffisantes, ne donne pas de résultat. Les nains difformes sont pour la plupart achondroplasiques.

Achylie. — Plus d'action chimique, on peut observer de l'appétit, des douleurs, de la diarrhée. Traitement de l'achlorhydrie, hordénine, etc.

Acidose. — Stigmates urinaires de Labbé : élimination des corps acétoniques, ammoniurie, hyperacidité au papier de tournesol, malgré le traitement alcalin. La présence d'acétone seule est loin d'avoir la signification des réactions de Gerhardt et Lieben, caractéristiques de l'acide diacétique que l'acide β oxybutyrique accompagne habituellement. En dehors du diabète, on peut la rencontrer dans le cancer, dans les vomissements incoercibles, après l'administration du chloroforme. Elle est en rapport avec une lésion du foie, se traite par les alcalins à haute dose et, s'il n'y a pas de diabète, par le glucose pour exciter la fonction hépatique (Netter). (V. Acétonémie et complications du diabète.)

ACROMÉGALIE

Du grec ακροσ extrémité et μεγασ.

Mot voulant dire grandes extrémités. **Synonymie :** maladie de Marie décrite en 1885. **Définition.** C'est une affection dystrophique assez rare, se traduisant par un développement anormal du squelette et en particulier des extrémités. **Étiologie.** Due à des troubles de la glande pituitaire. Débute vers l'âge de 20 ans ; n'est ni héréditaire, ni contagieuse ; puberté, influences morales. Les vraies causes, (alcoolisme, syphilis, froid?) sont mal connues, **Anat. Pathol.** Hypertrophie de l'os médullaire, *de la glande pituitaire* ou hypophyse avec reviviscence du thymus. (Réaction de défense). Prolifération ou dégénérescence colloïde dans le corps thyroïde. Histologie : cellules à noyaux multiples ou à grand noyau unique. (Mégacaryocytes).

Symptômes. Cardinaux de Marie : hypertrophie des mains et des pieds, etc. L'hypertrophie s'atténue progressivement au niveau de la jambe et de l'avant-bras. Elle a lieu en épaisseur et en largeur : main en battoir, main capitonnée, doigt en saucisson ; l'hypertrophie des pieds se manifeste dans les mêmes conditions : sillons et bourrelets charnus ; faciès acromégalique avec prognathisme ; épaississement de la langue (macroglossie) ; gros nez ; pommettes saillantes ; la cyphose cervico-dorsale avec ou sans lordose lombaire, ou sans scoliose, est très fréquente ainsi d'ailleurs que l'aménorrhée chez la femme et que la glycosurie. Quant aux troubles visuels, ce sont l'hémianopsie, l'amblyopie, la saillie des globes oculaires, la congestion papillaire et même la cécité. Enfin, la voix prend un timbre grave. Les caractères essentiels du syndrôme acromégalique rappellent, a-t-on dit, le polichinelle de comédie italienne. **Pronostic.** Peut durer quinze, vingt ans, cachexie fréquente.

Diagnostic. Avec le myxœdème (hypertrophie des parties molles, faciès pleine lune); avec la maladie osseuse de Paget (os longs, dyspnée); avec le gigantisme (développement proportionné); avec l'ostéo-arthropathie hypertrophiante-pneumique (cardio-pulmonaire, doigts en baguette de tambour ou en battant de cloche). Radiographie. **Traitement.** Hydrothérapie ; arsenicaux ; opothérapie : thymus, corps pituitaire dans la phase d'hypo-hypophyse (A. Delille) (mais non au début), thyroïde, jusqu'ici assez infidèle, mais à essayer dans la période d'hypofonctionnement de la glande pituitaire.

Acrocyanose. — Cyanose avec refroidissement des extrémités. Dans les polynévrites, l'acrocyanose est particulièrement intense quand les jambes du malade pendent au bord du lit. Dans l'acrocyanose chronique hypertrophiante de Pégu, la cyanose envahit progressivement les parties molles.

ACTINOMYCOSE

Cette question présente un gros intérêt pratique. Voir au diagnostic la possibilité d'erreurs et leurs conséquences.

Etym. Ἀκτίς, étoile μύκης, champignon. **Définition.** Type important de Nocardoses. **Étiologie.** Due au Nocardia bovis, Nocardia Israeli. Actuellement, on doit dire : Discomyces au lieu de Nocardia (Brumpt), pénétrant dans l'organisme humain par des instruments malpropres, par le lait et surtout par une lésion de la muqueuse bucco-pharyngée, par une carie dentaire; l'actinomycès est apporté par des débris végétaux, des fragments d'épis mâchonnés : on admet qu'une petite excoriation de la muqueuse ou de la peau est nécessaire. **Bactériologie.** S'il y a du pus, chercher les *grains jaunes* au microscope (à l'examen à sec, objectif 4), après lavage à la potasse à 30 %, coloration au Gram, le fond coloré à l'éosine ou mieux au picrocarmin : les filaments apparaissent très serrés, ils constituent un véritable feutrage central, ils prennent le Gram; leurs extrémités forment une couronne périphérique de massues ne prenant pas le Gram mais colorées par l'éosine ou le picrocarmin. Les grains jaunes ressemblent à des grains d'iodoforme ou de lycopode : il est parfois possible de les examiner dans une goutte de glycérine. Cultures sur sérum coagulé ou gélose : en quelques jours on obtient des colonies isolées. Si les lésions sont fermées et ne contiennent pas de pus, un prélèvement de sérum permet le séro-diagnostic : agglutination à l'égard du sporotrichum Beurmani. **Anat. pathol.** Les grains jaunes se composent du mycélium ou champignon proprement dit et des rayons ou éléments de défense surajoutés. Chez les bovidés, on observe surtout des néoplasmes, durs avec trois zones histologiques : une centrale renfermant l'actynomycès, une moyenne formée de cellules épithélioïdes, une externe, granuleuse, composée de cellules embryonnaires. Chez l'homme, il s'agit plutôt d'une poche avec des cellules embryonnaires, épithélioïdes et géantes ; cette poche contient du pus où nagent les grains jaunes. **Symptômes.** Les foyers localisés ou non ont tendance à diffuser. *Les nodules,* isolés de 5 millimètres à 2 centimètres et plus, ont une tendance à s'agglomérer et à former une masse mamelonnée, d'une dureté ligneuse, appréciable au contact de la peau, fluctuation partielle, puis fistules multiples, anfractueuses, sinueuses, profondes. Le pus n'est pas abondant, il est mal lié ; il contient les grains jaunes. L'actynomycose revêt des aspects assez *variables.* On observe le plus souvent la variété temporomaxillaire de Poncet avec abcès : douleurs vives, trismus, induration, fistules. Il existe des formes pleuro-pulmonaire, abdominale et plus rarement œsophagienne, cérébrale, méningée. **Diagnostic.** Nous ne saurions trop insister sur l'importance du diagnostic et *surtout du diagnostic précoce.* Il serait regrettable de considérer comme de la tuberculose une maladie susceptible d'être rapidement améliorée par l'iodure de potassium. Il serait non moins regrettable de donner de l'iodure à un cancéreux, à un tuberculeux. S'il est une affection qui exige le concours du laboratoire, c'est bien l'actinomycose, comme les sporotrichoses. L'examen bactériologique est nécessaire et suffisant. Dès qu'on a constaté des grains jaunes dans le pus ou dès que le séro-diagnostic est positif, à défaut de pus, le diagnostic est fait. Dans la variété cervicale, l'existence de trajets fistuleux multiples et de clapier pourrait permettre, en quelques cas, d'éliminer l'adéno-phlegmon ; dans les formes cutanées, l'examen du nodule élémentaire lupique ou des signes concomittants de la syphilis peut aussi aider au diagnostic clinique ; mais dans les formes thoracique, abdominale, péritonéale, etc., le microscope permet seul d'écarter toute idée de pleurésie, de tuberculose, de suppuration étrangère à l'actinomycès. **Pronostic.** Non traitée, l'actinomycose a une marche progressive ; le pronostic est entièrement subordonné à la précocité du diagnostic et du traitement. Les formes thoraciques donnent une mortalité de 80 %, abdominales de 70 %, cervico-faciales de 10 %. La variété cérébrale est toujours fatale. **Traitement :** iodo-ioduré pendant plusieurs semaines et plusieurs mois, s'il le faut. KI, 4 à 8 grammes par jour dans du sirop d'anisette pendant cinq jours ; doses un peu moins fortes ensuite, pansements et enfumages iodés, injections locales iodées ; sirop iodo-tannique, cacodylate, héliothérapie ; intervenir localement avec plus d'énergie au cas d'échec d'un traitement de trois mois. Enfants, 0,20 d'iodure, par chaque année d'âge. La prophylaxie consiste à perdre la mauvaise habitude de porter à la bouche divers objets tels que : épis, paille, etc. Le contact des animaux malades doit naturellement être évité.

ADDISON (Maladie bronzée d')

Définition. Insuffisance surrénale chronique. Maladie cachectique caractérisée par la teinte bronzée des téguments et attribuée à des altérations des capsules surrénales ou du plexus solaire. **Anat. pathol.** Les lésions siègent dans les capsules surrénales, fibreuses ou hypertrophiées, dans les plexus nerveux voisins et dans les ganglions semi-lunaires. Le pigment est apporté dans les cellules du corps de Malpighi par des cellules spéciales ou des leucocytes. **Etiologie.** La maladie d'Addison s'observe de 20 à 40 ans. Les capsules surrénales ont une action antitoxique vis-à-vis des poisons à type curarisant du travail musculaire. Causes habituelles : en première ligne la syphilis, la tuberculo-scrofulose, viennent ensuite les suppurations, le cancer, les traumatismes lombaires; le surmenage et les émotions paraissent intervenir comme causes déterminantes, etc. **Pathogénie.** La mélanodermie est provoquée par les lésions des ganglions et des plexus nerveux ; elle est due à une hyperpigmentation des cellules du corps de Malpighi. Les autres signes dépendent de l'insuffisance capsulaire (vérifiée par l'expérimentation).

Symptômes. *L'asthénie addisonienne* avec épuisement musculaire rapide sans aucun signe de paralysie et qu'on peut étudier au dynamomètre ou avec l'ergographe de Mosso, est le premier symptôme en date. *Douleurs* surtout lombaires, épigastriques, musculaires, articulaires, etc. Accompagnent le plus souvent l'asthénie. *Troubles digestifs :* vomissements pituiteux, alimentaires, hoquet, constipation au début, diarrhée ensuite, etc. *La pigmentation ou mélanodermie,* qui permet de faire le diagnostic, est un signe tardif. Elle débute par les régions du tégument qui sont découvertes ou par celles qui sont normalement pigmentées et par les régions soumises à un frottement ou à une cause irritante quelconque. Au début ardoisée, couleur sale, la mélanodermie donne la teinte du mulâtre, se généralise aux régions exposées à la lumière et ordinairement pigmentées et s'étend même aux muqueuses sous forme de taches brunes ou noires. Hypotension avec oligurie (urines très toxiques) et troubles cardio-vasculaires. Conjonctives saines. **Pronostic.** Très grave. De quelques semaines à quelques mois (six) pour les formes rapides ; durée moyenne deux à trois ans. Mort par cachexie, par lésion cardiaque ou maladie intercurrente, mort subite.

Diagnostic. Presque impossible avant l'apparition de la mélanodermie et de l'asthénie, doit être fait avec la syphilis pigmentaire des femmes, la cachexie palustre (grosse rate), le diabète bronzé (gros foie), la pellagre, la maladie des vagabonds (phtiriase mélanodermique), l'anémie pernicieuse. L'emploi prolongé du nitrate d'argent, qui présente une tache plus localisée, ne peut guère prêter à confusion. **Traitement.** Hygiène et repos complet. Toniques : huile de foie de morue, fer, arsenic, capsules surrénales de jeunes veaux, en brochettes, pulpe fraîche, capsules d'extrait desséché. Traitement à donner avec prudence et à surveiller. Préparations hypophysaires, thymiques et arsenicales.

ADÉNOIDES (Végétations)

Définition. Bien qu'il existe des amygdales palatines, linguales, tubaires, pharyngiennes, les mots *végétations adénoïdes* s'appliquent surtout au pharynx nasal et à l'amygdale pharyngienne ou de Luschka. **Étiologie.** Dues à la réaction de défense du tissu lymphatique, fréquentes dans la deuxième enfance, parfois tuberculeuses. Régression habituelle avec la fin de la croissance. Très développées, mais rares, chez le nourrisson.

Symptômes. *Faciès adénoïdien : bouche entr'ouverte, nez pincé,* en lame de couteau, air hébété ; la gêne de la respiration buccale est un signe capital ; articulation des lettres P, M, comme un B ; N et T comme D ; les voyelles nasales, an, in, on, non rendues ; lèvre inférieure pendante, dents mal implantées, amygdales hypertrophiées. *Rhinoscopie* antérieure et postérieure. *Toucher naso-pharyngien,* avec le doigt gauche enfonçant la joue entre les dents tandis que l'index droit va sentir dans le cavum une masse molle (sensation de paquet de vers de terre) et donnant une légère hémorragie ou, sur le doigt, un suintement de sang caractéristique. Obstruction nasale, ronflement, surdité, troubles de voisinage du rhinopharynx ; troubles nerveux (agitation, terreurs nocturnes, céphalée) ; arrêt de développement. Les végétations adénoïdes peuvent favoriser la tuberculose et la laryngite striduleuse. La gêne respiratoire provoque parfois une dépression latérale du thorax, déformation type Robert (verticale), type Lambron (transversale au 1/3 supérieur). Les végétations adénoïdes guérissent le plus souvent seules, à la puberté.

Diagnostic. Faciès adénoïdien ; nez étroit ; prognathisme. Dans la coqueluche, la tuberculose, les otites, l'incontinence et les terreurs nocturnes, l'asthme, l'arrêt de développement, il faut penser aux végétations, après s'être rendu compte que la rhinite hypertrophique ou la déviation de la cloison ne sont pas en cause. Chez le nourrisson ; dyspnée, convulsions, difficulté pour téter ; avec la syphilis il y a du coryza. **Traitement.** Il semble abusif d'opérer systématiquement en songeant au rôle de défense des organes lymphoïdes. Tenir compte, pour l'intervention chirurgicale, des troubles fonctionnels, intellectuels, auditifs, de l'âge, etc. Anesthésie, de préférence au chlorure d'éthyle avec position assise. Pince, curette, glace, antipyrine au 20ᵉ contre les hémorragies. Bien dégager les fossettes de Rosenmuller. Antisepsie rhinopharyngée (résorcine, etc.) *Éducation de la respiration nasale.* Traitement médical des lymphatiques : gymnastique respiratoire méthodique, toniques, climat marin, iode, préparations résorcinées, etc.

ADÉNOPATHIE TRACHÉO-BRONCHIQUE

On admet que la tuberculose chronique de l'adulte est le plus souvent déclanchée par un fléchissement du terrain chez un sujet dont la première atteinte bacillaire peut dater de l'enfance, c'est dire toute l'importance de la question ci-dessous.

Définition. Adénopathies simples ou tuberculeuses propres à l'enfance. **Anat. Pathol.** Trois groupes de ganglions : groupe prétrachéo-bronchique, sous-bronchique et interbronchique. Le groupe prétrachéo-bronchique droit répond à la partie droite du sternum, à l'articulation sterno-claviculaire droite, à la première articulation chondro-sternale droite, au premier espace intercostal et quelquefois à l'articulation du 2ᵉ cartilage avec le sternum. Situés dans le médiastin antérieur, ces ganglions sont en rapport avec la veine cave : de là dérivent les dilatations veineuses qu'on voit sur la partie antérieure du thorax des enfants atteints d'adénopathie trachéo-bronchique. A la région postérieure, les ganglions répondent à la région comprise entre la

7⁰ vertèbre cervicale et les apophyses épineuses des 3 ou 4 premières vertèbres dorsales, c'est-à-dire à la partie inférieure de la fosse sous-épineuse. Les ganglions répondent aux lames vertébrales. Ils peuvent passer par les trois stades de l'évolution tuberculeuse progressive, ou, s'il y a guérison, s'infiltrer de sels calcaires et de scléroses. **Étiologie.** Fréquente de 2 à 8 ans, d'origine tuberculeuse, surtout au-dessous de 3 ans. S'observe après la rougeole, la coqueluche, la broncho-pneumonie, etc. L'adénopathie existe le plus souvent dans la tuberculose de l'adulte.

Symptômes. Rechercher l'adénopathie chez les enfants tousseurs. *Signe précoce d'Eustache-Smith :* murmure veineux, souffle vasculaire entendu au niveau du manubrium sternal, l'enfant tête renversée, regardant le plafond. (Veine innominée entraînée par les ganglions hypertrophiés.) Sensation de résistance au doigt, *matité* à la percussion légère *dans les zones ganglionnaires,* région sternale droite (deux premiers cartilages) ; région interscapulaire : au niveau des trois premières vertèbres dorsales : trois doigts placés, l'un médian, sur la ligne épineuse, les deux autres symétriquement, augmentation des vibrations thoraciques. A l'auscultation, diminution du murmure vésiculaire, expiration bronchique rude ou douce et humée (d'Espine) ; transmission de la voix soufflée (Voillez), chuchotée, pouvant descendre à la 4ᵉ vertèbre dorsale ; ce signe de d'Espine, qui n'est autre que le signe de Bacelli, s'entend au niveau de la colonne vertébrale ; il est contesté depuis peu parce qu'il s'entend physiologiquement dans la zone scapulo-vertébrale. Bronchophonie (transmission et renforcement de la voix haute) au niveau des apophyses épineuses. Écho de la toux (G. de Mussy). Le souffle respiratoire au niveau du hile s'explique par le voisinage du ganglion hypertrophié et d'une grosse bronche. Enfin inégalité respiratoire. Thorax adénoïdien : élargi en haut dans sa totalité. Compression de la trachée, des bronches (dyspnée, cornage). Compressions nerveuses (récurrent, pneumogastrique) : toux coqueluchoïde, aphonie. Compressions vasculaires (vaisseaux pulmonaires, veines caves) ; cyanose, hémoptysie.

A la radioscopie, l'image hilaire paraît plus ou moins élargie et on note des taches nummulaires. Enfin signes de tuberculose concomitante et micropolyadénite.

Diagnostic. Avec laryngite striduleuse, spasme de la glotte, coqueluche, etc. Par auscultation, ganglions, dyspnée, toux rauque (affections du larynx et de la glotte), ronflement (végétations, hypertrophie amygdalienne) ; toux coqueluchoïde (dans la coqueluche : reprises, expectoration glaireuse, vomissements, quintes plus longues).

Pronostic. Simple, guérit par le traitement. L'adénopathie qui évolue vers la tuberculose est plus grave.

Traitement. Se comporter comme s'il s'agissait toujours de tuberculose. Hygiène et prophylaxie. Révulsion locale, pommade iodurée sur les points d'élection ; vésicatoires volants, pointes de feu. Au nourrisson, lait iodé, lait phosphaté, iode. Inhalations et préparations calmantes : aconit, belladone, codéine. Huile de foie de morue. Préparations iodées organiques ou iodo-tanniques ; sels de sodium, phosphates. Eaux sulfureuses et arsénicales. Bains d'eaux-mères de Salies, Mont-Dore, Bourboule (jeunes enfants). Après 10 ans, Challes, Cauterets, Saint-Honoré. Bains de mer chauds et bains salés.

ADIPOSE

Synonymie : maladie de Dercum. **Définition.** L'adipose ou polysarcie est étudiée à l'article *obésité*. Il existe aussi des adiposes localisées : l'adipose sous-cutanée paralytique, l'hypertrophie lipomateuse des muscles, les pseudolipomes sus-claviculaires, le pseudoéléphantiasis névropathique des jambes et des cuisses (Mathieu), l'œdème segmentaire de Debove. Ici nous ne dirons que quelques mots de l'adipose douloureuse ou maladie de Dercum, syndrome s'accompagnant de douleurs au niveau des lésions. **Anat. pathol.** Œdème. Névrite interstitielle ; altération du corps thyroïde. **Étiologie.** Nerveuse ou dystrophie de cause thyroïdienne. Adipose accompagnant l'ablation des ovaires ou la cessation de la fonction ovarienne (ménopause). S'observe chez les femmes surtout et de 35 à 50 ans. Traumatisme. **Symptômes.** *Douleurs* variables à *paroxysmes* « sensation d'eau chaude coulant le long du bras », « vers rampant sous la peau ». *Nodosités* (noisette ou noix), œdème dur respectant les mains, pieds, face et siégeant sur le dos, les bras ou les cuisses. Parfois tumeurs en masses localisées aux mêmes régions. Faiblesse générale, *asthénie nerveuse*, troubles psychiques. **Pronostic.** Chronique, dure plusieurs années. Mort par cachexie et insuffisance cardiaque. **Diagnostic.** Œdèmes nerveux, lipomatose diffuse, neurofibromatose. **Traitement.** Médication thyroïdienne (souvent active), arsenic, salicylates, hydrothérapie, ablation des tumeurs adipeuses.

Aérophagie. — « Déglutition d'air », distension de l'estomac avec renvois gazeux. Le premier bruit pharyngé de déglutition est caractéristique. Renvois en salves, inodores ; rien à l'examen gastrique. Petits signes de Leven : langue rouge humide, brillante (action de la salive), sensibilité du cou, refus de porter des cols serrés (irritation laryngée), attitude spéciale penchée. On a noté une aérophagie aiguë postopératoire souvent mortelle, mais qui peut aisément guérir en déplaçant le malade, en le faisant coucher sur le ventre. L'examen radioscopique montre une poche à air plus claire et plus étendue qu'à l'état normal (Leven et Barret). Traiter la névropathie causale, calmer l'excitabilité sécrétoire (infusions chaudes, poudre de saturation, bismuth), maintenir les mâchoires écartées pendant les crises (bouchon ou crayon ou fume-cigarette), eau gazeuse et tête relevée en arrière, col ou cravate serrée, pince nasale.

Bromure de sodium, teinture de jusquiame, belladone hydrothérapie et psychothérapie.

AGE CRITIQUE

Synonymie. Des mots grecs : μήν, mois ; παυσίς, cessation. Ménopause. Age de retour, âge critique. **Définition.** Age de la cessation des règles, en général de 45 à 50 ans. **Anat. Pathol.** Atrophie des ovaires, de l'utérus et des trompes qui s'oblitèrent vers la fin de l'ovulation ; la thyroïde, l'hypophyse et les capsules surrénales sont hypertrophiées ou altérées. **Etiologie, pathogénie.** Très exceptionnellement a lieu de 28 à 45 ans et aussi de 50 à 65 ans. L'athérome, les maladies du cœur, les ovarites ont une action nette chez les femmes prédisposées. On comprend

que la cessation plus ou moins brusque des règles et d'une
sécrétion interne périodique, utile à l'organisme, doit se
traduire le plus souvent par des manifestations morbides
plus ou moins importantes telles que poussées congestives,
etc., il en résulte des symptômes sur divers organes en
rapport avec cette congestion, avec la rétention de produits
toxiques et avec les modifications qui surviennent dans la
tension artérielle ou dans les échanges respiratoires (Huchard, Robin).

Symptômes. En général, pendant plusieurs mois avant
la fin de l'ovulation, la menstruation est irrégulière, elle
s'accompagne de leucorrhée qui peut persister dans l'intervalle des époques ; cet intervalle est diminué (règles de
quinzaine) ou augmenté ; on note dès le début ou un peu
plus tard des bouffées de chaleurs, des troubles de vaso-
dilatation (rougeurs, etc.), de la pesanteur dans le bassin,
des hémorroïdes, de l'essoufflement, (pseudo-asthme), des
vertiges, migraines, palpitations. Fatigue rapide. Obésité.
métrorragies qui obscurcissent parfois le diagnostic ; les
congestions des organes se traduisent par des troubles en
rapport avec chacun d'eux : dyspeptiques, cardiaques (tachycardies, etc.), hépatiques (ictère), etc. Il faut savoir que
les métrorragies dépendent parfois de l'hypertension artérielle et peuvent se confondre avec les ménorragies. Les
métrites, les fibromes, souvent atténués ou silencieux après
la ménopause, et le cancer s'observent fréquemment.

L'âge critique réveille ou accentue les troubles nerveux,
l'hystérie, la folie dépressive ou mystique, l'érotomanie.

On a voulu fixer sa durée à deux ans environ. Rien n'est
plus variable.

Diagnostic. Il est plus important qu'on ne croit de penser à la possibilité d'une grossesse ; l'expérience démontre
à tout médecin, la nécessité de cet examen, en clientèle. Le
diagnostic comporte aussi la recherche du fibrome, de la
métrite, d'une tumeur, trois affections des plus communes
chez la femme et à cet âge. **Traitement.** Soins hygiéniques.
Laxatifs hebdomadaires. Éviter les excitations de toutes
sortes, les veilles prolongées, le café, les toniques à base
d'alcool. L'hygiène sexuelle varie trop avec chaque cas
pour qu'on puisse la codifier. L'influence du froid humide
(pieds mouillés, lavage à l'eau froide) mérite d'être notée ;

on observe plus souvent en clientèle qu'à l'hôpital des poussées congestives qui alarment les familles à l'excès et qui sont dues à l'arrêt brusque des règles par le froid dans la période critique. Il faut se hâter de provoquer le retour du sang par les moyens habituels, les tisanes diurétiques ; l'eau, le lait occupent dans le régime qui doit être doux, une place importante. Les médicaments : hamamelis, hydrastis, viburnum, et l'opothérapie ovarienne ont des indications variables. Contre les bouffées de chaleur, diurétiques, purgatifs, bains de pieds, bains chauds, extraits d'ovaire. Il faut traiter, d'une main légère, les troubles digestifs, l'obésité, etc.. Le traiteme t des métrorragies, du prurit, de la leucorrhée, des accidents cutanés ne comporte pas d'indications spéciales. Extrait d'ovaire contre les grands symptômes (obésité, etc.) 0,10 à 0.50 d'extrait sec en ingestion ; 1 gr. d'ovarine liquide en injection (V. détails dans notre vade-mecum). Corps thyroïde et adrénaline à petites doses, contre les signes congestifs et de vaso-dilatation.

Agglutinines. — Substances secrétées par les cellules de l'organisme qui précipitent, groupent, agglutinent les microbes.

Agitation. — S'observe avec température au-dessus de la normale, dans les fièvres éruptives, les méningites, le rhumatisme ; ou, sans fièvre, dans la morphinomanie, la syphilis, l'alcoolisme, l'hystérie, l'épilepsie, la chorée, l'éclampsie, les traumatismes, la paralysie générale et, en aliénation mentale, dans la manie, la mélancolie anxieuse, le délire de la persécution, etc. Traitement variable avec la cause. On utilise surtout les bains, le bromure, le chloral, les opiacés et l'hyoscine.

Albumino-réaction des crachats (Tuberculose, etc.). — Mélanger parties égales d'eau distillée et de crachats fraîchement émis et ne contenant aucune trace de sang. Filtrer lentement le coagulum et caractériser l'albumine dans le filtrat (Roger et Levi-Valensi). Ajouter au mélange, avant de filtrer, cinq gouttes d'acide acétique (pour éliminer la mucine, etc.). Rechercher par la chaleur ou avec un centim. cube de la solution de ferrocyanure.

ALBUMINURIE

Définition. — C'est le passage d'albumine dans les urines pathologiques (*V. néphrites, albumosurie, mal de Bright, et maladies des reins, etc.*). Quand il s'agit d'albuminurie vraie, elle est caractérisée par la sérine et la globuline (rapport 1,5 à 2). On peut rencontrer dans l'urine pathologique les matières albuminoïdes suivantes, sans que l'urine puisse être dite albumineuse : mucine, albumoses, peptones, nucléo-albumines. Dans l'albuminurie proprement dite, c'est de la sérine qui passe dans les urines. Cliniquement, on estime « qu'il y a albuminurie quand l'urine, filtrée, étendue au 10ᵉ et additionnée de quelques gouttes d'acide acétique et chauffée jusqu'à ébullition, présente un trouble si léger soit-il, surtout après saturation au sulfate de soude (Grimbert) ».

L'albuminurie aiguë est causée par des intoxications ou des états infectieux. *Chronique,* elle est en rapport avec la débilité rénale ou persiste après une crise aiguë. Nous verrons que, dans le mal de Bright, l'albuminurie a moins d'importance par elle-même que l'état du cœur, des vaisseaux et du rein. Par contre la variété à minima, avec 0.10 ou 20 d'albumine, peut devenir sérieuse. Quelques variétés d'albuminurie méritent de retenir notre attention. Voir aussi mal de Bright et néphrites.

On peut distinguer : des formes accidentelles, chez le nouveau-né, par exemple, par formation incomplète du glomérule, variété qui disparaît en 8 ou 10 jours ; des formes physiologiques ou fonctionnelles : albuminurie agonique de Gubler, alimentaire de Rathery, de fatigue (Capitan), intermittente cyclique de Tessier et Pavy (maladie de Pavy) à maximum vers deux heures, disparaissant vers quatre heures, orthostatique de Sterling et Duker, classe ne comprenant « que les variétés pour lesquelles le passage de la station horizontale à la verticale est la seule condition déterminante, nécessaire et indispensable », albuminurie de la néphroptose et des névropathes (Merklen) s'observant même chez les sujets sains ; type parcellaire de Talamon par débilité du rein; albuminurie symptomatique des maladies infectieuses aiguës ou chroniques, existant presque toujours, à des degrés divers, dans un état infectieux : variétés prétuberculeuse de Teissier, prégoutteuse, diabétique ; variétés en rapport avec les maladies du foie, de l'estomac, de l'intestin, du cœur (insuffisance aortique), avec les maladies génito-urinaires (néphrites, dégénérescence, etc.), avec les maladies du système nerveux (myélites, etc.), avec les intoxications.

Dans toute albuminurie il faut rechercher la tension artérielle, la débilité rénale (épreuve du bleu de méthylène), faire l'analyse urinaire complète (chlorurémie, azoturie, etc.).

Dans le **Diagnostic**, on doit distinguer avant tout les formes aiguës ou chroniques. L'albuminurie persistante se confond avec les néphrites. Il est utile de préciser le type chimique des albuminoïdes urinaires. L'acide acétique à froid permet de reconnaître la présence de la mucine, de la nucléo-albumine, de la pseudo-mucine, du corps mucoïde. Grimbert et Duval emploient deux tubes dont l'un sert à l'examen avec l'acide azotique et l'autre contient quelques centimètres cubes de la solution sirupeuse d'acide citrique, 100 gr. dans 75 gr. d'eau distillée. Si l'urine renferme de l'albumine, anneau bien connu dans le tube de l'acide azotique, aucun trouble avec l'acide citrique ; si l'urine contient des substances mucinoïdes, léger nuage sans anneau bien net avec l'acide azotique, nuage assez net au bout de deux minutes avec l'acide citrique ; si l'urine enfin contient de l'albumine et de la mucine, on obtient deux réactions positives. Pour la recherche des peptones, on traite l'urine par l'acétate neutre de plomb, qui élimine l'albumine et la mucine, on porte à l'ébullition et on filtre : le réactif de Tanret, l'alcool, le tanin précipitent les peptones. Les protéoses ne précipitent pas à l'ébullition. On rencontre la protéosurie et la peptonurie dans certaines infections et suppurations (V. albumosurie et maladies du rein). **Recherche des cylindres.** Dosage de l'urée sanguine. Parfois réaction de Wassermann. Le diagnostic des variétés digestives et orthostatique exige l'épreuve suivante dite de trois jours. On prescrit le premier jour : eau lactosée, repos au lit ; le second jour : deux repas et séjour au lit ; le troisième jour, deux repas normaux et marche. S'il y a albuminurie orthostatique, les urines du second jour sont normales. L'examen des urines émises avant et après les repas précise la variété digestive. A noter que le type orthostatique serait causé par les infections antérieures, par la ptose (Linossier), par la lordose qui, en écartant les reins, diminuerait le calibre des vaisseaux. Il faut y penser chez l'adolescent comme on doit penser à l'albuminurie prétuberculeuse chez l'enfant.

Le **pronostic** reste subordonné à l'état du cœur, des vaisseaux, du rein ; si l'on recherche l'albumine par la chaleur et l'acide acétique, un anneau net indique une albuminurie bénigne : s'il y a au-dessous de cet anneau une zone violette d'indican, le pronostic est moins favorable ; un anneau rose-vif d'uro-hématine dénote l'atrophie rénale. Le pronostic des formes chroniques est lié à la chlorurémie, à l'azotémie et à la tension artérielle. L'hypotension s'observe dans la tuberculose ; s'il y a hypertension dans le diabète, on soignera le foie et l'estomac avant le rein. Le **traitement** varie trop avec chaque variété pour que nous puissions le développer ici (Voir diabète, goutte, néphrites, etc., etc.).

Albumosurie. — Éliminer l'albumine par coagulation et filtration. Additionner l'urine filtrée à 1/6 de son volume de solution salée saturée : trouble au refroidissement et, en chauffant à nouveau, l'urine redevient claire. La réaction du biuret, des protéoses, est la suivante : parties égales d'urine et de lessive caustique à 30 % avec quelques gouttes de sulfate de cuivre à 1 % (couleur bleue violacée). La réaction de Jacquemet, si fréquente dans les urines des maladies fébriles, s'obtient en agitant l'urine avec un tiers de son volume d'éther (chapeau gélatineux à la surface). L'albumosurie de Bencelones, bien connue des anglais et que nous avons eu l'occasion d'étudier, s'observe dans les tumeurs multiples des os, dans la leucémie et la sénilité (Hyvert) ; elle est caractérisée par l'apparition, à la chaleur, d'une albumine qui est soluble à l'ébullition et qui se précipite à nouveau par refroidissement. Les albumoses ou propeptones se distinguent des peptones vraies parce qu'elles précipitent à froid par le sulfate d'ammoniaque à saturation. Les unes et les autres sont des produits de dédoublement de l'albumine.

ALCOOLISME

Intoxication par l'alcool, les essences et produits nocifs du vin. **Anat. Pathol.** Lésions congestives dans la variété aiguë. Dans la forme chronique : lésions de gastrite, d'aortite, lésion du foie et du rein, ramollissement cérébral, dégénérescence graisseuse, cœur de bière, etc. **Symptômes.** *Alcoolisme aigu et subaigu.* Tableau de l'ivresse avec ses périodes d'excitation, de dépression et de résolution que nous n'avons pas à décrire. Les liqueurs à essence peuvent donner l'ivresse convulsive de Parcy, une espèce de strychnisme avec exagération des réflexes. La mort peut survenir après un état comateux et une hypothermie pouvant tomber au-dessous de 30°. Formes : convulsive, délirante, maniaque. Coma alcoolique : mydriase, odeur éthylique, commémoratifs ; urines normales en général. *Chronique : Troubles digestifs :* Anorexie, *pituite* matutinale blanche ou verte, pyrosis, hypochlorhydrie, gastrite avec ulcérations quelquefois ; congestion ou cirrhose du foie, ictère aigu très grave. *Troubles nerveux : tremblement* des extrémités de type moyen, s'observant surtout à jeun. Main étendue dans l'attitude du serment, doigts écartés à oscillations assez rapides mais peu étendues ; participation des petits muscles de la face, de la langue, etc. Troubles de sensibilité : fourmillements, crampes, névrites. Rêves professionnels, cauchemars, hallucinations (*zoopsie*, animaux divers).

L'alcoolisme diminue la résistance de l'individu, dans la plupart des maladies aiguës ou chroniques. Il aggrave le pronostic des infections, de la syphilis, de la tuberculose. En plus des lésions banales, il présente des complications à prédominance sur le foie (cirrhose, etc.) et le système nerveux. Parmi ces dernières citons la pseudo-paralysie générale, le délirium tremens. Le délirium tremens éclate au cours d'une affection aiguë à la suite d'une opération ou d'un traumatisme. C'est une congestion aiguë du cerveau durant trois à cinq jours et pouvant guérir si la fièvre ne dépasse pas 39° (fortes hallucinations, délire violent avec cris et gesticulations). Il faut citer encore : les paralysies douloureuses, flasques, par névrites périphériques frappant les extenseurs et à début hyperesthésique difficilement curables ; le malade relève fortement la jambe en marchant (steppage). Rétractions musculaires, le pseudo-tabès, sans signe d'Argyll Robertson, l'amblyopie toxique pour le vert ; la diminution de l'acuité visuelle centrale (scotome central), la psychose polynévritique, la manie ébrieuse chez tout éthylique. Le foie, les reins, le cerveau et les méninges sont plus ou moins atteints. Laryngite à crapula ; pharyngite granuleuse. **Pronostic.** En dehors des complications et symptômes graves, l'alcoolisme chronique sans ivresse des *buveurs d'habitude* aboutit aux maladies mentales, aux perversions de la personnalité morale, aux dyspepsies incurables. Les enfants d'éthyliques ne sont jamais normaux.

Absinthisme. Caractérisé par plusieurs signes de l'alcoolisme avec prédominance d'hallucinations terrifiantes. L'on observe suivant le degré d'intoxication et de résistance individuelle, depuis la simple exagération de sensibilité nerveuse jusqu'aux grandes attaques qui simulent l'hystérie, l'épilepsie et le délire aigu. Le malade éprouve des sensations extrêmement violentes d'élancement, de torsion, etc. ; tel absinthique dit que des « chiens lui mordent ou lui dévorent le mollet » ; tel autre affirme « qu'on lui scie ou qu'on lui rabote les os », expressions qui soulignent assez nettement la vigueur presque caractéristique de ces hallucinations. **Traitement.** Le traitement de l'alcoolisme aigu comporte l'ipéca, le café salé, l'acétate d'ammoniaque ; dans les formes graves, une révulsion active des extrémités, lavement purgatif ; injections d'*éther*, d'huile camphrée, dans le collapsus ; café. Éviter la suppression brusque des boissons. Chloral, bromures, etc. Dans le délirium tremens, chambre obscure et capitonnée, grands bains, morphine et spartéine, digitale, bromure, chloral. Soigner l'embarras gastrique consécutif. Dans l'alcoolisme chronique et la dipsomanie, isolement. vin de gentiane, noix vomique, rhubarbe, badiane, sérum de cheval accoutumé à l'alcool contenant une antiéthyline amenant le dégoût des boissons alcoolisées (Broca et Thiébault). Dans la paralysie, massage, électricité, bromure ou strychnine. Contre le pyrosis, magnésie, carbonate de chaux et poudre thébaïque. Contre les névrites, le tremblement, les cauchemars, pyramidon, chloral, analgésiques divers. L'agitation et les convulsions des nourrissons n'ont souvent d'autre cause que l'alcoolisme de la nourrice. En thérapeutique infantile, Comby conseille de ne pas dépasser 5 grammes de rhum ou d'eau-de-vie par jour et par année d'âge et de ne pas en prescrire pendant plus de 8 jours. La lutte contre l'alcoolisme comporte une action parlementaire et sociale poursuivie avec une énergique ténacité.

Alexine. — L'alexine ou complément est détruite par la chaleur à 55°, thermolabile, commune à tous les sérums. Son action exige la présence d'une autre substance de l'anticorps qu'on appelle sensibilisatrice (v. déviation du complément).

Aliénation mentale (v. maladies mentales).

ALIMENTATION

La ration d'entretien et celle de l'homme au repos est de :

Albuminoïdes.	105
Graisses	64
Hydrocarbones	410
Sels	32
Eau	2.800
Oxygène	774

L'alimentation est insuffisante avec moins de 14 grammes d'azote et de 200 de carbone. Les graisses peuvent être diminuées très légèrement en augmentant les albuminoïdes et les hydrocarbones. La ration ordinaire est de :
1,50 par kilo d'adulte pour l'albumine.
1 gr. par kilo pour les graisses.
4,50 par kilo pour les hydrates.
0,50 par kilo pour l'alcool.
1 gr. albumine = 4 calories, soit par kil. d'adulte 6 calories.
1 gr. graisse = 9 calories, soit par kil. d'adulte 9 calories.

1 gr. hydrocarbone = 4 calories, soit par kil. d'adulte 18 calories.

Soit environ 2,372 calories et en grammes d'aliments :
(*a*) Ration normale :

Matières grasses	60
Carbone (hydrates de)	280
Azote	20

(*b*) La ration de travail doit être de :

2 **gr.** d'albumine.
1 gr. à 1,50 de graisse.
6 gr. d'hydrates.

Chez les enfants de trois à six ans, il faut 864 calories. On adopte les proportions suivantes :

Albumine	55
Graisse	63
Hydrates	126

L'alimentation doit être exclusivement lactée dans le premier semestre de la vie, féculente dans le second semestre. azotée ensuite ; on donne surtout dans la seconde année des bouillies, des soupes et des œufs.

Pour la croissance on a beaucoup discuté la question de la viande. Pour prévenir ses effets excitants à la puberté, on conseille de rationner la dose du soir. La proportion d'hydrocarbones et d'aliments azotés serait de 5 parties des premiers et une partie des seconds. Les grands collégiens ont droit à 140 grammes de viande, les moyens à 120 et les petits à 100.

A l'âge adulte, le régime doit varier avec le genre de vie (un peu plus de légumes aux sédentaires) et surtout avec les diathèses, l'analyse fréquente et complète des urines restant le meilleur guide. A partir de 45 à 50 ans diminuer la ration de viande ; repas du soir moins important que celui de midi. Le tableau ci-dessous mérite d'être souvent consulté pour les prescriptions diététiques :

Œuf : 75 à 80 calories.
Lait (1 litre) : 700 à 730 cal.
Bœuf (100 gr.) : 125 cal.
Viande de boucherie (100 gr. bruts) : 200 cal. environ.
Pain (100 gr.) : 230 cal.
Vin (100 gr.) : 60 cal.
Beurre (50 gr.) : 385 cal.
Sucre (2 morceaux) : 60 cal.
Riz (150 gr.) : 320 cal.
Fromage (100 gr.) : 451 cal.
Jambon fumé (100 gr.) : 400 cal.
Poisson maigre (100 gr.) : 50 à 100 cal.

Saumon et sardines (100 gr. 210 cal.
Huile (100 gr.) : 900 cal.
Saindoux (100 gr.) : 900 cal.
Lard (100 gr.) : 750 cal.
Légumes secs (100 gr.) : 320 cal.
Farines (100 gr.) 380 cal.
Légumes verts (100 gr.) : 14 à 20 cal.
Légumes conservés (100 gr.) : 50 à 100 cal.
Fruits secs (100 gr.) : 2 à 300 cal.
Fruits frais (100 gr.) : 40 à 60 cal.
Gâteaux (100 gr.) : 350 cal.
Crème (100 gr.) : 190 cal.

Parmi les aliments les plus riches en hydrates de carbone et à interdire par conséquent aux diabétiques, nous citerons : le pain (12 gr. par 20 gr.), les farines de haricots, pois, lentilles, de riz, d'avoine. Les pommes de terre contiennent 11 grammes par 50 grammes. Ne pas oublier d'ailleurs l'importance du coefficient qualificatif et individuel. Parmi les fruits, les fruits secs sont les plus riches en hydrates ; parmi les fruits frais, châtaignes, bananes, raisins, prunes, *idem* (V. diabète, goutte, obésité, etc.).

Allochirie. — Erreur de côté dans la localisation des sensations : le malade rapporte la sensation au côté non excité.

Allorythmie. — Irrégularités de rythme présentant une certaine périodicité : pouls bigéminé alternant, maladies de Stokes-Adam, etc.

Alopécie. — Chute physiologique des cheveux et des poils : sénile, prématurée, idiopathique ou pathologique (fièvres, syphilis, etc.). Lotions et frictions excitantes et corps gras (voir *Vade-Mecum* du même auteur).

Amaurose. — Perte totale de la vue. Traiter la cause (diabète, syphilis, intoxications).

Amblyopie. — Affaiblissement de la vue. Congénitale (incurable), albuminurique (traiter le mal de Bright), hysté_ rique, toxique (alcool, tabac, plomb) : hydrothérapie, toniques, électricité, strychnine.

Ambocepteur ou sensibilisatrice ou fixateur, substance thermostabile, non détruite par la chaleur à 55°, spécifique, formant l'anticorps (avec le complément) par suite d'une réaction de défense contre un élément étranger appelé antigène.

AMÉNORRHÉE

Définition : des mots grecs : α privatif μην, mois, ρειν, couler. Suppression accidentelle ou absence de la menstruation ; pour quelques auteurs, en plus, retard et rareté du flux menstruel. (Μην, mois ; ρειν, couler). **Étiologie, pathogénie.** Par défaut de sécrétion : causes physiologiques : nubilité, ménopause, grossesse, lactation et après l'ovariotomie double. Causes pathologiques : purgatifs, saignée, refroidissement, anémie, cachexie, dyspepsie, asystolie, maladies nerveuses et maladies générales (dans la convalescence des maladies aiguës et dans certaines affections chroniques graves). Par rétention des règles : obstacle congénital, vices de conformation du vagin ou de l'utérus ; obstacle accidentel : tumeurs, opérations sur le col, cicatrices.

Symptômes et diagnostic. Il n'y a pas lieu d'insister sur les symptômes qui accompagnent l'aménorrhée. Au moment où les règles devraient apparaître, on observe souvent des bouffées de chaleur, vertiges, oppression, céphalée. Après 15 ou 16 ans, rechercher la cause physiologique ou pathologique ; noter si les autres signes de nubilité existent (gonflement des seins, etc.). L'imperforation se diagnostique par ces caractères : apparition régulière de douleurs, sans écoulement de sang et existence d'une tumeur formée par l'accumulation du sang dans les voies génitales. Chez la femme faite, il faut surtout avoir à l'esprit l'idée d'une grossesse. On recherche ensuite l'aménorrhée pathologique ; très souvent, en dehors des maladies générales, il s'agit d'une métrite. Au moment de l'âge critique, on pense plutôt à une altération organique ; mais le dia-

gnostic est rendu fort difficile aussi par ce fait que l'âge de
la ménopause est extrêmement variable (34 à 50 ans et plus).
Dans les maladies mentales, la réapparition des règles est
d'un pronostic favorable.

Traitement. Pour la jeune fille, il faut savoir faire
patienter la famille en soignant, s'il y a lieu, la maladie
générale. Intervenir pour l'imperforation avec toute la prudence voulue contre l'aménorrhée, qu'il convient de traiter :
emménagogues, apiol, 0,10 à 0,20, armoise, absinthe
(10 p. 1000), aloès, rue, sabine, ergot, acétate d'ammoniaque,
bains de siège chauds, cataplasmes sur le bas ventre, sinapismes sur les cuisses, bains de pieds, douches, irrigations, mouvements congestionnants de la méthode de
Brandt. Au cas de refroidissement, boissons chaudes,
acétate d'ammoniaque ; au cas d'émotion, pilules de permanganate de potasse. (*V. traitement suivant la cause
dans notre Vade-Mecum.*)

Amnésie. — De : α privatif et μνεσις, mémoire.
L'amnésie congénitale des idiots et des crétins ne mérite
qu'une simple mention. Dans l'amnésie traumatique vraie,
contemporaine de l'accident, les souvenirs les plus anciens
et les plus simples reviennent les premiers. Le plomb et, à
des degrés moindres, le mercure sont cause d'amnésie,
ainsi que le tabac (amnésie des noms propres), l'alcool, les
végétations adénoïdes, l'oxyde de carbone. On observe une
amnésie curable à la suite des maladies générales, et enfin
dans la paralysie générale les ramollissements multiples,
l'épilepsie, la psychose polynévritique, etc.

AMYGDALES (Maladies des)

Amygdales (Hypertrophie des). — Anat. pathol.
L'hypertrophie atteint tous les éléments de la glande, le
tissu lymphoïde et le tissu conjonctif, et, dans ce dernier
cas, elle est de consistance plus dure. Pour l'hypertrophie de
l'amygdale pharyngée (*v. végétations adénoïdes*), examiner
le rhino-pharynx. S'observe surtout chez les enfants lymphatiques avec ou sans végétations.

Symptômes. Avec un bon éclairage on peut voir le

volume, les inégalités des deux amygdales qui, dans certains cas, se touchent presque. La déglutition, la respiration, la phonation sont modifiées. Si la gène respiratoire est permanente, les contractions du diaphragme déterminent la déformation du thorax et, en plus de cette étroitesse de la poitrine, un affaiblissement de la nutrition avec diminution de la résistance individuelle au poumon. L'hypertrophie de l'amygdale palatine ne cause pas de gène respiratoire appréciable mais provoque chez l'enfant la toux réflexe amygdalienne, la dysphagie et des troubles auditifs. L'hypertrophie de l'amygdale linguale, située en avant de l'épiglotte, derrière le V lingual, détermine un râclement et des troubles vocaux. **Diagnostic.** Le diagnostic doit être fait avec la tuberculose amygdalienne, le chancre (adénopathie), la syphilis secondaire et l'épithéliome (âge). **Traitement** *médical.* C'est celui du lymphatisme, de l'anémie, de la tuberculose. Localement, eaux sulfureuses, teinture d'iode, iode et iodure au 10e, résorcine, chlorure de zinc au 100e, ignipuncture avec le thermo ou le galvano. L'amygdalotomie, préférable avant 4 ans, comporte quelques précautions chez les hémophiliques. Il faut opérer à froid quatre à six semaines après une poussée aiguë. Morcellement avec la pince à emporte-pièce, de Ruault; après l'opération, glace, gargarismes au choral; séjour à la chambre. Compression, hémostase au cas d'hémorragie. Tonsillotome ou destruction au galvano pour la palatine. Eau de Luchon, Saint-Honoré, Labassère.

AMYGDALITE AIGUE

Définition. Inflammation des amygdales ou angine tonsillaire. Le streptocoque est toujours en cause, associé au pneumocoque assez souvent, au staphylocoque quelquefois, etc. Sous l'influence de causes variées (froid humide, surmenage, etc.), si la phagocytose faiblit, le tissu lymphoïde s'enflamme par exaltation de virulence des microbes de la gorge. (V. angine). **Étiologie.** Prédisposition, influence du froid, des saisons, etc.

Symptômes. Début par fièvre amygdalienne, moins souvent par symptômes locaux; *déglutition douloureuse* propagée à l'oreille, haleine plus ou moins fétide, voix nasonnée, amygdalienne, léger degré de surdité par propagation, constriction des mâchoires. L'examen est rendu difficile par la contracture des masséters. Les amygdales sont rouges, parsemées de points blancs ou d'enduit *pultacé, cryptique* ou *folliculaire.* Si la forme est plus sérieuse, il se fait une périamygdalite qui frappe moins souvent les cryptes folliculaires ; phlegmon parenchymateux d'une amygdale 5 à 6 jours après le début d'une amygdalite aiguë. La douleur est vive, la respiration gênée, les mouvements de la tête et du cou sont difficiles et douloureux. L'ancienne esquinancie (du mot grec Κυναγχη, qui veut dire collier), correspondait à la forme suffocante résultant du volume de la tuméfaction œdémateuse. Guérison en 8 jours ou complication par gangrène, œdème laryngé, phlébite, thrombose des veines jugulaires, etc., ulcération d'artères. Dans certain cas, l'infection amygdalienne prend un caractère plus général et frappe le rein, le testicule, l'ovaire, le cœur, la plèvre. On signale aussi les pseudo-rhumatismes infectieux, les paralysies, les méningites. Chez l'enfant, on note de l'embarras gastrique, de l'albuminurie, une convalescence parfois longue ; la forme maligne peut durer 15 jours, la variété diphtéroïde simule la diphtérie.

Diagnostic. Penser à la diphtérie, à la scarlatine, aux rhumatismes (rougeole, syphilis.). L'enduit pultacé se distingue par sa faible adhérence, sa dissociation dans l'eau et l'absence du bacille de la diphtérie (*v. angine*). C'est l'examen bactériologique qui précise le diagnostic de tuberculose aiguë amygdalienne. Dans l'angine phlegmoneuse, la tuméfaction d'une ou des amygdales est très marquée. On distingue l'amygdalite linguale préépiglottique, de l'angine phlegmoneuse préépiglottique par ce fait que le phlegmon seul comble la fosse épiglottique. L'*amygdalite ulcéromembraneuse* à bacilles fusiformes et à spirilles de Vincent dure de 8 à 15 jours et s'accompagne de stomatite. Les caractères de la fausse membrane laissant à nu une ulcération profonde quand on l'enlève, ne permettent pas de faire le diagnostic avec la diphthérie ou le chancre de l'amygdale. Il faut avoir recours au microscope et rechercher les bacilles fusiformes et les spirilles. **Pronostic.** L'amygdalite simple dure une semaine environ. Il existe des amygdalites à répétition. Dans l'angine phlegmoneuse la température reste à 40° et au-dessus, et il peut se produire, dans quelques cas malheureux, une hémorragie foudroyante, par ulcération des gros vaisseaux, surtout dans l'abcès péri-amygdalien externe. **Traitement.** Gargarismes, collutoires, 5 ou 6 coups de siphon d'eau de seltz (Baumgarten), enveloppements chauds ou froids du cou ? Purgatif, vomitif. S'il y a lieu d'inciser, parer aux hémorragies possibles. Préférer la sonde cannelée au bistouri chez l'enfant, le thermocautère chez l'adulte ; dans l'amygdalite phlegmoneuse, irrigations chaudes. Eau oxygénée. Ventouses de Bier. Opérer les amygdales à froid, s'il y a des amydalites à répétition, par le galvanocautère ou par morcellement. Prophylaxie par l'antisepsie du naso-pharynx.

Amygdalite chronique. — Fréquente chez les enfants lymphatiques et scrofuleux (*v. hypertrophie des amygdales et aussi végétations adénoïdes*) ; il faut rechercher la forme enchatonnée ; la forme pédiculée est plus facile à constater. On fait le diagnostic dans l'amygdalite lacunaire caséeuse pseudo-hypertrophique en vidant l'amygdale par pression de son contenu d'odeur repoussante. Il est permis de penser à la forme commune chez un enfant qui a la voix nasonnée, une toux amygdalienne, un ronflement bucco-pharyngé avec ou sans surdité amygdalienne, avec ou sans terreurs nocturnes. L'épithélioma de l'amygdale ne survient en général qu'après 40 ans et ne frappe qu'un seul côté (engorgement ganglionnaire). Le lymphosarcome se diagnostique surtout par sa marche. Traitement causal ; gargarismes avec la décoction de sauge (Liégeois).

Amyloïde (dégénérescence). Des mots grecs : ἄμυλον, amidon ; εἶδος, forme. — Réalisée par l'expérimentation. Infiltration des tissus par des corpuscules amylacés ou amyloïdes, consécutive à un état chronique (tuberculose, syphilis, suppuration ancienne). Caractérisée anatomiquement par un aspect séreux ou lardacé, et chimiquement par la coloration violacée que l'iode donne aux tissus de coloration jaunâtre (addition d'acide). Ce sont des albumines viciées que le sang cherche à éliminer (Castaigne). Le foie, la rate, les reins, sont souvent pris en même temps. Dans la dégénérescence rénale, on trouve des lésions vasculaires et parfois des lésions bilatérales associées de néphrite, se traduisant par de la polyurie (2 à 6 litres), de l'albuminurie (20 à 30 gr.). Ni imperméabilité rénale, ni hypertension comme dans la néphrite polyurique. Diagnostic par la coexistence des causes habituelles et une hypertrophie du foie, de la rate et du rein. Mort au bout de quelques années (par cachexie ou complication). Traitement essentiellement reconstituant.

AMYOTROPHIES

L'amyotrophie (des mots grecs : α privatif, μυων, muscle, τροφη nourriture) musculaire peut être causée par une lésion du muscle (myopathie), par une lésion des cornes de la moelle (atrophie spinale). Comme exemples de la première on peut citer : la paralysie pseudo-hypertrophique de Duchenne, le type Leyden Mœbius, sans pseudo-hypertrophie, le type scapulo-huméral d'Erb, le type facio-scapulo-huméral de Landouzy-Déjerine. Ces variétés et les suivantes sont loin d'être nettement tranchées, dans la pratique. Comme exemples du second groupe, citons : les polynévrites toxiques et infectieuses : saturnine, lépreuse, etc. ; les amyotrophies familiales avec la musculaire, type Charcot-Marie ; l'amyotrophie à forme péronière, de Tooth, la névrite hypertrophique de l'enfance, de Déjerine et Sottas. Comme exemple du troisième groupe d'amyotrophie (origine médullaire), citons : l'amyotrophie musculaire progressive, type Aran-Duchenne, la sclérose latérale amyotrophique, la syringomyélie, la paralysie spinale infantile, le syndrome de Landry (*v. développements aux noms des maladies et voir atrophies musculaires*).

Anacrotisme. — L'ébranlement du pouls semble se faire en deux temps.

Anaérobies. — Les principaux sont les vibrions et bacilles des gangrènes gazeuses et les bacilles du tétanos.

Anaphrodisie. — Absence de désirs vénériens ; ce mot a donc un sens plus limité que l'impuissance.

ANAPHYLAXIE

D'après Richet :

« Propriété curieuse qu'ont certains poisons d'augmenter au lieu de diminuer la sensibilité de l'organisme à leur action. » Une première injection de toxine dite préparante, provoque l'apparition d'une toxogénine qui détermine à son tour une modification humorale qui semble dépendre d'une réaction générale du système nerveux. La toxogénine ne se manifeste qu'à une deuxième injection dite *déchaînante*. L'apotoxine résulte de la combinaison de toxine et de toxogénine. L'anaphylaxie s'observe surtout chez les tuberculeux, les neuro-arthritiques et dans l'insuffisance hépatique ou rénale. Les albumines hétérogènes deviennent ainsi très nocives pour l'organisme. Cette susceptibilité spéciale pour un poison ou pour un sérum est telle, qu'une dose absolument inoffensive pour un sujet sain peut devenir mortelle dans quelques cas heureusement rares. Il existe une période d'incubation. L'anaphylaxie passive est réalisée par l'injection à un individu normal du sang d'un animal anaphylactisé (Nicolle, Richet). Il existe un rapport entre la déviation du complément, la formation de précipitine et de toxogénine. *Grande anaphylaxie*, se manifeste *quelques minutes* après l'ingestion, se traduit par de l'urticaire, des vomissements, de la fièvre, des troubles cardio-vasculaires, etc. Chez le nourrisson, le lait peut provoquer des vomissements, de la dyspnée, etc. *Petite anaphylaxie*, un seul accident : soit de l'urticulaire, soit du prurit, soit de la migraine, soit des troubles digestifs. Il ne faut pas oublier que, dans l'anaphylaxie alimentaire, les aliments ingérés, même frais et de bonne qualité, sont capables de causer des accidents ; parmi les plus fréquemment en cause, citons : le lait, les œufs, les mollusques, le poisson, le porc, certains légumes. Pagniez et Pasteur-Vallery-Radot ont appliqué à l'alimentation la méthode antianaphylactique de Besredka ; ils donnent des doses extrêmement faibles de l'aliment mal toléré (2 gr. par exemple). Une heure après, ils prescrivent un repas comprenant le même aliment à dose normale, dans un repas complet.

Quant à l'anaphylaxie sérique, elle se produit par des accidents sériques immédiats : dyspnée, petitesse de pouls au bout de quelques heures, et par des accidents tardifs : éruptions, douleurs articulaires. On la prévient en utilisant du sérum chauffé, en injectant des doses suffisantes et assez rapprochées (8 jours au plus) ; en employant l'injection rectale préventive ou hypodermique à faible dose (1 centicube, une heure après 2 centicubes), avant toute réinjection à distance, puis injection totale et lente. L'adrénaline (un quart de milligramme) et le chlorure de calcium sont de bons agents antianaphylactiques. Les voies intraveineuse et intrarachidienne exposent aux accidents bien plus que la voie hypodermique. Dans l'injection rachidienne, procéder avec lenteur et retirer du liquide au moindre symptôme anaphylactique. En pratique courante, dans la diphtérie surtout, les accidents de l'injection sous-cutanée sont absolument négligeables et c'est la conclusion de nos sociétés savantes sur laquelle nous pouvons nous appuyer, le cas échéant.

En résumé, les injections suffisamment rapprochées ne sont pas dangereuses et le médecin qui se conforme aux règles prudentes ci-dessus, pour les injections à distance, ne peut encourir aucun reproche.

ANASARQUE

Des mots grecs : ανα, à travers ; ϭαρξ, chair.

Œdème généralisé. Le liquide est alcalin, clair ou jaune citron ; il contient de l'albumine, des matières extractives, sans fibrine coagulée. L'anasarque résulte de troubles mécaniques de la circulation (lésions du cœur, surtout du cœur droit), d'une altération du sang qui permet la transsudation séreuse (mal de Bright, cachexie, etc.), (*v. œdèmes*), ou d'une réaction défensive de l'organisme qui emmagasine le liquide toxique dans les séreuses et le tissu cellulaire pour les éliminer, si possible, plus tard (grâce au régime déchloruré et à un meilleur état du rein).

L'anasarque s'observe chez les enfants dans les mêmes

conditions que chez les adultes ; chez le nourrisson, il faut penser quelquefois à l'usage du bouillon de légumes salé. Examen des urines et du sang.

Le **Traitement** de l'anasarque d'origine cardiaque ou rénale comporte le repos, le régime lacté ou achloruré, la réduction des boissons, les cardiotoniques, diurétiques, purgatifs et diaphorétiques. Bains, ponction aspiratrice, drainage capillaire, etc.

ANÉMIES

Des mots grecs : α, privatif, et αἷμα, sang.

Définition. On appelle ainsi le syndrome clinique causé par l'insuffisance quantitative et qualitative des hématies et de l'hémoglobine ; aujourd'hui ce mot s'applique à toute insuffisance hématique. **Anat. Pathol.** (V. maladies du sang.) La densité du sang est diminuée. On désigne par N le nombre des globules obtenu par numération directe, par R la richesse au millimètre cube en hémoglobine, obtenue par comparaison de couleur, par G la valeur globulaire en hémoglobine, qui s'obtient par la division de R par N ; la classification de Hayem devient la suivante ($N = 5$ millions de globules, chiffre normal, hémo-chromomètre).

Au-dessus de 4,500,000, hyperglobulie.
Anémie légère   4,500,000 R = 3 à 4 millions G = 0,65 à 1
   —   moyenne 3 à 4 millions R = 2 à 3   —   G = 0,70 à 0,50
   —   intense   1 à 3   —   R = 1 à 2   —   G = 0,40 à 1
   —   extrême 1 et au-dessous R = 1 et au-des.. G = 1 ou plus.

Cette numération n'est vraiment utile que dans les anémies chroniques. La valeur globulaire se trouve aisément en pratique avec l'hémoglobinomètre de Tollgvist (Maloine et fils). Le chiffre 100 correspond à 4,500,000 globules, si, par comparaison de teinte, le tableau donne le chiffre 66, la valeur globulaire est égale aux deux tiers de 4,500,000. La viscosité est diminuée au-dessous de 3,8 dans l'anémie globulaire. Le nombre des leucocytes est variable (v. anémie pernicieuse). Au-dessus de 10,000, leucocytose ; au-dessous de 6,000, leucopénie. La teneur normale du sang **en fer est de 0.65 par litre. Étiol. pathog.** Les anémies

primitives sont dues à des lésions de la moelle osseuse ou
de la moelle, à des infections, intoxications, auto-intoxications ; elle sont étudiées aux mots chlorose, anémie pernicieuse et leucocythémie. Les anémies symptomatiques se
divisent en anémies par spoliation, causées par les hémorragies (anémie séreuse), et anémies par altérations toxiques
des hématies et régénération insuffisante (Jousset). Le
même auteur classe dans les anémies par trouble de l'hématopoïèse, les anémies pernicieuses et les anémies spléniques. Les anémies spléniques se divisent elles-mêmes en
splénopathies pures sans grosses lésions du sang (syphilis,
kystes, épithélioma) et splénopathies avec grosses lésions
(paludisme, tuberculose, etc.) ; splénomégalie primitive :
infections aiguës, inanition, autophagie, infections chroniques, syphilis, paludisme (l'hématozoaire s'accolant au
globule sanguin), le cancer, les maladies du cœur, du rein
(néphrites), de l'estomac, les parasites, les bothriocéphales,
les intoxications : oxyde de carbone (hémoglobine), plomb
(sérum). Il peut y avoir anhématopoïèse par formation
ralentie ou diminuée ou avec destruction passagère ou exagérée des éléments du sang. Ictère hémolytique, insuffisance hépatique. En général, plusieurs causes interviennent.

Symptômes. *Décoloration de la peau et des muqueuses*
(paupières, gencives, lèvres) ; troubles digestifs variables
(hypochlorhydrie assez souvent) ; troubles *respiratoires*
(essoufflement à la marche) ; l'hématose est gênée par la
diminution du nombre des globules rouges ; troubles *circulatoires* (pouls fréquent, tachycardie, palpitations, souffles
extracardiaques et vasculaires, souffles systoliques de la
base, bruits de rouet des vaisseaux du cou, bruit de guim-
barde) ; troubles *nerveux* (faiblesse, asthénie, inaptitude au
travail, adynamie, bourdonnements d'oreille, névralgies).
Troubles *rénaux* (urines pâles, uréiques, contenant de
l'urohématine par destruction globulaire) ; aménorrhée,
dysménorrhée. L'examen hématologique complète l'examen
physique. (Échelle colorée pour l'examen chromométrique,
examen du sang au microscope.) Le sang se coagule mal
(hydrémie) parce que les globules sont rares ; dans un
sérum trop abondant, il peut y avoir moins d'un million
de globules par millimètre cube. Le taux de l'hémoglobine

(2 à 3 º/₀) est abaissé. On rencontre des hématies nucléées, des mononucléaires, des myélocytes. Formes hémorragiques, infectieuses, cancéreuses par lésions des organes hématopoiétiques, par maladies générales (Bright), etc., dans l'anémie splénique de Banti : grosse rate molle, ictère, lymphocytose, signes tardifs. Dans la splénomégalie de Debove et Brühl : grosse rate, anémie moyenne, pas de leucocytose. Cachexie au bout de 3 à 6 ans.

Diagnostic. Le diagnostic clinique de l'anémie est facile et confirmé par la chromométrie et l'examen des éléments sanguins. Il faut surtout préciser le diagnostic causal. (*V. Étiol.*) Dans l'anémie des mineurs on trouve de l'éosinophilie, dans les variétés hématopoïétiques, myélocytes, hématies nucléées ; dans la maladie bronzée, pigmentation spéciale ; dans la tuberculose, signes thoraciques, etc. Dans la première enfance, il n'y a pas de souffle inorganique. Il existe une anémie splénique des nourrissons avec gros ventre et qui est très grave. **Pronostic.** Variable avec la cause.

Traitement. Les indications sont les suivantes : traitement de la cause, excitation de l'hématopoïèse, respiration globulaire et quelques formules accessoires. Dans la forme aiguë ou par spoliation, injections de sérum, respiration artificielle, boule d'eau chaude, position de Trendelenburg, ligature des membres, injections de caféine, d'éther. Dans la forme chronique, traitement causal, hygiène rigoureuse ; repos ou exercice modéré, alimentation en rapport avec l'état gastrique : purées de lentilles, légumes secs, etc. ; ferrugineux, etc. ; arsenic, arrhénal, cacodylate, manganèse, glycérine, radium, moelle osseuse. Dans l'anémie cérébrale : trinitrine, opium, morphine, nitrite d'amyle. Dans le chlorobrightisme : régime lacté et ferrugineux à petites doses, sans viandes saignantes ni toniques. Dans le lymphatisme : iodure de fer, huile de foie de morue, injections d'eau de mer, climat marin. Dans le saturnisme : iodures de fer et de potassium. Dans la syphilis ou les rhumatismes : traitements spécifiques. Dans l'anémie des convalescents : toniques ; air de la campagne ou de la montagne, jus de viande, lentilles, etc. Dans la croissance, alterner les phosphates solubles de soude, de potasse avec les préparations martiales. Décoction de céréales, alimentation phosphatée (v. *croissance*). Chez l'enfant, il faut surtout penser au rachitisme, à la scrofule, à la syphilis. Bains salés, bains de mer, bains sulfureux. Aux nourrissons, lait phosphaté, oxalate de fer, 0,01 cent., mélanger au lait de la moelle osseuse ou encore 1 cuillerée de moelle avec une cuillerée d'eau filtrée. Aux enfants plus grands : peptonates, oxalate, eau de mer, cacodylate, sirop d'hémoglobine. Dans l'anémie tuberculeuse : récalcification avec ou sans petites doses d'adrénaline ou de méthylarsinate ; tricalcine ; eaux de Bussang, Orezza, Luxeuil ; anémie avec dyspepsie de la croissance, etc. : saison à Pougues (2 gr. sels de chaux par litre).

Anémie pernicieuse. — *Définition.* Anémie grave de Biermer. *Anat. Pathol.* Sang pâle, non rétractilité des caillots. Globules et valeur globulaire très diminués. Le nombre normal des hématies qui est de 4,500,000 s'abaisse plus que le taux de l'hémoglobine. Pas d'augmentation des globules blancs. Pâleur des téguments. Estomac et intestins atrophiés, petites hémorragies dans les viscères ; moelle osseuse rouge très active par compensation, l'anhématopoïèse exaltant les fonctions hématopoïétiques de la rate, du foie et de la moelle osseuse. (Hayem). Bactériologie à l'étude. *Étiologie :* Symptomatique du cancer, de l'ankylostome, du bothriocéphale, de la syphilis, du rachitisme. L'anémie pernicieuse essentielle est causée, chez la femme, par la grossesse, la lactation, les pertes sanguines et, en général, par la mauvaise hygiène, la fatigue, le saturnisme, l'alcoolisme, les intoxications, la syphilis, le plus souvent la tuberculose, etc. L'anémie pernicieuse essentielle est rare ; rechercher la cause pathologique ; atrophie, gastrite, ankylostome, lésions de la moelle osseuse, etc.

Symptômes. Sont ceux des anémies *intenses* avec pâleur *cireuse*, perte de forces, lipothymies, dyspnée, syncope, palpitations, troubles digestifs, anorexies, etc. Vomissements, diarrhée, hémorragies, (de la rétine, épistaxis, etc., etc.). Température normale ou élevée. Parfois bruit de diable et frémissement cutané au niveau de la jugulaire. Le pronostic est plus favorable avec les myélocytes de la forme orthoplastique, la forme aplastique est plus grave (Vaquez).

Guérison exceptionnelle. Mort en une année, six mois, parfois rémissions.

Diagnostic. Anémie forte, leucocytose, myélocytes, hématies nucléées, hémorragies rétiniennes. Penser à l'anémie des mineurs, au paludisme, au saturnisme, etc. Examen du sang pour l'anémie et recherche de l'hématozoaire. **Traitement.** Soigner l'estomac et l'état général. La radiothérapie, les injections de sérum frais de cheval sont conseillées. Inhalations d'oxygène et d'air ozonisé. 100 grammes de moelle osseuse. Opothérapie splénique. Lavements toniques. Pour réveiller l'hématopoïèse, l'arsenic est préférable au fer ; ce dernier peut être employé ensuite, à cause de son action sur l'hémoglobine. Sérum ; mélange d'Oppenheim, glycérine. Après une diète au képhyr, il est bon de répéter les repas et d'insister sur les purées de toutes sortes, les œufs crus, la viande grillée ou rôtie, s'il n'y a pas de troubles intestinaux.

ANÉMIE CÉRÉBRALE

Peut se traduire par la syncope et avoir pour cause l'anémie générale, les troubles digestifs chez l'enfant, chez l'adulte, les émotions, l'insuffisance aortique, les intoxications, les hémorragies, les paracentèses ou thoracentèses trop rapides, la convalescence des maladies graves, le cancer, etc., l'artério-sclérose et l'athérome. **Anat. pathol.** La substance blanche des centres nerveux a un aspect bleuâtre. Signes principaux dans la station verticale : vertiges, pâleur de la face, troubles de la vue, de l'ouïe, pouls petit, cœur ralenti. Dans la congestion, les vertiges se produisent surtout quand le malade se baisse. Le pronostic est très réservé dans les maladies du cœur (mort subite), dans l'athérome (ramollissement). Le traitement de la forme aiguë est celui de la syncope. Le traitement de l'anémie cérébrale chronique est celui de la cause : anémie générale, artério-sclérose, affections aortiques, etc. ; nitrites, opiacés à faibles doses, fer, arsenic, décubitus dorsal, tête basse, etc., etc.

Anesthésies. — Des mots grecs : α privatif αἰσθησις. Indiquent un état sérieux en pathologie interne et dans les névrites. On note l'anesthésie dans le tabès, les poliomyélites, les scléroses, les états pithiatiques, les paralysies bulbo-protubérantielles, dans le ramollissement, l'hémorragie cérébrale, l'hématomyélie et la syringomyélie, dans la maladie de Morvan, etc. Les anesthésies viscérales s'observent dans le tabès (testiculaire, vésicale, trachéale, etc.). Chez l'enfant, l'anesthésie complète doit faire penser à l'hystérie ; l'anesthésie existe encore dans le mal de Pott et dans les lésions du plexus brachial.

ANÉVRYSMES DE L'AORTE

Définition. C'est une tumeur sanguine communiquant avec ce vaisseau et produite par la rupture de ses tuniques. **Anat. Pathol.** De grosseur variable allant du volume d'une noisette à celui d'une orange. Atteint le plus souvent la portion ascendante de la crosse aortique, plus rarement les portions abdominale et descendante. C'est une dilatation localisée de toutes les tuniques et non pas seulement de la tunique moyenne qui est envahie la dernière par des cellules embryonnaires. On distingue des anévrysmes fusiforme, cratériforme, sacciforme, avec caillots sanguins actifs et passifs (Broca). L'anévrysme disséquant se forme entre les tuniques interne et moyenne ; l'anévrysme diffus intéresse le tissu cellulaire. **Etiologie.** Pour quelques auteurs, origine presque toujours syphilitique (85 %) signe tardif 15 à 20 ans ; d'autres ont insisté sur la forme rhumatismale ; l'alcoolisme, les maladies infectieuses et le paludisme (Lancereaux) sont invoqués quelquefois. Causes secondaires : morales, nerveuses, efforts prolongés. Frappe surtout les hommes, de 30 à 60 ans et la race anglo-saxonne. Hérédité (Trousseau). Traumatisme. S'explique par aortites, insuffisance des sigmoïdes, pneumonie à tendance nécrosante, etc., etc.

Symptômes. *Fonctionnels et de compression : troubles de sensibilité* (névralgies intercostale, cubitale, phrénique) ; de *phonation* (pneumo et récurrent, type récurrent gauche de Dieulafoy, suppléance donnant de l'enrouement après aphonie) ; la voix bitonale par paralysie récurrentielle d'une corde vocale consiste dans le passage brusque d'un son grave à un son aigu ; de *respiration* (haleine courte, cor-

nage, toux aboyante); de *déglutition* (compression de l'œsophage ou des filets récurrentiels) ; de *circulation* (tuméfaction en pélerine de la région cervicale des membres
supérieurs (Stokes), cyanose de la même région contrastant
avec l'intégrité de l'abdomen et des membres inférieurs) ;
lymphatiques (compression du canal thoracique, Morgagni);
troubles pupillaires (inégalité ou contraction permanente
de la pupille gauche par compression du sympathique);
diminution du murmure respiratoire, souffle tubaire inter-
scapulo-vertébral. *Troubles dyspeptiques* de Packardt et Max
Ready. *Crises sudorales*, corps vertébraux érodés (Ranvier).
Sympt. physiques. A l'inspection : légère *voussure*, en
regardant obliquement au côté droit du sternum ou à
gauche (du 2e ou 3e espace intercostal gauche) pour la portion ascendante ; à la fourchette pour l'anévrysme de la
crosse ; à gauche du sternum pour l'anévrysme de l'aorte
descendante. Le malade semble avoir *deux cœurs* (Stokes).
Immobilité d'un côté de la poitrine; respiration exagérée de
l'autre côté ; le *signe de Mayne* est la rétraction de la moitié inférieure gauche. A la palpation, *battements systoliques*, isochrones aux pulsations cardiaques ; expansion
en masse. Les deux doigts placés sous la tumeur sont légèrement écartés (Tripier). Les tracés cardiographiques enre-
gistrent le 3e battement diastolique qui correspond à l'occlusion des sigmoïdes. *Frémissement cataire et thrill*. Le
signe de Hope est la double impulsion cardiaque par sac-
cade. A la percussion, dans la portion ascendante, on peut
trouver la matité en casque de pompier ou en bonnet phry-
gien. A l'auscultation, deux claquements dont l'un est dû à
l'expansion de la poche et l'autre à l'occlusion des sigmoïdes.
Pouls retardé, affaibli ; secousses systoliques rythmiques
de la trachée, du larynx, synchromes à la systole cardiaque.
(*Signe d'Oliver*) : rechercher ce signe important en mettant
la tête en arrière et en soulevant le cricoïde ; il s'explique
par les rapports de la bronche gauche et de la crosse aortique. Dans l'anévrysme de l'aorte thoracique, *signe de Boz-
zolo* : pulsations des narines. La radioscopie est de première
importance et permet de voir une masse sombre, sacciforme, comblant l'espace clair que l'on devrait apercevoir
en arrière de la crosse et de la colonne vertébrale (Béclère).
Formes : anévrysme de l'origine de l'aorte ; signes obscurs ;

frottements péricardiques de la base du cœur, angine de poitrine pouvant amener la mort (Hutchinson). Anévrysme de l'aorte ascendante : souffles en rapport avec un rétrécissement aortique quand ils existent, dyspnée avec cornage ; *expansion synchrone à la systole* (*Carié*) pouvant se rompre par amincissement et ulcération et causer une hémorragie foudroyante. Retard du pouls crural. Anévrysme de l'aorte descendante : foyer en dehors du bord droit du sternum ; pas d'inégalité entre les deux pouls (Barié). Anévrysme de la crosse : signes de compression très accentués, dysphonie, dyspnée, modification des bruits trachéaux, signe d'Oliver, secousses trachéales, retard du pouls gauche, foyer derrière la poignée du sternum à droite. Anévrysme de l'aorte abdominale : douleur violente, térébrante, pouls fémoral retardé, battement disparaissant debout (Heath et Stokes). La compression des nerfs rachidiens peut déterminer des douleurs intercostales violentes dans les anévrysmes de la crosse de l'aorte descendante. Rupture sous-péritonéale, rarement à l'extérieur. La guérison est possible (oblitération du sac par caillot, Boinet). L'anévrysme artérioso-veineux est causé par la rupture d'un anévrysme dans une cavité veineuse voisine, communication le plus souvent avec l'artère pulmonaire, la veine cave, l'oreillette droite. Dyspnée, cyanose, coma, bourdonnements (souffle de Mayne), mort en quelques heures. *Complications :* spasme de la glotte, congestions pulmonaires, hémoptysies, asystolie. **Pronostic.** La guérison est possible mais exceptionnelle. La mort peut survenir par asphyxie, par congestion cérébrale, par tuberculose gauche, par pneumonie très souvent, par rupture soit à la peau, soit dans le médiastin, la plèvre, l'œsophage, la trachée, la veine cave ou l'oreillette.

Diagnostic. *Voir le diagnostic de la variété aux* **symptômes.** Réaction de Wassermann. Schématiquement l'anévrysme de l'aorte ascendante se diagnostique par le siège de la tumeur 2e ou 3e esp. intercostal droit et la congestion de la face (compression veine cave) ; celui de la crosse : troubles laryngés, signe d'Oliver, retard du pouls radial gauche, siège à la fourchette sternale ; enfin celui de l'aorte descendante par la dyspnée, le souffle et les bruits du côté gauche. Le diagnostic différentiel se fait avec les tumeurs du médiastin, de l'œsophage et avec l'empyème pulsatile.

Traitement. Les indications générales du traitement sont : d'agir sur la pression artérielle, sur la lésion elle-même et de provoquer la formation des caillots oblitérants dans le sac. Le repos est capital. *Traitement de la syphilis :* combattre l'hypertension, favoriser la coagulation du sang. Iodure, hypotenseurs, coagulation du sang : chlorure de calcium 2 grammes par jour, à continuer ; gélatine (Lancereaux) 2º/₀ tous les dix jours, 100 c. c. de sérum artificiel et 2 grammes de gélatine : 12 injections. Huchard diminue les doses : 1 º/₀ de gélatine tous les quinze jours. *Traitement chirurgical :* ligature, électro, acu, galvano-puncture. *Traitement* symptomatique complémentaire.

Anévrysmes miliaires de l'hémorragie cérébrale : siègent sur les artérioles et non sur les capillaires. Les anévrismes de Pestallozzi, dits à tort anévrysmes disséquants, se rencontrent dans l'hémorragie et le ramollissement (le sang pénètre la gaine lymphatique).

Anévrysmes de Rasmüssen : dilatation des vaisseaux pulmonaires pouvant déterminer une hémorragie grave par leur rupture dans une caverne tuberculeuse.

ANGINES

Division : Trois grands groupes : angines aiguës, chroniques, spécifiques. **Définition.** Du mot grec αγχω qui veut dire j'étrangle ; le mot angine désigne des affections très différentes. De plus, une forme déterminée d'angine peut être causée par des microbes différents. On a voulu distinguer cliniquement des angines rouges et des angines blanches.

Collet propose la classification suivante :

Angines rouges : amygdalites aiguës primitives :

Angines blanches

/ Angines secondaires ⎰ rouges, vésiculeuses
| ou symptomatiques ⎱ pseudo-membraneuses.
\ Angine herpétique, vésiculeuse (Zona).
/ Angines pseudo-membraneuses ⎰ diphtérie
\ ⎱ pseudo-diphtérie.
\ Angine ulcéro-membraneuse.

L'examen microscopique est indispensable dans toute angine suspecte.

Angines aiguës. — *Angine érythémateuse* ou catarrhale aiguë, d'un rouge vif sur les piliers antérieurs, la paroi postérieure du pharynx, les amygdales et le voile du palais ; luette œdématiée avec aussi parfois quelques « points blancs » ou enduits pultacés qui se dissocient dans l'eau. Il existe même, avant l'apparition de l'angine, un état général plus ou moins sérieux : fièvre angineuse, courbature, frisson, fièvre, état saburral. Douleur surtout à la déglutition, embarras gastrique ou état bilieux fréquent ; ganglions très peu atteints. Localisation la plus fréquente : amygdalite aiguë ; amélioration habituelle au bout de quatre ou cinq jours. Possibilité de rechute et d'angine à répétition, température 39, albumine, leucocytose polynucléaire. Dans l'angine diphtéroïde, les membranes ne se dissolvent pas dans l'eau, et il existe une adénopathie rétro et sous-maxillaire. *Complications locales :* rhinite, otite moyenne, érysipèle de la face, laryngites, trachéo-bronchites, broncho-pneumonie, adéno-phlegmons du cou (Vergely), abcès rétro-pharyngiens, néphrite (Landouzy), urémie (Bouchard). Complications articulaires : arthralgies simples et érythèmes infectieux (Sallard), orchites, ovarites, paralysie du voile du palais (Widal). **Pronostic.** En clientèle, l'angine passe pour bénigne ; elle est cependant sérieuse par ses complications ; les otites, l'albuminurie de cette origine chez l'adulte, les convulsions chez l'enfant sont parmi les plus fréquemment observées, etc. **Diagnostic.** Le diagnostic de l'angine exige le contrôle bactériologique. Il est aussi nécessaire et aussi facile à obtenir qu'une analyse d'urine (Dieulafoy). Le diagnostic causal est le suivant : scarlatine : rougeur pourprée s'étendant à la langue ; syphilis : roséole concomitante. Angine ortiée : œdème de l'épiglotte, éruption, aliments toxiques. Angine érysipélateuse : phlyctènes et ulcérations jaunâtres et circulaires ; angine de la rougeole : prodromique, piqueté rouge ; de la varicelle : couleur légère, bénigne. Chez l'enfant l'angine doit être recherchée ; ce n'est que vers 5 ou 8 ans qu'il se plaint de sa gorge. **Traitement.** Enfants : vomitifs, compresses devant le cou, antipyrine, aspirine, benzoate de soude, salicylate de soude le premier jour comme abortif,

suppositoires, lavage avec une canule non en verre, en se
servant, s'il y a lieu, d'ouvre-bouche, de bouchon, d'écar-
teur, ou en mettant la canule en dedans de l'arcade dentaire. Acide borique, borate de soude, chloral, eau oxygénée.
collutoires à la résorcine 1 p. 30, acide salicylique 1 p. 20 ;
adultes : eau oxygénée, acide salicylique, phénosalyl,
lavages, gargarismes, collutoires, purgatif. Régime : diète
liquide. (*V. amygdalites.*)

Angine diphtérique (*Voir diphtérie*).

Angine herpétique. — Angine couenneuse commune de Trousseau. D'incubation courte, contagieuse, épidémique. Importance de la saison, de la menstruation, de
l'âge (2e enfance). Début brusque par un *grand frisson* et
une douleur nettement progressive. La gorge présente
d'abord des taches d'un rouge foncé (Ruault), se recouvrant
de vésicules du volume d'une tête d'épingle ou d'un semis
discret qu'il faut rechercher à l'aide d'un bon éclairage. Les
fausses membranes qui se forment ensuite sont polycycliques, sans tendance à l'extension. Peu d'adénite. Herpès
concomitant. Durée de quatre à cinq jours. Le diagnostic,
rendu difficile par la rapidité de l'éruption herpétique, doit
être fait *bactériologiquement* avec la diphtérie, avec l'herpès
pharyngé récidivant des fumeurs et des anciens syphilitiques, avec le zona pharyngien rare, mais pouvant s'observer dans le tabès notamment (dysphagie très pénible, sensation de brûlure et localisation à la luette, aux piliers, au
voile, sans toucher l'amygdale, suivant la distribution de la
branche du nerf maxillaire supérieur. *Pronostic* bénin. *Le
traitement* comporte l'association des émollients et des
antiseptiques ou encore le salicylate de soude à 1 °/₀ en
lavages et à l'intérieur. (*V. angines et amygdalites aiguës
pour détails du traitement.*)

Angine gangréneuse. — Complication de la
diphtérie ou des maladies infectieuses. Forme primitive
quelquefois chez l'enfant. Plaques gangréneuses, grises,
noirâtres, à bords irréguliers, taillés à pic. Variété circonscrite et diffuse. Haleine très fétide ou fécaloïde ; salivation
ichoreuse, dysphagie. voix nasillarde, adynamie; ou délire

et agitation, avec pouls très petit. Pronostic grave, très souvent fatal après une semaine au maximum pour la forme secondaire et, pour la forme primitive, après quelques jours de plus. La guérison peut se produire ; chute de l'eschare. Le traitement consiste en cautérisations, en désinfectants énergiques : acide phénique (s'en abstenir chez l'enfant), hyposulfite de soude, permanganate, eau oxygénée et traitement des grands états infectieux.

Angines pseudo-membraneuses non diphtériques. — Ces angines ne se diagnostiquent, il faut le répéter une fois de plus, que par le microscope. On distingue des variétés : à streptocoque, avec température élevée, membranes enchassées dans une muqueuse enflammée ayant pu causer le croup sans bacilles de Lœffler ; à staphylocoque ; à pneumocoque (relativement bénigne) ; à colibacille ; à tétragènes (la gorge semble avoir été saupoudrée de grains de sable, angine sableuse à rapports bien établis avec la pleurésie). Toutes ces angines diphtéroïdes sont infectieuses et contagieuses et comportent le traitement général et les mesures prophylactiques des infections et de la contagion. Antiseptiques plus actifs : phénosalyl, acide phénique, eau oxygénée, colloïdaux, glycérine résorcinée au citrate de soude, toniques, etc.

A citer enfin des angines pseudo-membraneuses secondaires de la scarlatine. à type précoce, à streptocoques sans localisations laryngées, sans diphtérie et à type tardif, avec bacilles de Lœffler et streptocoques.

Angines secondaires des états infectieux. — L'angine érythémateuse de la scarlatine est bien connue et décrite à cette maladie. De même l'angine de la rougeole. Mais l'érysipèle, la fièvre typhoïde, la variole, etc., peuvent s'accompagner d'angines.

Angine ulcéreuse ou de Vincent. — Amygdalite dont l'agent spécifique est une bactérie fusiforme (spirille fusiforme de Letulle) associée à des spirilles ou spirochètes (Bernheim). Souvent unie à la stomatite ulcéro-membraneuse (v. *stomatites et aussi page 38*), pellicule membraneuse gris blanchâtre. Évolue en 6 à 8 jours. Se traite par la teinture d'iode iodurée (Vincent), le bleu de méthy-lène pulvérulent pur (Siredey et Chauffard), l'arséno-benzol, le chlorate de potasse, le nitrate d'argent, au 50e, après anesthésie et nettoyage mécanique.

Angines phlegmoneuses. — *V. p. 38 et 51.* Inciser au thermocautère. Traitement local et général.

Angines chroniques. — Ce groupe comprend les adénoïdites, les pharyngites et les amygdalites chroniques.

Les adénoïdites sont fréquentes chez les enfants, surtout chez les dégénérés héréditaires. Elles favorisent la tuberculose et les infections. On les diagnostique par le toucher digital ou la rhinocospie postérieure (v. *amygdalite chronique et pharyngite chronique*).

Angines spécifiques. — Un type microbien peut prédominer dans les angines aiguës banales, nous l'avons déjà signalé ; le plus souvent, il s'agit de staphylocoques, de streptocoques, de pneumocoques. Les pneumocoques expliquent les complications broncho-pulmonaires. Syphilis bucco-pharyngée : chancre buccal, induré, forme secondaire avec dysphagie, hypertrophie amygdalienne, gonflement et coloration groseille de la muqueuse ; roséole, adénopathies, etc., syphilis papulo-érosives (plaques), ulcéreuses, secondaires et tertiaires. Tuberculose : points jaunes sur la langue, adénopathies. Lupus : teinte violacée, bords nets, marche lente. Les ulcérations se distinguent de celles de la syphilis par leur aspect atone, leur marche torpide, leur fond bourgeonnant. Dans le cancer, surface fongueuse, ganglions durs et douloureux, notion de l'âge et cachexie.

ANGINE DE POITRINE

L'angine de poitrine est une névralgie cardiaque. **Anat. Pathol.** Les lésions nerveuses sont nettes pour le plexus cardiaque et le pneumogastrique : c'est une prolifération cellulaire faisant dégénérer le nerf, à point de départ siégeant dans la tunique externe de l'aorte. Les lésions du cœur et des vaisseaux plus fréquentes portent surtout sur les artères coronaires qui sont rétrécies. Ce rétrécissement occupe presque toujours le trajet des petits vaisseaux qui sont athéromateux comme l'aorte ; il peut déterminer l'ischémie du cœur et la mort subite. L'aorte peut être seule touchée. **Pathogénie.** Causée par des altérations vasculaires, une maladie nerveuse (tabès, hystérie), par une diathèse, une intoxication (tabac, une petite quantité de tabac suffisant à réveiller une angine latente), très souvent la syphilis est en cause. On a discuté le rôle important des artères coronaires et signalé les cas d'angines sans altération des coronaires et de rétrécissement des coronaires sans angine de poitrine ; dans le premier cas, il est permis d'objecter que le rétrécissement peut être spasmodique au lieu d'être organique et que, dans le second cas, les lésions ne sont que partielles. Avec la théorie nerveuse, s'il y a névrite (par contiguïté avec l'artère malade), la mort est possible ; la névralgie est beaucoup moins grave. Huchard admettait la névralgie vraie, celle qui tue, et les fausses angines, celles qui ne tuent pas. Il est classique de distinguer *l'angine vraie*, la plus grave, qui est causée par une lésion des coronaires ou du plexus cardiaque et la *fausse angine*, liée à une névralgie du plexus ou à un spasme de l'artère coronaire, bénigne. A citer les variétés dyspeptiques et tabagiques. Pour Dieulafoy, il n'y a pas d'angines vraies ou fausses, mais des « angines plus ou moins redoutables qui, toutes, peuvent tuer ». Les femmes, par leur nervosité, sont souvent atteintes. Autres causes générales : l'arthritisme, etc. Causes occasionnelles de l'accès : efforts, marche, émotion, indigestion. On admet actuellement la théorie de l'aortite aiguë. Vaquez insiste sur la distention aortique ; Merklen sur la distention du cœur ; Gilbert sur l'intoxication du sang ; Huchard sur le rétrécissement des coronaires.

Symptômes. *Angine vraie.* Vive douleur *rétro-sternale* (griffes, étau), irradiations vers l'épaule, le bras gauche jusqu'au petit doigt et à l'annulaire. Les autres irradiations sont plus rares. Parfois la douleur débute par la main et remonte par le bras jusqu'au sternum. Sensation de constriction thoracique côté gauche, vomissements, hoquet, ballonnement, météorisme pseudo-gastrique, angoisse, sensation de mort prochaine, pâleur, cyanose des extrémités. Cœur un peu précipité, pouls à peu près normal et respiration aussi ; cette absence de dyspnée est un signe important. La fin de l'accès, s'il se termine favorablement, est annoncé par de la toux, des inspirations profondes, des fourmis dans les doigts, l'envie d'uriner, des éructations, etc. Durée de l'accès, quelques secondes ou quelques minutes mais pouvant durer bien davantage. Dans les formes frustes (forme larvée de Huchard), un peu de sternalgie avec coude serré, gastralgie avec nausée. Dans l'angine vraie les accès peuvent ne survenir qu'au bout de plusieurs mois, ou ils se rapprochent et se reproduisent tous les jours et même plusieurs fois par jour (état de mal angineux). *Angines fausses* : Diffèrent peu, par leurs signes de la véritable angine de poitrine Plus bénignes, moins violentes en général, elles ont des causes pathologiques assez faciles à reconnaître : intoxications (tabac), auto-intoxications (artério-sclérose), dyspepsies (fin de la crise avec éructations gazeuses, de bruit pulmonaire accentué, dilatation du ventricule droit), diathèses goutteuse et rhumatismale, enfin causes nerveuses : neurasthénie, hystérie, etc.

Diagnostic. Le *diagnostic* est basé sur le caractère paroxystique de l'accès et la sensation de mort imminente. Accès diurnes. Il doit être fait avec la névralgie intercostale, phrénique, diaphragmatique, la péricardite, l'aortite, le tabès, l'asthme ; dans l'angine fausse, penser aux commémoratifs, à l'influence du système nerveux et du sexe. Les dyspnées d'effort, urémiques, etc., sont caractérisées par des modifications de la respiration qui n'existent pas dans l'angine de poitrine. Penser à l'angine de poitrine hystérique. Le *diagnostic* différentiel entre l'angine vraie ou fausse est le suivant : l'angine vraie s'observe à tout âge, atteint surtout les hommes ; les accès ne sont pas périodiques, ils sont plus espacés, diurnes, à douleur très vive et *rétrosternale* au lieu de siéger à la partie moyenne de la région précordiale, dyspnée nulle, durée très courte, (quelques secondes), la crise fixe le malade dans l'immobilité et a une fin brusque ; le plus souvent mort subite. Coronarite avec symptômes probables d'aortites. Les angines fausses ont tous les caractères opposés. Ils peuvent durer pendant plusieurs heures, la douleur débute quelquefois par la périphérie, se manifeste la nuit et l'agitation n'est pas rare. On a proposé de « conclure à l'angine de poitrine mixte chez les malades que des tares multiples exposent à l'angor faux ou vrai (Potain, Rendu, Debove). Réaction de Wassermann. **Pronost:c.** Le pronostic doit être réservé. La fausse angine par névralgie ou spasme ne tue presque jamais. Dans l'angine vraie avec lésion du plexus ou des coronaires, mort habituelle par syncope, asystolie aiguë ou collapsus, guérison 5 à 10 %. Ce pronostic dépendrait beaucoup, d'après Fiessinger, du repos, de l'hygiène et de l'alimentation (petits repas légers). **Traitement.** Le traitement comprend en effet le traitement de la cause ainsi que : opiacés, valériane. Pendant la crise, *nitrite d'amyle*, morphine. Dans l'intervalle des accès, trinitrine, iodure, gui. Néris, Luxeuil, bains carbogazeux, Royat, Divonne, ni café, *ni tabac*, ni émotion, ni soucis, ni surmenage, c'est-à-dire, vie calme et hygiène sévère.

Dans les angines réflexes, gastro-hépatiques, soigner le foie, l'estomac. On a conseillé récemment d'instituer le traitement antisyphilitique pour les angines de poitrine de cause inconnue.

ANGIOCHOLITES ET CHOLÉCYSTITES

Des mots grecs : αγγείον, vaisseau, χολη, bile (angiocholite), χολη, bile, χυστίς, vessie.

Synonymes. Abcès biliaires de Cruveilhier. Angiocholites de Luton. L'angiocholite catarrhale se confond avec l'ictère catarrhal ; la forme chronique avec la cholémie familiale. **Definition.** L'angiocholite est l'inflammation des voies biliaires et la cholécystite celle de la vésicule. Microbe de la maladie causale ou encore : angiocholite due au colibacille (Gilbert), cholécystite due à des anérobies (Gilbert et Lipmann), etc. La pullulation microbienne se produit par stagnation de la bile. **Anat. pathol.** Lésions épithéliales, puis conjonctives. Les canaux sont dilatés dans les angiocholites par obstruction, le foie est atteint, coupes vertes et jaunes, parties dures et friables (éponge purulente, abcès aréolaires). Par propagation : pyléphlébite, péritonite, péricardite, etc. Dans les maladies générales, angiocholite sans dilatation des voies biliaires, s'ulcérant dans la fièvre typhoïde, avec ecchymoses dans le choléra, avec ictère par bouchons muqueux dans la pneumonie. Pyléphlébite (inf. des vaisseaux portes) oblitérante ou suppurative. **Etiologie.** Ictère par rétention avec colibacilles. Lithiase, cancer, ganglions, parasites, *typhoïde, choléra, pneumonie, etc.* La cholécystite peut se montrer dans la grossesse, le travail et les suites de couches. **Pathogénie.** Les canaux étant en rapport en haut avec la cellule hépatique et en bas avec l'intestin, la lésion par voie descendante vient donc du foie; par voie ascendante la plus fréquente, elle vient de la région duodénale. La bile, qui est aseptique mais non antiseptique comme on l'avait cru, lutte par action mécanique contre les microbes intestinaux. Les causes locales ou générales (calculs, infections), qui modifient la sécrétion biliaire, favorisent l'infection ascendante. Sauf le cas où le calcul siège dans le canal cystique, il se fait un ictère par rétention dans la lithiase biliaire. L'angiocholite est scléreuse ou suppurée, selon la durée des phénomènes et la virulence microbienne.

Symptômes. S'il y a des antécédents lithiasiques, fièvre éphémère de Charcot, bilioseptique, intermittente de Mouneret (analogue aux accès de paludisme) ou rémittente. Ictère. Troubles digestifs. Dans la fièvre typhoïde et le choléra, peut passer inaperçue, où l'on ne note qu'un peu d'ictère et de décoloration des matières dans la *pneumonie* et *l'ictère*. L'angiocholite superficielle peut guérir ou aboutir à la cirrhose; l'angiocholite suppurée est très grave et s'accompagne d'une fièvre très élevée. Angiocholite anictérique de Gilbert et Lereboullet.

La cholécystite séreuse simple fait une tumeur arrondie sur les bords des fausses côtes droites; la cholécystite suppurée s'accompagne de douleur vive, d'accès fébriles aigus, d'empâtement, et s'ouvre soit à la peau, soit dans un organe voisin. Dans le type le plus commun, la vésicule est diminuée de volume (moignon calculeux) ou augmentée avec parois « fermes comme une coque de carton ». Complications, *voir Anat. pathol.* L'examen doit se faire en plaçant le malade alternativement debout (Dieulafoy) ou couché. Dans les maladies infectieuses, l'angiocholite se traduit par une tumeur (vésicule), par la douleur hépatique, et, au cas de suppuration, par de grandes oscillations fébriles. **Pro-**

nostic. Dépend de l'état de la cellule hépatique : grave dans la fièvre typhoïde (péritonite). L'hypothermie est un mauvais signe.

Diagnostic. L'angiocholite passe souvent inaperçue au milieu des maladies graves. Rechercher la leucocytose dans le sang : par exemple, dans la fièvre typhoïde. La cholécystite débute par une douleur vive qui peut faire penser à une gastralgie, aux coliques hépatiques ou néphrétiques, sauf chez les débilités cachectiques ; fièvre de type rémittent, intermittent ou continu. Diagnostic avec : péritonite, appendicite. A l'examen debout ou couché la tumeur apparait souvent avec assez de netteté. Le radio-diagnostic des calculs ne contenant pas de calcium est sans intérêt. Les antécédents lithiasiques, dans quelques cas, permettent seuls de faire le diagnostic. La cholécystite volumineuse peut simuler un kyste ou une tumeur : appendiculo-cholécystite de Dieulafoy. Dans la cholécystite suppurée, on sent, au niveau de la vésicule, de fausses membranes, plutôt qu'une tumeur nette ; importance de la fièvre. A défaut de tuméfaction sous-hépatique, le meilleur élément de diagnostic est *le siège de la douleur* et le sens de ses irradiations au-dessus du point de Mac Burney (au-dessous dans l'appendicite). Diagnostic des complications : occlusion intestinale, perforation, vomique, péritonite, pyélite, endocardite, etc. **Traitement.** Il faut rétablir le cours normal de la bile et faire de la désinfection biliaire. Diète hydrique, glace ou *compresses très chaudes*, benzoate, salicylate, phosphate et sulfate de soude, bicarbonate plus ou moins associés, urotropine, cholalogues (podophyllin, cascara, calomel, quinine, argent colloïdal, bains, etc.). Intervention chirurgicale dans les cholécystites et dans l'angiocholite des gros canaux ; non contre-indiquée par la puerpéralité après une temporisation de deux ou trois semaines, cholécystectomie avec fistule provisoire ; cholécystostomie ; cholécystentérostomie, régime mitigé ou végétarien. (*V. coliques hépatiques, ictères, cholémie.*

Angioleucite farcineuse (*voir Morve*).

Angiopancréatite calculeuse. — Peut donner le syndrome du diabète pancréatique.

Angiospasmodique (syndrome). — Crises vasculaires des Allemands. En dehors de la maladie de Raynaud, on peut considérer comme une manifestation de ce syndrome la migraine ophtalmique, les contractures, convulsions et paralysies hystériques, la congestion hépatique, l'albuminurie orthostastique, le glaucome. Traitement : repos, nitrites en inhalations et en injections, nitrite de soude 0,10, nitrite de potasse 0,60.

Anhépathie. — La glycosurie provient du sucre alimentaire que le foie laisse passer et non du sucre fabriqué par le foie. Elle s'observe surtout après les repas, ne dépasse pas 50 grammes, le taux de l'urée est de 20 grammes, le volume des urines de 2 litres au plus. Pas de polyurie, polydipsie, polyphagie, pas de coma, pas de gangrène, mais petits accidents possibles ainsi que la tuberculose (Weil, Carnot et Lereboullet). Traitement assez léger du diabète ; extrait de foie, foie de porc haché dans du bouillon, 100 à 200 grammes.

Anisocorie. — Inégalité pupillaire acquise (iritis, glaucome) ou persistante (paralysie générale, tabès et syphilis).

ANKYLOSTOME DUODÉNAL

Des mots grecs αγκυλος, courbe, στομα, bouche.

Ce parasite détermine une anémie pernicieuse. **Anat. pathol.** Les muqueuses du jéjunum et du duodénum sont recouvertes d'un mucus sanguinolent et sont pâles avec piqueté hémorragique. **Étiologie.** *Mineurs*, terrassiers. L'ankylostome est un nématode blanc grisâtre de 15 millimètres de long sur 1 de large pour la femelle, un peu moins pour le mâle dont le corps s'amincit vers le cou. La capsule buccale est munie de 4 crochets ou griffes et de 2 dents coniques. Le thymol facilite l'évacuation de l'ankylostome dans les selles et son examen. Les œufs peuvent être retrouvés dans les matières par examen très simple au microscope, entre 2 lamelles de verre ; ils sont clairs et transparents au lieu d'être foncés comme ceux des ascarides, et contiennent plusieurs grosses cellules. En vingt-quatre heures l'œuf donne un embryon actif. Les larves se développent dans la terre humide. On n'admet pas que le parasite puisse parcourir son cycle complet en dehors de l'organisme humain. **Symptômes.** Les symptômes sont plutôt digestifs, avec selles liquides brun rougeâtre. Anémie marquée avec troubles visuels, un peu de dyspnée ; palpitations. Hématies déformées et en petit nombre ; globules blancs augmentés de plus du double, 61 °/₀ d'éosinophiles au lieu de 1 °/₀. Mort possible par syncope. **Diagnostic.** Recherche des œufs, examen direct, ensemencement sur agar : larves mobiles au bout de trois jours. Le **traitement** est basé sur le régime lacté, la veille, l'emploi de thymol, doses de 0 gr. 25 centigrammes de thymol données à une heure d'intervalle. Éviter l'alcool et l'huile de ricin capables de dissoudre le thymol. Cesser médication si urine devient noirâtre ; calomel. Extrait éthéré de fougère mâle 8 à 10 grammes et purgatif. Huit jours après le traitement, rechercher les œufs. Prophylaxie : eau bouillie et filtrée. L'anémie exige un traitement complet comme s'il s'agissait d'une anémie par spoliation. Chez l'enfant, extrait de fougère, 0,50 par année d'âge, et thymol sucré.

Anopsie corticale (Chauffard). — Cécité brusque avec conservation du réflexe lumineux et intégrité des milieux de l'œil chez les vieillards et les paralytiques généraux (?).

Anorexie. Des mots grecs : α, privatif, ορεξις, appétit. — Disparition de la sensation de faim, s'observe dans les états mentaux (sitiophobie des aliénés, anorexie hystérique), dans la chloro-anémie, les intoxications chroniques, le cancer, la dyspepsie, la congestion hépatique, les infections aiguës fébriles, le début de la tuberculose, l'alcoolisme, le tabagisme, etc. Il ne faut pas confondre l'anorexie avec un état plus banal, l'inappétence. L'anorexie nerveuse, hystérique, et l'anorexie mentale des jeunes filles comportent un entraînement de l'alimentation, le malade étant isolé et couché. Repas réglés. Promenades. Exercices. Frictions, douches, massages. Gouttes amères, noix vomique, persulfate, métavanadate, quassia et quassine, strychnine, élixir

de Gendrin. S'il s'agit d'anachlorhydrie ou d'hyperchlorhydrie, prescrire les amers, les alcalins ou les acides suivant
les cas, l'eau oxygénée (une cuillerée à café dans l'eau de
boisson). On aura recours, dans les formes communes de
type chimique peu marqué, aux teintures de condurango et
colombo.

Anosmie. — L'anosmie, abolition ou plutôt diminution
de l'odorat, peut être congénitale par absence des nerfs
olfactifs, traumatique, nerveuse (tabès, paralysie générale),
ou s'observer dans les états infectieux et les intoxications ;
injections très chaudes d'eau salée, massage vibratoire,
strychnine, électricité.

Anticorps, Antigène. — Le sérum d'un sujet, vacciné par une première atteinte d'affection contagieuse, contient une sensibilisatrice qui détruit *in vitro* l'agent de
cette affection présent dans un autre sérum après mélange
des deux. Une substance dite anticorps, prend naissance
pour détruire un corps étranger (antigène) introduit dans
le sérum. L'anticorps contient un complément et une sensibilisatrice. L'action sur l'antigène varie avec l'anticorps
et l'on distingue, à ce point de vue, des agglutinines (phénomènes de Pfeiffer), des lysines, des précipitines, des
opsonines.

ANURIE

Des mots grecs : α privatif, oὐρον, urine.

Définition. Suppression d'urine, par défaut d'excrétion
ou de sécrétion ou très souvent par les deux. En clientèle
comme à l'hôpital, le traitement de l'anurie exige de la part
du médecin de la décision et une connaissance précise de
la cause. **Etiologie.** Parmi les causes de l'anurie excré-
toire (obstruction), on peut citer : un calcul, une tumeur,
etc., etc. L'anurie sécrétoire ou mixte peut être rattachée à
des causes multiples : intoxications : état infectieux (fièvre
typhoïde, scarlatine), obstruction des tubuli ou des vaisseaux, anasarque, asystolie, néphrite, hystérie, etc.
Symptômes et Diagnostic. Il est nécessaire pour affir_

mer le diagnostic de l'anurie de s'assurer de la vacuité de la vessie, il ne suffit pas de s'en rapporter aux affirmations du malade. Pour qu'il y ait anurie, la sonde ne doit pas ramener d'urine, chez un malade qui n'a pas uriné depuis 12, 24 heures ou plus. L'anurie calculeuse suit ou accompagne en général une crise de coliques néphrétiques. Non traitée, elle peut aboutir très vite à la mort. On ne saurait oublier que, dans quelques cas, l'anurie peut être calculeuse, sans que rien dans les antécédents ou dans l'état actuel du malade n'autorise à faire ce diagnostic. Après quelque signes d'urémie : myosis, secousses musculaires, troubles dyspeptiques. La mort survient deux fois sur trois entre le 3e et le 6e jour de l'anurie, entre le 4e et le 20e jour de l'urémie. Le calcul siège d'ordinaire dans l'uretère ; de gros calculs surtout, quand il n'y a pas de coliques néphrétiques, occupent parfois le bassinet. Le rein opposé cesse de sécréter l'urine par paralysie fonctionnelle, par un réflexe inhibitoire. Le cathétérisme de l'uretère facilite le diagnostic ; exceptionnellement cette petite intervention a pu, par réflexe, provoquer la sécrétion urinaire. En dehors de l'anurie de cette cause, il existe des anuries par action réflexe sur le rein sain ; à ce point de vue, il faut penser aux cancers de la vessie, de l'utérus, à une compression fibreuse, à un rein mobile avec coudure de l'uretère, à l'hypotension, à l'hystérie, aux états infectieux, à l'ictère grave et aux intoxications. S'il y a de l'anurie réflexe de colique néphrétique, la persistance de la douleur et plutôt un peu d'oligurie, on peut attendre si la douleur cesse sans polyurie il s'agit d'anurie calculeuse.

Traitement. Dans cette dernière anurie, anurie toxique, prescrire la diète hydrique, les lavements d'eau pure (et non les solutions hypertoniques) et les injections de sérum artificiel. Le chlorure de sodium n'est pas contre-indiqué. Car, ainsi que le fait remarquer Chauffard, la lésion rénale dans l'empoisonnement n'est pas inflammatoire, elle est réparable et ne détermine pas d'œdème. Dans les maladies infectieuses, les boissons abondantes et les injections de sérum salé ou sucré, la caféine, la décongestion rénale constituent la base du traitement. Anurie hystérogène : balnéation, douches, suggestion, dont l'action parfois très nette ne met pas à l'abri des récidives. Rein mobile : décubitus horizontal, la diète hydrique et de grands bains sont parfois efficaces. L'intervention chirurgicale peut être nécessaire, ainsi que pour la compression fibreuse. La néphrotomie et la décapsulation dans les néphrites ont aussi leurs indications. Dans l'anurie calculeuse, le traitement médical n'est admissible que pendant les deux premiers jours. Ensuite, *imposer l'opération sans retard*. Il faut — et on doit — agir ainsi. L'anurie peut cesser au bout d'un jour avec, localement, des ventouses scarifiées répétées, des lavements hypotoniques d'eau pure, des bains, injections de solutions isotoniques, de glucose, lactose, etc., et même de sérum dans les états infectieux et les néphrites toxiques. Dans l'urémie légère et l'hypotension, petites doses de digitale, de drastiques et théobromine; macération de reins de porc (Renaut).

Lésions aortiques (v. Table des matières).

AORTIQUE (Insuffisance)

Définition. Cette insuffisance est caractérisée par ce fait que les valvules sigmoïdes n'obturent plus suffisamment le vaisseau pour empêcher le retour du sang en arrière. Le sang reflue de l'aorte dans le ventricule. Maladie bien étudiée à l'hôpital. On distingue la forme endocardique (maladie de Corrigan) et la forme artérielle, fonctionnelle (maladie de Hodgson). **Anat. Pathol.** Les sigmoïdes sont indurées et raccourcies par endocardite ou athérome. Incrustées de sels calcaires, elles ne se rabattent plus. La vérification se fait par l'épreuve de l'eau en faisant couler un filet d'eau dans le vaisseau sectionné à 2 cent. des valvules, le liquide pénètre dans le ventricule gauche. Végétations d'endocardite, aorte dilatée et athéromateuse. Cœur de bœuf. Oreillette et ventricule gauches dilatés. **Etiol. Pathog.** *Rhumatisme*, et aussi toutes causes habituelles des lésions vasculaires, endocardites infectieuses, syphilis, goutte, saturnisme, alcoolisme. Frappe surtout les adultes hommes. Causes de la maladie de Hodgson : artério-sclérose, infection, intoxication, auto-intoxication, syphilis surtout. Influences secondaires : surmenage physique et moral.

L'aorte dont le rôle physiologique est de régulariser la transmission du sang que le cœur fait intermittente, le ventricule et l'oreillette se laissent distendre par le sang venant de l'oreillette et refluant de l'aorte et la pression artérielle est irrégulière au point de mal irriguer les capillaires et certains organes (cerveau, peau), etc.

Symptômes. *Signes physiques :* voussure variable, à l'inspection par hypertrophie du ventricule gauche. A la palpation, la pointe bat non dans le 5e, mais dans le 6e ou le 7e espace intercostal. Choc cardiaque d'hypertrophie, choc en dôme de Bard, très net dans l'insuffisance d'origine endocardique. La systole ventriculaire, au cardiographe donne un tracé avec un crochet au lieu d'un plateau avec oscillations. A l'auscultation, *souffle diastolique* dû au reflux de l'ondée sanguine dans le ventricule le long du bord droit du sternum, *2e espace intercostal droit* ou partie interne du 3e espace intercostal gauche avec propagation inférieure. Ce souffle est « doux, moelleux, aspiratif ». Certains auteurs décrivent un souffle associé systolique à la base. *Signes périphériques :* pouls de Corrigan, *bondissant* par hypertrophie ventriculaire, défaillant parce que l'ondée se partage entre le ventricule et le vaisseau, mais régulier. Le sphygmographe donne une ligne d'ascension brusque terminée par un crochet à angle aigu, soit une impulsion forte de l'ondée non soutenue. On peut retrouver des battements artériels caractéristiques, danse des artères ou des battements doux des artères, non caractéristiques. *Le signe de Musset* (secousses rythmiques de la tête), les pulsations amygdaliennes de Huchard s'expliquent aisément par la brusquerie de l'impulsion artérielle. *Signe de Muller :* pulsations de la luette et du voile du palais. Le souffle diastolique ou de retour se retrouve dans les gros vaisseaux, artères carotide, crurale, *double souffle crural* intermittent de Duroziez, dont le premier systolique est dû à la vibration normale de l'ondée et le second diastolique, plus faible, s'explique par le retour du sang. Le doppel-ton de Traube ou double claquement artériel est obtenu par le stéthoscope employé sans pression sur le vaisseau. Sergent insiste avec raison sur les résultats contradictoires obtenus par la recherche de ce signe. Avec une pression *trop faible* ou *trop forte*, on n'obtient rien de significatif. Il est bon de s'exercer à entendre avec la pression progressive, les divers bruits : *pa*, indiquant une pression insuffisante ; *paan*, une pression trop légère ; *pafou*, une pression moyenne, nécessaire et suffisante. Ce signe peut se rencontrer dans d'autres maladies (typhoïde, saturnisme, etc.). Le ton de Skoda peut remplacer le double souffle. *Le pouls capillaire*, qu'on peut rechercher par pression rapide du front ou de l'ongle, avec changements de coloration, rendu visible par pression de l'extrémité de l'ongle, souligne les alternatives de poussée et de retour du sang. Pression : 20 ; pression différentielle : 10 cent. et plus. Retard du pouls carotidien. Ombre radiographique élargie, uniforme. *Les signes fonctionnels* apparaissent lentement : vertiges, bourdonnements, anémie cérébrale ; pâleur du visage (faciès aortique) ; dyspnée d'effort ; palpitations ; angine de poitrine par lésions d'aorte et des coronaires, troubles dyspeptiques. Début insidieux et lésions longtemps compensées ; asystolie tardive, mort subite possible, par syncope (anémie bulbaire, coronarite, myocardite).

Diagnostic. Souffle diastolique, pouls de Corrigan, pouls capillaire, hypertrophie cardiaque, double souffle crural. L'anévrisme de l'aorte se caractérise par des signes de compression et les signes propres ; le rétrécissement mitral a son souffle dans le 4e espace intercostal gauche : frémissement présystolique. L'écart entre Mx et Mn est élevé. Si Mn est supérieur à la normale, l'insuffisance est discutable. Le diagnostic différentiel entre l'insuffisance endocardique et l'insuffisance artérielle est basé sur les signes suivants : la première frappe surtout les individus jeunes, rhumatisants ou atteints de maladies infectieuses ; le souffle diastolique est souvent seul et il est doux, humé, aspiratif. Sur le tracé graphique, l'ascension est plus verticale avec un crochet et non un plateau au sommet : on observe un double souffle crural des artères périphériques normales, une longue tolérance des troubles tardifs, une angine de poitrine rare ; pas d'artério-sclérose, mort subite rare (*voir aortite*). Mais en général l'asystolie est plus rare que la mort subite qui survient par angine de poitrine (forme artérielle), par embolie ou syncope. Réaction de Wassermann, parfois hémoculture.

La maladie artérielle n'a pas le rhumatisme pour cause,

mais plutôt la syphilis, etc. Les souffles sont plus rudes, s'entendent au 1er passage et à la base, la pression est augmentée de plusieurs centimètres ; on constate une matité préaortique, au bord droit du sternum ; les souffles se propagent vers la carotide ; le 2e *bruit*, diastolique, *est rapeux* ; claquement clangoreux dans quelques cas ; battements aortiques ; *sous-clavière surélevée* ; pas de double souffle crural, pouls dur, serré, non bondissant ; tracé au sphygmographe : ligne ascendante, haute, plateau et non les crochets de la maladie de Corrigan, descente brusque ; vertiges, dyspnée : l'angine de poitrine et l'œdème pulmonaire peuvent compliquer cette variété. Dans l'insuffisance aortique avec rétrécissement, souffle systolique et diastolique au niveau de l'aorte. **Pronostic.** Durée souvent longue, (plus de 10 ans) ; affections aggravées par le surmenage. L'insuffisance mitrale assombrit le pronostic mais non les rétrécissements. L'asystolie est tardive mais devient rapidement grave ; mort subite assez fréquente (embolie, angine de poitrine, affection pulmonaire, etc.). **Traitement.** Surtout hygiénique. Localement : glace, ventouses, cautères, iodures, bromures, toniques (lésions du cœur) ; grindelia, nitrites, opiacés contre l'anémie. Contre les battements vasculaires, convallaria. Traiter l'urémie, l'asystolie, les troubles digestifs, cérébraux et l'angine de poitrine. L'insuffisance d'origine syphilitique comporte le traitement spécifique, et la réaction de Wassermann peut fournir de précieuses indications.

AORTIQUE (Rétrécissement)

Définition. Dans le rétrécissement aortique, la lumière de l'orifice n'a plus ses dimensions normales (Dieulafoy). Très souvent associé à l'insuffisance des valvules sigmoïdes et à l'aortite chronique (Barié). **Anat. pathol.** L'orifice ne laisse pas pénétrer le doigt et quelquefois à peine une plume d'oie. Lésions d'endocardite : infiltration calcaire, rétraction de l'anneau fibreux des sigmoïdes ; c'est dans le rétrécissement sous-aortique de Vulpian que les lésions sont surtout nettes sur la partie ventriculaire qui précède l'aorte ; l'aorte elle-même est rétrécie et le cœur gauche hypertrophié, cœur de bœuf, hypertrophie providentielle de

Beau. **Etiologie.** Endocardite rhumatismale, athérome et artério-sclérose. L'hypertrophie du ventricule s'explique par la difficulté de progression de l'ondée sanguine qui passe comme à la filière dans le rétrécissement. Le rétrécissement d'origine artérielle est plus fréquent chez le vieillard et le rétrécissement d'origine endocardique est plus fréquent chez l'adulte.

Symptômes. A l'inspection, voussure rare ; à la palpation la pointe bat dans le 5e ou le 6e espace sans déviation en dehors. Choc cardiaque d'hypertrophie. Le *frémissement cataire* systolique dans le 2e espace intercostal droit par vibration des parois indurées de l'orifice, caractérise le rétrécissement ; il se propage vers la clavicule. A l'auscultation, souffle systolique râpeux et intense se propageant vers les vaisseaux du cou, second bruit plus sourd par altération valvulaire. Pouls petit, régulier, dur, ralenti ; le sphygmographe donne du dicrotisme ; ligne d'ascension inclinée, à sommet arrondi, ligne de descente fortement oblique. Signes fonctionnels directs, pâleur légère de la face ; dyspnée d'effort. **Pronostic.** Marche lente, lésion compensée pendant longtemps. Le rétrécissement égalise la pression ; pronostic plus sérieux si le rétrécissement complique l'aortite ; œdèmes, asystolie.

Diagnostic. Différentiel : avec le rétrécissement de l'artère pulmonaire, maximum à gauche du sternum, sans propagation aux vaisseaux, ni modification du pouls ; avec l'anévrisme de la crosse de *l'aorte (v. ce mot)*, avec les souffles cardio-pulmonaires de la base du cœur (à gauche du sternum, murmure ou bruit de mouche à l'auscultation des jugulaires, sphygmographe), pas de propagation dans la position assise. Le rétrécissement endocardique est moins grave que les lésions mitrales. **Traitement.** Hygiène : pas d'alcool, pas de tabac, repos, toniques ; antispasmodiques ; médication iodurée, révulsion ; traitement symptomatique de l'asystolie, s'il y a lieu.

AORTITES

Aortite aiguë. Anat. Pathol. Est caractérisée au début par des plaques gélatiniformes pouvant atteindre le

volume d'une pièce de monnaie et siégeant à la face interne
du vaisseau. Ces plaques ne sont qu'un épaississement de
la tunique interne ; elles se forment soit par rétrécissement, soit par oblitération dus aux lésions d'endartérite
des vasa-vasorum. Les lésions microscopiques frappent les
trois tuniques (cellules rondes et embryonnaires — tuniques externe et interne — couche moyenne élastique);
aortite végétante (embolies); aortite suppurée. **Étiologie.**
L'aortite aiguë frappe le sexe masculin surtout, ne se
déclare guère que chez les aortiques chroniques ; causes :
syphilis en première ligne (15 à 20 ans après le chancre),
ensuite athérome, alcoolisme, sénilité, goutte, tabac, maladies infectieuses (streptocoque assez souvent), surmenage,
traumatismes. En expérimentation on a pu reproduire
l'aortite en associant le traumatisme et l'infection (Crocq),
microbes variés.

Symptômes. Début lent (Thoinot), ou brusque par *douleur rétro-sternale* en barre, avec irradiations aux bras, à
l'œsophage, à l'estomac et au foie. *Dyspnée d'effort* ou
pseudo-asthme nocturne, toux sèche, crachats hémoptoïques
quelquefois, dysphagie (Barié), vomissements réflexes.
Poussées congestives au poumon, au foie, à l'intestin (ballonnement, Rendu). Battement des carotides. Pouls bondissant, dur, dicrote, matité augmentée (bord droit du sternum), surélévation de la sous-clavière droite débordant la
clavicule (bruit de galop gauche, albuminurie). Au cœur,
dédoublement du second bruit ou souffle diastolique à la
base. S'il existe un souffle systolique, il s'explique par le
rétrécissement de l'orifice aortique avec dilatation de la
crosse (matité augmentée, etc.). Pulsations aortiques de
Bamberger derrière le sternum. Angor abdominal avec
hyperchlorhydrie, entérite muco-membraneuse, etc. Péricardite sèche, absence de fièvre. **Pronostic.** Mort par état
infectieux, asystolie, angine de poitrine, embolie. Pour la
forme ulcéreuse et suppurée, voir endocardite infectieuse.
Diagnostic. Le diagnostic repose sur les signes physiques
accompagnés de la douleur rétro-sternale en barre transversale, angoissante (Barié). Il doit être fait avec l'endo et
la péricardite (frottement, rien entre les accès), l'urémie et
l'asthme. L'œdème aigu du poumon se caractérise par son
expectoration rosée et la dyspnée.

Aortite chronique. — Foyers d'athérome (cholestérine, cristaux, etc.). Plaques jaunâtres et calcaires. Aspect
de carton, de tôle. **Symptômes.** *Douleur* analogue à la
boule hystérique (Renon), toux, *dyspnée d'effort*, pseudo-
asthme aortique nocturne, durant 1/4 d'heure ou 20 minutes, non suivi de rejet de mucosités. Quelquefois œdème
pulmonaire. Troubles digestifs, irritation phrénique,
troubles oculaires (inégalité par syphilis des centres nerveux d'après Babinski), vertiges, bourdonnements. Battements sus-claviculaires avec pseudo-lipomes. Pointe du
cœur abaissée (hypertrophie). Pouls dur. On peut sentir
l'aorte dans la fourchette sternale et la sous-clavière droite
surélevée, déborde la clavicule d'un ou deux centimètres.
La matité en casque est élargie, atteint 7 à 8 centimètres
au lieu de 4 à 5 (troncs aortiques et pulmonaires). Le premier bruit aortique est dur, soufflant, souvent dédoublé,
bruit de trot de d'Espine. Le second, celui des sigmoïdes,
est *éclatant*, clangoreux, métallique, coup de tambour
(Bucquoy) ou coup de marteau, bruit de tôle diastolique
par insuffisance aortique. Symptômes plus nets dans la
marche ou debout. S'il existe un souffle systolique, il s'explique par le rétrécissement de l'orifice aortique avec dilatation de la crosse (matité augmentée). Dieulafoy insiste
sur l'aortite syphilitique (segment sus-sigmoïdien), sans
lésions orificielles au début et qu'il importe de dépister
pour la soigner à temps. **Pronostic.** Le pronostic est
grave, mort subite par œdème du poumon, embolie, oblitération de l'aorte. Asystolie, angine de poitrine, lésions valvulaires, coexistence de néphrite interstitielle. Durée assez
variable.

Diagnostic. Le diagnostic est fait d'après la dyspnée,
les douleurs, l'hypertension ; radioscopie intéressante ; s'il
y a lieu, éliminer l'anévrisme de la crosse, l'urémie,
l'asthme, l'endocardite (absence de douleurs) ; par la matité caractéristique ; la péricardite (frottement, matité spéciale). **Traitement.** Le traitement se propose, dans l'aortite
aiguë, de calmer la douleur par des saignées, des ventouses scarifiées et sèches, pointes de feu, opiacés, héroïne
à petite dose, oxygène, éther, valérianates, bromures, huile
camphrée, diurétiques. Régime lacté ; repos au lit. La
forme chronique exige une hygiène rigoureuse. Traitement

des poussées aiguës : iodure de sodium (0,50 par jour et pendant 20 jours par mois), arsenic. Régime à continuer dans l'aortite chronique : ovo-lacto-végétarien. Massages et frictions. Contre l'angoisse, nitrite d'amyle; contre l'insomnie, hypneural. Iodure de sodium et gui, saignée et huile camphrée dans l'œdème du poumon. Traitement spécifique : biiodure ou cyanure en injections et en cas d'échec 0,20 de salvarsan, 3 injections hebdomadaires.

APHASIE

Définition. L'aphasie est la perte de la parole et du langage articulé. Surdité verbale : impossibilité de comprendre la signification des mots (aphasie sensorielle). La cécité verbale est l'impossibilité de comprendre les signes écrits tout en les voyant et en pouvant les former. L'aphasie *motrice* ou aphasie proprement dite est la perte de la mémoire, de la coordination des mouvements nécessaires à la parole. Tandis que cette aphasie ne s'applique qu'à l'articulation des mots, l'agraphie est la perte de la mémoire des mouvements nécessaires à l'écriture : c'est l'aphasie de la main, de Charcot, également motrice mais ces deux variétés sont rarement séparées (Déjerine). On a voulu diviser les aphasies en deux groupes : aphasie sensorielle de Wernicke et aphasie motrice de Broca, ou encore aphasies de réception (surdité et cécité verbales) et d'émission (aphasie motrice, agraphie). **Anat. Pathol.** *Localisations.* **Diagnostic.** Aphasie motrice 1/3 postérieur de la 3e circonvolution frontale gauche de Broca et faisceaux pédiculo-frontaux inférieurs de Pitres. Cécité verbale : lobule pariétal inférieur gauche près du pli courbe. Surdité verbale : 1re circonvolution temporale gauche, surtout extrémité postéro-supérieure. D'après Marie, le siège de l'articulation verbale est tout autre. Cet auteur le localise dans le quadrilatère que l'on peut figurer en traçant deux plans frontaux parallèles, passant l'un par la partie antérieure, l'autre par la partie postérieure de l'insula et deux plans sagittaux, l'un tangent à l'écorce de l'insula et l'autre à la paroi du ventricule latéral. Si la zone lenticulaire est seule intéressée, on n'observe que l'*anarthrie* ou aphasie motrice pure du langage extérieur. Si la zone de Wernicke est seule atteinte, on observe l'aphasie de Wernicke ou troubles du langage intérieur avec jargonaphasie (paroles abondantes mais incompréhensibles), ou avec paraphasie (paroles déformées), surdité et cécité verbales soit, en somme, l'aphasie sensorielle. Donc zone de Wernicke pour l'élaboration intellectuelle du langage et zone lenticulaire pour l'articulation des mots. L'ancienne aphasie de Broca réunit les deux zones. Déjerine et quelques auteurs, en pratiquant les coupes en séries qui révèlent des lésions sous-corticales des fibres provenant des circonvolutions de Broca, par des *observations chirurgicales*, etc., combattent la théorie nouvelle de l'aphasie de Marie. Les *localisations* cérébrales elles-mêmes sont, à l'heure actuelle, *très discutées* et les conceptions récentes que nous nous faisons du système nerveux central leur enlève quelque précision. **Étiol. pathog.** On admet que la prédominance des lésions gauches s'explique parce que les droitiers sont en majorité ; puisque les paralysies droites correspondent à des lésions du cerveau gauche, le ramollissement cérébral et toutes les causes d'embolie ou de thrombose des branches de l'artère sylvienne peuvent déterminer l'aphasie. Syphilis le plus souvent. Plus rarement des tumeurs, gommes cérébrales, traumatismes, méningites, urémie, pneumonie, peuvent causer l'aphasie. **Symptômes.** Tout en se rappelant le déficit intellectuel de l'aphasique qui a pu mettre en question la capacité testamentaire du malade, l'examen doit porter sur les points suivants : 1º parole articulée ; 2º compréhension de la parole parlée ; 3º lecture mentale ; 4º écriture ; 5º étude de calcul ; 6º étude de l'heure ; 7º étude de la mimique naturelle ; 8º de l'intelligence et de la mémoire ; 9º surdité verbale ; 10º cécité verbale ; 11º perte des images auditives, musicales. A noter que chez les polyglottes la langue maternelle disparaît la dernière. **Diagnostic.** Pour qu'il y ait aphasie, il faut s'assurer de l'intégrité de l'intelligence, des appareils phonateur, auditif et visuel. L'examen doit porter d'abord sur la compréhension de la parole en faisant désigner par le malade un objet qu'on lui fait voir en le nommant ; puis, sur la parole volontaire en notant l'étendue du vocabulaire et ainsi de suite dans l'ordre donné ci-dessus pour l'examen du malade. Si le malade a conservé intacte la faculté du langage intérieur, qu'il n'ait perdu que la faculté d'extérioriser la parole, il s'agit de l'aphasie motrice sous-corticale pure de Déjerine. On a classé ainsi dans les aphasies pures, la cécité verbale, lésions du territoire de l'artère cérébrale postérieure intéressant les radiations optiques de Gratiolet et la surdité verbale pure par hémorragie séparant l'écorce des ganglions centraux. Ces derniers symptômes se retrouvent toujours dans l'aphasie sensorielle de Wernicke qui survient brusquement à la suite d'un ictus et est suivie ordinairement d'hémianopsie et d'hémiplégie droite ; cette variété est aussi associée avec la paraphasie et la jargonaphasie. Le diagnostic de l'*aphasie totale* est basé sur la réunion de tous ces signes avec hémiplégie droite. L'intelligence est affaiblie. On suppose atteints le pied de la 3e frontale, les p. postres des 1re et 2e temporales, le pli courbe et les fibres sous-corticales correspondantes. Les aphasies transcorticales des Allemands sont contestées. Dans l'*aphémie* de Broca, le malade entend et comprend ce qu'on lui dit ; il ne répond que par des monosyllabes ou des mots toujours les mêmes.

Diagnostic de la *cécité verbale :* le malade ne comprend pas le sens des mots, il les voit comme des dessins, il peut copier, il comprend ce qu'il écrit. Hémianopsie associée. (Lésions des fibres d'association du centre de la vision et du pli courbe.) Ne doit pas être confondue avec la cécité verbale accompagnée d'agraphie. Diagnostic de la *surdité verbale :* le malade ne comprend que quelques mots, son nom, par exemple ; les mots sont des bruits pour lui. La lecture, la parole spontanée, la copie sont possibles ; mais le malade est incapable d'écrire sous la dictée et de répéter les mots. Chez les hémiplégiques on observe l'écriture en miroir, de droite à gauche.

Surdité psychique : incompréhension des bruits extérieurs ; surdité corticale, sans lésions auditives périphériques. Le diagnostic de l'*agraphie* exige que la main droite ne soit pas paralysée (chez les gauchers exceptés).

Pronostic variable avec l'étendue de la lésion et sa cause. L'aphasie a cependant une tendance naturelle vers la guérison. **Traitement.** Comprend celui de la cause : syphilis, tumeur, hystérie, alcoolisme, congestion, artério-sclérose. La rééducation doit être méthodique et patiente. Procédé de Gutzmann. Discipline psychomotrice de Brissaud et H. Meige. Ne commencer la rééducation qu'après disparition de l'état aigu. Ainsi que le fait remarquer le prof. Grasset, le principe général de rééducation consiste à utiliser « les parties de langage qui survivent pour réapprendre graduellement toutes les parties manquantes ».

APHONIE

Des mots grecs : α privatif, φονη, voix.

Aphonie ou extinction de voix ; nerveuse ou fonctionnelle. La première s'observe dans l'hystérie à la suite d'une émotion, d'un refroidissement, du rhumatisme. Le son pharyngé persiste, mais il y a perte du son glottique (le malade chuchote). L'aphonie symptomatique a une cause organique ; laryngites chroniques, tumeurs, polypes, etc., compression du récurrent, fausses membranes. On a décrit des aphonies réflexes dépendant d'altérations d'organes éloignés du larynx (org. génitaux, froid brusque), traumatiques (névrose traumat.), toxiques (arsenic, plomb, phosphore) ou toxi-infectieuses (syphilis, tuberculose, fièvre typhoïde). Dans la syphilis on prescrit le traitement spécifique, les cigarettes de Trousseau, etc. ; dans l'aphonie nerveuse, les bromures, électrisation, pulvérisations, hydrothérapie et suggestion. Diagnostic de l'aphonie simulée : à l'examen, les cordes se serrent, se détendent et les contractions volontaires par effort du simulateur lui font faire la grimace.

APHTES

Petites vésicules, lactescentes, apparaissant sur la muqueuse de la bouche ; peuvent n'exister qu'à l'état de symptôme local ou, chez le nourrisson, par exemple, déterminer l'éruption confluente de la stomatite aphteuse (*v. ce mot.*) Eau oxygénée, application d'infusion de Prêle, de solutions boratées et salycilées.

APOPLEXIE

Synonymie. Ictus apoplectique. Attaque. **Définition.**
Du mot grec ἀποπλήσσειν qui signifie : abattre ; c'est l'abolition brusque de toutes les fonctions cérébrales, de la sensibilité et de la motilité. **Anat. Pathol.** (*v. hémorragie cérébrale*). Inondation ventriculaire ou méningée. **Etiol.
pathog.** Hérédité. Arthritisme. Artério-sclérose. Syphilis,
maladies du cœur. Chez les prédisposés c'est une rupture
d'artériole ou une syncope par ischémie. L'hémorragie est
la cause la plus fréquente, puis l'embolie, la thrombose, les
traumatismes, les intoxications et auto-intoxications (urémie, etc.), etc. **Symptômes.** Par définition, brusque, met
en réalité, 1/4, 1/2 heure à se produire. Congestion de la
face ; traits déviés vers le côté sain, *déviation conjuguée de
la tête et des yeux du côté paralysé*, par paralysie ou irritation, ou mieux par inhibition (théorie actuelle) ; le malade
fume la pipe, la pointe de la langue est déviée par action
du génioglosse, les pupilles sont insensibles à la lumière.
Hémiplégie : convulsions ; contractures précoces et tardives.
Respiration bruyante, stertoreuse ou de Cheyne-Stokes.
Abolition des réflexes de la déglutition, les réflexes cutanés
et tendineux sont exagérés et leur persistance n'a pas de
valeur pronostique. Pouls variable ; le cas est plus grave si
le pouls est petit, 130, 140. Température souvent élevée,
quelquefois abaissée ou normale ; si, après l'ictus, il y a
une ascension rapide *au-dessus* de *39°*, c'est un signe très
grave. L'incontinence et moins souvent la rétention accompagnent l'ictus. Signe de Babinski : extension des orteils
par frôlement du bord interne de la plante du pied.
(*V. Hémiplégie.*) On distingue des formes à marche progressive, comateuse, et des formes si atténuées qu'il
n'existe qu'un simple vomissement la nuit avec un léger
engourdissement des membres ou un peu de déviation de
la face, de l'embarras de la parole, le tout très passager,
mais permettant toutefois d'affirmer une lésion cérébrale.
Pronostic. Dépend de l'étendue des lésions ; la température est un élément important du pronostic. Dans l'hémorragie, la thrombose et l'embolie, l'apoplexie est grave ; plus
bénigne, si elle est causée par des troubles fonctionnels.
Formes foudroyantes en un ou deux jours.

Diagnostic. Basé sur la brusquerie de l'attaque, sur la déviation conjuguée et sur l'hémiplégie. On observe parfois une 2ᵉ attaque au bout de peu de temps. Rechercher l'albumine, et, s'il y a une réaction méningée, examen du liquide céphalo-rachidien.

Chez le vieillard, le vomissement de l'attaque cérébrale d'apoplexie peut exister seul et être pris pour une indigestion.

Diagnostic avec les comas, qui ont un début moins brusque ; avec l'ictus laryngé essentiel et tabétique (constriction de la gorge, menace d'asphyxie, retour complet de la conscience) ; avec la syncope (arrêt du cœur et de la respiration) ; avec le stertor épileptique ; avec les attaques apoplectiformes de la paralysie générale et de la sclérose en plaque (antécédents) ; avec l'apoplexie hystérique (pouls, respiration, température et facies normaux) ; avec les tumeurs cérébrales qui peuvent aussi causer des attaques. S'agit-il d'un ramollissement ou d'une hémorragie cérébrale? S'il y a du rétrécissement mitral, chez un sujet jeune : embolie ; si la marche est progressive avec contractures, c'est de l'hémorragie ; si l'apoplexie survient chez un vieillard, c'est du ramollissement ; si elle survient chez un jeune penser à la syphilis (Wassermann) et de même chez un homme dans la force de l'âge, avec un gros cœur, c'est de l'hémorragie. L'embolie et la syphilis peuvent causer enfin du ramollissement chez les jeunes. (*V. Comas.*)

Traitement. Quelques auteurs parlent d'expectative déguisée. D'autres proposent d'agir et avec raison ; car il y a disproportion entre la partie lésée et les phénomènes consécutifs (Hirtz). Il faut agir contre la congestion et modérer l'éréthisme circulatoire, l'hypertension. Saignée. Éther, huile camphrée. Sangsues. Lavement purgatif, eau-de-vie allemande. Sinapismes. Surveiller les eschares. Régime sévère. Tous les 2 ou 3 mois sangsues à l'anus, etc. Traitement de la syphilis, du paludisme, de l'urémie, etc.

Apoplexie pulmonaire. — *Définition :* Épanchement sanguin dans le parenchyme pulmonaire par effraction ou infiltration. *Anat. Pathol.* Infarctus diffus festonnés de Renaut (rétrécissement mitral) ou taches de Tardieu (asphyxie). *Symptômes.* (V. embolie pulmonaire). Crachats hémoptoïques survenant après une douleur thoracique

assez violente, chez un phlébitique, un cardiopathe (surtout
mitral), souffle tubaire, parfois râles crépitants. *Diagnostic.*
Difficile, s'il n'y a pas d'hémoptysie. *Traitement :* hypotenseurs, chlorure de calcium et boissons glacées.

APPENDICITE

Définition. Inflammation à évolution aiguë ou chronique
de l'appendice iléo-cœcal avec réaction péritonéale variable ; c'est l'ancienne typhlite ; mais la typhlite vraie est très
rare. Maladie fréquente à l'hôpital et en clientèle, pour laquelle la ligne de conduite du médecin est enfin précisée.
Anat. Pathol. L'appendice (7 à 12 cent.) peut être du
type descendant, ascendant et postérieur, latéral interne et
latéral externe. On rencontre assez souvent, non toujours,
la valvule de Gerlach qui s'oppose à la pénétration des
matières fécales dans l'appendice. L'organe est augmenté
de volume, dur, ou en forme de battant de cloche. Muqueuse gonflée et semée de points hémorragiques. *Adhérences* de l'appendice caractéristiques. *Folliculite* précoce,
par compression des vaisseaux ; les follicules clos sont
hypertrophiés ; le tissu fibreux se développe parallèlement
dans la variété hyperplasique. Abcès par afflux leucocytaire ; la péritonite présente des fausses membranes tantôt
avec suppuration, tantôt avec généralisation par perforation
ou rupture d'un foyer limité. **Etiol. pathog.** surtout fréquente de 5 à 30 ans (hommes 75 %). Les explications pathogéniques sont nombreuses. Il s'agit d'une transformation de l'appendice en cavité close par calculs, coudures,
étranglement, vers intestinaux (Guiart, Blanchard) ; corps
étrangers plus contestés. Les expériences de Jousset, l'expérience classique de Klecki permettent de réaliser l'exaltation de la flore microbienne de l'appendicite en serrant,
chez le chien, les anses intestinales avec des anneaux de
caoutchouc. Pour Talamon, colique appendiculaire par oblitération. Pour Reclus stagnation de liquide dans l'appendice
(n'admet pas la théorie du vase clos). Pour Poncet, l'appendice a bien le droit de s'enflammer comme un autre organe. Pour Tripier et Paviot ce sont les lésions de la vésicule biliaire qui commandent l'appendicite. A noter qu'on

ne doit pas considérer l'inutilité de l'appendice comme un dogme, bien que ce soit une opinion presque classique.

On peut observer cette maladie à tout âge; très commune de 5 à 15 ans, est surtout fréquente au-dessous de 30 ans. Héréditaire et familiale par diathèse d'auto-infection (Gilbert et Lereboullet), elle est bactériologiquement causée surtout *par des espèces anaérobies*, par des associations microbiennes; les coli-bacilles streptocoques ne sont plus considérés comme seuls en cause. La fièvre typhoïde mérite une mention spéciale. Parmi les causes secondaires on a parlé de l'abus du régime carné, de l'habitude de manger trop vite, de refroidissement, traumatisme, ou mieux encore de la goutte, de l'arthritisme, de la grossesse, de la grippe, de la syphilis; les vers seraient vecteurs des microbes pathogènes (Metchnikoff.)

Symptômes. Le début lent à la suite de grippe, angine, embarras gastrique est assez rare. Le plus souvent début brusque. Douleur vive en *coup de pistolet*, siègant au niveau de la fosse iliaque droite, au *point de Mac Burney* (à égale distance de l'ombilic et de l'épine iliaque antérieure et supérieure), irradiations à l'ombilic, l'aine ou testicule, hyperesthésie cutanée, *défense* musculaire *de la paroi*, empâtement profond. Voir : points de Morris, de Lanz et manœuvre de Rovsing, à l'article sur l'examen de l'appareil digestif. Nausées, vomissements bilieux, constipation, langue saburrale, dissociation possible de la température et du pouls. Pouls à 90, 100 et beaucoup plus chez les enfants. Température 39. Douleur irradiée à localisation exceptionnelle au niveau de l'estomac (Thierry), etc. Il faut également se défier des « accalmies traîtresses ». La résolution peut se faire au bout de quatre ou cinq jours, ce qui s'observe très souvent à une première atteinte. La terminaison peut aussi se produire par abcès ou généralisation d'emblée. Dans ce dernier cas, possibilité d'intoxication plus ou moins intense : vomito-negro appendiculaire, appendicémie avec symptômes d'insuffisance du foie (ictère, vomissements noirs), du rein (albuminurie), infections générales, diffusions erratiques, péritonite avec pouls filiforme, hoquet, vomissements, faciès péritonéal ; dans la forme localisée l'abcès peut rester isolé (blindage de Jalaguier.) La péritonite est une des complications qu'il faut toujours craindre. *Signe de Blumberg;* en pressant le point de Mac Burney, le retour de la paroi en avant provoque une douleur vive et courte. Les symptômes péritonéaux et appendiculaires sont parfois fusionnés ou subintrants. Presque toujours l'enfant localise la douleur à l'épigastre. Si la mort survient c'est par intoxication, appendicémie, péritonite, etc. Si les symptômes s'atténuent, l'appendicite guérit ou passe très souvent à la *chronicité.* Si l'on opère à froid plus tard on peut trouver des adhérences, un petit abcès enkysté ou un appendice gros et déformé.

L'*Appendicite chronique* se caractérise par des troubles digestifs (vomissements, nausées, etc.), par une sensibilité spéciale du point de Mac Burney, un état subfébrile, de petites poussées appendiculaires et quand l'appendicite est refroidie par : constipation ou fausse diarrhée, soif vive, appétit capricieux, etc. Parmi les autres complications, faut retenir les cellulites, l'occlusion ou la perforation intestinale, les lésions du foie, de la vésicule, du poumon (pleurésie, pneumonie), du cœur et des vaisseaux (péricardite, phlébite), des reins (albuminurie), de la plèvre (emphysème sous-phrénique); lorsqu'il y a une cholécystite associée, c'est elle qui a causé l'appendicite (Dieulafoy); ulcères perforants et de l'estomac, du duodenum. Formes : à rechute, forme légère, *avec péritonite plastique* (fréquente, plastron ou tumeur précoce disparaissant en deux ou trois semaines). *Appendicite avec péritonite enkystée, abcès* au lieu de résolution, la fièvre monte au 6e ou 8e jour. *Appendicite avec péritonite généralisée :* fièvre, pouls et vomissements porracés caractéristiques. Chez la femme, la puerpéralité favorise et aggrave l'appendicite; la salpingite provoque parfois l'appendicite par contact direct du tissu du mésoappendice. Chez l'enfant, la variété localisée, commune, donne un abcès périappendiculaire constitué en deux jours avec 40º de fièvre, pouls 110-120; induration au toucher rectal, évolution possible vers la guérison en 7 ou 8 jours; la forme généralisée tue le plus souvent dans un délai variant entre 2 et 8 jours. Chez le vieillard l'état général est bon, la température ne dépasse guère 38º et il faut éviter de confondre l'appendicite avec une néoplasie relativement si fréquente après 50 ans. L'appendicite des vieillards a une tendance à l'enkystement. **Pronostic.** Très

incertain; on observe des rémissions même dans la péritonite et, au contraire, une évolution fatale, même dans un
cas qui s'annonçait comme devant être particulièrement
bénin. Le pronostic toujours réservé est intimement lié, en
pratique, avec le moment où le médecin est consulté
(*Voir traitement*). La disparition des nausées, l'atténuation
très nette de la douleur, un pouls presque normal sont de
bons éléments de pronostic. L'abcès appendiculaire aggrave
le pronostic, s'annonce au bout d'une semaine, par des
oscillations thermiques; les formes généralisées sont toujours très graves.

Diagnostic. Basé sur les signes ci-dessus, il est en
général facile dans la forme bruyante, c'est un syndrome
de péritonite aiguë; il est infiniment plus délicat dans certaines formes larvées, dans les crises appendiculaires ou
atténuées. Fixité du cœcum à la radioscopie. L'appendicite
aiguë doit être distinguée de la colique hépatique, néphrétique droite, saturnine, de la péritonite, du choléra, de la
pleurésie droite, de la pneumonie, de l'abcès du foie, des
annexites, des kystes de l'ovaire, de la cholécystite avec
distension vésiculaire, de la grossesse tubaire rompue, du
rein droit flottant périphérique, des ulcères du duodenum
et de l'estomac, de l'occlusion intestinale, de la fièvre
typhoïde. Se rappeler que l'enfant localise souvent la douleur à l'épigastre. Penser à l'hystérie; dans certains états
dyspeptiques, les hypersthésies abdominales provoquées
par allongement de l'estomac cessent aussitôt que l'estomac est soulevé (douleur signal). Il existe aussi des
fausses appendicites (typho-colite glaireuse ou sableuse)
qu'il importe d'autant plus de dépister que l'opération est,
dans ces cas, singulièrement inutile et trop souvent nuisible (Dieulafoy). La leucocytose (25,000 leucoc.) précise
l'existence d'abcès appendiculaires. Le diagnostic des
variétés et des complications de l'appendicite présente le
plus grand intérêt. Il existe des formes toxiques (appendicémie de Dieulafoy) avec vomissements noirs, gastrite
hémorragique mortelle, albuminurie, ictère; des formes
péritonéales localisées ou diffuses. Les insuffisances du
foie et du rein sont variables. La péritonite généralisée se
caractérise par des douleurs abdominables, le tympanisme,
la constipation, les vomissements porracés, l'abaissement

de la température, la petitesse et l'accélération du pouls, le facies grippé. La pleurésie appendiculaire, bien qu'elle ait peu de tendance à la vomique est le plus souvent purulente (pyopneumothorax). Chez la femme, l'appendicite est d'un diagnostic délicat avec l'annexite; appendicite chronique pouvant déterminer une pelvipéritonite ou même de la métrite ou de l'ovarite.

Diagnostic de l'appendicite chronique : avec les tumeurs de la fosse iliaque droite (le rein mobile peut exister en même temps), avec l'actinomycose, la tuberculose de l'appendice et la tuberculose chronique (dans cette dernière, absence de sensibilité de la fosse iliaque; *loi de Faisans* : toute fièvre intermittente ne dépassant pas 38⁰ et durant des mois ou des années, n'est pas de la tuberculose mais peut être de l'appendice chronique). Chez l'enfant, il y a lieu de penser à la pneumonie et à la pleurésie droites, avec point abdominal; à la hernie étranglée, aux péritonites et à l'invagination intestinale assez fréquente dans le jeune âge. Il est bon de ne pas oublier l'idée d'appendicite dans certains états mal définis se prolongeant trop longtemps; mais il importe aussi de ne pas voir de l'appendicite partout. D'après Monod, le signe de Bastedo est le meilleur pour diagnostiquer l'appendicite chronique. C'est la douleur soit spontanée, soit exagérée qui se produit dans la fosse iliaque droite par insufflation d'air dans le côlon, le malade s'étant mis sur le dos (poire et sonde de 0.20).

Traitement. Dieulafoy a dit qu'il n'existe pas de traitement médical de l'appendicite. La question est discutable pour l'hôpital peut-être. En clientèle, elle ne l'est plus. Diagnostic précoce, intervention rapide, voilà la règle générale. Le traitement médical peut s'imposer toutefois, en présence de considérations de milieu, de difficultés de transport ou d'intervention et en tenant compte du moment où le médecin est appelé, toutes considérations qui n'ont pas à intervenir en médecine hospitalière. Il est admis que le chirurgien doit être seul juge; sous cette réserve essentielle pour une première atteinte ou encore quand l'examen a lieu après le 2e jour, le traitement médical repose sur *l'immobilité absolue* de l'intestin. Cette immobilité est réalisée avec ou sans morphine (opium, belladone, etc.), toujours avec diète complète pendant 2 jours, hydrique pen-

dant 8 jours, glace sur le ventre (flanelle interposée), respecter
la peau (pas de vésicatoires). Mouiller les lèvres ; faire su-
cer de la glace, sérum artificiel ou glucosé selon la méthode de Murphy (instillations rectales). Compresses de
Priessnitz dans la convalescence, ni purgatifs, ni lavements
dans les premiers jours ; le 1er lavement peut être adminis-
tré vers le 5e jour ; si le malade rend des gaz, huile d'olive
de préférence. Séjour au lit pendant trois ou quatre semaines. A la reprise de l'alimentation qui doit être très
prudente et surveillée, on utilise peu à peu le lait, les
bouillies claires, puis les pâtes, purées, le régime lacto-végétarien, la cure lactique, etc. Dans tous les cas, les injections de sérum et les colloïdaux trouvent leurs indications.
Dans l'appendicite chronique, chaque poussée, si légère
soit-elle, mérite d'être traitée comme appendicite aiguë.
C'est surtout dans la forme chronique que l'intervention
chirurgicale peut être abusive. Dans l'intervalle des poussées, régime, ferments lactiques, régulateurs de l'intestin,
huile de ricin par c. à café ; Plombières, Châtel-Guyon.
Chez l'enfant, il faut éviter encore plus que chez l'adulte les
purgatifs et les lavements ! L'immobilité absolue n'est obtenue parfois que grâce à l'emploi de la morphine, un milligramme par année d'âge. Il est assez fréquent de noter une
seconde poussée vers le 6e jour. L'opération s'impose presque toujours, sauf peut-être dans les cas où le foie est atteint (ictère, etc.) Si l'on veut attendre pour opérer à froid,
3 à 6 semaines sont nécessaires. Le délai opératoire chez
l'adulte est de 30 à 40 heures après le début, au maximum,
ou alors l'opération n'a lieu qu'au bout de 3 mois environ,
l'appendice étant totalement refroidi. Il faut au moins
20 jours de température normale. Dans l'opération à chaud,
s'il y a abcès, le drainage donne d'assez bons résultats,
pour qu'on n'hésite pas à y recourir dans certains cas considérés comme désespérés. Si l'on opère le 1er jour, on peut
employer le procédé de Mac Burney : dissociation musculaire ; mais en pleine crise, l'opération à chaud formellement indiquée pour les uns, est question d'espèce pour les
autres. Ceinture pour prévenir l'éventration. L'opération
est surtout indiquée avec le signe de Blumberg (péritonite),
avec une tumeur nette, pouls rapide et température normale, de même après une première attaque. Dans la gros-

sesse, Pinard recommande l'intervention opératoire à froid et à chaud. L'opération n'est nullement aggravée par l'état puerpéral. Pour toute appendicite, quand l'opération est ajournée, le repos doit être *absolu* ; hygiène alimentaire sévère. En résumé, bon *diagnostic* précoce, intervention rapide, voilà la règle. Le praticien reste juge de la conduite à tenir dans quelques cas exceptionnels.

Appétit (perte de l') v. anorexie. *Perversion de l'appétit. Parorexie.* — Malacia (langueur), s'observe en effet dans les anciennes maladies de langueur : goût pour les épices, fruits verts, vinaigre (chlorose, grossesse, puberté, ménopause) ; pica (pie), s'observe dans les névroses, la démence ; c'est l'appétence pour les objets les plus divers : cendres, craie, charbon. L'allotriophagie, la coprophagie et la géophagie se rencontrent surtout en aliénation mentale.

Apraxie. De : α privatif, πραξις, action. — C'est l'impossibilité d'exécuter convenablement (sans paralysie ni ataxie) les mouvements volontaires. Elle se produit : pendant la conception de l'acte à accomplir : apraxie idéatoire de Lipmann ; pendant la formation des images motrices : apraxie motrice ou idéo-motrice ; pendant la réalisation de ces images avec mouvements mal faits : apraxie kinétique. Les lésions du corps calleux sont les plus fréquentes, comme cause d'apraxie. Il faut éviter de confondre l'apraxie avec les mouvements incohérents de la démence.

Arriérés ; anormaux. — Surtout dans la syphilis héréditaire, le rachitisme ou après les états infectieux. Développement physique retardé ; pour le développement intellectuel, ce retard est passager (maladie ou croissance), ou définitif (idiotie, etc.) Régime alimentaire riche en phosphates. Climat marin, air de la campagne, opothérapie gymnastique, rationnelle ; l'éducation spéciale des anormaux constitue l'un des plus intéressants problèmes de l'hygiène scolaire. (v. *Conférences d'hygiène* du même auteur, 3e édition).

ARTÉRITES

Définition. L'inflammation des artères se produit par
causes externes ou internes, par les agents infectieux que
contient le sang. **Anat. Pathol**. Les artères malades sont
dilatées, friables, à parois épaisses (tunique interne) ; prolifération des cellules plates, fusiformes ; lésions des vasa-
vasorum qui favorisent le rétrécissement, l'oblitération et la
formation des plaques gélatiniformes de l'aortite par exemple. Thrombose pariétale, puis oblitérante. L'artérite pariétale sténosante cause une diminution fonctionnelle du vaisseau ; l'artérite oblitérante cause le ramollissement, l'infection, la gangrène, elle constitue l'artérite végétante, mais
subaiguë et localisée. **Etiol. pathog**. Les artérites infectieuses sont causées par des maladies générales infectieuses
(fièvre typhoïde surtout, grippe, rhumatisme), ou la
syphilis. Traumatisme, embolie artérielle. Bactériologie :
bacilles de Koch, d'Eberth, streptocoque, pneumocoque,
etc. Expérimentation sur l'aorte (bacille d'Eberth), de Gilbert et Lyon. Le courant sanguin ou les vasa-vasorum
apportent les germes à l'endartère. Les artérites chroniques sont provoquées par des intoxications ou auto-intoxications et l'athérome ou l'artério-sclérose (v. ces mots).

Symptômes. Les signes généraux sont *l'engourdissement* du membre, la douleur, *la coloration violacée, l'abaissement de la température* de la partie du membre située en
dessous de la lésion, la suppression du pouls artériel.
Dans l'artérite pariétale ou sténosante, le début est lent,
rarement brusque ; douleur rétro-sternale (constriction,
brûlure, dyspnée réflexe), parfois crachats hémoptoïques ;
augmentation d'intensité des mouvements artériels ; battements qui s'atténuent quand l'obstruction artérielle est cons-
tituée ; gonflement du membre ; abaissement de la température. Dans l'artérite oblitérante, douleur profonde à la
palpation, cordon dur, gonflement, gangrène possible ; sillon d'élimination entre la zone morte et la zone vive. Langue
sèche, teint terreux, mort possible dans le collapsus, le
coma, l'angine de poitrine, la rupture de l'aorte, etc.
L'artérite des diabétiques et albuminuriques est grave par
la possibilité de gangrène. L'artérite syphilitique est souvent symétrique, parfois segmentaire et s'annonce par une

claudication intermittente. L'artérite infectante donne un
état général grave avec tachycardie, cachexie progressive,
mort par embolies septiques.

Diagnostic. L'artérite se reconnait à son début brusque,
à l'absence des pulsations artérielles, à l'abaissement de la
température au-dessous du point oblitéré ; dans la phlébite,
les pulsations sont conservées ; l'œdème est plus marqué.
Le diagnostic peut encore se poser avec les névrites, névralgies, lymphangites, rhumatismes, myalgies, etc. Réaction
de Wassermann.

Traitement. Repos, immobilité, révulsions, analgésiques,
iodure, pommade résolutive. Avec gangrène sèche, pansements humides avec eau oxygénée très étendue, pulvérisations antiseptiques, douche d'air chaud à 300° avant toute
intervention chirurgicale. Le traitement spécifique s'impose
souvent aux cas de syphilis méconnue ou avouée.

ARTERIO-SCLEROSE

Des mots grecs : αρτηρια, artère, σκλεροσις.

Définition. C'est l'épaississement fibreux ou sclérose
des artérioles ; lésions atteignant surtout les artérioles viscérales, quand il y a, en même temps, de l'athérome des
grosses artères. Les artères présentent des lésions chroniques ; les lésions sont aiguës dans les artérites étudiées
plus haut. **Anat. Pathol.** Artériolites simple, oblitérante
(infarctus ou infections dans la zone d'irrigation), anévrismale (anévrismes miliaires) ; angiosclérose, endopériarté-
rite (*v. athérome*). L'artère, diminuée de volume, devient
un véritable tube fibreux. Dans les viscères, on trouve une
sclérose inflammatoire, avec une artère malade, au milieu
des foyers de périartérite et une sclérose dystrophique par
dégénérescence à distance du vaisseau malade (H. Martin).
Pour Brault, sclérose vasculaire et viscérale de cause commune ; nécrobiose et infarctus, ectasie anévrismale, artério-
sclérose reproduite par expérimentation : adrénaline (Josué) ;
ergotine (Lœper). **Etiol. Pathog.** Neuroarthritisme, sénilité, intoxications surtout par le tabac, plomb, etc. ; auto-
intoxications (diabète, arthritisme) (régime carné, fermentations gastro-intestinales, etc., et insuffisance du foie et du

rein), paludisme, syphilis. Due à une vasoconstriction périphérique. D'après Huchard, l'hypertension cause les lésions
vasculaires ; pour Chantemesse, les lésions causent l'hypertension ; pour Vaquez, ce sont les glandes surrénales en
hypersécrétion qu'il faut incriminer ; pour d'autres, c'est
encore une glande hypertensive, l'hypophyse qui est en jeu,
ou ce sont les glandes hypotensives qui sont insuffisantes :
thyroïde, pancréas, ovaires. La sclérose rénale favorise
logiquement l'hypertension. On a enfin mis en cause l'excès
de calcium, la cholestérine, la viscosité du sang. Cette viscosité peut se mesurer avec le viscosimètre de Valter-Hess ;
son rapport avec celui de la tension maxima est voisin de 4
(Martinet). Il y aurait sûrement artério-sclérose avec une
hypertension supérieure à 17 et une hypoviscosité nette
inférieure à 3,8. S'il y a hypertension avec hyperviscosité, il
s'agit de pléthore simple, sans adultération sanguine
(v. *Hypertension*).

Symptômes. *Nerveux :* accès de neurasthénie, vertiges,
amnésie, hémiplégie, aphasie ; *cardiaques :* palpitations,
dyspnée, angine de poitrine ; *rénaux :* brightisme ; *digestifs :* anorexies et indigestions répétées. *Dyspnée d'ascension, d'effort, toxi-alimentaire*, crises de tachycardie. Dans
 e cas légers d'artério-sclérose, les artères sont un peu
dures, *flexueuses* ; il y a de la dyspepsie, des crampes, une
hypertension peu marquée, pollakiurie, fourmillement,
doigt mort, etc. Dans les formes plus confirmées on note
déjà de l'œdème malléolaire, des épistaxis, du purpura, une
dyspnée plus forte, des troubles de la vision, des ecchymoses sous-conjonctivales, de la tachycardie, des congestions du foie ; hémorroïdes, etc. Dans les cas graves, angine
de poitrine, cardiopathie, dilatation du cœur, mal de Bright,
ramollissement cérébral, claudication intermittente, gangrène sénile. L'artério-sclérose semble arrêtée par le diabète. Dans l'art. sclérose nette, le sphygmomanomètre
atteint 24, 26 au lieu de 14 et 16. *Signe de la temporale :*
flexueuse et tendue ; 2e bruit de l'aorte claqué ; une raie
faite par l'ongle sur l'abdomen persiste à peine une ou deux
secondes. Les formes de l'artério-sclérose varient avec les
organes atteints : vaisseaux, cœur, reins, cerveau. **Diagnostic.** Céphalée, vertiges, hypertension (Mx. augmentée),
petits signes d'urémie; un seul symptôme ne peut permettre

d'affirmer le diagnostic ; il est indispensable d'ailleurs d'examiner les divers organes et de penser, au cas de dyspnée, par exemple, à l'urémie, à l'œdème pulmonaire, etc. ; au cas de gangrène, névrites possibles. **Pronostic.** Au point de vue évolutif, on peut admettre une première période d'adultération soit diathésique, soit toxi-alimentaire, etc. ; une période d'hypertension et une dernière période de sclérose. Ce pronostic est lié à la persistance des causes, à l'hygiène observée, à l'état des organes : foie et rein dès le début, et plus tard, cœur et vaisseaux.

Traitement. Régime très sévère dans la présclérose : excellente hygiène surtout morale, aucun surmenage, ni tabac, ni alcool, ni alimentation trop épicée ou trop azotée, s'en tenir aux aliments sains, frais, etc. ; manger lentement, mastiquer avec soin. Cure hydrique ou lactée de printemps et d'automne. L'eau reste d'ailleurs la boisson de choix. Dans une cure de boisson, on peut permettre 2 litres à 2 litres 1/2 par jour aux hypertendus à viscosité sanguine élevée, mais beaucoup moins s'il y a artério-sclérose nette avec viscosité basse (1). Education de l'émotivité importante. Gymnastique méthodique sans essoufflement, gymnastique de chambre. Douches tièdes. Massage abdominal pour réduire la stase veineuse et décongestionner le système porte. Ferments lactiques. L'iodure à petites doses (Pouchet) favorise la leucocytose contre les poisons en plus de son action vasculaire plus ou moins contestée. Ultérieurement, hypotenseurs, gui, nitrites dont l'efficacité permet de distinguer la néphrite avec sclérose de la néphrite simple hypertensive ; fibrolysine, cratœgine, silicate de soude, lacto-sérum de Blondel (10 c. c.). Parfois régime décalcifiant (sels de soude). Dans l'hyposystolie, théobromine, digitale ; s'il y a dyspnée toxi-alimentaire, régime de déchloruration, petits repas, pas d'iodure. Il faut savoir être éclectique dans ce traitement de l'artério-sclérose sans se laisser influencer à l'excès par l'hypertension et les notions pathogéniques. Le régime exige, par instant, des périodes moins sévères, en un mot un certain doigté. Eaux d'Evian, Vittel, Bondon-

---

(1) Voir cette question à l'article Maladies du cœur, d ns ce même livre et dan⸱ un articl⸱ du même auteur sur Vichy et Pougues (*Traitements Nouveaux en Clientèle*, 5ᵉ édit.).

neau, Royat. Bains carbo-gazeux avec prudence (v. *Hypertension*). Courants de haute fréquence.

ARTHRITISME

Définition. Etat dystrophique général et chronique caractérisé par des mouvements fluxionnaires, des scléroses, de la bradytrophie (Grasset). C'est un mot dont le public abuse après le médecin. **Pathog.** Pour Bouchard, c'est une dyscrasie acide par excellence ; c'est une maladie de la nutrition (théorie humorale). Pour Hanot, l'arthritisme se caractérise par la vulnérabilité plus grande du tissu conjonctif avec tendance à « l'hyperplasie, à la transformation et à la rétraction fibreuses (théorie solidiste). » A rapprocher les idées de Renault et Robin pour lesquels l'acide urique et la graisse se formeraient dans le tissu conjonctif. La théorie purement nerveuse n'est pas acceptée, bien qu'elle paraisse aussi vraie que les autres ; l'herpétisme, pour Lancereaux, est une névrose vasotrophique héréditaire et constitutionnelle ; comme autres causes on a cité aussi : l'influence de l'âge, du régime, de la sédentarité, des intoxications, de la goutte, etc. Récemment enfin on a parlé d'*anaphylaxie* par toxines (Beal), plus récemment encore, on a dit, à l'Académie de médecine, que l'arthritisme est la maladie des gourmands et des oisifs. Enfin, loin d'admettre l'antagonisme de l'arthristisme et de la tuberculose, les manifestations arthritiques seraient des réactions de défense de l'organisme contre l'invasion tuberculeuse. Les maladies dites arthritiques ont des rapports très étroits avec les troubles endocriniens (Mouriquand).

Symp. et Diagn. Quand il y a eu des crises de rhumatisme ou de goutte, les signes suivants facilitent le diagnostic : douleurs, état nerveux (émotivité, migraine, sensibilité aux changements de temps), calvitie précoce, congestions locales, urines riches en sédiments, lithiases diverses, scléroses, névroses, dyspepsies, maladies de la peau. Landouzy donne comme petit signe de l'arthritisme, la camptodactylie : la main étant posée à plat sur une table, il persiste un intervalle entre les deux derniers doigts (annulaire, auriculaire) et le plan sous-jacent. **Traitement.** Les prédisposés et les enfants peuvent retarder les grandes manifestations arthritiques par l'hydrothérapie, les massages, les frictions, les bains, l'exercice, les alcalins de temps en temps, le régime : peu de viande, pas de gibier, épices, chocolat, oseille, épinards, crustacés. Insister sur les légumes verts, les fruits, les légumes secs en purée. Forme nerveuse : Néris, Plombières. Avec asthme : le Mont-Dore. Avec dyspepsie : Pougues, Royat, Vichy, Vals. Dermatoses : Uriage et la Bourboule. Avec troubles respiratoires : Eaux-Bonnes, Luchon. Avec douleurs articulaires : Aix-les-Bains.

Arthropathies. — Inflammations articulaires caractérisées par de l'hydarthrose, de l'empâtement ou du gonflement de la jointure, ou par l'arthrite sèche indolente avec déformations siégeant dans les grosses articulations. S'observent dans les maladies du cerveau (hémiplégie), des nerfs, de la moelle (myélite, tabès). Voir ces mots.

ARYTHMIES

Définitions. Désordre dans la succession des battements artériels. *La tachycardie* est l'augmentation de fréquence des battements du cœur avec silence de durée normale. *La bradycardie* est le pouls ralenti. *L'embryocardie,* ou rythme fœtal, est caractérisée par deux silences égaux avec battements rapides et diminués d'énergie. *Le rythme de déclenchement* est caractérisé par les deux bruits assez rapprochés pour effacer le petit silence. Pouls très petit (bradydiastolie).

On distingue des tachycardies physiologiques (normalement 130 pulsations avant 1 an, 100 de 4 à 5 ans), chez le nouveau-né, dans les états nerveux, dans une forme héréditaire de Kerkland et des tachycardies pathologiques symptomatiques dans les états fébriles, les affections nerveuses, polio-encéphalites, aiguës et chroniques, cardio-vasculaires, etc., etc. ; de 72 à 180 pulsations avec tension quelquefois diminuée. Il faut penser à la maladie de Basedow, à la tuberculose pulmonaire en dehors des cardiopathies. Dans l'asystolie, battements faibles, irréguliers. Dans la fièvre typhoïde, le pouls et la température ne sont pas parallèles. On l'observe dans la néphrite.

La tachycardie essentielle paroxystique de Bouveret ne

reconnaît aucune de ces causes ; accès paroxystiques, ondulation élévatoire à la palpation précordiale. Mouvements du cœur brefs, pouls petit, hypotension (Debove), albuminurie, délire, dilatation du cœur droit (Œttinger), efficacité de la médication vomitive. C'est en général une affection d'un pronostic grave, se traite par le repos, les vaso-constricteurs, les révulsifs, le sérum artificiel (Chauffard). Hypotenseurs, etc. Prophylaxie cardiaque. D'après Grasset, surveiller toute tachycardie paradoxale ou avec hypertension au point de vue myocardite, car sans cause nerveuse, avec une tension accrue, le cœur doit battre moins vite.

L'arythmie simple, par extra-systole, s'observe chez les enfants, les adultes (chorée, infections, cardiopathies, etc.); l'arythmie désordonnée, dans les affections valvulaires ; *les allorythmies* ou arythmies rythmées de Sommerbroodt comprennent des irrégularités de succession régulière avec pouls bigéminé et alternant, alternation régulière de pulsations fortes et faibles. Le rythme pendulaire ou embryocardie dissociée, moins grave que le *rythme fœtal,* s'observe dans les cardiopathies artérielles et l'angine de poitrine (méthode graphique ou électrocardiographe).

Les bradycardies sont physiologiques ou s'observent dans les troubles gastriques, l'ictère infectieux, le rétrécissement aortique. V. plus loin : bradycardies. Le pouls *trigéminé* comporte une intermittence après trois pulsations ; et le pouls *alternant* une pulsation faible alternée avec une pulsation forte. Le *pouls paradoxal,* une pulsation plus faible au moment de l'inspiration. *L'intermittence vraie* est un arrêt ou faux pas du cœur, l'organe ayant dans l'intervalle des intermittences un fonctionnement normal. *Dans l'intermittence fausse,* la pulsation est plus faible. Parmi les causes d'intermittences citons les troubles gastro-intestinaux, l'abus du tabac, le nervosisme. *La maladie de Stokes-Adams* est un syndrome grave caractérisé par le ralentissement du pouls (bradycardie variable), par des attaques épileptiformes et des syncopes avec accentuation du bruit diastolique (Barié), longueur des silences ; systoles ou échos (Huchard), dissociation auriculo-ventriculaire, sensation de froid ; respiration de Cheyne-Stokes, vomissements, hypoacousie (Brissaud). Dans la forme chronique, le diagnostic se fait avec les traumatismes du crâne, etc. ; épreuve de l'atropine négative; en un quart d'heure environ l'atropine fait disparaître la tachycardie d'origine respiratoire.

ASCARIDES

Nématodes (du mot fil), occupent surtout le duodénum et la première partie du jéjunum; cylindriques, grisâtres, de 15 à 20 cent. de long, semblables aux vers de terre; l'embryon en forme de noyau de pêche : œufs 50 µ, se développent dans l'eau et la pénétration dans le tube digestif de l'homme se fait par les eaux non filtrées ou des légumes crus ou mal lavés. En général, trop redoutés du public; peuvent causer cependant des symptômes variables. Passent inaperçus dans quelques cas, dans d'autres déterminent des troubles digestifs, nerveux, réflexes, etc. Ils sont une cause d'éclampsie chez l'enfant et ont pu provoquer, par leur nombre, l'occlusion intestinale. Les petits signes suivants ne sont pas caractéristiques : dilatation de la pupille, démangeaison du nez, salivation, odeur aigre de l'haleine. Le diagnostic se fait par élimination et par l'examen des œufs dans les selles : aspect muriforme caractéristique; l'œuf est entouré d'une enveloppe à stratification concentrique. Pour le traitement on utilise, en dehors des lavements, la santonine (toxique) après 2 ans, 1 centigr. par année d'âge avec de l'huile ou du calomel (éviter les acides et l'alcool). Le semencontra s'emploie à la dose de 3 à 8 gr., 0,30 ctg. par année d'âge avec un peu de miel ou dans du sirop pendant 3 jours. Ensuite calomel. Eau filtrée. Lavage des légumes.

ASCITE

Du mot grec ασκος outre.

Définition. Hydropisie du péritoine. **Anat. Pathol.** Liquide citrin, parfois teinté en vert par la bile. Densité 1,005 à 1,024 (contient du sucre chez le diabétique, réaction de Rivalta positive), 1 à 20 litres; ascite hémorragique, cancer et péritonite alcoolique (Fernet) : tuberculose du péritoine (Claude); gélatineuse (tuberculose du péritoine, cirrhose et cancer) ; laiteuse (ascite chyleuse) ; bilieuse (hydro-cholipéritonite de Dupré). Voir cyto-diagnostic, réaction de Rivalta, épanchement. **Étiologie.** N'est qu'un symptôme. Le plus souvent secondaire à une cause mécanique, compression ou hypertension porte inflammatoire ou générale (par dyscrasie sanguine : cachexie, etc.). Réaction défensive du péritoine contre une infection. Produite par transsudation de sérosité (gêne de circulation veineuse : asystolie), gêne de circulation veineuse abdominale (obstruction de la veine cave ou porte) produite par exsudation et augmente de pression dans le système porte : cirrhoses. Les péritonites sont des ascites inflammatoires. Le mal de Bright et les cachexies des maladies suivantes peuvent causer de l'ascite : cancer, syphilis, paludisme, tuberculose, leucocythémie. Ascite fœtale. Chez l'enfant, l'ascite n'est jamais idiopathique ; avant 6 ans, tumeur abdominale, sarcome du rein, cirrhose hépatique ; après 6 ans, péritonite tuberculeuse.

Symptômes. *Inspection* : augmentation de volume, ventre de batracien, prolapsus abdominal, arborisation veineuse (tête de méduse), cicatrice ombilicale saillante, vergetures. *Palpation* : donne le *phénomène du flot*. (De petits coups frappés d'un côté du ventre sont sentis par la main placée sur le côté opposé, un aide empêchant la propagation des ondulations musculaires par pression du bord cubital de sa main sur la ligne médiane). *Percussion* : matité hydrique dans les parties déclives, dans les flancs et l'hypogastre ; avec sonorité épigastrique : la zone supérieure, tympanique, est limitée par une courbe concave ; la matité se déplace en changeant le malade de position ; dans l'attitude genu-pectorale, matité ombilicale. Fluctuation et cercle ondulatoire de Michel Lévy. Dans les petites ascites de la femme, effacement des culs-de-sac vaginaux et mobilité du col utérin. Dans les grandes ascites, tension extrême de la paroi, orthopnée, saillie ombilicale. Dans les ascites cloisonnées, coexistence de gaz dans l'intestin, zones mates et sonores. Les signes fonctionnels, en rapport avec les ascites abondantes, sont des troubles digestifs ou nerveux, de la gêne des organes thoraciques, respiration à type costo-supérieur ; des troubles d'ordre veineux : hémorroïdes, varicocèles, urines rares, urobilinuriques et uratiques.

(*Voir Réaction de Rivalta et Cyto-Diagnostic*). **Pronostic.**
Évolution rapide et très grave dans les cancers et la tuberculose, aiguë ou variable avec la cause qui est le plus souvent de la cirrhose, de la tuberculose, du cancer ou du foie
cardiaque.

Diagnostic différentiel. Avec œdème, adipose, gros
ventre rachitique, gros ventre du carreau, hydronéphrose,
kyste de l'ovaire (utérus attiré en haut, bon état général),
grossesse avec hydramnios, vessie distendue, péritonites.
Diagnostic de la cause : penser, si l'ascite est le symptôme
dominant à : pyléphlébites, péritonite chronique, hépatoptose, péritonite cancéreuse, tumeurs abdominales, péritonite tuberculeuse. (*V. cirrhose atrophique*). Si l'ascite est
un symptôme accessoire, penser aux cardiopathies, néphrites et cachexies. (*Voir ces mots*). L'ascite des brightiques
est une ascite libre, sans grande circulation collatérale.
Dans la cirrhose atrophique, développement lent, tête de
méduse, indolence de l'abdomen, atrophie du foie, hypertrophie de la rate, amaigrissement, tension artérielle 10 à
14. Dans la péritonite tuberculeuse, ascite dite idiopathique
curable des jeunes gens : gâteau péritonéal ; hyperthermie
locale, cyto-diagnostic et inoculation au cobaye. **Traitement.** Révulsifs. Compression. Ponction classique à mi-
distance de l'ombilic et de l'épine iliaque ; ou encore médiane et à 3 travers de doigt au-dessus du pubis, après son-
dage (Quénu), surtout indiquée dans la cirrhose alcoolique
et dans la péritonite tuberculeuse à forme ascitique. S'il y a
asystolie et grossesse, saignée et oxygène ; provoquer
accouchement rapide. Chez l'enfant on ponctionne toute
ascite dès qu'il y a gêne respiratoire. Bien soigner la péritonite tuberculeuse qui guérit assez souvent. Dans les
cirrhoses traiter la syphilis, le paludisme. Opothérapie,
40 gr. de foie frais mêlé à une purée. Cure d'oignons. Dans
l'ascite cardiaque lait, drastiques, diurétiques, médicaments
toni-cardiaques, autosérothérapie.

ASPERGILLOSE

Définition. Pseudo tuberculose aspergillaire. **Anat.
Pathol.** Analogie très grande entre les tubercules aspergil-

laire et bacillaire de Koch (vol. : tête d'épingle à petit pois).
Caséification, noyaux entourés de cellules embryonnaires ou
épithélioïdes ou transformation fibreuse. L'aspergillus fumigatus, de la famille des périsporiacées, forme un mycélium
à rameaux stériles et à rameaux fructifères supportant des
spores vertes ou brunes. L'inoculation des spores au pigeon
le tue en 4 jours. Elle est primitive et quelquefois secondaire. **Etiol. pathog.** Gaveurs de pigeons et peigneurs de
cheveux ; chancre aspergillaire du plancher de la bouche des
pigeons et volailles. **Symptômes.** Hémoptysie, dyspepsie,
anorexie, toux sèche, expectoration spumeuse, verdâtre,
purulente ; fièvre parfois, état général rappelant la phtisie ;
p. eudo asthme ; râles ronflants, sibilants, sous-crépitants,
signes sthétacousiques apicaux ou disséminés (induration
pulmonaire), guérison fréquente. Durée 3 à 8 ans et plus :
l'association avec le bacille de Koch est grave. **Diagnostic.**
Ce diagnostic se fait par le bon état général du malade et la
notion de la cause professionnelle. Pour la recherche de
bacilles, on utilise la méthode de Ziehl-Kühne ou l'inoculation des crachats au cobaye (30 à 40 jours). Pour la
recherche du mycélium dans les crachats, on utilise la thionine ou la safranine. Culture des crachats. Examen des
crachats fraîchement émis, car l'aspergillus peut se développer secondairement dans les crachats ; les filaments fins et
les spores se colorent aisément par le bleu ; le liquide de
Raulin maintenu à 37° donne, dès le second jour, des filaments bientôt réunis en touffe de mycélium formant ensuite
un tapis velouté, blanchâtre, avec spores verdâtres ou
noires. Le diagnostic basé sur la culture des crachats et sur
l'absence des bacilles avec la présence de mycélium est
indispensable chez les gaveurs de pigeons, meuniers, peigneurs de cheveux. **Traitement.** Symptomatique de la
tuberculose, de l'asthme et traitement de la cause. Lait.
Huile de foie de morue, arsenic, iodure de potassium.

ASPHYXIE LOCALE DES EXTREMITES

Gangrène symétrique des extrémités, doigts, orteils et,
rarement, oreilles et nez (maladie de Raynaud). Syndrôme
survenant par accès. **Etiol. pathog.** 18 à 40 ans, s'observe

dans le diabète, les intoxications (l'ergotisme, l'alcoolisme),
les maladies nerveuses, la tuberculose, par tétanisme du
sympathique et contracture consécutive des artérioles, les
affections cardiaques et rénales. Parfois s'observe aussi dans
les maladies infectieuses, infections familiales et héréditaires. Femmes jeunes surtout. Causes secondaires, froid ;
asphyxie inflammatoire ou par endartérite ou par trouble
vaso-moteur. **Anat. Pathol.** Hyperplasie du tissu conjonctif, artérite généralisée. **Symptômes.** 1re période de syncope locale : doigt mort ou livide par stase, c'est l'asphyxie
locale avec une température de 15°. Symétrique, survenant
par poussées, diminution de la sensibilité à la piqûre,
onglée. 2e période : douleurs vives, coloration violacée, *gangrène* avec phlyctènes ; 10 jours de durée et plus. 3e période : chute des eschares et cicatrisation, durée plusieurs
mois. Dans les formes superficielles, cicatrices parchemi-
nées. S'il y a gangrène, le doigt ou l'orteil noircissent.
Diagnostic. Engelures (pas de crises) ; gangrène sénile,
gangrène de l'ergot de seigle, sclérodermie, maladie de
Morvan, syringomyélie, etc. Le diagnostic de la cause est
capital pour le traitement. **Traitement.** Bains boriqués
chauds ou solution boratée-camphrée ; air chaud et vaso-
constricteurs.

ASPHYXIE

Des mots grecs α privatif σφυξις.

Définition. Syndrome caractérisé par l'arrêt presque
total ou total de la respiration et des troubles profonds de
l'hématose avec persistance des battements du cœur. **Etiologie.** Origine pulmonaire (bronchite capillaire), laryngée,
cardiaque et rénale. Intoxications (oxyde de carbone, acide
carbonique, gaz d'éclairage), submersion, pendaison ; nouveau-nés. **Symptômes.** Mouvements respiratoires, dyspnéiques, ou très espacés, ou supprimés ; le malade est dans
la résolution complète ; cyanose surtout nette aux lèvres,
nez et extrémités. Pouls petit. Bruits du cœur sourds et
lointains. **Pron. et Diagn.** Ne peuvent être établis assez
souvent qu'après le retour de la respiration. Dans l'intoxication par l'oxyde de carbone : syncope tardive possible.

Traitement. Placer le malade à l'air ; pratiquer les tractions rythmées de la langue, de Laborde, oxygène ; procédé de Sylvester (tête pendante, le malade couché sur le dos, on ramène les bras fortement en arrière pour le mouvement d'inspiration, puis en avant en comprimant les parois thoraciques pour le mouvement d'expiration. Opérer lentement, 16 mouvements au maximum). Faradisation des nerfs phréniques (rhéophores au creux épigastrique et sur le bord antérieur du muscle sterno-occipito-mastoïdien). Injection d'éther, frictions, acétate d'ammoniaque, sérum, huile camphrée. Sangsues. Dans la mort apparente des nouveau-nés, il faut enlever les mucosités avec le doigt ou le tube Ribemont ; bain chaud sinapisé, tractions rythmées (v. *Dyspnées et Intoxications*).

ASTASIE-ABASIE

Des mots grecs : α privatif, στασις station debout.

L'abasie est un trouble purement fonctionnel caractérisé par ce fait que le malade, sans aucune parésie musculaire, sans aucune incoordination, est dans l'impuissance plus ou moins complète de garder la station verticale, la facilité de marcher étant intacte. Lorsque la marche est également prise il y a astasie-abasie. Syndrome de Blocq-Charcot, l'astasie est la difficulté de la station debout comme l'abasie est la difficulté de la marche normale, par amnésie, avec intégrité de tous les autres mouvements. Liée à l'hystérie et à la neurasthénie. *Couché, le malade exécute tous les mouvements commandés.* A distinguer de la basophobie, ou angoisse de se tenir debout, de la paraplégie, de la chorée, de la maladie de Thomsen (disparition rapide des spasmes au moment de la mise en marche), du paramyoclonus multiplex (il suffit d'une minime excitation pour le provoquer). Isolement. Hydrothérapie et kinésithérapie ; suggestion avec rééducation, et, s'il s'agit d'amnésie motrice, attirer l'attention du malade sur les mouvements à accomplir ; au cas d'hystérie, détourner son attention de ces mouvements ; or, l'abasie est le plus souvent d'origine hystérique et n'est pas grave. Isolement ; s'il y a lieu, courants faradiques, suggestion, en particulier chez l'enfant.

ASTHME

Définition. Névrose respiratoire, caractérisée par des accès de dyspnée. **Etiol. pathog.** C'est un spasme du diaphragme et des muscles inspirateurs, des muscles bronchiques (Biermer), des muscles inspirateurs (Sée), des muscles extrinsèques et intrinsèques (Rousseau) avec excitabilité des centres respiratoires bulbaires ; fréquent de 20 à 40 ans : hérédité, anaphylaxie, pour des causes quelconques par toxine spéciale (?) (Béal) ; femmes plus souvent atteintes. Causes occasionnelles : lésion nasale, odeurs, poussière, régime, etc. Parenté évidente avec la tuberculose, l'arthritisme, les dermatoses. Enfants : végétations adénoïdes, hypertrophie des cornets.

Symptômes. L'accès est surtout nocturne. Le malade a besoin d'air, va à la fenêtre ou se cramponne sur le bord de son lit ; dyspnéique et angoissé ; sa respiration est *ralentie*, sifflante, de type respiratoire renversé, expiration prolongée, le thorax est distendu à son maximum et donne à la percussion une sonorité pulmonaire exagérée ; à l'auscultation : silence respiratoire, puis râles sibilants, pas de tirage, la poitrine étant pleine d'air. La crise se termine par une expectoration perlée (œufs de fourmis, vermicelle cuit) contenant des spirilles, des cristaux de Charcot-Leyden et des éosinophiles. Pas de fièvre, pas d'état général grave. La série d'accès de quelques jours ou de quelques semaines constitue l'attaque. *Bonne santé* dans l'intervalle des crises. L'état de mal est caractérisé par des crises subintrantes. Il existe aussi assez souvent un état cholémique signalé par Gilbert et Villaret. La bronchite est fréquemment associée à l'asthme d'où la distinction des éléments de l'asthme, à prédominance nerveuse ou bronchitique. On observe des formes frustes caractérisées par des accès d'éternuement, l'asthme nasal des enfants adénoïdiens ou atteints d'hypertrophie des cornets, l'asthme dyspeptique, dont les accès apparaissent au moment des digestions et guérissent par le régime.

L'asthme des foins s'explique par le neuroarthritisme, l'hypersensibilité de la muqueuse et par l'action d'agents externes (pollen, etc.). Il se manifeste en mars, août et mai. *Signes* oculaires et nasaux. Il est diurne et revient périodiquement tous les ans avec les mêmes causes ; il ne se complique pas d'emphysème mais guérit très difficilement. On tend aussi à faire jouer un rôle pathogénique à l'anaphylaxie.

L'asthme cardiaque peut être mitral, hyposystolique et surtout arythmique ; *aortique,* s'accompagne de la dyspnée blanche de Huchard et du retentissement diastolique ; *cardio-rénal* toxi-alimentaire, respiration accélérée, râles sous-crépitants ; causes : effort, infections, alimentation. *L'asthme urémique,* avec dyspnée toxi-alimentaire, bruit de galop et hypertension est aussi amélioré par le régime. Chez l'enfant, coryza et dyspnée qui sont parfois confondus avec des états graves. **Pronostic.** Bénin, mais l'emphysème est une complication fréquente, ainsi que la bronchite chronique avec dilatation du cœur droit et insuffisance tricuspide.

Diagnostic. Trois signes de l'asthme : respiration ralentie, absence de fièvre, rien dans l'intervalle des accès. La respiration est accélérée dans les infections, la bronchopneumonie, les maladies du cœur, etc. Diagnostic différentiel avec : tumeurs du médiastin, anévrismes de l'aorte (douleur), tuberculose pseudo-asthmatique, avec l'asthme des foins (souvent le jour et à l'époque de la floraison), asthme cardiaque (respiration fréquente, brève, saccadée, lèvres violacées, pouls petit, visage pâle), mal de Bright (dyspnée précoce, œdème), bronchite capillaire (fièvre élevée, signes physiques) ; chez le vieillard penser surtout aux scléroses des vaisseaux et du rein, à l'emphysème (fréquent). Chez l'enfant penser aux végétations, l'accès éclate sans fièvre et cesse en deux jours.

Traitement. Dans les crises subintrantes, morphine ; dans les crises ordinaires : ventouses, sinapismes, fumigations, pyridine, iodure d'éthyle, à l'intérieur datura, iodure de codéine, antipyrine. L'adrénaline abrège les accès. Associée à l'extrait hypophysaire elle permet d'ajourner l'emploi de la morphine. Il importe de tenir compte des médicaments qui ont réussi dans une crise antérieure, belladone, bromure, lobélie, etc., et, par suite, il faut bien connaître son malade. Traiter la bronchite préventivement, alterner les iodures 20 jours par mois et l'arsenic 10 jours. Régime. Gymnastique respiratoire : inspirations rares.

Mont-Dore, Saint-Honoré, Enghien, Eaux-Bonnes ; il faut savoir varier les conseils de régime comme la thérapeutique et ne pas oublier qu'il s'agit d'une névrose avec toutes ses surprises paradoxales possibles. Traiter la maladie causale : cœur, estomac, rein ; asthme cardiaque : saignée, éther, morphine à doses infinitésimales ; asthme urémique : saignée, purgatifs, ponction lombaire, etc. On a essayé de faire avorter l'accès avec la cocaïne au 50e, qui réussit bien contre les éternûments répétés. Contre l'asthme des foins, sérum antispasmodique de canard (auquel on a injecté du lycopode?). Bonnier préconise la cautérisation limitée du point de prurit nasal (1 à 4 cautérisations). Chez l'enfant : vomitifs, inhalations, poudre de Dover ; enveloppement sinapisé d'Heubner. Cure d'air et hydrominérale au *Mont-Dore*, à la Bourboule, à Saint-Honoré (v. *Asthme de Kopp : spasme de la glotte*).

ASYSTOLIE

Des mots grecs : α privatif συστολη. Etymologie inexacte, ce mot voudrait dire exactement : absence de systole. **Définition**. C'est plutôt de l'hyposystolie, phase ultime et d'insuffisance des maladies du cœur. **Etiologie**. Maladies du cœur, du foie, du rein, du poumon (emphysème, sclérose avec hypertension, broncho-pneumonie), maladies infectieuses ; causes occasionnelles : fatigue, effort, excès divers, grossesse, émotions, rétention chlorurée. On distingue une asystolie de cause directe (péricardite, symphyse cardiaque, myocardite, lésions valvulaires) et une asystolie de cause indirecte (maladies des vaisseaux, du poumon, du rein ; grossesse et ménopause, etc.) Poussées d'asystolie dans les affections mitrales. **Anat. pathol**. Cœur droit dilaté, rempli de caillots noirs : insuffisance tricuspidienne. La plupart des organes sont congestionnés : cirrhose, foie muscade, infarctus hémoptoïques.

Symptômes. Débute par une dyspnée brusque dans le cœur forcé : cyanose, œdème, cœur affollé, pouls arythmique ; bruits du cœur affaiblis. Dans les autres cas, évolution plus lente et signes variables avec prédominance des lésions de tel ou tel organe. Le malade est plutôt assis que couché, *dyspnéique, le teint et les extrémités un peu violacées ;* oligurie. Troubles hépatiques. L'asystolie des affections aortiques plus tardives, plus rapidement fatales. Pouls petit, rapide, (parfois 160 pulsations), hypotendu ; *battements irréguliers*, affaiblis, arythmies en salves ; pouls veineux d'insuffisance tricuspide ; stase veineuse, tissu cellulaire infiltré ; œdème dur de la moitié inférieure envahissant les séreuses (ascite hydrothorax, *anasarque*). *Foie cardiaque :* débordant les fausses côtes, animé de battements ; matité étendue. Rate hypertrophiée, poumons congestionnés aux bases rendant l'hématose difficile, parfois œdème pulmonaire. Dilatation des jugulaires, *Rein cardiaque :* urines rares, sédimenteuses, albuminuriques. Infarctus avec urines sanglantes et douleurs rénales. *Cerveau cardiaque :* phénomènes cérébraux, délire cardiaque. Il est presque impossible de diagnostiquer la lésion causale du cœur. En médecine d'urgence : cyanose, dyspnée, asphyxie. Dans la dyssystolie, il n'y a ni œdème, ni congestion passive, mais un peu de dyspnée. Formes graves dans le cœur forcé de Beau, dans les cœurs gras (cœur de bière des Allemands), chez les bossus (cardiectasique). Dans la grossesse, l'asystolie se produit surtout dans les derniers mois. Les suites de couche sont normales. *L'asystolie des enfants* s'annonce souvent par la congestion hépatique ; les œdèmes ne sont pas constants ; le pouls est petit, la marche de l'asystolie est rapide. L'asystolie évolue par poussées, avec rémissions, (asphyxie, urémie). L'asystolie aiguë s'accompagne d'une forte congestion pulmonaire. Formes cliniques : asystolies : aiguë (surmenage physique, rétrécissement mitral de la grossesse) ; lente (par lésions des vaisseaux et du cœur) ; à répétition et enfin irréductible, par insuffisance du myocarde (compression médiastine du pneumogastrique et péricardite tuberculeuse, Debove). Formes cardio-artérielle, cardio-pulmonaire, cardio-rénale, etc. **Pronostic.** Variable ; grave chez l'enfant (mort en moins de deux ans).

Diagnostic. Bien que la dyspnée puisse faire penser à l'urémie, à l'emphysème à l'ascite, aux cirrhoses, à la maladie de Bright, le diagnostic ne présente pas de grandes difficultés, en général. Il est précisé par les antécédents héréditaires et personnels, par l'œdème et l'examen des organes, cœur, rein, foie, appareil digestif. La persistance de l'albumine dans l'intervalle des accès indique une lésion rénale surajoutée. Le diagnostic étiologique (mitraux et aortiques) est basé sur le caractère de l'angoisse avec sensation de défaillance chez les aortiques, sur l'éréthisme cardiaque, sur les douleurs angineuses, sur la pâleur au lieu de cyanose qui ne s'observe pas dans l'asystolie d'origine mitrale. Importance de l'examen cardio-rénal complet : tension artérielle, urée sanguine ; examen des urines : albumine, chlorures.

Traitement. Extrême urgence : huile camphrée ; malade couché ; ventouses scarifiées et sèches. Pas de digitale chez les artério-scléreux. Repos absolu, régime lacté, vin de la Charité, théobromine ou santhéose. Formes graves, saignée (Huchard) ; dans la forme cardiectasique : caféine. Dans l'asystolie ordinaire, il est indiqué de diminuer d'abord le travail du cœur et de le fortifier ensuite. Repos, ventouses, drastiques, eau-de-vie allemande ; puis digitale de marque ou digitaline. V à X gouttes de la solution au millième pendant quelques jours ; théobromine. Chez les aortiques, une petite dose de morphine, sans renouveler, peut être permise. Dans la grossesse, repos au lit ; lait, strophantus, éther, *saignée*, oxygène ; digitale à doses fractionnées, opération césarienne en cas de mort de la mère ; dans d'autres cas délivrance rapide au moyen du ballon ou par dilatation digitale ; après l'accouchement, peu de digitale ; chez les vieillards, teinture de digitale et théobromine (surveiller la plèvre et le foie). Chez les enfants, digitale 2 gouttes par année d'âge ; sulfate de spartéine 2 milligrammes, eau-de-vie allemande. Le strophantus est souvent utile chez l'enfant et le vieillard.

Ataxie. — Des mots grecs α privatif, ταξις, ordre. Incoordination dans les mouvements, augmentée par l'occlusion des yeux. Elle commence par les membres inférieurs et peut s'y localiser. Le signe de Romberg (voir ci-dessous) caractérise l'ataxie. On constate aussi, chez le malade couché, des oscillations du pied pour essayer de toucher un objet déterminé ; pour les membres supérieurs de même, la main *plane* avant de prendre un objet ; l'incoordination est également bien mise en évidence en faisant tenir un verre à l'ataxique ou en lui disant de se gratter le nez, etc. L'ataxie s'observe, non seulement dans le tabès, mais dans les lésions des racines et des cordons postérieurs, dans les lésions des nerfs périphériques, ou encore dans les lésions bulbo-protubérantielles, labyrinthiques, etc.

ATAXIE LOCOMOTRICE

Des mots grecs : α privatif ταξις, ordre.

Synonymie. Tabès. (Tache de la face postérieure de la moelle). Atrophie de la moelle, paralysie spinale. Leuco-myélite postérieure radiculaire. **Définition.** Affection organique caractérisée par l'abolition progressive de la coordination des mouvements. **Anat. pathol.** C'est une sclérose systématisée des cordons postérieurs de la moelle, mais pouvant intéresser le cerveau, le bulbe, le sympathique et les nerfs. La principale lésion, constante et caractéristique, est la sclérose des cordons postérieurs ; dans le tabès incipiens (récent) elle commence dans le 1/3 externe ou bandelette externe ou faisceau de Burdach (Pierret) et dans les zones de Lissauer (extrémités des cornes postérieures). Le faisceau de Goll peut être atteint primitivement à la région lombaire, mais il subit une dégénérescence secondaire à la région cervicale et ses lésions sont moins étendues et moins constantes. Cependant la zone médiane de Fleschig qui avoisine le sillon est souvent atteinte avec la lésion des bandelettes externes, elle forme un M. La zone cornu-commissurale est respectée. On peut presque reconnaitre à l'œil nu la sclérose totale des cordons postérieurs par la teinte grisâtre. Les racines postérieures ne sont pas atteintes au début, mais leurs lésions sont nettes dans les cas anciens entre la moelle et les ganglions rachidiens, mais non au delà. Les ganglions ne sont pas très altérés. Au bulbe et dans la protubérance, la sclérose médullaire se continue sous le plancher du 4e ventricule vers les noyaux du trijumeau et des nerfs mixtes glosso-pharyngien, spinal et pneumogastrique (IX, XI, X) et du moteur oculaire externe (VI). Les lésions du cerveau ne sont pas systématisées ; la lésion des nerfs optiques est la mieux connue. Les méninges portent des lésions chroniques, surtout à la face postérieure de la région dorso-lombaire, c'est-à-dire près des cordons médullaires malades, mais ce n'est pas, comme on l'a dit, une lésion primitive essentielle. Pour Tinel, toute méningite peut déterminer dans la moelle une méningite radiculaire de type tabétique. Pour Thomas, il faut que les éléments parenchymateux soient atteints. Les lésions du grand sympathique sont encore à l'étude ; les petites fibres à myéline qui viennent des racines postérieures sont les plus atteintes (Ch. Roux). Les névrites sont souvent périphériques d'emblée et peuvent évoluer pour leur propre compte (Déjerine) : nerfs, récurrent, pneumogastrique, releveur de la paupière. Ces névrites sont parenchymateuses. La sclérose est caractérisée par l'atrophie des cylindres remplacés par de fibrilles névrogliques. **Etiol. pathog**. Rare chez les nègres, fréquent chez « les blancs aux yeux bleus ». Débute entre 30 et 40 ans ; femmes 1 p. 17. L'hérédité, le surmenage, les excès génitaux et alcooliques, le froid humide, etc., sont les causes secondaires ou surajoutées à la grande cause incontestée du tabès : la syphilis remontant à 15 ou 20 ans et plus. C'est pour Fournier une affection parasyphilitique. On a cependant décrit un tabès traumatique. Tabès conjugal. Pour Babinski, la lésion primitive frappe les ganglions spinaux ; pour Déjerine, les nerfs périphériques ; pour Marie, les cellules nerveuses ganglionnaires périphériques. On a parlé enfin de méningite rachidienne et des racines comme lésion initiale. Pour Collet, le tabès est une manifestation dystrophique de la syphilis. En résumé la lésion, du tabès frappe systématiquement les racines et les cordons postérieurs, d'après Brissaud, par dégénérescence du protoneurone centripète.

Symptômes. Schématiquement et *théoriquement* on peut distinguer 3 périodes : préataxique, d'incoordination (ataxie) et de paralysie. 1re *période, des douleurs* qui alternent avec *des périodes de fatigue;* douleurs dites *lancinantes, fulgurantes,* (en jarretières, en brodequin, en bracelet), térébrantes, ardentes. *Signe d'Argyll Robertson,* dans 80 % des cas, précoce : la pupille réagit à l'accommodation et à la convergence, avec le doigt par exemple et ne réagit plus à la lumière : bougie, allumette, etc. Diminution de la vue et diplopie, symptômes observés aussi dans la syphilis cérébrale. *Signe de Westphal :* abolition du réflexe rotulien ou patellaire, symptôme également précoce et constant. Le réflexe achilléen est de même aboli de bonne heure ; la névrite radiculaire explique l'abolition des réflexes. Troubles viscéraux variables. Durée de 1 à 20 ans. *2e période, d'incoordination et d'ataxie. Signe de Romberg :* influence de l'occlusion des yeux sur la marche et sur la station debout. Ce symptôme d'incoordination motrice en rapport avec les lésions médullaires, s'explique par la nécessité pour l'ataxique de se guider avec ses yeux, avec son cerveau, la moelle ne réagissant plus aux excitations subies par les organes périphériques. Démarche tabétique ; le pied détaché à la volée porte trop haut et retombe brusquement. Épreuves permettant de mettre en relief les premiers signes d'incoordination, contrastant d'ailleurs avec l'intégrité musculaire : marche à reculons ; marche les genoux demi-fléchis ; saut sur pied ; épreuve de l'escalier ; demi-tour brusque et arrêt au commandement. Les paralysies (hémiplégie) paraplégie, etc., ne sont pas très fréquentes. Troubles de sensibilité : anesthésie segmentaire, hyperesthésie, paresthésie, sensation de duvet à la plante des pieds. L'anesthésie rarement complète porte successivement sur la douleur, le tact et sur la sensibilité thermique. Les paresthésies sont d'observation courante (erreurs de localisation ou d'interprétation). Troubles trophiques : mal perforant, qu'on observe aussi dans la syphilis, la diabète et la paralysie générale, autres ostéites troubles arthropathies trophiques, etc. Troubles sphinctériens : durée variable. *3e période ou de paralysie.* Abolition des réflexes crémastérien, anal ; cubital : le froissement du nerf ne donne plus la sensation irradiée à l'annulaire et au petit doigt ; c'est *le signe de Biernacki.* Cachexie. Les symptômes suivants méritent quelques détails complémentaires. Les paralysies monoculaires des 3e et 6e paires sont parcellaires, c'est-à-dire avec ptosis seul ou altération pupillaire seule. L'examen de la papille à l'ophtalmoscope la montre non blanc rosé mais décolorée, bleuâtre, avec disparition des vaisseaux ; l'atrophie du nerf optique est caractérisée par sa coloration grise. C'est un bon signe de la période préataxique ; jointe au signe d'Argyll Robertson, elle permet le diagnostic dès le début ; amblyopie, amaurose, cécité signe assez tardif dans les cas souvent frustes ou de longue durée) avec myosis. Parmi les crises douloureuses, les plus pénibles sont les crises laryngées avec toux convulsive, tirage, dyspnée et les crises gastriques (douleur épigastrique, vomissements, collapsus) avec hypertension artérielle (Claude) et quelquefois hématémèses. Moisan et Lœper décrivent des crises entéralgiques simples, cholériques et entéritiques (selles muco-membraneuses). Le prurit tabétique peut se montrer à toutes les périodes du tabès (Jacquet et Bitot). La dyspnée est un signe souvent précoce. Enfin les réflexes cutanés sont diminués. Variétés : fruste, sénile.

Les formes cliniques d'après les signes sont théoriques comme la division de l'ataxie locomotrice en trois périodes. Les formes céphalique, bulbaire, dorso-lombaire, etc., reposent cependant sur la prédominance des lésions anatomiques.

Diagnostic. Le diagnostic est basé sur l'incoordination préataxique ou l'ataxie (s. de Romberg) ; sur les douleurs fulgurantes, lancinantes ou térébrantes des membres inférieurs s'accompagnant de crises gastriques, rectales, vésicales, clitoridiennes et coïncidant avec l'absence des réflexes rotulien, achilléen et surtout sur les signes précoces d'Argyll Robertson et de Westphal, le ptosis, la cécité, les troubles trophiques et urinaires, par l'atrophie de la papille. Pas un de ces signes isolés ne permet de faire le diagnostic. Dans les formes frustes, Souques et Sergent ont noté l'abolition des réflexes olécranien et radiaux. On a recommandé récemment, dans la recherche du signe d'Argyll Robertson, de faire en sorte que le malade n'accommode pas à la distance quand il regarde une lumière placée trop près de lui. Les signes du tabès le distinguent des maladies viscérales du pseudo tabès des alcooliques, diabétiques, hystériques (parésie et signes bulbaires légers), de la maladie de Friedreich (dans celle-ci ni Romberg, ni Robertson, ni douleurs fulgurantes, ni atrophie de la pupille; au contraire, nystagmus, mouvements choréiformes, scoliose).

La réaction de Wassermann, la lymphocytose du liquide céphalo-rachidien très albumineux sont des éléments de diagnostic intéressants. On ne trouve pas de tréponèmes dans le liquide céphalo-rachidien.

Le tabès peut s'observer dans l'hérédosyphilis et revêtir un caractère familial. **Pronostic.** Pas absolument fatal.

Évolution habituellement lente. Les formes frustes sont même les plus fréquentes; quelques cas à marche rapide évoluent en 2 ou 3 ans.

D'après Collin et Bramwell, la fréquence des crises viscérales est la suivante : crises gastriques 8 à 10 %; rectales 2 à 3; laryngées 2; intestinales, vésicales, nasales 0, 2 à 1. La réaction de Wasserman est positive dans le liquide céphalorachidien et le sérum sanguin dans 95% des cas.

Traitement. Douleurs : analgésiques, morphine, faradisation, massage, suspension, pendaison; flexion progressive par poulies mouflées (G. de la Tourette), méthode de rééducation motrice de Frenkel, progressive. Hydrothérapie, sérum, etc. Traitement antisyphilitique *au début*, de préférence par le néoarsenobenzol, 0,10 à 0,15 en injections intraveineuses. Les formes anciennes le contre-indiquent. Ponction lombaire; injections sous-arachnoïdiennes de chlorure de sodium (Carmes); section des racines postérieures de la région dorsale (Fœrst). Contre les crises gastriques, pulvérisations locales, cannabis, vésicatoire, morphine. Contre les crises laryngées, santonine et bromure. Psychothérapie importante. Les tabétiques deviennent souvent morphinomanes.

Atélectasie. Des mots grecs : ατελής incomplet, εχτασις ordre. — (Extension incomplète), collapsus pulmonaire, état *fœtal* du poumon dont les alvéoles sont aplatis et vides d'air. Un fragment de poumon atélectasié, ne surnage pas, mais peut être insufflé, ce qui n'est pas possible pour la pneumonie; il est bleuâtre ou d'un brun violacé, les vaisseaux sont gorgés de sang. Siège : bords et bases des poumons chez les jeunes broncho-pneumoniques.

ATHÉROME

Du mot grec : αθήρα bouillie.

Définition. Ce mot qui désignait autrefois la bouillie graisseuse des kystes sébacés, ne s'applique qu'à une modalité de l'artérite chronique. Peter l'appelait encore une « rouille de la vie ». C'est l'artérite chronique des grosses et moyennes artères. **Anat. pathol.** L'athérome se localise, au niveau des coudes, des courbures des artères à leurs points de bifurcation ou lorsqu'elles sont en contact avec un plan osseux (loi de Peter). **Pathog.** Pour Lancereaux, l'athérome est purement inflammatoire (action du courant sanguin sur l'endartère) et succède à la plaque gélatiniforme. Pour Martin, c'est une lésion de dégénérescence par artério-sclérose des vasa-vasorum de l'artère. Les foyers athéromateux, les plaques calcaires sont formés de cholestérine, de cristaux et de graisse et de débris cellulaires. On distingue, suivant le degré d'évolution, des plaques gélatiniformes, des plaques cartilaginiformes, avec infiltration de sels calcaires et enfin des plaques calcaires et ossiformes (*v. artério-sclérose*). Au point de vue histologique, cellules embryonnaires dans la tunique moyenne; altérations vasculaires, superficielles; cellules conjonctives et embryonnaires profondes. **Étiologie.** Autointoxication par sécrétion surrénale; rhumatisme chronique, saturnisme, goutte, diabète, syphilis, tabac, alcool.

Symptômes. Artères dures, sinueuses, avec nodosités ou rigides (trachée d'oiseau, tuyau de pipe). Artères plus souvent atteintes : humérale, temporale (signe de ce nom), radiale surtout. Hypertension. Au sphymographe, plateau horizontal par diminution de l'élasticité au lieu d'un sommet arrondi. Sensation de doigt mort; à la · suite de crampes dans la marche, claudication intermittente par oblitération incomplète du vaisseau; parfois gangrène spontanée, gérontoxon, troubles trophiques (*v. artério-sclérose*) qui accompagnent l'athérome et frappent les viscères. Il n'y aurait aucun rapport entre la lésion dégénératrice qu'est l'athérome et la réaction défensive qu'est l'hypertension. La période oblitérante aboutit à des infarctus viscéraux (ramollissement, gangrène). Radioscopie : élargissement de l'ombre aortique. **Pronostic** sérieux. L'athérome, très rares chez les enfants, ne s'observe guère que dans l'hérédo-syphilis. **Traitement.** C'est en soignant à temps l'artério-sclérose qu'on peut souvent prévenir l'athérome.

Athétose. Des mots grecs α privatif τίτημι, placer. — Trouble moteur caractérisé par les mouvements involontaires incessants spasmodiques des doigts, des orteils avec flexion, extension, torsion, cessant par le sommeil, mais que le repos par effort volontaire augmente. (Maladie de Hammond). On peut noter des mouvements de reptation, d'écarquillement (des tentacules du poulpe), troubles intellectuels. L'athétose des anciens hémiplégiques est une variété de chorée posthémiplégique. On distinguait l'hémiathétose (hémiplégie) et l'athétose double (maladies cérébrales infantiles. On n'admet plus que l'athétose généralisée soit une double hémiathétose. L'athétose généralisée a son siège dans l'écorce de la région psychomotrice; l'hémiathétose siège dans la partie postérieure de la capsule interne et des noyaux gris, fréquente comme manifestation des diplégies cérébrales infantiles; avec l'hémiathétose on observe l'hémiplégie et l'hémiparésie du même côté. Marie distingue l'athétose vraie à mouvements plus amples et les mouvements athétoïdes, bridés, pour ainsi dire, par l'hémiplégie. L'athétose-chorée donne des mouvements lents dans les extrémités et brusques dans les membres; dans la chorée les mouvements non spasmodiques siègent dans les grands segments des membres. Chez l'enfant, l'athétose complique l'hémiplégie infantile. Éducation des mouvements, massages, frictions, hydrothérapie. (Voir hémiathétose.)

Athrepsie. Des mots grecs : α privatif θρεπτός nutrition. — Atrophie infantile. Chez le nourrisson, avant l'âge de 3 mois, cachexie, causée spécialement par les maladies gastro-intestinales. Après 3 mois, atrophie infantile. *Étiologie.* Troubles gastro-intestinaux et alimentation vicieuse dès le début. *Symptômes.* L'infection domine l'athrepsie : diarrhées, érythèmes, vomissements, adénopathies, dépression des fontanelles et chevauchement des os du crâne; alternatives de cris plaintifs et d'état subcomateux, température 36. Pouls 80 au lieu 130. La terminaison fatale a lieu en 3 et 5 semaines par infections secondaires, muguet, broncho-pneumonie, convulsions. S'il y a guérison, l'enfant peut devenir rachitique. Le pronostic est subordonné aux pesées et à la température, l'abaissement à 36° et au-dessous étant un très mauvais signe. Les ganglions de la tuberculose sont plus petits et plus durs que ceux de l'athrepsie et dans cette dernière maladie il y a de l'adénopathie trachéo-bronchique. Dans la syphilis : lésions caractéristiques. *Traitement.* Alimentation surveillée, hygiène, bains, frictions stimulantes, air. Prématurés dans couveuses ou dans l'ouate. Diète hydrique avec cognac ; acide lactique si les selles sont neutres, eau de chaux si elles sont acides, ensuite bouillon de légumes, bouillies, laits stérilisés. Injections de sérum marin petites doses répétées, 10 à 20 gr. deux fois par jour pendant une ou deux semaines, cacodylate 0,01 à 0,03. Lavage du nez à l'eau de Vichy. Traiter les excoriations par la vaseline à l'oxyde de zinc et amidon.

ATONIE GASTRIQUE

En pathologie digestive, on a fait jouer un rôle exagéré tour à tour soit au chimisme gastrique, soit au système nerveux, soit à la dilatation et enfin aux ptoses. Pour la commodité de la description il a bien fallu décrire et conserver des types hyper ou hypochlorydriques. Les premiers pouvant aboutir à la maladie de Reichmann ou à l'ulcère, les seconds pouvant aller jusqu'à l'achlorhydrie, jusqu'à l'achylie et jusqu'au cancer. La pepsine ne manque jamais et en général le suc gastrique est lui-même suffisant ou même en excès même dans les vieilles dyspepsies. Mais le type chimique est extrêmement variable et susceptible de se modifier d'un jour à l'autre, sous des influences diverses et de s'accompagner de fermentation en bien des cas. Instituer un régime et un traitement de longue durée avec la seule notion chimique nous semble être une erreur d'ailleurs très fréquente. La motricité présente au moins autant de valeur pratique ; elle a même plus de fixité, en dehors de l'atonie passagère des convalescences. Si l'on trouve réunies une motricité exagérée avec une hyperchlorhydrie concomitante le diagnostic et le traitement peuvent les confondre eu un même syndrôme hypersthénique, mais l'atonie est incontestablement plus répandue ; de règle dans l'hypochlorhydrie on la rencontre encore soit au cours ou au déclin de certaines hyperchlorhydries, soit dans la plupart des gastropathies anciennes où l'hyperacidité doit être recherchée, car elle ne se traduit par aucun signe tapageur.

L'atonie a comme symptôme essentiel le clapotage persistant, observé à jeun et à siège assez bas. Le clapotage constaté au niveau du triangle de Labbé et des rebords costaux n'a aucune signification, pas plus que le clapotage postprandial. Il acquiert au contraire toute sa valeur s'il est perçu vers l'ombilic ou au-dessous et surtout à jeun. On rencontre parfois de petits estomacs très atoniques au lieu d'un organe dilaté. Car l'atonie n'est pas forcément de la dilatation, c'est-à-dire de la distension stomacale. L'estomac atonique est l'estomac qui ne se rétracte pas à vide. En radiologie on admet cette autre définition : un estomac qui ne se moule pas sur son contenu.

Pron estime que le clapotage à jeun existe dans toutes les gastropathies anciennes. Il conseille de mieux s'appliquer à sa recherche de préférence le matin et non à l'heure habituelle des consultations. « Il faut, dit Pron, donner au malade couché complètement à plat une position légèrement oblique. Il faut comprimer très fortement avec la main gauche tenue à plat, le bas de la région thoracique gauche ; il est enfin parfois nécessaire de faire tourner le malade légèrement vers la droite et tout en comprenant la région thoracique, de percuter vers la fin de l'inspiration, au moment où l'estomac est abaissé par le diaphragme. »

L'atonie avec dilatation se diagnostique par le clapotage et la douleur-signal de Leven (v. dyspepsie). L'insufflation gastrique, épreuve d'exception, permet de mieux limiter les contours de l'organe. La radioscopie permet de voir la bouillie de bismuth ou de baryte descendre brusquement sans se mouler (sous l'image linéaire bismuthée de l'estomac normal) sur son contenu et former, au fond de l'organe, un dépôt en cupule.

On observe souvent dans la dilatation des ptoses, ou plus exactement les ptoses pyloriques et parfois la dislocation verticale. Des ptoses associées peuvent atteindre le côlon (côlon en guirlande), le rein. etc.

Les troubles digestifs de l'atonie sont rarement des douleurs vives, mais d'ordinaire des *douleurs sourdes*, du *ballonnement*, de la *pesanteur*, survenant après les repas. L'aérophagie s'observe assez souvent, mais il faut la découvrir en certains cas.

Le syndrome neurasthénique peut accompagner ces troubles. Suivant les écoles, il est cause ou effet des manifestations gastriques. Il est possible que des états vésaniques, psychasthéniques occupent dans l'atonie un rôle de premier plan. Mais il est aussi logique d'admettre que chez la majorité des individus normaux, une affection chronique d'estomac due à une débilité native ou à une hygiène alimentaire déplorable détermine, par la durée des malaises ou des souffrances, un état nerveux. Cet état nerveux reste assez longtemps au second plan. La thérapeutique ne saurait donc être de la psychothérapie exclusive et systématique. Une médication plus complexe permet d'atténuer les manifestations morbides de l'atonie. Il y a lieu de tenir compte de l'état des organes. Le traitement général sédatif sera réservé à quelques cas d'hyperacidité s'accompagnant d'atonie. Le traitement tonique conviendra à la grande majorité des autres cas : hydrothérapie froide ou tiède, massage, gymnastique respiratoire, manœuvre de Chilaïditi. Traitement des ptoses : ceinture soigneusement mise. Régime des petits repas ou des repas espacés. La réduction des boissons ne doit jamais faire descendre la quantité d'urine éliminée au-dessous de 1 litre. Amers. Grandes dilatations à part, tous les atoniques gastriques et tous les hyposthéniques doivent être envoyés à Pougues. C'est la plus ancienne et la première indication d'une cure thermale dans cette station.

Le traitement général y est essentiellement tonique. Et l'eau à petites doses ajoute son action stimulante : l'atonie gastrique des convalescences disparaît après quelques jours de cure.

ATROPHIES MUSCULAIRES

Des mots grecs : α privatif, τροφή nourriture.

Nous n'avons pas à développer ici les atrophies des arthrites et fractures des cachectiques, etc. Sous cette réserve, il faut distinguer les atrophies de cause nerveuse et les atrophies primitives du muscle ou atrophies protopathiques. Les premières sont des atrophies myélopatiques ; les secondes sont des atrophies myopathiques. On peut rattacher aux atrophies myélopathiques les atrophies de cause névritique.

Atrophie musculaire : **Myélopathies.** — A manifestations débutant aux extrémités, bilatérales et symétriques en général, de marche variable : contractions fibrillaires, réaction de dégénérescence. La plus importante est l'*atrophie musculaire progressive, type Aran-Duchenne.* **Anat. pathol.** Atrophie des racines antérieures (Cruveilhier).

Atrophie musculaire progressive : sclérose névroglique des grandes cellules des cornes antérieures (Luys), atrophie non graisseuse, le muscle diminue d'épaisseur et devient couleur feuille morte. Histologiquement, les cellules motrices dégénèrent, perdent leurs prolongements, et le muscle se comporte comme un muscle privé de son centre trophique, le nerf agissant par excès (Charcot) ou par défaut (Hayem). En résumé poliomyélite antérieure (subst. grise). **Etiologie.** Atteint surtout l'adulte entre 25 et 45 ans. Hérédité, affections médullaires, infection et syphilis (Marie), myélites antérieures, paralysie infantile, surmenage musculaire (professions manuelles), les muscles les plus fatigués sont les premiers malades ; en somme, faiblesse congénitale et fatigues excessives.

Symptômes. Commence par le court abducteur du pouce, les muscles profonds de l'éminence thénar ; les mouvements de flexion sont possibles, non ceux d'opposition « main de singe » ; atrophie ultérieure, de l'éminence hypothénar, des interosseux et des lombricaux : impossibilité de rapprocher les doigts écartés en extension et d'étendre les 2e et 3e phalanges à cause de l'action des muscles fléchisseurs ; méplats des régions musculaires ; flexion en *griffe* des deux dernières phalanges sur les premières. Atrophie des fléchisseurs superficiels (doigts pendants, main de squelette), profonds, des extenseurs : deltoïde (sauf le faisceau claviculaire), du trapèze (bras inertes), des grands dorsaux, du grand dentelé (omoplate en aile), des fléchisseurs et extenseurs de la tête et du tronc (tête va dans tous les sens). L'atrophie des intercostaux et du diaphragme a pu causer la mort. A la face, amyotrophie des peauciers superficiels. L'amyotrophie s'accompagne ou est précédée de contraction fibrillaire, température basse. Les réflexes tendineux des membres supérieurs sont abolis.. Réaction de dégénérescence. Sensibilité intacte, sphincters normaux. Dans le type *scapulo-huméral de Vulpian*, l'atrophie se localise longtemps à la racine du membre et la face reste indemne. On peut observer chez l'enfant, avec un caractère familial, une allure assez rapide et à début par les muscles du dos, de la nuque, pour atteindre ensuite les extrémités. **Pronostic.** 2 à 10 ans et plus. La présence ou le retour de l'acide glucuronique dans les urines parait être un signe favorable. La maladie atteint son maximum vers les 4e et 5e mois. Mort à longue échéance par une maladie intercurrente (tuberculose, etc.), symptômes bulbaires ou paralysie de la respiration.

Diagnostic. Avec la paralysie du nerf cubital : dans celle-ci, les muscles de l'éminence hypothénar sont seuls atrophiés et la griffe ne porte pas sur le petit doigt et l'annulaire ; avec la syringomyélie, réflexes exagérés aux membres inférieurs, mais l'atrophie déforme les mains (main succulente, en pince, etc.) et les avant-bras. Dès le début, contractions fibrillaires dans le type d'Aran-Duchenne, etc. Dans la syringomyélie : troubles trophiques et de sensibilité, thermo-analgésie. Avec la sclérose latérale amyotrophique, marche plus rapide, réflexes abolis, contractures inférieures; avec la paralysie saturnine, seule, polynévrite du type Aran-Duchenne. Antécédents, frappe les extenseurs. Réaction de Wassermann. **Traitement.** Courants continus et mieux galvanisation de la moelle et du sympathique, massages.

Révulsions sur la colonne vertébrale, toniques, bains d'eau de Salies, Lamalou, Bourboule, Aix.

Autres maladies du même groupe : *sclérose latérale et syringomyélie (v. ces mots)*.

Quant aux paralysies spinale infantile et spinale aiguë de l'adulte, elles sont aussi des atrophies musculaires myélopathiques, mais à marche aiguë.

Atrophies musculaires : **Myopathies**. — Quant aux atrophies primitives, protopathiques, ces myopathies débutent par les muscles de la racine du membre. Inégalité de l'atrophie, pas ou peu de contractions fibrillaires, pas de réaction de dégénérescence. Rétractions musculaires, pouls rapide, troubles sudoraux et de vaso-contriction, etc. Pas de lésions appréciables de la moelle, du cerveau, des nerfs; il s'agit d'atrophie du muscle, dont les fibres se sclérosent. Jadis toutes les myopathies se confondaient avec l'atrophie musculaire progressive. On a décrit des types variés, se manifestant par un affaiblissement indolore et qui peuvent souvent se confondre. Parmi les principaux, il faut connaître : le type de Landouzy-Déjerine, le type Leyden-Mœbius et le type pseudo-hypertrophique, la forme juvénile d'Erb, enfin le type Charcot-Marie. Toutes ces myopathies primitives, progressives, à caractère familial, se montrent surtout dans le jeune âge ou dans l'adolescence; l'atrophie symétrique commence par la racine des membres aussi bien que par les petits muscles de la main. C'est l'ordre d'envahissement de l'atrophie qui permet de distinguer plusieurs variétés. On observe, suivant les types, un facies myopathique avec logophtalmie, air hébété, la taille de guêpe, les scapulæ alatæ, la démarche de canard; le malade couché, qui essaye de se relever grimpe le long de ses jambes. Nous donnons les détails complémentaires suivants.

Variétés (distinguées par l'ordre d'envahissement de l'atrophie) : 1º le *type facio-scapulo-huméral de Landouzy-Déjerine* (adolescence et second âge), ce type est un des plus complets, faciès myopathique, début par la face, front, yeux, lèvres, lèvre inférieure saillante en « lèvre de tapir »; le malade rit jaune « avec un air vexé »; sont pris, plusieurs années après, les muscles de l'épaule et du bras (trapèze, biceps, brachial antérieur, etc.); la main reste saine pendant longtemps; quelquefois thorax en taille de guêpe; cyphose, marche de canard ou de roi de comédie (Brissaud). 2º le *type scapulo-huméral (forme juvénile d'Erb)* de la face ressemble au type précédent, d'une durée pouvant atteindre 30, 40 ans et plus. Les muscles de l'avant-bras, sauf le long supinateur, les muscles de la main et des mollets sont respectés. Les muscles suivants sont pris : pectoraux, trapèze, grand dorsal, biceps, brachial, etc. Sont hypertrophiés surtout le deltoïde, les sus et sous-épineux, les muscles du mollets. Les avant-bras et les mollets contrastent avec l'amaigrissement des bras et des cuisses. Au membres inférieur, muscles pelvi-trochantériens et biceps. Déviation du rachis. Marche en canard. 3º *type pseudo-hypertrophique*, avec pseudo-hypertrophie, débutant avant dix ans et atteignant surtout les muscles de la partie inférieure du corps, en particulier les fessiers, le triceps crural, le soléaire, les jumeaux, etc.; atrophie du biceps, du pectoral, du dorsal, des extenseurs, des radiaux, etc. Le malade marche « sur ses pointes », à la puberté il reste au lit. Réflexes abolis. Pas de réaction de dégénérescence complète. C'est un type de transition. 4º *type Leyden-Mœbius,* se confond avec le précèdent, la pseudo-hypertrophie exceptée. On ne trouve aucune altération du système nerveux, c'est donc un trouble dynamique ou consécutif à une lésion passée inaperçue (Lépine). Enfin, les atrophies musculaires d'origine *névritique* atteignent le plus souvent les membres inférieurs, l'extrémité, et sont bilatérales et symétriques. Réaction de dégénérescence. Hyperesthésie, troubles vaso-moteurs, trophiques, réflexes diminués ou abolis; les troubles cardiaques et respiratoires dus au pneumogastrique sont moins graves que dans l'atrophie musculaire progressive.

Le diagnostic est surtout difficile dans la première période.

A retenir le caractère familial, l'absence de réaction de dégénérescence complète, l'ensellule lombaire, la démarche, l'intégrité des nerfs bulbaires, à l'exception du facial. Ces signes suffisent à distinguer les myopathies des myélopathies qui ont, en outre, des contractions fibrillaires. Le traitement comprend l'électrothérapie et la mécanothérapie, le massage et l'opothérapie.

L'atrophie musculaire, type Charcot-Marie, plus rare que la myopathie du type Erb appartient à ce groupe. Cette amyotrophie frappe les membres d'une même famille, les hommes avant 25 ans; elle est héréditaire, symétrique, à début par les membres inférieurs (successivement petits muscles des pieds, extenseur du gros orteil et extenseur commun, puis des jambes, puis certains muscles de la cuisse, le vaste interne, d'où atrophie en jarretière) en somme au début l'affection ne se manifeste pas à la racine des membres mais à leur extrémité (pieds d'abord, mains ensuite); après 3 ou 4 années, les mains sont atteintes à leur tour, puis les avant-bras. Réflexe et sensibilité non modifiés. Contractions fibrillaires. Réaction de dégénérescence. Paralysie flasque sans rétraction. Les lésions rappellent celles du tabès sur les cordons postérieurs, sur les cornes antérieures de la moelle et sur les nerfs périphériques, racines antérieures intactes. On doit rapprocher de cette affection la névrite hypertrophique progressive de l'enfance de Déjerine et Sottas, familiale du jeune âge, avec douleurs fulgurantes, scoliose, cyphose et ensuite signes de tabès (Romberg, Robertson).Contraction fibrillaire. Réflexes abolis, nerfs hypertrophiés et indurés (caractéristiques). Les polynévrites toxiques et infectieuses, saturnine, lépreuse, présentent les signes de cette troisième et dernière classe d'atrophie musculaire d'origine névritique, mais les fléchisseurs sont moins atteints que les extenseurs. L'amyotrophie infantile de Werdnig-Hoffmann, familiale, débute par les muscles du siège et des cuisses (ni flexion, ni extension possible chez l'enfant tenu en l'air).

Les muscles du dos de la nuque, etc, sont pris ensuite. Ces malades sont souvent pris pour des pottiques. Mort le plus souvent avant 5 ou 6 ans. **Traitement.** Voir paralysie infantile, névrites, etc. Dans les formes myopathiques familiales, galvanisation ; dans la paralysie pseudo-hypertrophique, faradisation ; traiter le terrain prétuberculeux.

La maladie de Thomsen fait partie de ce groupe des myopathies (V. ce mot).

Aura (vapeur). — Sensation subjective, sensitive, motrice, sensorielle, vaso-motrice, rapide et brusque, précédant une crise épileptique, hystérique, etc. Dans l'épilepsie : sensation de froid, douleur, hallucination, vertige, crampe, impulsion, pesanteur épigastrique, tremblement, etc. L'aura hystérique est incomplète ou complète et, en ce cas : ovarie, puis constriction épigastrique. sensation de boule le long du sternum et de strangulation (sifflements, vue troublée, etc).

Auto-intoxication gastro-intestinale. — Les poisons du tube digestif peuvent avoir une cause générale ou provenir des aliments (viandes, poissons avariés, etc.) La flore intestinale qui se développe alors produit des fermentations, des toxines du coli-bacille, etc. avec divers produits toxiques : indol,scatol, acides butyrique, acétique, lactique, etc. Par ingestion d'acide butyrique on a pu obtenir expérimentalement la cirrhose atrophique de Laennec (Boix). Le régime hydrique pendant un ou deux jours, avec hydrocarbonés ensuite (bouillon de légumes, riz etc.) est la meilleure cure de désintoxication. En certain cas, le calomel à doses filées, préparations lactiques ou cure de Guelpa.

Automatisme ambulatoire. — Les « fugueurs » s'observent dans l'épilepsie, les tumeurs cérébrales et chez les dégénérés.

Autosérothérapie. — Procédé relativement récent employé pour les épanchements séreux de la plèvre, du péritoine, du testicule, etc. On retire quelques centimètres cubes de liquide qui est réinjecté dans le tissu cellulaire sous-cutané. Les résultats obtenus sont contestés : l'autosérothérapie a cependant une action diurétique indéniable.

Azotémie. — Normalement, le sang contient 0.20 d'urée par litre. De 0.20 à 0.50, signal d'alarme ; de 0.50 à 1 gr., pronostic réservé, survie très longue possible ; avec 1 à 2 gr. le pronostic s'aggrave ; il deviendrait fatal au-dessus de 3 gr. (Widal). On a fait des observations contraires. *Voir Constante d'Ambard.*

BACTÉRIOLOGIE

Nous décrivons plus longuement, au nom des maladies, les caractères de coloration et les caractères morphologiques des microbes pathogènes. Nous résumons ici, en quelques lignes, les renseignements essentiels qu'ils n'est pas permis d'ignorer.

Procédés de coloration. Liquide de Ziehl :

Fuchsine.	1 gr.
Acide phénique.	5 gr.
Alcool à 90°.	10
Eau.	90

Liquide de Lœffler :

Bleu de méthylène.	3
Alcool absolu.	30
Sol. de potasse caustique au 1000e.	100

Lavage à l'eau distillée ; ajouter un peu d'alcool.

Formules courantes :

    Sol. alcoolique de fuchsine. . . . . .   1 partie

    Eau. 10   »

même formule pour le violet de gentiane.

Formule de coloration double : plonger la lamelle pendant quelques minutes dans l'une des préparations ci-dessus et ensuite dans :

    Eosine soluble dans l'alcool. 0, 10

    Alcool absolu. 10

    Eau distillée. 90

Examen de la lamelle soit humide, soit séchée dans le baume, avec l'objectif à immersion. Le bleu de Roux est une solution de violet dahlia et de méthyle dans l'alcool. On emploie encore la thionine phéniquée, le bleu de toluidine, etc. Méthode de Gram : fixer dans l'alcool-éther, colorer dans le violet de gentiane.

    Violet de gentiane. . . . .   1 gr.

    Alcool absolu. . . . . 10 gr.

    Eau phéniquée à 1 %. . . . . 90 gr.

Egoutter sans laver, ajouter quelques gouttes (jusqu'à coloration noire) de la solution :

    Iodure de potassium. . . . .   2 gr.

    Iode. 1

    Eau 100

S. Bain d'alcool à 95° ; nouveau lavage. Eosine, s'il y a lieu, après décoloration par l'alcool. Ne prennent pas le Gram, c'est-à-dire sont décolorés par l'alcool dans cette méthode : les microbes du choléra, de la fièvre typhoïde, de la morve, le colibacille, le bacille de Pfeiffer, le méningocoque, le gonocoque ; prennent le Gram (c'est à-dire restent colorés) : les microbes du charbon, de la diphtérie, du tétanos, le pneumocoque, le staphylocoque, le streptocoque, le bacille de Koch. Quelques gouttes d'éosine font ressortir les microbes qui prennent le Gram, par coloration de ceux qui prennent pas le Gram. La méthode Claudius-Violet de gentiane phéniquée, acide picrique, chloroforme et baume de Canada, est préférable pour le bacille de la diphtérie etc. En général les microbes qui prennent le Gram gardent aussi le Claudius.

Nous ne signalons ici que les examens bactériologiques les plus courants. *Le bacille de Koch* prend et cède difficilement le colorant ; il est dit acido-résistant. On utilise la liqueur de Ziehl bouillante ; fixer trois fois à la flamme ; mettre quelques gouttes de Ziehl, chauffer doucement, se contenter d'obtenir quelques vapeurs ; si la plaque est trop sèche, remettre du Ziehl, laver ; décolorer rapidement avec de l'acide azotique au tiers. Laver à l'alcool pendant 5 minutes. Laver encore : les bacilles apparaissent colorés en rouge sous la forme de bâtonnets de 2 à 5 µ. Le fond de la préparation peut être coloré en bleu avec une solution faible de bleu de méthylène phéniqué ; sécher. *Le bacille de Lœffler de la diphtérie* apparaît par les colorants ordinaires sous la forme de bâtonnets courts, moyens ou longs, irréguliers, en broussailles avec les extrémités un peu recourbées et renflées en massues, groupées en v, etc. Il reste coloré par le Gram, ce qui est un bon signe distinctif. La culture sur gélose de bœuf maintenue pendant une vingtaine d'heures à une température de 37º donne des colonies grisâtres avec papules du volume d'une tête d'épingle. On peut examiner au microscope un fragment de gélose cultivée. Le diagnostic est encore plus rapide et n'exige que quelques heures avec la réaction de fixation et en utilisant le sérum antidiphtérique comme sensibilisatrice.

La bacille d'Eberth de la fièvre typhoïde apparaît avec les méthodes habituelles, le Ziehl par exemple, sous la forme de bâtonnets de 2 à 3 µ, avec extrémités arrondies ; il ne prend pas le Gram. Malgré les méthodes plus nouvelles, le séro-diagnostic de Widal conserve toute son utilité chez les non vaccinés. (v. *réaction agglutinante*). Avec des dilutions de titres divers, on mesure le pouvoir agglutinatif qui doit se faire au moins au 50e. Le coli-bacille se distingue du bacille d'Eberth par l'agglutination positive ou négative et par inoculation au cobaye. Voir aux mots « typhoïde et paratyphoïdes », l'hémoculture et les procédés de différenciation des bacilles typhiques et paratyphiques. L'hémoculture nécessite une prise de sang de 10 cc. qu'on met à l'étuve à 37º, pendant un ou deux jours : le liquide se trouble et le bacille peut alors être recherché (Examen possible dans le premier septenaire).

Le gonocoque de Neisser de la blennorragie apparaît

intracellullaire avec les colorants habituels (bleu de métylène, etc.) sous la forme de grains de café toujours deux par deux et se regardant par leur face plane (diplocoques), groupés en amas. Etaler le pus. *Le bacille de Ducrey* du chancre mou, apparaît par les colorants habituels et surtout par le Ziehl sous la forme de bacilles en navettes, à extrémités arrondies, et groupés en chaînettes. Il importe de faire le prélèvement dans les parties déclives, le milieu contenant des micobes banaux et de ne pas écraser. Ne prend pas le Gram ; auto-inoculable.

Les *spirochètes de la syphilis* se colorent, après fixation dans l'alcool-éther, par un bain prolongé de 15 à 16 heures à 25°.

Solution de Giemsa XXXV gouttes.
Eau distillée 20 cc.

Laver à l'eau. Sécher. Les spirochètes sont allongés et caractérisés par leurs tours de spires *réguliers*. (Voir à syphilis, méthode de Tribondeau).

Dans la méthode rapide, on utilise le Giemsa comme Ziehl.

Avec l'ultra-microscope, on mélange le liquide avec une goutte de sérum physiologique (goutte d'huile sur lame et lamelle). On voit des filaments brillants et mobiles, ondulés sur le fond noir.

L'encre de Chine qui ne colore pas le tréponème, permet de se passer de l'ultra microscope.

Les streptocoques prennent les colorants habituels, sont sphériques et groupés en chaînette ; *les staphylocoques* prennent les colorants habituels, sont sphériques et groupés en amas ou grappes ; *les pneumocoques* prennent les colorants habituels et sont en forme de grain de blé ou en forme de fer de lance, encapsulés, réunis deux par deux, se regardant par les extrémités. L'association *fusospirillaire de l'angine de Vincent* se distingue à l'ultra-microscope (lamelles minces, huile de cèdre très fluide et fraîche). L'ultra-microscope est appelé à rendre les plus grands services au praticien pour l'examen du sang, du pus, des sérosités, des secrétions et excrétions, des parasites, de la syphilis, colloïdes, etc. On sait que la visibilité plus grande y est obtenue par éclairags indirect et réfraction sur fond noir.

Citons enfin, pour finir cette courte revue des recherches bactériologiques communes : *les méningocoques*, groupés deux par deux et se regardant par leur face plane et les bâtonnets du *bacille de Nicolaier*, *du choléra*, apparaissant avec les colorants habituels, droits, allongés, avec une extrémité ovoïde réfringente en baguette de tambour. Voir détails s'il y a lieu aux diverses maladies, aux généralités sur l'examen du sang ; procédé de la goutte pendante à sporotrichose, etc.

Pour les cultures le praticien peut se contenter du bouillon ordinaire ou de gélose, d'un fil de platine monté et d'une étuve où la culture sera maintenue à 370 pendant 24 heures. L'inoculation à l'animal n'est utile, en pratique, que pour le pneumocoque (souris blanche, résultat en 48 heures) et pour le bacille de Koch (cobaye, résultat après 4 ou 6 semaines). Le zymodiagnostic de N. Fiessinger et P. L. Marie peut être utile dans le cas où le cytodiagnostic est difficile. Le pus centrifugé est mis à l'étuve sur milieu albumineux (albumine ou sérum de bœuf coagulé). La réaction est positive s'il y a au niveau de chaque goutte une cupule assez profonde due à la liquéfaction du milieu. Dans les suppurations tuberculeuses, les lymphocytes n'ont aucun pouvoir protéolytique contraire aux autres suppurations.

Prélèvements bactériologiques. — Les prélèvements exigent surtout des précautions d'asepsie absolue (mains, pipette, vases, tubes, fil de platine). Pour le pus, il importe d'étaler en couche mince ; pour le chancre mou, prélever la partie déclive et ne pas écraser ; pour le tétanos, prélever le pus dans les plaies ou le produit de raclage, frottis sur lames nombreuses (8 ou 10) et, si possible, fragment de tissu ou de terre ; pour le chancre mixte, plusieurs lames sont indispensables ; pour la blennorragie, il faut aussi 3 ou 4 lames et fixer plusieur fois ; pour les épanchements, recueillir 10 à 15 cc. ; pour la tuberculose, pus, épanchements, crachats (grumeau purulent, crachats du matin, plusieurs lames) ; pour la morve, prélèvement de pus de mucosité. Pour le chancre de la syphilis, détersion à l'eau bouillie, ne pas exprimer le chancre ; pour la réaction de Wassermann, opérer le prélèvement de 10 cc. environ sur une veine du cou-de-pied, du coude ; ventouses dans quelques cas ; maintenir dans un endroit frais ; pour le séro-diagnostic typhique, piqûre au doigt ; pour le favus, les teignes, cheveux courts et godets. S'il y a des membranes (diphtérie, angines, etc.) les mettre dans un tube à essai. Pour l'examen des urines, urine des 24 heures avec renseignements sur l'alimentation, médicaments, poids, taille, âge, volume total ; pour le lait maternel 40 gr., pour l'examen du sang XV à XX gouttes ; pour l'examen du suc gastrique, repas d'épreuve une heure avant l'examen ; pour l'examen coprologique, faire prendre 0,25 de poudre de carmin au commencement, au milieu et à la fin de ce repas ; recueillir toutes les matières colorées en rouge ou en rose. (Voir *Coprologie*).

BALANITE

Du mot grec : βάλανος, gland. — Balano-posthite ou posthite Inflammation prédominante au prépuce ; son extension au gland donne la balano-posthite. **Etiol. Pathog.** Conformation du prépuce, hypersécrétion glandulaire, fragilité de l'épithélium et maladies vénériennes-diabète, séborrhée huileuse. Variété érosive et moins souvent pustulo-ulcéreuse, flore microbienne balanique : bacille très fin, anaérobie de Vincent (B. érosive), spirilles à mouvements rapides de Berdal et Bataille. Gonocoques, staphylocoques, microcoques, etc. Indépendante de la blennorragie, causée cependant presque toujours par les rapports vénériens. Incubation de 24 à 28 heures. **Symptômes.** Il faut s'assurer que le pus provient bien du prépuce et non du méat ; la suppuration est crémeuse, plus ou moins fétide. Erosions épithéliales du gland dans la balano-posthite circinée, ayant débuté par une tache blanchâtre sans vésicules formant des plaques rouges au centre, à liseré périphérique blanchâtre. Examen des spirilles au microscope. La balanite pustulo-ulcéreuse suppure d'emblée et débute par de petites pustules acuminées, elle est d'origine vénérienne ; microbe : staphylocoque. Chez l'enfant la balanite est due au phimosis, ou une irritation causée par l'urine et les sécrétions. Diagnostic entre ces deux variétés avec le smegma préputial, la balanite séborrhéique, la balanite diabétique. Dans ce dernier cas, les notions d'âge, de diabête, l'examen microscopique (oïdium albicans, aspergillus au lieu de spirilles) tranchent la difficulté. Citons enfin la balanite iodhydrargyrique (calomel et iodure), l'herpès du gland débutant par une vésicule **Pronostic**. Bénin. **Traitement**. Lavage (van Swieten, eau oxygénée, etc.) et badigeonnage au bleu de méthylène à 0,50 °/₀ au nitrate au 1/40ᵉ. Calomel et oxyde de zinc à 1/10ᵒ (Balzer), vaseline soufrée dans la B. séborrhéique. Dans la balanite pustulo-ulcéreuse : solution alcoolique d'acide phénique au 10ᵉ (du Castel).

Bégaiement. — Ne doit pas être confondu avec les dysarthries. Débute dans la 2ᵉ enfance de 3 à 7 ans ; souvent à la suite d'une émotion vive ; est intermittent et n'existe pas dans le chant. Dans la méthode de rééducation de Chervin, la première semaine est consacrée à l'étude des mouvements respiratoires — faits à blanc — et de la parole en commençant par les voyelles ; dans la seconde semaine les mots sont prononcés avec lenteur ; la troisième semaine est employée à développer les points acquis avec la prononciation appuyée. Mutisme dans l'intervalle. Il importe de ne pas se presser, surtout au début, pendant les dix ou douze premiers jours. Le bégaiement hystérique comprend le traitement des spasmes par des tractions de la langue, la faradisation et la suggestion.

Béribéri. — Polynévrite probablement infectieuse et contagieuse survenant dans les pays tropicaux (Brésil, etc.) et caractérisée par une paralysie et une atrophie musculaire généralysée, avec paraplégie prédominante.

Bilharziose. (Bilharz). — Distoma hœmatobium des veines de l'intestin et de la vessie, trématode à sexe séparé (parasite dans veine porte, splénique, plexus vésicaux, rectaux), œufs dans les organes. S'observe surtout au bord du Nil, en Syrie, au Cap. Symptomatologie d'une affection vésicale : douleurs, dysurie, pollakiurie, hématurie, œufs dans les urines. Bon état général. Le *diagnostic* pour examen des œufs doit être fait avec celui de la filariose. Lavages vésicaux ; balsamiques, etc. Bilharzioses : vésicale ; schistosomum hœmatobium : œufs avec éperon polaire ; intestinale (sch. Mansoni) : œufs avec éperon latéral ; artérioso-veineuse (sino-japonaise) : œufs sans clapets, sans éperon.

BLENNORRAGIE

Des mots grecs : ὄλεννα, mucus : ρηγνομί, je chasse dehors,
ρεῖν, couler.

Synonymie. — Gonorrhée (semence, couleur). On aurait
tort de la considérer comme une affection purement locale ;
la blennorragie appartient à la pathologie interne. **Définition.** La blennorragie (mucus, je chasse au dehors) est une
maladie contagieuse, infectieuse, causée par le gonocoque
de Neisser et qui se traduit par un écoulement. **Etiologie.**
Gonocoque sur muqueuse. Coït lent, alcoolisme, menstruation. **Bactériologie.** Diplocoque en grains de café, avec
excavation ou encoche d'Eschbaum, intracellulaire, se colorant aisément par le bleu de méthylène, la thionine, etc.,
ne prenant pas le Gram ; réuni en amas et non en chaînette. La culture difficile se fait sur milieux usuels ; on a
essayé : le sérum du sang humain (Bumm) ; gélose et sérum
(Wertheim) ; sang gélosé (Bezançon et Griffon) procédé pré-
féré aujourd'hui parce qu'il donne des résultats très nets,
se maintenant pendant plusieurs mois ; sérum de lapin,
coagulé (Christmas). Le gonocoque n'est inoculable qu'à
l'espèce humaine. En médecine légale, avec du pus obtenu
dans des conditions défavorables, il faut penser au pseudo-
gonocoque. Malgré l'opinion d'Eraud, on admet que le microbe est toujours apporté du dehors. La guérison absolue
ne peut être confirmée que par l'examen de la goutte pré-
levée le matin. Utiliser le procédé du papier à cigarette
(Tusseau). **Anat. Pathol.** Mucus contenant des leucocytes et des cellules épithéliales provenant de la muqueuse
urétrale et des glandes. Il existe une variété superficielle et
des urétrites profondes pouvant dépasser le tissu sous-
muqueux et gagner le tissu spongieux ainsi que les glandes.
L'urétrite reste rarement antérieure ou postérieure ; elle
est le plus souvent totale.

Blennorragie aiguë de l'homme. — **Symptômes.**
Incubation : 3 à 5 jours. Chatouillement, cuisson au bout de
la verge. Hyperémie accompagnée de sécrétion. Miction
sensible, douloureuse, urine légèrement floconneuse :
période durant de quelques jours à une semaine. Ensuite,
dans la période d'état, *l'écoulement* de blanc devient puru-

lent, tache le linge en jaune ou en vert. Flocons blennorragiques composés d'épithelium, de mucus et de leucocytes. Douleurs plus vives à la miction. Prostate douloureuse. Gonocoques nombreux; cette période dure deux à trois semaines. Dans une 3e période ou de déclin, la sécrétion diminue, cesse de contenir des flocons, mais est riche en filaments (leucocytes et cellules épithéliales). La guérison est obtenue quand les filaments sont devenus rares ou ne contiennent plus ni gonocoques, ni guère de leucocytes. On peut aussi contrôler par la triple épreuve du coït en condom, de la bière et des injections de nitrate ou de sublimé. En France, on ne commence que depuis peu à insister sur l'état général du malade de plus en plus admise ainsi que le caractère infectieux général de la blennorragie; cette notion (elle est d'ailleurs moins oubliée en Angleterre p. ex.) est d'un grand intérêt pour la guérison *totale et complète* de la blennorragie chronique; dès la période aiguë, elle est mise en relief par les complications possibles. Ces complications sont désignées sous le nom de gonococcémie et sont variées : rhumatisme, érythèmes, artérites, purpura, endocardite, néphrites, myélites. Les complications locales sont fréquentes; extension au tissu sous-muqueux, aux glandes, nodosités de l'urètre avec participation des corps caverneux (chaudepisse cordée); balanoposthite (œdème dur, phimosis), cowpérite : tumeur du périnée, ordinairement unilatérale; folliculites, prostatite aiguë (rétention, douleur à la miction, à la défécation, cuisson à l'anus); prostatite chronique ou catarrhale avec sensations pénibles ou de corps étranger; (au toucher tuméfaction douloureuse); cystite, dysurie, fréquence des mictions et douleur à la fin, urines purulentes, hémorragiques; spermatocystite des vésicules séminales, épididymite (complication la plus fréquente avec gonflement et douleurs irradiées; le cordon gros comme le doigt, funiculite) du 15e au 30e jour; enfin rétrécissement de l'urètre, et blennorragie oculaire (œil droit surtout chez l'adulte).

Pronostic. Réservé surtout si l'urètre postérieur est enflammé. Dans l'épreuve des trois verres, le dernier verre (urètre postérieur) est trouble et contient des flocons ou filaments. Le premier verre donne l'urine de l'urètre antérieur. Durée ordinaire 3 à 6 semaines.

Diagnostic. Se base sur la nature de l'écoulement, sur l'examen microscopique du pus, des filaments, penser à la balano-posthite suppurée (méat).

Traitement. Pendant les 3 premiers jours, mais non au delà, on peut essayer le traitement abortif (protargol), permanganate. Argyrol : 3 injections par jour de 6 cc. de la solution au 6e pendant 6 minutes et lavages ou injections au 25e dans l'intervalle pendant 4 jours (Minet); ou encore injections iodées à 5 %, 2 par jour. Guérison possible en 8 jours (Mulot). Vaccination de Nicolle et Blaisot, une injection tous les 2 jours (0.05 de vaccin et 1 cc. de solution physiologique) dans les cas aigus, tous les 3 ou 4 jours dans les cas chroniques. Quand l'écoulement est bien établi, la méthode classique consiste à peu près à masquer l'expectative; vers le 15e jour environ, lavages (30 ou 40) en n'employant que de faibles doses de permanganate (1 p. 10.000 à 1 p. 4.000) ou de cyanure à 0.20 %₀. Pendant 8 à 10 jours lavages de l'urètre antérieur (pression 0.60) à canal ouvert avec la canule de Janet; puis lavages du canal antérieur et du canal postérieur (1.30 hauteur du bock). Température du liquide 37°. Les balsamiques sont réservés pour la période de déclin, à dose assez élevée et pendant 10 à 12 jours au maximum. Copahu, 8 à 12 gr. Santal 4 à 6 gr. Régime : ni alcool, ni bière, etc. Continence, repos, suspensoir chez l'homme, sangsues, bains d'eau froide contre les érections douloureuses. Dans la chaudepisse cordée éviter de rompre la corde avec le poing. Grands bains. Éviter de porter les mains aux yeux. Tisanes. Bicarbonate. Urotropine. Le vaccin agirait bien contre les complications : orchite, rhumatisme. Expectative déguisée, pendant quelques jours, lavages bien faits et faiblement antiseptiques, un bon régime approprié, surtout à la fin, telle est la meilleure ligne de conduite (V. nos Traitements nouveaux en clientèle. (Édition annuelle).

Blénnorragie chronique chez l'homme. — Considérée comme telle après trois mois environ. **Etiologie.** Traitement mal fait (injections intempestives, balsamiques dès le début, hygiène défectueuse, conformation individuelle, etc.) **Anat. pathol.** Siège : urètre antérieur, cul-de-sac du bulbe; portion membraneuse et prostatique, surtout glandulaire, ce qui explique l'importance du traitement mécanique et de la dilation. **Symptômes.** Goutte matinale, goutte militaire, blanchâtre, filante, tachant le linge. Poussées subaiguës par coït ou excès; bouchons de mucus prostatique. Examen par les 3 verres après être resté plusieurs heures sans uriner. Si les derniers verres contiennent des filaments, c'est l'urètre postérieur qui est atteint avec propagation habituelle à la prostate (filaments en virgules). Il faut étudier au microscope les filaments muco-purulents. Exploration du canal avec la bougie à boule n° 20 à 25; pression, ou massage, urétrométrie, urétroscopie, endoscopie; épreuves, coït en condom, bière, injections; il peut y avoir des infections secondaires, par urétrites microbiennes postgonococciques ou un écoulement aseptique. **Pronostic.** Variable (rétrécissements, soins donnés, état mental). Complication, balano-posthite (V. ce mot), funiculite, épididymite, etc.

Traitement. Dans la forme chronique, préférer un régime tonique ou en rapport avec le tempérament de chaque sujet au régime classique, trop sévère.

Traitement local : massages du canal, des glandes, (prostate, Cowper, etc.) cathétérisme dilatateur au Béniqué (*voir rétrécissement*). Après (1 mois de grands lavages, dilatation avec des bougies molles de 15 à 25, Béniqué 40 à 60, argyrol 5 à 10 °/₀, injection intraépididymaire de colloïdaux. Essayer les vaccins contre les complications; dans la prostatite blennorragique : lavements chauds, bains de siège, massages (V. notre *vade-mecum*). Instillations astringentes : nitrate d'argent; injections de 0.05 à 0.40 °/₀; sulfate de zinc 0.10 à 0.50 °/₀. Cyanure de mercure. Huit à dix instillations suffisent, 15 au plus. La guérison est importante à préciser pour le mariage et les rapports sexuels ultérieurs; les glandes doivent être indolores, le canal perméable à la sonde n°ˢ 22 ou 24, la goutte opaline, contenant des cellules épithéliales et des leucocytes, sans gonocoques. Mariage permis un mois après la disparition de tous les signes et après examen bactériologique négatif.

Blennorragie aiguë de la femme. — Plutôt d'observation rare, car elle est de courte durée et, en clientèle, le médecin n'est pas toujours consulté pour cette vul-

vovaginite avec écoulement vert ou jaune, métrite douloureuse accompagnée de bartholinite. L'extension aux autres
organes est fréquente et cause de la métrite, des salpin-
gites, ovarites, péritonites et toutes affections annexielles
de la femme qui ont si fréquemment une origine gonococ-
cique; écoulement urétral, col rouge, suintement glaireux,
louche, puis plus clair. Bartholinite. Les petites filles ont
aussi de la vulvo-vaginite blennorragique; on peut incriminer parfois les sièges des cabinets d'aisance ou l'infection
par la vie en commun à linge contaminé, etc. Traitement :
repos; bains; tampon entre les lèvres et pansement ouaté
antiseptique. Il importe de bien traiter la blennorragie
aiguë au début pour prévenir la propagation aux annexes
Vider à la pression du doigt les glandes de Bartholin
(hemorragie possible). La blennorragie de la femme est un
véritable danger social.

Blennorragie chronique de la femme. —
C'est dans l'urètre qu'il faut surtout rechercher le gonocoque 90 % ou dans l'utérus 44 %; il disparaît assez souvent dans les états chroniques, mais la menstruation et la
puerpéralité lui donnent une activité nouvelle quand il vit à
l'état latent dans les organes de la femme. Dans les premiers
jours du mariage la blennorragie chr. de la femme a pour
cause fréquente la blennorragie chr. de l'homme; plus tard,
des poussées subaiguës permettent de faire le diagnostic. Le
Diagnostic est en général basé sur l'examen de l'urètre;
la vulvite est rarement isolée; la bartholinite est une complication de la blennorragie de la femme, elle est double et
plus habituellement unilatérable. Il faut presser la glande
dans quelques cas pour faire sourdre le pus. La vaginite, la
métrite sont souvent blennorragiques. Quand le diagnostic
n'est pas très net il faut presser les follicules, examiner les
culs-de-sacs et rechercher le gonocoque à plusieurs reprises.
Chez les petites filles, il faut distinguer la vulvite gonococ-
cique de la vulvite bactérienne; les pseudo-gonocoques
s'observent assez fréquemment. **Pronostic** sérieux pour la
femme; danger de contagion pour l'homme. **Traitement.**
Lavages au permanganate; tampons. Crayons contre l'urétrite; cautérisation au nitrate à 1. p. 5 contre la vaginite;

iode, bleu de méthylène, etc. contre la métrite. Traitement des complications.

Blésité. — Zézaiement, clichement ; par mauvaise habitude et trouble organique ; prononciation défectueuse des linguales ch. g. s. z. : traitement orthophonique.

BLEUE (MALADIE)

Définition. Maladie caractérisée par de la cyanose permanente dès la naissance et de la dyspnée, et causée par des malformations cardiaques congénitales. **An. P. Etiol**. Rétrécissement de l'artère pulmonaire, communication des deux cœurs par les oreillettes (persistance du trou de Botal) ou par les ventricules. Causée par une endocardite survenue pendant la vie intra-utérine ou par des anomalies de développement. On ignore la part du rhumatisme, de la syphilis, de la consanguinité dans l'étiologie etc. **Pathog.** : Variable : stase veineuse ; hématose, insuffisance ; sang veineux dans le cœur gauche. **Symptômes.** Cyanose ou teinte bleuâtre caractéristique ; siége surtout aux extrémités et au visage ; hyperglobulie (8 à 9 millions), hémoglobine augmentée. Dyspnée continue exagérée par le moindre effort. Extrémités froides ; développement général incomplet, déviation rachidienne, troubles trophiques importants; ni œdèmes, ni arythmies. A l'auscultation, souffle de rétrécissement pulmonaire dans la 2e espace intercostal gauche, sans propagation dans les vaisseaux du cou. Puis la communication se fait entre les deux oreillettes, les signes physiques sont à peu près nuls ; on entend un souffle dans la région précordiale moyenne et l'on peut sentir, à la palpation, du frémissement cataire, au cas de communication interventriculaire. **Diagnostic** avec le rétrécissement mitral, l'asystolie, l'asphyxie, la maladie de Roger, ou communication interventriculaire, sans autre malformation et sans cyanose ; pas de troubles fonctionnels, mais souffle très fort et frémissement cataire dans le 3e espace intercostal gauche. La cyanose tardive indique une oblitération incomplète du trou de Botal. **Pronostic** très grave, malgré sa durée parfois assez longue, mort par tuberculose ou asphyxie. **Traitement**. Repos, soigner l'anémie, la dyspnée (oxygène), l'asystolie.

Bordet. — (phén. de). — *Voir déviation du complément.*

Bothriocéphale (deux fossettes). — Surtout fréquent en Suisse, en Livonie, etc. Cachexie rapide dans le cancer, la valeur globulaire est inférieure à la normale, il y a davantage de globules blancs ; dans l'anémie pernicieuse la valeur globulaire est moindre, les globules rouges sont modifiés ; il faut penser aussi à la syphilis, au paludisme, à l'intoxication par le plomb, à l'ankylostome. L'examen des selles permet de retrouver les œufs de ce tænia en grand nombre (avec clapet et double paroi caractéristique). Traitement. Extrait éthéré de fougère mâle frais.

Bonnier (syndrome de). — Bulbo-protubérantiel par lésions du noyau de Deiters avec le vertige comme symptôme principal et comme troubles secondaires, des phénomènes douloureux, auditifs, oculaires, nauséeux, de rythme cardiaque et de secrétion.

Botulisme (du mot latin *botulus*, charcuterie, boudin). Intoxication alimentaire (bacillus botulinus et anaphylaxie alimentaire), indigestion par charcuterie ou viandes gâtées chez un sujet dont le foie et le rein fonctionnent mal. Toubles gastro-intestinaux, dysphagie par sécheresse de la bouche. Ophtalmoplégie interne et externe. Mort par arrêt respiratoire, cachexie. Convalescence difficile. Peu après l'indigestion, le lavage d'estomac est indiqué ou, à défaut, antisepsie intestinale : lait, calomel, boissons abondantes, eau de Vichy tiède, traitement de l'état général. Théoriquement on a conseillé l'atropine s'il y a rétrécissement de la pupille et la pilocarpine si la pupille est dilatée. Huile camphrée, éther, etc. Traitement prophylactique de l'anaphylaxie (V. p.)

BOUCHE (Maladies de la)

(*Voir maladies du pharynx, amygdalites et stomatites*). Séméiologie. Rechercher les vices de conformation (bec de lièvre), l'odeur de l'haleine : fétide (carie : dyspepsie) ; métallique (mercure) ; alliacée (saturnisme) ;

pomme de reinette (acétone); l'état des dents (rachitisme, syphilis héréditaire) et des gencives (fongueuses, liseré saturnin), la couleur de la muqueuse buccale (anémie, cyanose, etc.), les lésions muqueuses des stomatites, les taches ardoisées (Addison), bleuâtres (saturnisme), les petits points bleuâtres sur la face interne des joues (Köplik), les plaques muqueuses ; les éruptions ou ulcérations syphilitiques, tuberculeuses, cancéreuses, les aphtes, les fausses membranes, le muguet, les tumeurs, les troubles de sécrétion (diminuée dans le diabète, augmentée avec sialorrhée dans les stomatites, la grossesse, le tabagisme) ; l'état de la langue : volume : glossite, macroglossie des tumeurs, couleur, enduit saburral (embarras gastrique). Examen à la lampe électrique. Les enfants doivent être maintenus par un aide. le médecin fixe la tête avec la main gauche et introduit l'ouvre-bouche ou l'abaisse-langue, avec la main droite.

Le *ptyalisme*, crachement de salive, s'observe comme réflexe aussi dans les rétrécissements organiques, etc. Les signes caractéritisques des *stomatites* sont les suivants : Stomatite aphteuse : signes de la St. simple et petites plaques du volume d'une tête d'épingle ou d'une lentille laissant après leur chute des· ulcérations superficielles très nettes. Stomatite crémeuse (muguet) : petits points se réunissant par taches. Examen microscopique. Individus cachectiques et enfants dyspeptiques. Stomatite diphtéroïde : taches rondes, jaunâtres avec aréole inflammatoire, dépôt membraneux. Impetigo concomitant : enfants. Stomatite érythémateuse : muqueuse rouge, douleur cuisante ; fétidité de l'haleine. Stomatite gangréneuse (noma) : plaque gangréneuse noire à la face interne de la joue. Adénite. Etat infectieux. Stomatite saturnine : d'un rouge vif avec un liseré bleu ou gris ardoisé de Burton, taches ardoisées des joues. Notion professionnelle. Stomatite scorbutique : gencives tuméfiées saignantes. Stomatite tabagique : enduit blanc : plaques nacrées de la commissure des lèvres, érosions à la langue. Stomatite ulcéro-membraneuse : muqueuses rouges, avec vésicules et ulcérations consécutives à bords décollés, le plus souvent unilatérales et à gauche. Adénite et état général séricux. Parmi les *gingivites* citons : les gingivites diabétiques, précoces, avec chutes de dents ; mercurielles, du phosphorisme, du scorbut, du purpura hémorragique. Parmi les *glossites*, à noter la glossite dentaire et la glossite syphilitique (langue parquetée ou indurée).

La *leucoplasie* est caractérisée par des squames que l'ongle soulève difficilement et des taches opalines. La pyorrhée alvéolo-dentaire se rencontre assez souvent dans le diabète. *L'herpès récidivant buccal* se voit presque toujours dans la syphilis après la période secondaire. *L'Hydroa buccal,* « sosie de la plaque muqueuse » (Fournier) consiste en petites taches congestives avec vésicules ultérieures. Epaississement épithélial. La leucoplasie commissurale des lèvres est un bon petit signe de la syphilis (Landouzy). Les *ulcérations cancéreuses* ont leur siège sur la tumeur néoplasique et s'accompagnent d'écoulement ichoreux, d'hémorragies, d'adénopathie et de cachexie. *Les ulcérations tuberculeuses* ont un caractère indécis, malgré le semis gris jaunâtre avoisinant la tumeur ulcérée (s. de Trélat). Ulcérations du frein de la langue de la coqueluche. *Le chancre syphilitique* se reconnaît à ses caractères habituels : 1º tache érosive, unique, idolente, avec induration parcheminée de la base adénopathie unilatérale, indolore ; 2º chancre fissuraire. Les ulcérations et les gommes syphilitiques ne présentent rien de spécial à cette région : elles se diagnostiquent par les renseignements du malade et les signes antérieurs ou concomitants. *Les parotidites* dans les oreillons ou après dans les maladies infectieuses, sont faciles à reconnaître par la localisation en avant du lobule de l'oreille.

Bouchons de Dittrich. — On les retrouve au fond des crachats gangréneux, du volume d'un grain de millet et parfois d'un haricot. Ils sont composés d'acides gras solubles dans l'éther, d'hématoïdine, de graisse. (*Voir gangrène pulmonaire*).

Boulimie. Du mot grec : ϐουλιμος, faim exagérée. — Hyperorexique. Exagération de sensation de faim. Physiologique (puberté, convalescence), pathologique (diabète, hyperchlorhydrie, cholémie familiale, neurasthénie, hystérie, idiotie, paralysie générale).

Bouton diaphragmatique. — Douleur obtenue par compression des insertions diaphragmatiques à deux travers de doigt de la ligne blanche et sur la dixième côte (signe de Guenau de Mussy).

Bradycardies. Des mots grecs βραδύς lent, καρδία, cœur. — Ralentissement des battements du cœur au dessous de 60. Physiologique (Napoléon) ou pathologique. Dans ce dernier groupe se place la maladie de Stokes-Adam, avec accidents nerveux antérieurs, vertiges, syncopes, attaques apoplectiformes, etc., pouls lent permanent, bradycardie essentielle due à l'artério-sclérose du rein et à la sclérose rénale. Vaso-dilatateurs, café ; dans les crises, nitrite d'amyle, injection d'éther, respiration artificielle. Régime important ovolactovégétarien, sans tabac, surmenage, émotion, etc. Parmi les autres bradycardies, on peut citer celles qui relèvent de l'anémie, des convalescences, des lésions du cerveau ou du bulbe, des intoxications. Assez fréquentes chez les enfants nerveux, atteints de maladies infectieuses, d'états anémiques, de troubles digestifs, d'ictère, de vers intestinaux. Si la bradycardie est symptomatique de la myocardite, repos dans le décubitus horizontal, injections d'huile camphrée, toniques, oxygène, etc. Dans la bradycardie vraie, les bruits du cœur sont normaux. Pour Sergent et Rathery, il n'existe qu'une seule variété de pouls lent permanent avec bradycardie vraie, c'est la dissociation auriculo-ventriculaire par lésion du faisceau de His, et une bradycardie totale. Cette dissociation du faisceau de His peut être causée par l'hypertonie du pneumogastrique. Dans la bradycardie totale, la succession des contractions auriculaires et ventriculaires se fait normalement (Sergent). Dans la dissociation ventriculaire, il y a plus de contractions auriculaires que de systoles ventriculaires. S'il y a moins de 40 pulsations par minute, il s'agit de dissociation auriculo-ventriculaire. Dans la bradycardie totale on observe un soulèvement jugulaire par battement du pouls ou parfois deux. Avec 3 ou 4 soulèvements la dissociation peut être en cause et on entend à l'auscultations des jugulaires des bruits sourds. Il s'agit d'une bradycardie totale si l'épreuve de l'atropine est fortement positive et accélère le pouls (90 à 100). Si avec 5 à 10 gouttes de nitrite d'amyle en inhalation, l'accélération ne dépasse pas 10 pulsations, ce résultat négatif indique la dissociation. Méthode graphique, électrocardiographie. Voir un excellent livre la Technique clinique de Sergent pour le diagnostic de l'origine : nerveuse, musculaire ou neuro-musculaire et de la cause : syphilis surtout, rhumatisme, etc.

BRIGHT (1) (Mal de)

Synonyme. Néphrite chronique. **Définition.** Affection caractérisée par de la néphrite à forme chronique et plus souvent scléreuse. **Anat. Pathol.** Il existe des lésions interstitielles, vasculaires ou parenchymateuses aboutissant à une néphrite mixte diffuse. Néphrite à *gros rein* : *épithéliale* du type subaigu caractérisée par un rein pesant 300 gr. au lieu de 130. La décortication de la capsule se fait sans peine ; au microscope, glomérules, tubuli contorti, doublés, triplés de volume ; cellules ayant subi la dégénérescence granulo-graisseuse ; les globules blancs, cellules conjonctives, etc., forment par leur exsudation, les cylindres hyalins. Tissu conjonctif, normal. *Néphrite interstitielle à petit rein* rouge, atrophique (50 à 80 gr.), hypertrophie du ventricule gauche, capsule rénale adhérente ; section granuleuse et kyste vu à un faible grossissement, le tissu conjonctif semble étouffer les glomérules, les tubes sont au centre des granulations ; artério-sclérose des vaisseaux. La néphrite mixte associe les lésions du parenchyme et du tissu conjonctif. La néphrite saturnine est épithéliale. Théories : début par le tissu conjonctif interstitiel, artério-sclérose (Lancereaux, etc.), cirrhose épithéliale systématisée (Charcot, etc.) Avec le picro-carmin on reconnaît l'épithélium par ses cellules, les cylindres hyalins par leur transparence (comme du verre), les colloïdes par leur coloration jaune paille (granuleux). **Etiol. pathog.** Intoxications, infections, artério-sclérose. Peut succéder à une néphrite aiguë (scarlatine surtout) ; goutte, saturnisme, syphilis, parfois la cause échappe. Les maladies infectieuses causent de la néphrite aiguë, les autres causes provoquent la néphrite interstitielle. On attribuait les œdèmes

---

(1) Cet article a surtout un intérêt rétrospectif ; voir pour les idées actuelles, sur la question, l'article néphrites.

à de l'hypoalbuminose du sang, à l'hydrémie, à une paralysie des capillaires, etc. L'explication pathogénique admise à l'heure actuelle est celle de la rétention des chlorures de Widal, Lemierre et Javal : expérimentation, lait salé (Chauffard, etc.).

Symptômes. Débute par l'accélération du pouls 90, 100, 120. Tension artérielle modérée au début, râles d'œdème pulmonaire légers, fatigue générale accrue par l'abus de la viande. *Petits signes* du brightisme de Dieulafoy : pollakiurie par trouble d'excrétion vésicale (6 à 8 fois par nuit); polyurie par trouble de sécrétion rénale, surtout dans les variétés de type conjonctif prédominant; doigt et bras morts, bourdonnements d'oreilles, dureté de l'ouïe, vertige de Ménière, démangeaisons (urée?) : crampes, spasmes musculaires, épistaxis légères matutinales, secousses électriques, signe de la temporale flexueuse et tendue. Les *œdèmes* constituent des signes importants du mal de Bright. Ils commencent par la face, avec bouffissure des paupières, etc.; œdème du poumon, du larynx, des malléoles. A la période des œdèmes, on trouve de l'albumine et des cylindres, la tension atteint ou dépasse 22, le cœur est hypertrophié, bruit de galop; éclat diastolique. Les grands signes urémiques sont ensuite : une céphalée intense, de l'angoisse cardiaque, des vomissements incoercibles. On distingue des formes d'urémie dyspnéique (violent accès), cérébrale (épileptiforme, délirante, comateuse), etc. Grande épistaxis à tamponnements; hémorragies diverses, sueurs, Cheynes-Stokes; coma. Autres complications : angine de poitrine, amblyopie, rétinite albuminurique, etc.

Formes : *gros rein :* œdèmes, anasarques, épanchements des séreuses, céphalée, troubles visuels fréquents, urines rares avec albumine et cylindres; petits signes, hypertrophie et bruit de galop du cœur, urémie rare. Infections secondaires possibles, pneumonie, érysipèle, etc., *Petit rein :* Marche lente. Œdèmes rares. Petits signes fréquents : troubles cardiaques et d'hypertension constants, dyspepsie, urémie, hémiplégie, apoplexie. *Mixte :* néphrite commune à types intermédiaires. Voir à néphrite la classification de Widal et celle de Castaigne. On a récemment mis en relief l'importance respective des syndromes chlorurémiques azotémiques. **Pronostic.** Variété épithéliale, dure un à deux ans ; conjonctive : cinq à dix ans. La guérison est rare, mais a été constatée. Le pronostic dépend moins de la quantité d'albumine que des signes concomitants. La mort survient par hémorragies, lésions du cœur, du poumon, du cerveau. C'est l'urémie qui constitue le meilleur élément pronostique de certitude d'après Widal, car une azotémie avec 3 gr. par litre de sérum est très grave. L'albuminurie ne prouve rien. Elle manque avec des lésions graves et elle est abondante parfois sans lésions sérieuses.

Diagnostic. Importance des petits signes, au début surtout s'ils sont réunis en grand nombre. Diagnostic des variétés hydropigène, hypertensive, hydrurique. Ensuite la tension artérielle, le bruit de galop, les œdèmes qui caractérisent surtout la variété hydropigène, l'examen des urines, la céphalée, les crampes, la dyspnée, la rétinite facilitent le diagnostic. Radioscopie. Dans de nombreux cas, il est indispensable d'avoir recours aux procédés d'étude de l'insuffisance rénale : toxicité urinaire (50 gr. par k. de lapin, Couchard) ; perméabilité rénale au bleu de méthylène en injection ; cryoscopie — 0.58 au lieu de, pour le sérum — 0.56. Loi de Raoult : l'abaissement du point de congélation d'un liquide en solution est proportionnel au nombre des molécules dissoutes dans l'unité de volume de dissolution. Voir Maladies des Reins pour l'étude de l'insuffisance rénale et Néphrites pour le diagnostic des variétés. Recherche de l'urée sanguine et de la constante d'Ambard. Le *chlorobrightisme* se distingue de la maladie de Bright par les signes de la chlorose associés aux petits du brightisme. Les dyspepsies, l'asthme, l'emphysème, les maladies du cœur, la pleurésie, les troubles cérébraux ne doivent pas être confondus avec le mal de Bright. On ne saurait trop répéter qu'il existe des albuminuries transitoires, dans des circonstances multiples ; il ne faut pas plus les rapporter, sans signes nets, au mal de Bright, qu'une glycosurie passagère au diabète.

Traitement. Régime déchloruré de Widal et Javal, mitigé. Le lait contient 1.50 de sel par litre. Pâtes, purées, sucre, viandes, crèmes, salades. Pilocarpine, iodure de sodium, calcium, santhéose, diurétine, drastiques, révulsion locale, néphrine. Analyse d'urine mensuelle. Contre les grands accidents urémiques : saignée ; contre la dyspnée 0.04 d'ipéca et deux milligr. d'opium toutes les heures (Dieulafoy). Contre l'hypertension, diète, repos, hypotenseurs, saignée ; contre le symptôme de néphrite hydrurique, régime hypoazoté et hypochloruré ; contre la céphalée : sangsues et antipyrine : contre les vomissements urémiques : diète absolue. Peser les brightiques régulièrement et à la moindre menace d'hydratation, révélée par une augmentation de poids, cure de déchloruration. Prophylaxie : scarlatine, froid et causes habituelles.

BRONCHECTASIE

Synonyme. Dilatation des bronches. **Anat. Pathol.** Écoulement du pus à la section ; poumon de batracien de Trousseau. Types : ampullaire (le plus fréquent, avec variété sacciforme) ; cylindrique, moniliforme, en chapelet siégeant surtout aux bases, sauf pour les moniliformes ; les cellules de l'épithélium, de cylindriques sont devenues cubiques ; les fibres musculaires lisses ont disparu : streptocoques ; microbes pyogènes (bacilles pyogènes, fœtidus, etc.). **Étiol. Pathog.** Succède à bronchite ou broncho-pneumonie surtout grippale. Dilatation par accumulation ou de secrétion par la toux, etc., à la manière d'une artère privée de sa tunique élastique. Hérédité, artério-sclérose, impaludisme, syphilis héréditaire. Cirrhose rétractile ou théorie pulmonaire de Corrigan ; théorie pleurale de Barth, théorie bronchique de Stokes, Cornil, Ranvier.

Symptômes. *Bronchorrée* muqueuse, puis purulente, simulant la vomique par son abondance, 150 à 400 gr. ; répétée 2 ou 3 fois en vingt-quatre heures *odeur fétide*, tenace. Au repos, le liquide expectoré donne une couche supérieure aérée (graisse et divers cristaux), une couche moyenne muqueuse, une couche inférieure profonde, véritable purée verdâtre, riche en microbes, (saprogènes, anaérobies) et champignons (leptothrix, aspergillus). Hémoptysie par rupture vasculaire. Toux le matin, dyspnée légère. Dépression surtout à la partie moyenne et par sclérose postérieure. Matité à la percussion du poumon ; à l'auscultation, **signes de caverne**, tympanisme, souffle à la base et à la partie moyenne du poumon, gargouillement. **Pronostic.** Marche lente ; peut aboutir à l'asystolie, à la gangrène, à des phénomènes toxiques, infectieux ou de consomption, dus à une hémoptysie.

Diagnostic. Expectoration abondante et fétide ; signes de caverne et hémorragie avec un état général assez bon. Le diagnostic se fait avec les cavernes pulmonaires de la tuberculose (siège au sommet et signes concomitants), avec la gangrène pulmonaire (expectoration vineuse et odeur caractéristique). En pratique, la vomique et la bronchectasie ne peuvent pas être confondues. **Traitement.** Il faut traiter les poussées, prévenir les infections associées, modifier l'expectoration : terpine, hyposulfite de soude, etc. La prophylaxie consiste à traiter les bronchites qui traînent trop longtemps, à faire de la gymnastique respiratoire et à combattre la cause habituelle de la bronchite. En chirurgie on cite quelques cas de pneumotomie, pneumothorax artificiel et thoracoplastie extra-pleurale, appliqués à la bronchectasie.

BRONCHES (Maladies des)

(V. examen de l'appareil respiratoire.) Séméiologie. Les signes caractéristiques des bronchites sont les suivants :

Bronchite aiguë : Toux d'abord sèche, suivie ensuite d'expectoration muqueuse ou muco-purulente. Oppression à siège rétro-sternal. Percussion, sonorité normale, auscultation : râles d'abord secs, ronflants ou sibilants, puis humides, bulleux, sous-crépitants. État général peu grave.

Bronchite chronique : Toux moins fréquente : survenant par quintes, accompagnée d'une expectoration rare dans le catarrhe sec, muco-purulente ou séreuse dans la bronchorrée. Sonorité normale. Râles humides et divers. Pas de fièvre et bon état général.

Bronchectasie : Succède le plus souvent à la précédente ; expectoration très abondante, puriforme, d'un vert sale, survenant surtout après les repas, percussion à son tympanique ou submatité ; auscultation : râles bulleux, disséminés, gargouillement, souffle à la partie moyenne et à la base.

Bronchite fétide : se distingue de la précédente par l'absence de signes cavitaires et la présence de débris pulmonaires et par l'odeur de l'haleine et de l'expectoration.

Bronchite capillaire : Signes de bronchite et d'asphyxie ; dyspnée ; tirage épigastrique, pouls accéléré, fièvre ; sonorité normale, diminuée chez l'enfant et le vieillard ou râles sous-crépitants, bulles fines, en foyer au milieu de râles ronflants, sibilants, etc., disséminés. Très souvent, les signes fonctionnels permettent seuls de faire le diagnostic, les foyers étant trop petits pour être entendus. La dyspnée du croup n'est pas aussi progressive, procède par accès avec symptômes laryngés. La dyspnée est en somme caractéristique de la bronchite capillaire, ainsi que sa rapidité d'évolution.

Broncho-pneumonie : Dyspnée : ailes du nez animées de battements rapides : toux répétée et pénible. Fièvre. Percussion assez souvent normale ; auscultation : râles disséminés, râles en foyer) souffle, respiration exagérée, puérile. Si le diagnostic est parfois hésitant entre la broncho-pneumonie et la bronchite capillaire, la rapidité d'évolution de cette dernière maladie permet d'être fixé au bout de deux ou trois jours. Quand la mort ne survient pas dans ce délai, il s'agit de broncho-pneumonie.

Asthme : Crise à début brusque, respiration *ralentie*, pas de fièvre, bonne santé dans l'intervalle des accès, survient surtout la nuit, sauf l'asthme des foins qui se distingue par sa périodicité, la saison, etc.

Coqueluche : *Reprise* inspiratoire et quintes caractéristiques. Bon état général le plus souvent.

Syphilis des bronches et de la trachée : Douleur et étranglement dans la région rétro-sternale, cornage, dyspnée, voix conservée, larynx immobile dans la déglutition.

BRONCHITES

Bronchite aiguë. — **Définition.** Inflammation des grosses et moyennes bronches. **Anat. Pathol.** Gonflement de la muqueuse, érosions, mucosités bronchiques, vascularisation, légère dilatation du cœur droit. **Etiologie.** Bien que les causes de la bronchite : refroidissement, infections, etc., semblent agir sous la flore microbienne de l'appareil respiratoire, le rôle de chaque espèce microbienne est mal précisé. La bronchite se retrouve dans la rougeole, la grippe, l'asthme ; les bronchites des cardiaques, des brightiques sont des pseudo-bronchites (dyspnée urémique, congestion d'origine cardiaque).

Symptômes. Etat général variable mais peu grave ; toux, *expectoration muqueuse* ou muco-purulente, oppression à siège rétro-sternal, sonorité normale et, dans la période de crudité, *râles* d'abord secs, *ronflants* (grosses bronches), *sibilants* (bronches moyennes), puis humides, bulleux, sous-crépitants. Inspiration rude ; expiration prolongée (période de coction). Chez l'enfant pas de crachats avant 6 ou 7 ans. Durée 2 à 3 semaines ; guérison habituelle ou chronicité, ou propagation aux petites bronches chez les enfants et les vieillards (catarrhe suffocant, bronchite capillaire). La bronchite des enfants peut être d'origine digestive. La bronchite syphilitique est fréquente au début de l'infection. Les bronchites professionnelles (poussières minérales ou végétales), les bronchites cardiaques sont liées à leur cause.

Diagnostic. Avec la laryngite, la coqueluche (reprise inspiratoire), le croup ; dans certains cas encore, penser à l'hystérie, aux vers intestinaux. Traitement symptomatique banal : révulsion, benzoate de soude, calmants de la toux. Antisepsie rhino-bucco-pharyngée.

Bronchite chronique.—Définition. Inflammation chronique de la muqueuse des grosses et moyennes bronches. **Anat. Pathol.** Epaississement fibreux de la muqueuse ; ulcérations superficielles. **Etiologie.** Succède à la bronchite aiguë ou est associée encore plus souvent à l'asthme, au brightisme, aux cardiopathies, à la tuberculose, à la goutte, aux intoxications par médicaments, vapeurs ou gaz.

Symptômes. Toux moins fréquente, quinteuse; *expectoration* rare dans le catarrhe sec, *séreuse* (crachats ayant la consistance de l'empois) ou muco-purulente (crachats verts, jaunes) dans la bronchorrhée. Respiration sifflante, sonorité normale, *râles ronflants, sibilants, muqueux* à grosses bulles. Inspiration prolongée et expiration de l'emphysème. Pas de fièvre, pas de troubles de l'état général. Marche variable. La maladie peut se compliquer d'emphysème, de lésions du cœur droit par gêne respiratoire, de dilatation des bronches, de pneumothorax par rupture de vésicules pulmonaires, de bronchite pseudo-membraneuse chronique (dyspnée, expectoration de membranes ramifiées de 2 à 10 centimètres de long et plus). En plus des causes de l'adulte, penser, chez l'enfant, à l'obstruction du nez, aux végétations, à l'adénopathie.

Diagnostic : avec la dilatation des bronches, (odeur et abondance de l'expectoration, signes cavitaires), avec la tuberculose pulmonaire, avec les congestions des cardiaques et des brightiques. Elle peut être associée à l'emphysème, l'asthme. **Traitement.** Se propose d'agir sur la toux, sur la gêne respiratoire et sur l'expectoration. Inhalations. Antisepsie des voies aériennes. Eaux sulfureuses, et aussi Mont-Dore. Calmants balsamiques, créosote (Emulsion Marchais) sulfureux. Hygiène générale. Enfants : huile de foie de morue, vin iodotannique ; chez les arthritiques : arsenicaux ; chez les cardiaques et les vieillards ; toniques du cœur. Pas de sulfureux dans la vieillesse, de balsamiques chez les rénaux, d'iodures dans l'emphysème. Il faut respecter l'estomac, insister sur les inhalations d'eucalyptol et de goménol.

BRONCHITE CAPILLAIRE

Synonyme. Catarrhe suffocant. *Définition.* Inflammation des petites ramifications bronchiques avec signes de bronchite et d'asphyxie associés. **Anat. Pathol.** Zones de tissu compact, non crépitant, atélectasié, connu sous le nom d'état fœtal (en arrière et aux bases). En avant et en haut, zones d'emphysème ; les parois dans le rameau intralobulaire sont infiltrées de cellules embryonnaires, aux dépens des cellules cylindriques ; alvéoles voisins respectés.

Symptômes. Début brusque au cours d'une autre maladie ; *dyspnée* extrême, *ailes du nez animées de battements rapides ;* respiration 50 à 80 ; pouls 140 à 160 ; tempéra-

rature 39 à 40 ; *toux quinteuse* ; expectoration au-dessus de
5 à 6 ans seulement ; sonorité normale ou diminuée chez
l'enfant ou le vieillard, râles sous-crépitants fins, caractéristiques des lésions des petites bronches ; bruit de tem-
pête (Récamier) ; asphyxie. La petitesse des foyers ne permet pas toujours de les entendre et les signes fonctionnels
l'emportent sur les signes physiques. Évolution, 2 à 4 jours.
Mort fréquente. Formes catarrhale, asphyxique et toxique
(hyperthermique.)

Diagnostic. Le diagnostic doit être fait avec celui de la
broncho-pneumonie. La bronchite capillaire a une marche
plus rapide et fatale ; quand surviennent des poussées successives de dyspnée après 4 jours, il s'agit de broncho-pneumonie. Dans la bronchite capillaire, submatité et souffle ;
dans la congestion pulmonaire il n'y a pas de dyspnée,
l'état est moins grave ; granulie, croup, bronchite pseudo-
membraneuse. **Pronostic.** Grave chez l'enfant comme chez
le vieillard.

Traitement. Isolement, ventouse, ipéca, strophantus,
huile camphrée, (strychnine chez les vieillards) oxygène.
Enfants : bain 35°, matin et soir, enveloppement de
Heubner (eau de moutarde, 500 gr. de farine pour 1 l. 1/2
d'eau), 10 à 20 minutes, ou bain sinapisé, un seul par jour.
Inhalations, vaporisations, boissons abondantes. Colloïdaux.
Oxygène.

BRONCHITE FÉTIDE

Définition. C'est une gangrène des extrémités bronchiques. **Anat. Pathol.** Destruction de l'extrémité bronchique. **Etiol. Pathol.** Est le plus souvent secondaire ou
causée par l'alcoolisme. **Symptômes.** L'odeur caractérise
la bronchite fétide. Le pronostic est grave, l'asystolie étant
fréquente. **Diagnostic.** Ne doit pas être confondue avec les
rhumes, les abcès de la plèvre, gangrène du poumon et la
bronchectasie. Dans la bronchectasie il y a des signes cavitaires et dans la bronchite fétide des débris pulmonaires.
Traitement. Isolement, antisepsie pulmonaire et du milieu
par le goménol, l'hyposulfite de soude.

BRONCHO-PNEUMONIE

Définition. Inflammation du lobule pulmonaire. **Anat. Pathol.** Le poumon ne s'affaisse pas à l'autopsie ; zone emphysémateuse intérieure, postéro-inférieure, splénisation et hépatisation. Atélectasies latérales. Lésions de bronchite capillaire et lésions intralobulaires avec congestion, hépatisation, atélectasie et périartérite, bronchioles distendues, cellules embryonnaires dans le tissu conjonctif péribronchique. Lésions lobulaires : splénisation et hépatisation rouge et grise. Formes à foyers disséminés et formes pseudo-lobaires. Ces lésions évoluent vers la suppuration, la sclérose ou vers la guérison. **Bactériol.** Par ordre de fréquence : pneumocoque 38 %; streptocoque 30 %; bacille encapsulé de Friedlœnder et staphylocoques pyogènes 7 %. Pluralité microbienne. Le streptocoque domine chez l'enfant. **Etiol. Pathol.** Fréquente avant 6 ans, cause 1/4 des décès d'enfants avant un an, s'observe souvent aussi dans la vieillesse. Secondaire en général (rougeole, diphtérie, coqueluche, fièvre typhoïde et grippe). Influences de la saison, de l'encombrement, de la contagion ; autres causes : refroidissement, corps étranger, etc.

Symptômes. Il faut les rechercher au début, puis dyspnée (30 à 50 respirations et davantage), *battement des ailes du nez* chez les petits enfants. Type inverse de respiration expiratrice. Toux. Tirages *sous, sus-sternal, latéral. Signes généraux : fièvre* 39 à 41° à courbe irrégulière, pouls à 120, 130. A début parfois par bronchite capillaire, la palpation et les vibrations sont augmentées; *submatité* à la percussion très douce; à l'auscultation, râles sous-crépitants, secs, puis *souffle; déplacement des foyers,* bruit de friture ou râles fins, abolition du murmure vésiculaire. Convulsions dans le premier âge. Chez le vieillard : toux, dyspnée, râles et souffles fugaces; évolution insidieuse, presque sans fièvre, mais adynamie et langue sèche parfois; dans le catarrhe suffocant, dyspnée, expectoration rare, pouls petit, coma, radioscopie. **Pronostic.** Cause la mort comme complication de la diphtérie dans la proportion de 9 cas sur 10 et comme complication de la rougeole dans la proportion de 60 % ; la mort (75 % au-dessous de 3 ans) peut survenir par **asphyxie**; guérison complète ou adénopathie trachéo-bronchique. La maladie dure de 3 à 20 jours chez l'enfant. La forme tuberculeuse évolue en quelques semaines ou quelques mois.

Diagnostic. A la suite d'une des affections citées à l'étiologie, la dyspnée et les signes variables de l'auscultation caractérisent la broncho-pneumonie. La bronchite capillaire elle, tue en trois ou quatre jours. La pleurésie et la pneumonie se diagnostiquent aisément par les signes physiques nets, unilatéraux et le début brusque ; dans la congestion pulmonaire, les signes généraux sont moins marqués. Dans la tuberculose, les lésions siègent au sommet : micro-polyadénie ; ne pas oublier que les cavernes pulmonaires sont fort rares chez l'enfant. (Examen des crachats).

Traitement. Chez l'adulte : ventouses, sinapismes, oxygène, huile camphrée, acétate d'ammoniaque, nitrite d'amyle (Hirtz), colloïdaux. Chez le vieillard le danger est au cœur. Broncho-pneumonie de l'enfant : changer l'enfant de position dans le lit, surtout au-dessous de 5 ou 4 ans ; vaporisations continuelles ; alimentation légère, boissons abondantes à partir de 39°. Enveloppements froids avec 1/4 d'alcool ; ou enveloppement d'Heubner, ou bains tièdes de 26 à 32 sans aucune contre-indication. Boîtes d'ouate, quinine, benzoate de soude, alcool, oxygène, colloïdaux. Bains chauds chez les tout petits enfants, chez les vieillards et chez les nerveux. Bien traiter la convalescence. Quant à l'ipéca, souvent prescrit, il faut pour l'employer, et encore au début seulement, avoir la main forcée. Prophylaxie ; isolement, antisepsie du nasopharynx, balnéation chaude.

Brown-Séquard (syndrome de). — Myélite hémilatérale avec hémi-paraplégie du côté correspondant à lésion médullaire et hémi-anesthésie opposée ou croisée ; zone anesthésique entre deux bandelettes ; s'explique par l'entrecroisement des fibres de la motilité au niveau du bulbe.

BUBON

Du mot grec : βουβῶν, aine.

Peut être précoce ou tardif, est plus fréquent chez l'homme que chez la femme. C'est une tumeur de volume variable parallèle au pli de l'aine. La suppuration est causée par des microbes pyogènes et le bacille de Ducrey, soit que le bubon ne devienne chancrelleux que secondairement, selon l'opinion de Straus, soit que le bacille arrive aux ganglions par voies lymphatiques. Les cultures du sang gélosé de Bezançon, etc. et des recherches toutes récentes admettent cette voie lymphatique. Le pus est phlegmoneux dans le bubon chancrelleux. Le pronostic est lié au tempérament et au nombre de ganglions intéressés. Traitement : repos, applications humides, onguent napolitain (érythèmes), ichtyol, collargol. Quand il y a suppuration, 1/2 cent. c. de benzoate de mercure au 100e (NaCl). Nous employons la ponction capillaire le plus souvent avec pansements compressifs; injections de sublimé ou de nitrate au 100e, vaseline iodoformée, eau oxygénée, chlorure de zinc, eau chaude. S'il y a phagédénisme, bleu de méthylène ou remplir la plaie de goudron de hêtre 10 et sulfate de chaux 50 (Finger). Il faut intervenir plus activement dans les bubons chroniques, râclage avec la curette, cautérisation au chlorure de zinc au 10e, suture des bords et du fonds de la plaie.

BULBO-PROTUBERANTIELLES (Lésions)

Étiologie. Infections, diabète, syphilis, hémorragie, ramollissement, tumeurs. **Anat. Pathol.** Poliencéphalites supérieures : lésions de la substance grise et des artérioles de l'aqueduc de Sylvius; poliencéphalites inférieures : lésions de la substance grise du 4e ventricule. Dans la paralysie bulbaire, rien à l'autopsie. Poliencéphalites supérieures aiguës.

Symptômes et Diagnostic. Vertiges, vomissements, mauvais état général; ophtalmoplégie nucléaire n'atteignant pas tous les muscles (releveur palpébral parfois respecté), ptosis, strabisme, diplopie, névrite optique. Parole traînante, troubles de la marche et des mouvements des membres. Mort en 10 à 12 jours.

Poliencéphalites supérieures chroniques : meilleur signe : ophtalmoplégie progressive, ptosis, strabisme, maladie en pleine évolution en quelques années : l'œil semble « *figé dans la cire* ». Le sujet renverse la tête en arrière pour suivre les objets. Le *faciès d'Hutchinson* désigne la fixité des yeux et cette attitude. Les variétés syphilitique et diabétique peuvent guérir.

Poliencéphalites inférieures : syndrome bulbaire : *dysarthrie* (paralysie des lèvres et de la langue) ; dysphagie (paralysie du voile du palais) ; paralysie oculaire, ptosis ; paralysie faciale ; troubles cardio-respiratoires, sphinctériens et urinaires (polyurie). Température élevée. Évolution en deux ou trois semaines. Les tumeurs n'évoluent ni avec cette température, ni avec cette rapidité.

Dans la paralysie bulbaire asthénique : ptosis progressif, strabisme, diplopie. Pas de troubles pupillaires. La langue et les maxillaires sont pris ensuite, puis les organes relevant du facial supérieur ; faciès d'Hutchinson. En somme c'est la réunion des signes de la poliencéphalite supérieure et de la paralysie glosso-labio-laryngée. Mais dans la paralysie bulbaire les paralysies sont plus nettes et la réaction myasthénique accuse la fatigue rapide des muscles traités par le courant faradique tétanisant.

Les *hémorragies* causent la mort subite ou une hémiplégie, type Millard-Gubler. Les tumeurs peuvent ne se traduire que par un signe isolé ou par le syndrome bulbaire. De même, l'ictus apoplectique du ramollissement avec foyer important entraine rapidement la mort ou encore une hémiplégie alterne, une paralysie bulbaire. Dans l'ictus bulbo-protubérantiel : contractures, convulsions, myosis, troubles cardio-respiratoires, hémiplégie alterne, hyperthermie. Rappelons enfin que le syndrome de Millard-Gubler se caractérise par de la paralysie faciale de type périphérique s'étendant parfois au facial inférieur, avec hémiplégie croisée. Les lésions bulbo-protubérantielles se caractérisent d'ailleurs par cette hémiplégie croisée associée à une paralysie des nerfs crâniens. Dans le syndrome glosso-labio-laryngé sont pris les nerfs crâniens suivants : VII, X, XI et XII.

CANCER DE L'ESTOMAC

Définition. Néoplasme du pylore, du cardia et des courbures de l'estomac. **Anat. Pathol.** Epithéliome, squirrhe, peut être limité ou frapper l'estomac entier (linite plastique), encéphaloïde, masse molle, blanc rose, cancer colloïde, gélatineux, par dégénérescence muqueuse. Tumeur, plaque, ulcération, anneau soit du pylore 75 °/o, soit du cardia 10 °/o, soit de la grande et petite courbure 10 et 20 °/o ; au microscope, cellules épithéliales altérées ; cellules conjonctives, colloïdes ; dans la variété atypique (carcinome) : cellules à grands noyaux, hypertrophie de la tunique musculaire. Sessile, ou pédiculé. Généralisation par adhérences, par voie sanguine ou lymphatique. Ganglions périgastriques, souspancréatiques ; (g. douloureux du creux sous claviculaire (ganglions de Troisier). Il existe un cancer primitif ou secondaire. **Etiologie**. Le cancer est rarement précoce : en général pas avant 30 ans. *Très fréquent* chez les hommes, (67 °/o) de 50 à 60 ans. Influences de l'arthritisme, de l'hérédité, 1 sur 10, du traumatisme (Boas), des lésions antérieures de l'estomac. Étiologie d'ailleurs à l'étude. (Microbes, causes d'irritation locale, etc.). Une cellule normale ne peut se transf. en cellule cancéreuse sous une influence extérieure, mais il n'est pas douteux que les traumatismes, irritations locales, etc., facilitent le développement d'un cancer latent. Le cancer peut se greffer sur un ulcère (bords indurés). L'estomac est l'organe le plus souvent atteint par le cancer 50 °/o.

Symptômes. — Début insidieux. Sensation de plénitude, pyrosis, angiomes, tumeurs verruqueuses, taches pigmentaires, insomnie, crises de hoquet. Peut révéler sa présence par une forte hématémèse ou par le dégoût de la viande surtout et du tabac. Puis surviennent les troubles dyspeptiques douloureux ; douleur moins vive que celle de l'ulcère ; *vomissements* alimentaires et de toute nature, surtout dans le cancer du pylore; le matin vomissements sans effort (eaux de cancer), avec viande mal digérée (hypochl.), vomissements de sang 42 °/o, *marc de café* ou *couleur de suie délayée dans de l'eau*. Hémorragies occultes. Réaction bleue de Weber et coloration rouge de la réaction de Meyer (*v. ces mots*). Selles noires du melœna (rappelant l'eau de goudron). Tumeur perceptible dans 80 °/o des cas ; constipation, anorexie, dégoût persistant de la viande, amaigrissement progressif, état sérieux, anémie précoce, rapide, teint jaune, cachexie cancéreuse caractérisée par la *coloration jaune paille de la peau*, par une asthénie

prononcée et, dans les deux ou trois derniers mois, par la
phlegmatia alba dolens. Les signes classiques : vomissements, marc de café, tumeur, adénopathie, etc., sont trop
tardifs. L'absence d'acide chlorhydrique libre, les taches
lacunaires, les hémorragies occultes, le cytadiagnostic
fournissent des renseignements plus précoces. L'haleine
du malade dégage une odeur sui generis. La généralisation
se manifeste par une *adénopathie sus-claviculaire* (Troisier)
ou axillaire : les ganglions roulent sous la peau. L'yhpo-
chlorhydrie (ou même l'achlorhydrie) est révélée par la
réaction de Gunzbourg et par celle du vert brillant ;
recherche dans la 3e phase digestive d'Ewald (vert 0,18 o/o
à 1 gr. ; jaune dans l'ulcère jusqu'à 3 et 4 %). L'acide lactique, abondant, peut être décelé par la réaction d'Uffelmann ; la couleur bleue de la solution phéniquée à 4 o/oo,
étendue et additionnée d'une goutte de perchlorure de fer,
devient jaune citron. Les urines sont hypochlorurées,
phosphaturiques et azoturiques. L'urée diminue : 12 au
lieu de 20. A l'examen des débris cancéreux, grandes cellules néoplasiques entourées de globules sanguins. L'étude
du sang mélangé avec du sérum de Hayem montre des
plaques cachectiques formées par des granulations qui
emprisonnent des éléments blancs. Hypoglobulie, un
million d'hématies et leucocytose, (7000 leucocytes). L'examen radiographique révèle une image lacunaire. Le cancer
du pylore, le plus fréquent, détermine des vomissements de
stase, une douleur tardive 4 heures après le passage des
aliments, des fermentations, des ondulations péristaltiques
(sténose). L'ulcéro-cancer comporte une première période
ulcéreuse parfois très longue (10 ans ou plus), et que
termine la phase cancéreuse. On distingue des variétés
suivant le siège ou encore latente, fruste, ascitique, pleurale, pulmonaire. Complications : foie, péritonite, phlegmatia de Trousseau ; exceptionnellement fistule gastro-
colique, cachexie cancéreuse, phlébite, septicémie,
grangrène, coma par autointoxication. **Pronostic.** Durée de
1 à 2 ans. Le cancer des faces a une durée double. Évolution en quelques mois, dans le cancer des jeunes, avant
30 ans. Le pronostic dépend de l'état des orifices et de la
sténose pylorique. La mort survient par complication ou
cachexie.

Diagnostic. Cette sténose et le *cancer du pylore* sont très importants à diagnostiquer. On peut sentir une tumeur à deux travers de doigt de la ligne médiane, côté droit et quatre travers de doigts au-dessus d'une ligne horizontale passant à l'ombilic ; on note, avec le rétrécissement de l'orifice de la dilatation d'estomac, des vomissements de stase survenant quelques heures après le repas, des ondulations épigastriques, du clapotage et une cachexie précoce. On peut retirer ou obtenir par vomissement un liquide abondant, sale, saupoudré de grains noirs et d'une odeur spéciale qu'il faut avoir senti une fois pour la reconnaître utilement dans d'autres cas. Les cancers du cardia et de l'œsophage se confondent et sont difficilement accessibles. Cependant les vomissements sont précoces et les aliments ne sont pas altérés. Le cancer des faces a une marche moins rapide. L'ulcère donne une douleur plus vive chez des sujets plus jeunes et l'analyse du suc gastrique est caractéristique ; cliniquement, le diagnostic peut être difficile quand l'ulcère fait de la périgastrite et que le cancer fait de l'hémorragie sans tumeur. En général, la tumeur est un signe de certitude. Quand elle existe il faut savoir si elle n'appartient pas au foie, au pancréas, à la vésicule ; si la tumeur n'existe pas, on peut penser à de la gastrite, à de la dilatation d'estomac, à l'ulcère. Les formes larvées et le cancer lent sont très difficiles à diagnostiquer. Un diagnostic précoce permet seul d'opérer à temps. Il peut être porté non sur un signe pathognomonique mais sur ensemble de symptômes ou de procédés cyto-diagnostic, absence d'acide chlorhydrique libre : réaction de Weber ou de Meyer (*voir table*). Réaction à la benzidine (Œttinger, etc.) après 3 jours de régime sans viande ni bouillon. Coloration bleu positive, (V. t.) examen radiographique : ombre noire avec image lacunaire, taches blanches ou échancrure ; estomac déformé immobile dans la région malade, petit estomac (localisation), anachlorhydrie, 80 % ; albumine dans le liquide de lavage de l'estomac à jeun, ferments spéciaux (épreuve du tryptophan), recherche des cellules néoplasiques du pouvoir anti-trypsique qui est au dessus de la normale dans le cancer. **Traitement.** Palliatif. Régime. Traiter la douleur, l'anorexie, les fermentations, les complications. Glace, etc. ; érythrol, fluoroforme, eau

de chaux, injections fessières de 3 c. c. contenant 0,20 de
quinine, alterner avec des injections en d'autres régions de
0.10 de cacodylate de soude : condurango, morphine ;
toniques. Peptones, jus de viande, œufs battus dans du lait.
Radiothérapie. L'opération reste surtout indiquée dans les
formes pyloriques ; elle est préparée par des lavages d'estomac et des injections sucrées. La pylorectomie donne les
meilleurs résultats ; après l'opération, insister sur la quinine et l'arsenic.

CANCER DU FOIE ET DES VOIES BILIAIRES

Synonymie. Autrefois squirrhe, stéatome, corps blanc.
S'observe moins en clientèle qu'à l'hôpital. **Définition**.
Néoplasmes malins de l'organe et des voies biliaires.
Anat. pathol. Cancer *primitif ; massif* (foie ou lobe entier) forme alvéolaire ou trabéculaire du foie *clouté* ; cancer
en amande au centre de l'organe avec zone périphérique
saine ; variété d'épithéliome (Hanot) ; cancer *secondaire* :
nodosités minuscules (taches de bougie), volumineuses
(marron ou orange). Cancer des voies biliaires, épithéliome
primitif de la vésicule ; tumeur sessile juxta-ampullaire de
Hanot pour le cancer de l'ampoule de Vater et du cholédoque. Le cancer du foie est le plus souvent un épithéliome;
peuvent se rencontrer encore le sarcome, l'adéno-cancer
avec cirrhose, le mélanome (pigments analogues à ceux de
l'iris, choroïde, etc.). **Etiologie**. Primitif, un peu plus
fréquents chez les femmes après 40 ans (alcoolisme, lithiase),
chez les jeunes gens, sarcome primitif exceptionnel, chez
les enfants, sarcome aussi. Secondaire (estomac, intestin
plus commun) s'observe plus souvent chez l'homme, au
seuil de la vieillesse ; si ictère et ascite penser à l'adéno-
cancer avec cirrhose (Gilbert).
Symptômes : Cancer *secondaire*; troubles digestifs, tension pénible de l'hypocondre, hypertrophie du foie avec
bosselures inégales : *foie marronné*, frottements péritonéaux ; ictère plus ou moins prononcé (39 sur 91), ascite et
dilatation veineuse (50 %), pleurésie droite par généralisation à travers le diaphragme; *rate non modifiée de volume*,
signe important qui distingue le cancer des cirrhoses. Le

cancer secondaire est parfois une trouvaille d'autopsie. Il
existe des formes dyspeptiques, douloureuses, fébriles, etc. ;
les douleurs sont à peu près constantes, violentes, irradiées. *Cancer primitif, massif*; très rare, mêmes troubles
digestifs, anémie, insuffisance hépatique (v. ce mot), foie
hypertrophié (allant au-dessous de l'ombilic), lisse, sans
bosselures, ligneux, sans ictère, sans ascite ; acholie ; évolue en 3 ou 4 mois vers la cachexie, le coma et la mort.
Adéno-cancer avec cirrhose : épistaxis, ascite, dilatation des
veines sous-cutanées. Cancer des voies biliaires : vésicule ; inaperçu au début, puis troubles digestifs, douleur
vésiculaire, ictère intense, moins prononcé dans le type
hépatique. Dans le cancer de l'ampoule de Vater : ictère
par rétention, *signe de Courvoisier Terrier* (grosse vésicule), présence de sang dans les selles. S'il y a cancer du
cholédoque et de l'ampoule : foie gros et vésicule distendue,
perceptible. Dans toutes ces variétés cancéreuses, état général mauvais, maigreur progressive, adénopathie sus-claviculaire, cachexie parfois avec fièvre. Complications par
généralisation cancéreuse. *Pronostic.* Durée, 1 à 15 mois.
Mort par diarrhée ou phlegmatia.

Diagnostic. Peut rester latent ou faire penser au cancer
de l'estomac ; peut être masqué par la pleurésie, l'ascite.
Dans le cancer de l'épiploon, tumeur plus basse ; dans
celui du rein droit, tumeur très mobile pendant la respiration. Le cancer primitif peut être confondu avec les cirrhoses (rate normale dans le cancer). Le mélanome se diagnostique par des tumeurs mélaniques de la peau, de la
choroïdite et par les urines noirâtres (avec acide nitrique). Le
diagnostic de l'adéno-cancer est facile chez un sujet de 50 à
60 ans avec un foie hypertrophié, lisse et régulier, une rate
normale et un peu d'ictère ; plus difficile avec cirrhose
graisseuse. Le diagnostic du cancer de la vésicule est délicat à cause de la lithiase coexistante ; celui de l'ampoule de
Vater se fait rarement : on peut le confondre avec la cirrhose hypertrophique ou avec une obstruction calculeuse,
ou avec l'obstruction du cholédoque par des ganglions néoplasiques. A citer pour mémoire les congestions passives,
les kystes hydatiques, le foie syphilitique ficelé, l'hépatite
suppurée et la dégénérescence amyloïde du foie dans le
diagnostic différentiel. **Traitement.** Indications limitées.

Chirurgie du cancer des voies biliaires. Ponctionner l'ascite. Calmer la douleur ; réduire au minimum les fermentations et les troubles digestifs. Condurango, injections de quinine, compresses échauffantes. Combattre l'insuffisance hépatique. Le pourcentage des décès opératoires est au moins d'un décès sur deux.

CANCER DE L'INTESTIN

Etiologie. Vient comme fréquence après le cancer de l'etomac, du foie et du sein. **Anat. Pathol.** Siège gros intestin : rectum (80 %), tumeur, ulcération, rétrécissement.) Siilaque, côlon, cœcum et intestin grêle (sarcome). Épithéliome cylindrique, encéphaloïde, squirrhe. Le cancer latéral est peu sténosant ; annulaire : squirrhe ou encéphaloïde ; l'intestin en amont est hypertrophié : en aval, atrophié. Rétrécissement cancéreux ; péritonite avec épanchement. **Symptômes.** Troubles dans la défécation (cancer du rectum). Alternatives de constipation et de diarrhée ; selles effilées, sanglantes, dysentériques ; *mélœna* fréquent ; *ballonnement du ventre*, asthénie, cachexie, tumeur ; complications : perforation, péritonite, hémorragie. Ascite rare. *Signes fonctionnels : douleurs,* irrégularité des selles, vomissements, borborygmes. La tumeur est rarement perceptible à cause du météorisme. Le cancer du rectum (toucher rectal, rectoscopie, radiographie et biopsie) est d'ordre chirurgical ; le rechercher. Formes latentes ou formes débutant par occlusion. **Diagnostic** facile, en dehors des complications qui peuvent le cacher : péritonite, épanchement. Le cancer du gros intestin aboutit presque toujours à l'obstruction et à l'occlusion : C'est un cancer sténosant. Le cancer du duodénum se diagnostique par sa localisation fixe ; celui du cœcum aussi et par la persistance de la tumeur après un purgatif. Le cancer de l'ampoule de Vater, à point de départ intestinal, biliaire ou pancréatique, est caractérisée par une tumeur saillante (épithéliome cylindrique) et par des ictères variables, mélœna, douleur, diarrhée intense. Diagnostic précoce par la réaction de Weber. Pratiquer le toucher rectal au cas d'hémorragie, et de troubles de la défécation. **Pronostic.** Cachexie en deux ans s'il n'y a pas eu plus tôt occlusion ou perforation. **Traitement** palliatif, régime nourrissant sous un faible volume ; régulariser les fonctions et traiter les fermentations. Chlorate de soude. Chélidoine, quinine en injections, traitement chirurgical : entérectomie avant la généralisation ganglionnaire ; après : anus artificiel, etc.

CANCER DU LARYNX

Etiol. Anat. et Pathol. Causes habituelles du cancer et en outre tabagisme, arthritisme, etc. entre 40 et 50 ans, chez l'homme surtout. Sarcome chez l'enfant et épithéliome chez l'adulte ; on distingue des épithéliomes marginaux et cavitaires ou encore des cancers sus et sous-glottiques (plus fréquents) de la corde vocale inférieure, comparés à des choux-fleurs. Cancer total, cancer en végétations disséminées extralaryngée, encéphaloïdes. **Symptômes.** Voix *rauque*, enrouée (néoplasme cavitaire), toux également *rauque*, surtout dans le cancer intra-laryngé, gêne *respiratoire* intense au début, puis continue avec cornage, à timbre dur, douleurs ; troubles de déglutition (néop. marginal), *dysphagie* croissante ; surtout dans la forme extralaryngée, salivation abondante et fétide. Cou proconsulaire ; à la palpation, l'organe peut être augmenté de volume ; le larynx est élargi ; placard dur, en carapace de homard. Examen laryngoscopique. **Pronostic.** De 1 à 3 ans, l'épithéliome intra-laryngé dure plus longtemps ; 1re période laryngée ; 2· respiratoire ; 3· cachectique ou terminale. Quelquefois complications pulmonaires ou pleurales ; inanition. **Diagnostic.** Difficile au début. Examen par procédés nouveaux ; tumeurs bénignes, sans troubles, papillomes surtout ; penser à la syphilis (traitement d'épreuve n'excédant pas une ou deux semaines), ensuite à la tuberculose avec infiltration ulcéreuse végétante, laryngite hypertrophique. **Traitement.** Le traitement chirurgical précoce assure une survie de plus d'un an. Palliatifs ; calmants avec les repas contre la dysphagie, pulvérisation, lavements alimentaires. Eau oxygénée, chloral, adrénaline, contre les hémorragies, la suppuration, calmants antiseptiques, etc. Laryngotomie et au cas de grandes lésions, ablation totale du larynx, trachéotomie inférieure contre l'asphyxie. Essais de vaccin (Rappin).

CANCER DE L'ŒSOPHAGE

Etiol. et Anat. Pathol. Relativement rare, s'observe surtout vers 60 ans et chez l'homme siège le plus souvent aux parties inférieure et moyenne, épithéliome pavimenteux surtout lobulé ou encore épithélioma pavimenteux à globes épidermiques de kératine encéphaloïde, squirrhe. Siège : le tiers moyen le plus souvent ; plaque ou tumeur unique, plus souvent primitif que secondaire. **Symptômes.** *Dysphagie progressive* intermittente d'abord, puis permanente, pseudo-vomissements, régurgitations salivaires, salive abondante et sanieuse, alimentation très difficile, douloureuse, par compression médiatinale, vomissement des mucosités puis de liquides fétides parfois sanguinolents ; hoquet ; bruit de glouglou ; altération de la voix et paralysie d'une corde vocale, douleur (n. récurrent), dyspnée, toux, engorgement ganglionnaire. **Pronostic** fatal ; durée 1 à 2 ans ; mort par cachexie, tuberculose, perforation de la trachée et des bronches, annoncée par la toux et la suffocation ; communication avec la plèvre, le poumon, l'aorte. Complications : vasculaires pulmonaires, tuberculose, nerveuses, trachéo-laryngées, pleurales et péricardiques, périœsophagiennes. **Diagnostic.** La dysphagie et l'âge facilitent le diagnostic. La dysphonie et la voix bitonale (paralysie d'une seule corde) font penser au cancer de l'œsophage. Au début, il faut penser à l'adénopathie, à un anévrysme ou cancer du poumon s'il y a des signes œsophagiques, nets, le spasme disparait (le rétrécissement a pour lui les commémoratifs et l'absence d'engorgement ganglion naire) : examen des débris. Penser à la sténose syphilitique. Tumeurs du voisinage : anévrysmes, ganglions, cancer du médiastin s'il s'agit de spasme ; début brusque, intermittence, terrain nerveux ; la syphilis, l'ulcère, les substances corrosives peuvent faire des cicatrices ; cancer par élimination. Cathétérisme prudent (débris de tumeur) utilisé aussi pour l'alimentation et la dilatation. Diagnostic radiologique. Radium, œsophagoscopie, gastrostomie au début pouvant donner une survie de deux ans.

CANCER DU PANCRÉAS

Etiol. Anat. Pathol. Surtout primitif — rare — 40 à 60 ans. Siège : surtout à la tête ; volume : œuf, poing ; généralisation rare ; au microscope type glandulaire, type excréteur. **Symptômes.** Dyspepsie ; douleurs épigastriques profondes, irradiées aux lombes ; ictère, cachexie rapide. *L'ictère est progressif*, continu, jaune foncé, presque noir et s'accompagne de décoloration des selles. Cet ictère est dû à une compression cholédocienne ; foie gros, puis atrophié plus tard. Dilatation de la vésicule (loi de Courvoisier-Terrier) ; selles graisseuses mais non toujours ; viande mal digérée, glycosurie et ensuite insuffisance hépatique, diabète maigre par destruction presque complète du pancréas. Signes tardifs : tumeur et compression de la veine porte (ascite). Le cancer du corps, assez rare, se caractérise par des douleurs qu'il faut distinguer des crises gastriques du tabès : vésicule non dilatée. **Pronostic** grave. Mort par cachexie ou hémorragie. **Diagnostic.** Par l'intensité et le caractère progressif de l'ictère ; amaigrissement et cachexie rapides ; vésicule dilatée pour le cancer de la tête ; dans le cancer du corps, pas de dilatation vésiculaire. Éliminer les ictères sans décoloration des fèces. Coliques hépatiques : vésicule rétractée, pas de cachexie, peu d'ictère ; cancer vésical, tumeur contiguë avec le foie ; cancer de l'ampoule de Vater : ictère, diarrhée intense. Seule l'opération, dans quelques cas, permet le diagnostic. **Traitement.** Opothérapie et fistule biliaire cutanée, morphine ; laparotomie dans le cancer du corps ; cholécystostomie dans le cancer de la tête.

CANCER DU POUMON

Etiol. Anat. Pathol. Surtout secondaire, nodulaire (cancer du sein), moins souvent cancer abdominal (voie lymphatique ou veineuse : veine-porte, veine-cave), bloc ou *noyaux* près de la plèvre ; histologie variable ; sarcome, carcitome, épithéliome ; dans le cas de cancer primitif massif, tumeur encéphaloïde. **Symptômes.** C'est assez souvent une trouvaille d'autopsie ; simple *dyspnée* par compression, rappelant la pleurésie ; *toux* sèche, d'autres fois point de côté très *douloureux*, amaigrissement, teint jaune; *expectoration gelée de groseille* caractéristique, mais rare; l'examen microscopique est plus utile. Hémoptysie, compression des organes du médiastin; voussure thoracique, souffle, pectoriloquie avec égophonie, râles sous-crépitants. **Diagnostic.** Repose sur l'âge, sur l'expectoration gelée de groseille et sur la coexistence d'adénites sus-claviculaires ou axillaires. Il peut exister aussi des signes de compression du médiastin. Dans la tuberculose, absence de fièvre et de transpiration, examen des crachats, recherche des bacilles. S'il y a expectoration, éliminer l'infarctus, la gangrène; examen microscopique; compression du récurrent; le diagnostic avec les pleurésies, tumeurs du médiastin, etc. exige la recherche des cellules cancéreuses; radioscopie. Évolution de 4 mois à 2 ans. La mort survient soit par cachexie, soit par hémorragie, soit par syncope (pneumogastrique) soit par coma (épanchement ventriculaire). **Traitement.** Analgésiques externes et internes. Contre les hémoptysies : ventouses, sinapismes, ergotine, chlorure de calcium; les aspirations, *partielles* pour n'être pas anémiantes, ne peuvent être refusées dans les pleurésies cancéreuses. Toniques, etc.

CANCER DU REIN

Etiol. Anat. Pathol. Epithéliome alvéolaire, adénome, sarcome au-dessous de 5 ans. Début lent. *Hématurie* fréquente, totale, *spontanée*, de durée variable, et disparaissant comme elle est venue, sans cause apparente, signes qui la caractérisent bien. Les symptômes douloureux qu'on peut attribuer à une colique néphrétique, sont exceptionnels et tardifs. Chez l'enfant : palpation bimanuelle de Guyon pour les épithéliomes : par des secousses on obtient des ballottements analogues à ceux du fœtus. Varicocèle par compression des veines spermatiques; ascites, œdèmes par gêne de la circulation abdominale. Durée : épithéliome de l'adulte et sarcome 3 à 5 ans; sarcome de l'enfant plus rapide (quelques mois). **Diagnostic** avec tumeur du foie, rate, ovaire, tuberculose rénale (caillots vermiculés, hématuries moins abondantes), calculs; rechercher le rein malade. Examen des urines, cytologie, recherche des hémorragies infimes.

V. réactions de Meyer, d'Œttinger, etc. **Traitement.**
Néphrectomie lombaire, curative au début, palliative ensuite,
faisant cesser pour un temps les douleurs (morphine) et les
hématuries (calcium, ergotine). Toniques, quinine.

Note relative à plusieurs cancers. — L'étude du cancer
est en progrès réel. Son étiologie est très fouillée, le traitement plus efficace. On arrive aussi à mieux voir la lésion ou
ses effets, grâce à la radioscopie, à l'endoscopie, à la biopsie. La réaction de fixation, la méthode des précipitines
paraissent d'une utilité discutable. A défaut de substances
spécifiques, d'autres substances méritent d'être retenues à
cause de leur importance diagnostique : les isolysines et les
antitrypsines ou lipoïdes. Les cancers inopérables bénéficient de la radiothérapie, de la radiumthérapie et de la sérothérapie. On a employé avec des succès variables l'atoxyl,
la quinine, la cholestérine et les préparations à base de
chlore ; les injections de trypsine ou de ferments combinées
avec l'action des rayons de Rœntgen, l'opothérapie, le corps
thyroïde et le thymus. Une combinaison d'éosine-sélénium
(Wassermann) injectée à la souris fait preuve de nucléotro-
pisme (dépôt sur le noyau cellulaire, etc.) vis-à-vis des cellules cancéreuses. L'injection intraveineuse est inactive,
localement aurait une action curatrice nette. En raison de
la toxicité du sélénium, on a proposé le sélénium colloïdal.
Enfin, sels de cuivre. Des sels de quinine nouveaux, en
injections, sont très conseillés dans la plupart des cas en
alternant avec l'arsenic. (*V. nos traitements nouveaux en
clientèle.*)

Catalepsie. – Dans la catalepsie, le membre soulevé
reste en l'air, conservant l'attitude qu'on lui impose : le
malade ne dirige plus la contraction musculaire de ses
muscles.

Catatonie. — Le malade conserve l'attitude imposée
ou choisie par lui et c'est alors la catatonie active. Il a donc
conservé le pouvoir de contracter ses muscles.

Causalgie. — (de Weir-Mittchell) : syndrôme caractérisé par de l'hyperesthésie et un gonflement rouge, œdémateux, douloureux des téguments.

CÉPHALÉES

Définition. Mal de tête. Chez les enfants il faut penser en première ligne aux troubles digestifs; pour Comby les céphalées, dites de croissance, sont dyspeptiques; elles s'exaspèrent après le repos et occupent toute la tête; dans les céphalées nerveuses, les parents pensent trop vite à la méningite; clou, absence de signes concomitants ou d'étiologie nette; les céphalées s'observent souvent dans le rhumatisme, l'adolescence, la néphrite, l'anémie, les intoxications (poêle mobile). les maladies des sens; œil (asthénopie accommodative), oreilles (otites), végétations adénoïdes; le surmenage souvent invoqué est assez rare. Chez l'adulte, céphalée d'origine : sensorielle (vision défectueuse, rhinite, etc.); nerveuse : neuro-arthritisme, hystérie; la migraine simple est une névralgie des branches méningées sensitives (trijumeaux). Hémicranie ordinaire avec hyperesthésie cutanée de la région, qui est souvent la région orbito-temporale, la migraine survient par accès et par périodes; l'obscurité la soulage. Photophobie, nausées, vomissements. Dans l'épilepsie, la céphalée se rencontre avant ou après la crise; dans la neurasthénie; elle est occipitale ou en casque; dans la syphilis, on peut la retrouver avec la roséole, c'est-à-dire au début ou encore dans la 3e période avec ses caractères : nocturne, intense; dans la dyspepsie, le surmenage, la constipation diffuse; la céphalée des grandes constipées mérite d'être retenue; dans la méningite, la variole, elle est particulièrement intense; dans la méningite cérébro-spinale elle est associée à la rachialgie; dans la méningite tuberculeuse : fièvre, vomissements, etc. Dans la grippe elle est vive, frontale, occipitale et revient par les secousses de toux; dans le glaucome il importe de distinguer *sans retard* la tension douloureuse du globe. La cornée est terne, la pupille large et paresseuse. Les tumeurs cérébrales causent des céphalées aiguës à exacerbations nocturnes, triade symptomatique : céphalée, vomissements, stase papillaire. La céphalée de la fièvre typhoïde, nocturne et diurne, est sans caractère; les intoxications diverses (ox. de carbone, tabac, alcool) peuvent provoquer des céphalées, de même l'anémie, les diathèses, l'albuminurie, le diabète, la goutte, le rhumatisme. Enfin, la migraine ophtalmique est d'origine toxique ou arthritique, douleur oculaire, scotome brillant, hémianopsie latérale possible quelquefois ; la migraine ophtalmoplégique se diagnostique par la paralysie oculo-motrice, unilatérale, transitoire et d'origine cérébrale. Dans les cas graves avec réaction méningée même légère, examen du liquide céphalo-rachidien. Les classifications sont nombreuses. On peut admettre des céphalées toxiques, nerveuses, par compression, d'origine réflexe, par anémie ou congestion, par diathèses, par croissance, par surmenage, etc. Le traitement doit s'adresser à la cause. Localement massage, liniments variés, analgésiques (hypneural, etc.)

CÉRÉBRALE (Congestion)

Le public abuse de ce diagnostic, la congestion cérébrale proprement dite est plutôt rare. **Étiologie.** *Active* ou par fluxion, elle est causée par l'alcool, une insolation, l'eau froide, la suppression brusque des règles, le tempérament pléthorique, le surmenage, etc.; *passive*, elle s'observe dans les affections cardiaques, les tumeurs, la strangulation, les efforts, les états infectieux (érysipèle, etc.), par fluxion collatérale, les maladies du poumon, du système nerveux et l'arthritisme. **Anat. Pathol.** Substance grise, rouge-sombre à la coupe ; substance blanche, teinte rose hortensia ; piqueté hémorragique ; vaisseaux de la pie-mère gorgés de sang. Dans la forme légère : lourdeur de tête, scotome, vertiges, bourdonnement, conjonctive injectée ; forme moyenne ; dépression ou excitation ; forme grave : véritable attaque épileptiforme ou d'apoplexie. Dans la forme légère, il faut penser aux vertiges de causes diverses; pour les cas plus graves, aux ictus de la paralysie générale, de l'hémorragie cérébrale, à l'épilepsie, au coma urémique. Le **Pronostic** est sérieux surtout dans les formes délirantes ou à cause des récidives. Le **Traitement** comprend celui *de la cause*, les applications froides sur la tête, sinapismes ou révulsion, bains de pieds sinapisés, la saignée ou les sangsues ; les laxatifs; l'hygiène intellectuelle et morale et le régime.

Centres nerveux (Abcès des). — **Étiologie** secondaire : otorrhée très souvent, anthrax, corysa, grippe, érysipèle, fractures, ostéite syphilitique. **Anat. Pathol.** Grosseur de l'abcès variable (volume d'une noix, d'une petite orange). Par formation d'une paroi membraneuse, distincte au bout de 40 à 50 jours, l'abcès peut s'enkyster. **Symptômes et Diagnostic.** ·C'est souvent la notion d'une suppuration voisine antérieure qui permet de penser à l'abcès du cerveau. Le diagnostic du siège est rendu difficile par l'existence possible des lésions à distance. En général, vertiges, fièvre, vomissements, convulsions, strabisme, paralysies limitées ; épilepsie jacksonienne, contractures. Parfois rémission de durée d'ailleurs variable. **Traitement.** Chirurgical. Opération de préférence du côté de la région du rocher (otite), en cas d'échec, incision de la dure-mère; drainage. Enfin, s'il y a lieu, ponctions exploratrices.

CÉRÉBRALES (Tumeurs)

Définition. Tumeurs produisant une compression nerveuse. **Anat. pathol.** Gommes syphilitiques : lésions des os, de la pie-mère, surtout à la base du cerveau. Tuberculose surtout dans le cervelet, points jaunes et quelquefois tumeur du volume d'une noix ; gliome (névroglie), sarcomes, siège sur les méninges carcinomes secondaires, fibromes, lipomes, kystes, exostose de la base. **Étiologie.** Névrogliomes, cérébromes, cancer, tubercules, syphilis, anévrysme, exostose, kystes.

Symptômes. *Forme diffuse : céphalée* persistante due à la compression par le liquide céphalo-rachidien hypertendu ou à la toxi-infection, vomissements, *convulsions épileptiformes*, paralysies, vertiges, hoquet, délire, photophobie, ralentissement du pouls (tumeur du bulbe au début); ralentissement respiratoire ou Cheyne-Stokes ; signes physiques : quelquefois augmentation de volume du crâne, souffles, *œdème papillaire* qu'il faut rechercher systématiquement; papille rouge, avec parties blanches, soulevée; artères modifiées; cette lésion s'explique par une gêne de la circulation en retour du nerf (Parinaud) et non pas seu-

lement comme on l'admettait avant par une augmentation
de tension du liquide céphalo-rachidien et par l'hydrocéphalie ventriculaire. *Forme localisée* : Troubles moteurs :
paralysie avec contractures monoplégiques, épilepsie jacksonnienne avec localisation et aura ou signal-symptôme,
aphasie. agraphie ; hémichorée, strabisme, œdème papillaire. Le signe de Kernig qui caractérise une réaction
méningée s'observe parfois dans les abcès du cerveau. S'il y
a hémiplégie alterne : protubérance ; démarche ébrieuse :
cervelet. Troubles sensitifs : hémi-anesthésie et hyperesthésie. Troubles oculaires et auditifs. Troubles intellectuels : excitation ou coma (v. localisations cérébrales). **Pronostic** moins grave, s'il s'agit de syphilis ou de tumeurs
circonscrites opérables. Variable : kystes, anévrismes, échinocoques peuvent disparaître, sinon, durée de 2 ou 3 ans et
mort dans une attaque ou dans le coma.

Diagnostic. Basé sur céphalée, vomissements, vertiges,
œdème ou stase papillaire, épilepsie jacksonnienne, paralysies limitées. Le diagnostic avec l'urémie est parfois bien
délicat. L'hémorragie et le ramolissement débutent plus
brusquement, les méningites de même et leur allure est
plus rapide. Les signes sont très mobiles au cas de cysti-
cerques et d'échinocoques (rémission).

Diagnostic schématique du siège : tumeurs de la région
frontale les mieux tolérées de toutes, parfois troubles psychiques ; de la région rolandique : épilepsie jacksonnienne,
contractures précoces localisées ; de la région temporale :
aphasie et troubles sensoriels ; des régions pariétale et
occipitale : hémianopsie latérale homonyme ; de la couche
optique : hémianesthésie, etc. ; du chiasma : troubles oculaires (hémianopsie, etc.), glycosurie ; des tubercules qua-
drijumeaux : paralysie oculaire associée, etc. du corps
strié : hémiplégie, hémichorée, hémiathétose ; du bulbe :
trouble de respiration, déglutition, etc., et convulsions
étendues s'accompagnant de contractures ; de la protubérance : hémiplégie, avec paralysie d'un nerf crânien 5e,
7e paire (syndrome de Millard-Gubler) (V. Lésions bulbo-
protubérantielles) ; des pédoncules : syndrome de Weber,
paralysie d'un côté et du moteur oculaire commun du côté
opposé ; du cervelet : incoordination motrice, asynergie,
céphalée, vomissements, stase papillaire.

Traitement. Anti-syphilitique intensif pendant 1 ou 2 mois, calmants; ponction lombaire, trépanation ; indication : kystes hydatiques et sarcomes surtout.

Cervelet (Maladie du). — **Etiologie.** Atrophie congénitale ou par encéphalite de cause infectieuse, tumeurs, hémorragies, ramollissement.

Anat. pathol. — Atrophie congénitale ou acquise; gros foyers hémorragiques ; ramollissement de la substance corticale par thrombose et endartérite.

Symptômes et Diagnostic. — *Syndrome cérébelleux :* trouble d'incoordination motrice. Dans la station debout, le manque d'équilibre ne s'accompagne pas de vertiges et l'occlusion des yeux ne l'augmente pas comme dans le tabès (pas de signe de Romberg dans le syndrome). Démarche ébrieuse par asynergie. Au cas de lésions unilatérales, avec participation des pédoncules cérébelleux, le malade se porte toujours du même côté dans la marche ou dans une chute. Le pied, le malade étant couché, peut atteindre un but déterminé. Tremblement surtout du membre supérieur. Nystagmus. Parole traînante ou scandée. Exagération des réflexes. Souvent céphalée, vomissements, troubles optiques. Dans l'hémorragie ou le ramollissement avec ictus le malade ne fume pas la pipe, raideur de la nuque, absence de paralysie faciale, état moins comateux que dans l'ictus intéressant le cerveau. Les tumeurs s'accompagnent de la triade bien connue : céphalée, vomissements, œdème papillaire. L'hérédo-ataxie-cérébelleuse a un caractère familial et héréditaire. Dans le vertige de Ménière, lésions auditives.

CHANCRE SIMPLE

Synonymie. Chancre mou, chancrelle, ulcère vénérien. **Définition.** Affection locale, contagieuse par inoculation, autoinoculable et causée par le bacile de Ducrey ou encore pyodermite ulcéreuse causée par un strepto-bacille. **Anat. pathol.** Ulcération infiltrée de cellules de pus et de cellules embryonnaires. **Etiologie.** Contagion immédiate le plus souvent ; excoriation épidermique nécessaire. Est obtenu expérimentalement chez l'homme. La réinoculation peut

être évitée par l'examen bactériologique. — **Bactériologie.**
On étale avec soin, sans l'écraser, le pus obtenu par un
raclage très léger du chancre. On se sert du bleu de méthylène ou de violet de gentiane, se colore aux deux bouts ;
centre clair, bacille en navette, décoloré par le Gram ; on
le trouve isolé ou groupé en amas, en chaînettes. La culture sur sang gélosé de Bezançon et Griffon demande
48 heures — chaînettes au fond du tube. On a pu inoculer
avec succès à la paupière du macaque (Le Sourd).

Symptômes. Incubation à peu près nulle. Au 2e jour
rougeur, vésicule avec ulcération sous-jacente. En 4 jours
chancre constitué avec bords *décollés, taillés à pic ;* spatule s'accrochant sous les bords pour les chancres superficiels ; fond anfractueux, purulent, jaunâtre, peau rouge à
la périphérie, saignant facilement, douloureux et surtout
à base non indurée, molle : chancre mou. Autres caractères
importants : *multiple, auto-inoculable,* le chancre d'inoculation se montre dès la 12e heure. Dans la période de
réparation qui succède à la période d'ulcération, le chancre
devient bourgeonnant, plus rose, moins jaune, le pus est
plus rare ; il est inoculable jusqu'à la cicatrisation ; cicatrice
apparente. Le chancre siège chez l'homme surtout au niveau
du frein qu'il perfore assez souvent, du bord du prépuce
et de la rainure balano-préputiale. Les formes observées
sont variables ; il faut connaître les formes en volet, en
raquette, et feuillet de livre, etc. Cette évolution ne s'accompagne pas de pléiade ganglionnaire. Chez la femme,
surtout au clitoris et aux lèvres. Il est plus rarement extra-
génital. On a décrit des variétés : folliculaire, herpétiforme,
papuleuse, phlegmoneuse avec balano-posthite et phimosis.
Complications : hémorragies dans le phagédénisme ou par
ulcération de l'artère du frein ; érysipèle, phimosis, lymphangite, bubon. Bubon à la suite de causes variées
(chancre mal soigné, fatigue, frottement) ; les strepto-
bacilles gagnent la voie lymphatique et peuvent déterminer
un bubon précoce ou tardif, parallèle au pli de l'aine,
développé du même côté que le chancre, rouge puis fluc-
tuant, contenant un pus qui n'est pas nécessairement
inoculable. Pour certains auteurs (Straus), le bubon ne
deviendrait chancrelleux que secondairement, par contact
externe du pus. Le phagédénisme est une terminaison

grave du bubon. Bubon pultacé ou diphtéroïde, ambulant, décorticant, ténébrant, avec mauvais état général, etc. La gangrène s'annonce par un point noir, souvent de la rainure ou de la couronne du gland, et reste assez limitée. Exceptionnellement se produit la gangrène foudroyante des organes génitaux, de Fournier.

Diagnostic. Avec l'ecthyma : inoculation, bactériologie, on trouve du streptobacille, au bout de 5 à 8 jours s'il s'agit d'un chancre simple nous demandons au malade de revenir dans deux semaines, car, la syphilis peut se greffer sur ce chancre. Le débutant trouve le diagnostic des chancres toujours très facile; avec l'expérience on devient toujours plus hésitant, mais l'examen bactériologique éclaire le plus souvent un diagnostic clinique douteux, avec les ulcérations herpétiques à contour polycyclique, la spatule ne s'accroche pas aux bords ; avec le chancre syphilitique (bords taillés à pic, multiplicité, apparition précoce après le coït, polyadénite rare, sont des caractères cliniques du chancre mou presque toujours suffisants ; recherche du bacille). Il arrive assez souvent en clientèle qu'un chancre mou devienne induré par les cautérisations ; les autres signes permettent le diagnostic (*v. chancre mixte*). **Pronostic.** Bénin en général ; penser toutefois aux complications possibles. Le pronostic du bubon dépend du terrain du nombre des ganglions pris et du traitement.

Traitement. Bains 42 à 45°, *air chaud* même avec un simple thermocautère, pâte de Socin, chlorure de zinc, oxyde 10 gr., eau q. s. pendant 24 heures avec un petit tampon (Balzer), nitrate d'argent au 20e, phénol camphré, bleu de méthylène à 20 %. Poudres : iodoforme, aristol, dermatol. Lavages eau oxygénée. Phagédénisme : irrigations chaudes, permanentes, bleu de méthylène 1 p. 500; teinture d'iode. Gangrène : débridement au thermo·; bleu de méthylène 1 % en poudre, irrigations chaudes, iodoforme. Repos, pansements humides chauds ; toniques. Bubon : traitement abortif, onguent napolitain, alcool, etc.; traitement médical : injections de sublimé 1 %, eau de benzoate de mercure. Ponction capillaire, nitrate d'argent, sublimé au 2000e. Chlorure de zinc au 10e (Mermet). *Traitement chirurgical* : anesthésie, curettage, suture des bords et du fonds, pâte de Vienne, de Canquoin. Contre le bubon chancreux pur : caustiques. Contre les chancres phagédéniques : pâtes au chlorure de zinc et thermocautère dans la même séance.

CHANCRE SYPHILITIQUE

Synonyme. Chancre induré. **Définition.** 1er symptôme d'infection locale d'origne syphilitique. **Anat. Pathol.** Papule, infiltration du derme sous la forme d'une petite tumeur dure, cellules embryonnaires ; vaisseaux altérés jusqu'à la sclérose oblitérante ; lymphangite de voisinage. **Etiologie.** Érosion épidermique nécessaire ; la contagion est possible sur toutes les régions. Siège ordinaire : organes génitaux ; localisations insolites : muqueuse anale, buccale ; chancres immérités, accidentels professionnels ou surtout aux doigts (médecins, blanchisseurs). Agent : treponema pallidum. **Bactériologie.** Recueillir une goutte de sérosité rosée et l'étaler en couche très mince ; les préparations (récentes) sont séchées par la chaleur ou l'alcool absolu (1/4 d'heure) ; on recouvre le frottis avec X gouttes de solution de Giemsa dans 10 cc. d'eau distillée non acide ; on passe légèrement à la flamme et jusqu'à production de petites vapeurs ; laisser le colorant en contact pendant 15 secondes. Recommencer 4 fois ; la dernière pendant une minute. Laver, sécher, tréponème apparait rouge foncé. L'ultra-microscope facilite l'observation du tréponème et l'examen dans de bonnes conditions : filiforme, contourné en spirale de tire-bouchon, il a la longueur d'un globule ; il est très mobile à l'ultra-microscope. Le spirochœte refringens est bleu et en général tous les autres spirochœtes sont moins ondulés et plus épais. Le tréponème se rencontre dans le chancre, dans le sang et d'une manière variable dans les viscères (syphilis héréditaire) (v. 124). La culture du tréponème vient d'être découverte par Noguchi : fragment de reins et de testicules frais de lapin normal dans 3 parties d'eau et une partie de sérum, le tout protégé par une couche de 3 cm. d'huile de paraffine, le microbe étant anaérobie.

Symptômes. Papule, ulcération lenticulaire *en couronne* et non polycyclique, sans bords, sans decollement; fond luisant, grisâtre ou rougeâtre, base indurée d'épaisseur variable (papyracée ou nodulaire); sur la peau, bouton, puis chancre croûteux, indolore, cachant l'ulcération en godet caractéristique. *Unique* le plus souvent, apparaît trois semaines après le coït infectant, quelquefois un peu plus tôt, quelquefois un peu plus tard (15 à 50 jours). *Adénite polyganglionnaire* pouvant survenir dès le 7e jour, indolente, à siège dans l'aine, l'aisselle ou le cou ; le ganglion direct de Ricord (préfet de l'aine !) ou bubon satellite est le plus gros à cause de la voie lymphatique directe. Ces ganglions persistent pendant longtemps. Chancre de l'amygdale, du mamelon, etc. Variétés : papuleuse, érosive, exulcéreuse ou suivant l'induration, superficielle, fissuraire, lamelleuse, profonde, noueuse (Fournier). Durée 2 à 5 semaines ; chancre du col de l'utérus dure moins longtemps ; avec un traitement irritant persiste 2 à 3 mois. Réparation par cicatrisation. Phagédénisme et gangrène rares.

Diagnostic. Basé sur sa forme en godet, à couronne nette, sur son fond rouge luisant, ne suppurant pas, sur la polyadénite, sur l'absence de douleur, l'apparition relativement tardive (vers le 20e jour) et surtout sur son induration inoculable après le 12e jour. Recherche des tréponèmes dans les premiers jours, on ne les trouve pas toujours et il ne faut pas les confondre avec les spirilles de la balanite, réaction de Wassermann dès le second mois, mais si elle est négative elle doit être recommencée après le 60e jour. Herpès : peu ou pas d'adénopathie, base molle, contour polycyclique, laisse des traces, se limite rapidement, sensation prurigineuse, érosions miliaires. L'examen bactériologique confirme le diagnostic. Une seule injection de sel soluble de mercure peut suffire à faire disparaître les tréponèmes.

De même pour le chancre mou dont les bords sont taillés à pic, spatule s'accrochant aux bords, suppuration, base molle, multiple, bubon, etc. Le chancre de la peau se diagnostique en enlevant la croûte après ramollissement préalable. Citons enfin le chancre acarien, les pustules d'ecthyma, certaines balanites et l'épithélioma à son début.

Pronostic. En général atteinte moins grave avec chancre plus grave (Bouchard). La rapidité de la marche est un mauvais signe. Les chancres extragénitaux sont les plus graves ; importance du terrain. **Traitement.** L'incision n'a pas sa raison d'être, l'apparition du chancre dénote une infection établie. Atténuation du virus sur les singes inférieurs ; traitement d'attaque : sels mercuriels solubles et novarsénobenzol à doses croissantes.

CHANCRE MIXTE

Définition. Coexistence des deux virus : chancre simple streptocoque de Ducrey, chancre syphilitique à tréponème. **Etiologie.** Inoculation du chancre mixte d'emblée ou secondaire et mixte et, en ce cas, on distingue : le chancre simple syphilisé, le malade ayant eu un chancre simple et ne prenant la syphilis qu'après, cas le plus fréquent ; le chancre syphilitique chancrellisé, par inoculation secondaire du chancre mou. Évolution du chancre mixte : pendant 20 jours, chancre simple ; ensuite prend au bout de ce délai de 20 jours quelques caractères de la syphilis, l'induration p. ex., mais les signes du chancre mou dominent. S'il y a inoculation successive, les deux chancres se modifient et le syphilome reste le dernier ; le diagnostic clinique est dans certains cas impossible, le chancre mou paraissant induré après un traitement irritant ; d'ailleurs aucuns signes ne sont pathognomoniques dans le chancre mixte ; cependant, la pléiade ganglionnaire plaide en faveur de la syphilis et la multiplicité des chancres en faveur du chancre simple ; auto-inoculation permise s'il y a certitude que le malade n'ait pas conctracté la syphillis, mais le diagnostic est facilité par l'examen bactériologique et la recherche du bacille de Ducrey et du tréponème. De plus, même avec plusieurs chancres mous, il faut toujours penser que l'un des chancres sera syphylitique (opinion classique.)

CHARBON

Synonymie. Pustule maligne; anthrax malin, œdème malin. **Définition.** Maladie causée par la bactéridie charbonneuse de Davaine, bacillus anthracis. **Anat. Pathol.** Pustule fibrineuse contenant peu de leucocytes et des bactéridies ; propagation aux ganglions riches en bactéridies, plaques intestinales furonculeuses ; bactéridies dans les capillaires de la rate, du foie, des reins ; dans le sang qui est altéré (hématies agglutinées, globules blancs en plus grand nombre). **Bactériologie.** Bâtonnets à extrémités coupées carrées ; par culture : filaments non ramifiés mais s'enchevêtrant : les spores se développent dans les filaments. Le bacillus anthracis est immobile, n'est pas décoloré par le Gram, est *aérobie* et se cultive bien ; virulent (septicémie du cobaye), chauffé à 42° s'atténue et prend des qualités vaccinantes (Pasteur). **Etiologie.** Spores emportées par les vers de terre dans les champs maudits ou pacages où sont enfouis des animaux morts du charbon. Les spores sont introduites avec les aliments (herbe etc) et il faut qu'il y ait ulcération pour que le charbon soit inoculé. Chez l'homme, l'influence professionnelle est manifeste : cultivateurs, bouchers, équarisseurs, mégissiers, cardeurs de laine. Et l'infection se fait par la peau (pustule maligne) ou par les voies digestives, plus rarement par une piqûre de mouche.

Symptômes. Incubation de quelques heures à 8 jours, accident local le 1er chez l'homme. Pustule maligne, siège surtout au cou, à la face, à la main. Débute par une tache rouge prurigineuse, puis vésicule phlycténoïde gris bleuâtre qui se rompt, forme une croûtelle sur fond rouge ou *aréole inflammatoire* (de Chaussier), croûtelle jaune, puis *noire* d'où le nom de charbon. à base escharifiée et indurée. De *nouvelles vésicules* se forment en cercle *autour* de la vésicule centrale ; œdème malin, lymphangite et phlébite superficielles, peu de fièvre au début, pas de douleurs, ou, au contraire, vers le 4e jour, plutôt dans les cas foudroyants ; nausées, vomissements, fièvre élevée, pouls irrégulier, prostration, cyanose caractéristique, mort en 4 à 10 jours, par syncope ou coma. Plus rarement, l'infection a lieu par le tube digestif : c'est le charbon *viscéral* ou interne à forme gastro-intestinale, légère ou grave, avec vomissements, diarrhée sanguinolente, pouls très faible et cyanose. La forme *pulmonaire*, causée par des poussières contenant les spores (tireurs de laine) se manifeste surtout par une expectoration gris noirâtre, sanguinolente, de la dyspnée avec contriction de la base du thorax et de la cyanose.

Le **Diagnostic** de la pustule repose sur la couronne des vésicules ; la notion étiologique et la recherche bactériologique peuvent être utile ; le diagnostic du charbon interne est plus difficile et il est souvent trop tard quand on voudrait faire un ensemencement ou une inoculation. L'œdème malin, mortel, donne une tache brune au point d'inoculation si l'on touche à l'ammoniaque. L'anthrax, le choléra à chancre intestinal ne peuvent être confondus avec le charbon. **Pronostic.** Durée 6 à 12 jours, mort fréquente, guérison possible sans immunité. **Traitement.** Injections d'acide phénique au 50e, iode, sublimé, cautérisation, sérum anticharbonneux. Charbon interne : teinture d'iode et colloïdaux. Prophylaxie : enfouissement profond des animaux, désinfection des produits industriels suspects. Vaccination. La sérothérapie n'est active que dans les premières heures.

Cheyne Stockes (Dyspnée de). — De pronostic fâcheux, ce rythme respiratoire comporte trois phases évoluant en 1 minute : 1º inspirations amples et profondes ; 2º inspirations courtes et superficielles ; 3º apnée avec thorax immobile, pendant 15 à 30 secondes. Auto-intoxications ; insuffisance hépatique et rénale.

CHLOROBRIGHTISME

Symptômes. Chlorose et artério-sclérose associées ; *Signes* : Ceux de la chlorose : coloration jaune cireux, palpitations, essoufflement, dyspepsie, souffles cardiaques et vasculaires, hypoglobulie qualitative surtout, troubles de menstruation ; ceux du brightisme ; pollakiurie, crampes, doigt mort, céphalée, albuminurie, cryesthésie, épistaxis, œdème. Hypoazoturie ; rein insuffisant. Rétention chlorurée ; influence du régime carné. Hypertension. Régime lacté alternant avec le régime végétarien. Hygiène, repos, frictions, cacodylate de fer, sel de calcium ; surveiller les médicaments en raison de l'élimination rénale insuffisante.

CHLOROSE

Du mot grec : Χλορος, jaune verdâtre.

Synonyme. Cachexia virginum (*v. anémie*). **Définition.**
Anémie spéciale : semblant héréditaire (tuberculose ascendante) chez les jeunes filles à la puberté ou vers 16 ans.
Théories : infection, auto-intoxication, théorie hématique,
ovarienne. **Anat. Pathol.** Hypoplasie artérielle. Globules
altérés dans leurs dimensions et leurs formes. **Etiologie.**
Intoxications, misère, surmenage « tuberculose sous roche » (Landouzy). Prédisposition organique ou familiale
(Hayem).

Symptômes. Début lent ; fatigue, faiblesse, vertiges,
papitations, dyspepsie. Pâleur, coloration *jaune verdâtre
de la peau* ; visage couleur *vieille cire*, traits mal dessinés,
yeux cernés, œdème malléolaire, *souffles* anorganiques extra-cardiaques et vasculaires à maximum mésosystolique ou
au niveau de l'artère pulmonaire ; ce dernier souffle augmenté par le décutibus ; pouls vibrant, *bruits de rouet, de
diable*, au-dessus de l'extrémité interne de la clavicule ; on
sent un frémissement, avec le doigt placé au même endroit ;
constipation ; urobilinurie ; aménorrhée, dysménorrhée,
ménorrhagies, lypothimies, hystérie, anorexie, gastralgie ;
fièvre dans les cas graves. Le sang, à l'examen, est fluide ;
hématies peu ou point diminuées, mais altérées, leucocytes
altérés, albumine. L'examen du sang n'est pas pathognomonique. Formes : dyseptique, tuberculeuse, syphilitique. Complications : tuberculose, néphrite, hémorragies, thromboses
vasculaires possibles dans les infections. **Pronostic.** Disparaît souvent, après le mariage ; l'aménorrhée n'est pas un
signe défavorable.

Diagnostic. Éliminer les fausses chloroses ; *Diagnostic*
avec tuberculose pulmonaire, rétrécissement mitral, albuminurie ; l'albuminurie dans la chlorose est rare, penser à
de la pseudo-chlorose s'il y a de l'albuminurie. Les hémorragies de l'ulcère, de cause utérine ou par hémorroïdes,
peuvent parfois donner le change. Examen du sang. Recherche de la leucocytose, de la résistance globulaire. **Traitement.** Régime ; hydrothérapie, cure d'altitude ; injections
des sels arsenicaux : fer, oxalate et carbonates ; hémoglo-

bine, sérums hémopoïétiques. Opothérapie ovarienne ; mariage.

Chlorurémie. — Les néphrites avec œdèmes et albuminurie abondantes (hydropigènes), peuvent aboutir à la chlorurémie ou rétention chlorurée. Elle est mise en évidence par un chiffre de chlorure de sodium de l'urine inférieur à la normale, par la pesée quotitienne, par la comparaison des chlorures ingérés et des chlorures excrétés, par le régime achloruré qui augmente l'élimination des chlorures. Ce régime déchloruré améliore les œdèmes, les troubles digestifs, oculaires, bronchitiques, respiratoires. (Cheyne-Stokes).

CHOLÉMIE FAMILIALE

Du mot grec : χολή, bile.

Synonymie. Tempérament bilieux des anciens ; angiocholite chronique. C'est un ictère acholurique avec matières colorées. **Définition.** Caractérisée par la coloration de la peau, la bénignité des symptômes d'insuffisance hépatique et par un excès de bilirubine dans le sang (1/15.000e au lieu de la moyenne 1/36.000e, Gilbert et Lereboullet).

Étiol. Pathog. S'observe surtout en clientèle, avec son caractère nettement familial ; très fréquente chez les orientaux et les israélites. C'est une infection biliaire atténuée, qu'il faut dépister et soigner pour prévenir des complications hépathiques plus sérieuses. D'après des acquisitions récentes relatives à l'ictère hémolytique, tout ictère congénital ou familial ne serait pas, ainsi qu'on l'avait admis jusqu'ici, d'origine biliaire. Comme pathogénie : inflammation biliaire des petites veines portes sans rétention. **Symptômes.** Il faut chez tout cholémique étudier les pigments, les acides et la cholestérine. C'est surtout la présence d'acide biliaire qui est pathologique. La cholestémie est physiologique (1,50 à 2 gr. par litre de sérum) La bilirubine pigment du foie normal donne une coloration bleu verdâtre après action par le sérum d'une solution titrée d'acide trichloracétique et de perchlorure de fer. L'urobiline est le pigment du foie lésé. Coloration jaune foncé de la peau des

muqueuses; mélanodermie, teint de créole, teint de *mulâtre;* les yeux sont entourés d'un cercle noir (lunette pigmentaire), masque cholémique (Bouchard, Gilbert et Lereboullet); parfois transitoire, sous des influences mécaniques,
physiques et chimiques. Prurit. Urticaire alimentaire ou
médicamenteuse Glycosurie accidentelle. La xanthodermie
respecte les muqueuses. Insuffisance du foie et de la rate,
légère ou variable; signes gastro-intestinaux, constipation,
hémorroïdes; bronchites, pleurésie, rhumatismes biliaires,
hémorragie, migraine; hyperexcitabilité nerveuse et musculaire; bradycardie; neurasthénie.

Diagnostic. Basé sur la notion familiale et la présence
d'urobiline dans les urines, l'examen du sérum sanguin et
la pigmentation. Le diagnostic avec l'ictère hémolytique
exige l'examen du sang et des hématies granuleuses avec le
réactif de Pappenheim; on doit rechercher la résistance
globulaire. **Pronostic.** Symptôme peu grave mais indiquant une faiblesse hépatique dont il faut tenir grand
compte pour l'hygiène des cholémiques. **Traitement.**
Régime : aliments hydrocarbonés, éviter charcuterie, conserves, poisson de mer, fromages faits, épices. Benzoate,
bicarbonate, sulfate, phosphate et salicylate de soude.
Boldo, urotropine, calomel, opothérapie biliaire réellement
efficace.

CHOLÉRA

Du mot grec : χολερα, gouttière.

Définition. Maladie épidémique causée par le bacille
virgule de Koch. Le choléra nostras a pour cause le colibacille. **Anat. Pathol.** Choléra asiatique, indien. Taches
violettes et noires des cadavres; grains riziformes et taches
de l'intestin (psorentérie); lésions des reins, de la rate, du
foie, amaigrissement extrême, membres repliés, peau sèche
et fièvre après la mort. **Bactériol.** Bâtonnet mobile
recourbé en virgule, avec un cil à chaque extrémité, se
décolore par le Gram; vibrion dans les selles cholériques
et surtout dans les grains riziformes; ensemencement dans
liquide de Metchnikoff, sol. de sel alcoolique 5 gr., peptone
10 gr., gélatine 20 p. 1.000; temp. : 37º; voile composé de

spirilles au bout de 4 heures et colonies opalescentes bleuâtres, reproduisant sur agar des vibrions de Koch. Culture et réaction du *choléra roth* rosé par addition d'un cent. cube d'acide chlorhydrique (réaction de l'indol), agglutination par sérum des vaccinés ou des cholériques; phénomène de Pfeiffer : les cobayes neufs vaccinés avec un vibrion conservent une immunité de trois mois étendue à tous les vibrions cholérigènes. Vaccination antitoxique non curative; sérum. **Etiologie.** Grandes épidémies de 1832, 1849, 1853, 1866, 1879, 1884, 1892 (France), 1906 (Nord de l'Europe) ou foyers épidémiques dans l'Inde et l'Indo-Chine. Origine hydrique (cas de Hambourg). La contagion suppose un milieu déjà infecté. Agents de propagations : *déjections* surtout, mouches, vêtements, linge, eau de boisson. Les infections cholériformes ou *choléra nostras* causées par le colibacille préparent la voie au choléra asiatique : pour certains auteurs ce seraient des vibrions cholériques vrais, atténués. Le choléra provoque en somme une intoxication, une déshydratation et de l'urémie par rétention toxique.

Symptômes. Incubation de 40 heures environ. Quelquefois diarrhée intense ne durant pas : choléra avorté, sinon, diarrhée prémonitoire, gastro-entérite, *selles riziformes* séreuses, « raclure de chair »; coliques, *crampes* musculaires, anurie, *vomissements* bilieux; après cette période qui dure un ou deux jours, pouls petit; période d'algidité : abaissement de la température, cyanose et collapsus, choléra bleu des enfants ou blême des vieillards. *Réaction* qui peut être favorable ou défavorable. Complications : néphrites, artérites, etc., etc. **Pronostic.** Mortalité dépassant 60 %, par épuisement ou sidération. Formes : légères (cholérine), sèches c'est-à-dire sans évacuation et foudroyantes.

Diagnostic. Bacille : culture (Voir plus haut); la diarrhée riziforme ne peut être confondue avec les diarrhées de la fièvre typhoïde et de la dysenterie. Le choléra nostras peut simuler le choléra indien; dans le choléra herniaire, suppression des selles, vomissements fécaloïdes; dans les intoxications, pas de selles riziformes et vomissement précédant la diarrhée. Prophylaxie : cordon sanitaire, police, quarantaine, nouveau régime de 1896, isolement et surveillance des contaminés, etc. **Traitement.** *Grandes injections de sérum*, moyen le plus actif actuellement malgré le vaccin; colloïdaux; frictions chloroformées ou alcoolisées, iode, acide lactique 10 gr., élixir parégorique. Champagne, cognac, rhum, lait glacé, opium, bains; surveiller la réaction (sinapismes et sudorifiques) et le régime dans la convalescence. L'entourage doit éviter les purgatifs, exagérer les précautions hygiéniques d'usage, prendre de la limonade lactique laudanisée, etc. Désinfection des vases et objets salis par les déjections : sulfate de fer au 8ᵉ, acide sulfurique au 100ᵉ. Isolement. Pour le choléra infantile : voir entérites et diarrhées. Vaccination de Haffkin (Virus atténué puis exalté).

CHORÉE DE SYDENHAM

Synonyme. Danse de St-Guy. **Définition.** Affection probablement microbienne portant sur le système nerveux et caractérisée par des mouvements désordonnés, involontaires, de la face et des membres. **Anat. pathol.** mal connue. Lésions diverses d'origine cardiaque. Les corps spéciaux de Jakowenko dans le noyau lenticulaire ne sont pas caractéristiques. **Etiol. pathog.** Atteint surtout les enfants de 6, 12 ou 15 ans; les filles deux fois plus souvent; hérédité similaire ou plutôt nerveuse; arthritisme; influence très secondaire des émotions, de l'anémie, de l'irritation, plus nette des maladies infectieuses, du rhumatisme (très nette), de la grossesse. On n'admet plus la théorie de l'embolie cardiaque; pour Joffroy, c'était une maladie d'évolution; névrose de croissance (Comby), théorie rhumatismale (Roger); la théorie infectieuse est mieux admise — avec terrain arthritique et troubles organiques passagers.

Symptômes. Début habituellement lent et progressif; douleurs vagues, douleurs choréiques des membres (Weil); premières grimaces; puis troubles *d'incoordination des mouvements volontaires*, mouvements arythmiques, étendus, illogiques et sans raideur : les émotions les exagèrent; à la face : grimaces, mobilité extrême des traits, projection de la langue avec bruit de claquement; mouvements des yeux, bégaiement, parole saccadée, sommeil agité ; aux membres supérieurs, les mouvements commencent par les doigts, ensuite gesticulation, maladresse. Marfan propose comme épreuve de faire mettre le doigt sur le bout du nez, d'imiter le jeu des marionnettes ; la participation aux membres inférieurs, moins pris, se traduit par la marche du pantin ; *sautillements*, parfois véritable folie musculaire. Excitation électrique conservée ; force musculaire diminuée ; réflexes amoindris, troubles de sensibilité exagérés ou atténués. Parfois, signe de Babinski indiquant une petite lésion de la voie pyramidale. État général peu atteint, sauf chez les dégénérés et dans les cas très graves. Les troubles cardiaques sont fréquents : choc du cœur, souffles extracardiaques de 10 à 15 ans : lésions organiques, surtout mitrales vers 8 ans ; association avec chlorose et idiotie à puberté. Pas de fièvre ; une maladie fébrile peut « résoudre le spasme ». Complications : arthropathies, endopéricardites, lymphangites, mort subite. Formes atténuées : quelques grimaces et un peu d'agitation des doigts. La chorée congénitale est associée à des phénomènes spasmodiques des membres et à l'idiotie. La *chorée molle* avec flaccidité des membres, est vite curable en quelques semaines, face respectée, monoplégie parfois. L'état de mal ou même de la chorée grave aboutit, avec de la fièvre, au coma. La *chorée de Dubini* n'est pas une chorée vraie ; elle est caractérisée par des contractions brusques, rythmiques ; elle est très grave et ne dure que quelques mois. La *chorée de Henoch-Bergeron* de l'enfant, moins grave, secousses rythmiques, troubles gastriques et la chorée fibrillaire de Morvan ne sont pas non plus de véritables chorées mais plutôt des myoclonies. La *chorée de Hutington* est chronique d'emblée chez l'adulte ; démarche ébrieuse, arythmie, illogisme des mouvements ; s'observe vers l'âge de 20 à 30 ans et non dans l'enfance. Incurable. Liée à des lésions méningées de sclérose vasculaire et d'atrophie nerveuse. Chez le vieillard elle atteint progressivement les facultés intellectuelles. La *chorée gravidique* ne présente rien de particulier ; il y a une première attaque en général dans l'enfance et la guérison se produit après l'accouchement. La *chorée variable des dégénérés*, de Brissaud, est caractérisée par des alternatives *brusques* d'augmentation et de diminution des symptômes, mouvements très variables, durée assez longue, peut guérir avec persistance des troubles mentaux. **Pronostic.** Assez bénin, durée de 1 à 3 mois; récidive dans un tiers des cas; une première attaque au-dessous de 10 ans en peut faire redouter une autre à la puberté; des troubles mentaux annoncent des formes graves.

Diagnostic. Tremblements toxiques et hystériques : réguliers, rythmés et à petites oscillations; hémichorée et chorée athétosique, secondaires d'affections cérébrales à allure moins lente; myoclonus multiplex : face respectée; maladie des tics : mouvements plus coordonnés; chorée hystérique, ressemble beaucoup à la chorée ordinaire; chorée molle, peut faire penser à la paralysie enfantile (fièvre et début brusque). Voir ci-dessus le diagnostic des formes et des complications. **Traitement.** Salicylate, antipyrine 2 à 4 gr. et surtout aspirine, arsenic; hydrothérapie, suggestion, gymnastique rythmée; alitement absolu très efficace, dans les cas graves, avec ou sans séjour dans l'obscurité. Éviter le froid et la mer. Penser à la chorée de la syphilis héréditaire. Arsenic, dans les cas graves, liqueur de Boudin 1 gr. et plus par année d'âge; antipyrine dans les cas légers, salicylate de soude et surtout *aspirine*; glace sur la région précordiale, contre les complications cardiaques; quatre injections hebdomadaires de 0,20, dans les cas graves, d'arsénobenzol ou de néoarsénobenzol. Toniques.

CIRRHOSE DU FOIE

Du mot grec : χιρρός roux.

Définition. La cirrhose hépatique ou sclérose est l'envahissement du foie par le tissu conjonctif à l'état adulte avec altération des cellules nobles. Nombreuses classifications : depuis la description de la cirrhose de Laënnec en 1819, cirrhoses particlles ou générales; primitives ou secondaires, isolées ou associées (Dieulafoy); cirrhoses simples avec prolifération conjonctive primitive; cirrhoses compliquées, l'altération des glandes précédant la formation conjonctive (dans ce dernier cas, cirrhose des maladies générales et du cancer). Arbitrairement, mais d'une manière pratique, on peut distinguer deux grandes classes : cirrhoses hépatiques et cirrhoses biliaires, ou encore cirrhoses atrophiques, type Laënnec, et cirrhoses hypertrophiques, type Hanot.

Cirrhose atrophique de Laënnec. — Cirrhose biveineuse (commence au niveau des veinules portes et sus-hépatiques). **Anat. Pathol.** Foie petit (moins de 1000 gr.) inégal, roussâtre, à granulations quelquefois larges et aplaties (foie clouté), formé par des éléments glandulaires enserrés par le tissu conjonctif. Au picrocarmin les cellules hépatiques sont jaunes et le tissu sclérosé est rose. A la coupe, le foie crie sous le couteau ; périhépatite, péritoine à vascularisation secondaire, les veinules portes et veines sus-hépatiques sont lésées, mais non les canaux biliaires ; néphrite interstitielle, hypertrophie de la rate. Le liquide ascitique est clair, citrin, albumineux (15 gr. par litre environ), densité 1,012. **Etiol. Pathog.** Alcoolisme et auto-infection intestinal, l'influence du vin sulfaté (Lanceraux) est indéniable ; quelquefois bière. C'est la lésion hépatique qui cause l'ascite (Chauffard) ; elle a donc une origine plutôt mécanique et non inflammatoire. Peut avoir d'autres causes : syphilis, tuberculose, cholémie, artério-sclérose.

Symptômes. Parfois précirrhose, signes préascitiques : anorexie, douleurs à l'hypocondre droit ; *foie petit* dès le début quoiqu'on en ait dit. Un petit foie peut donner le *phénomène du glaçon épigastrique*, perçu en lâchant brusquement la paroi : sclérose et ascite libre. Dès le début aussi *rate hypertrophiée* : troubles gastro-intestinaux, constipation habituelle, hémorroïdes, urines rares, denses, hyperacidité urinaire, urobilinurie, hypo-azoturie, glycosurie alimentaire, élimination intermittente du bleu de méthylène, acholie pigmentaire, cholémie, teint oriental ; xanthélasma ; météorisme précoce (les vents précédent la pluie); sérum à réaction de Gmelin ; prurit, hémorragies, idées mélancoliques : l'atrophie du foie se produit par atrophie de la cellule hépatique : matité 7 à 8 cent ; à la période d'état, en plus des signes ci-dessus, *ascite* avec tympanisme abdominal, ventre de *batracien* (le malade étant couché) ou ventre en besace (le malade étant debout), circulation collatérale par veines portes accessoires, dilatation veineuse pouvant prendre l'aspect dit de tête de méduse. Liquide 10 à 15 litres, avec tension jusqu'à 30. Signes cardiovasculaires, pouls veineux, souffle systolique, insuffisance tricuspidienne et hypotension artérielle 10 à 12 ; *hémorragies diverses*, épistaxis surtout ; nœvi. Cachexie cirrhotique. Terminaison par anémie séreuse, urémie hépatique, ictère grave, tuberculeuse, pneumococcie, péritonites : autres complications possibles : abcès du foie, hépatotoxémie, hémorragies graves (purpura, hématémèse), péritonite souvent tuberculeuse, association fréquente avec cirrhose. Castaigne insiste sur la triade classique et sur les urines urobilinuriques (leucine, tyrosine), sur le météorisme avec douleur hépatique et l'âge. La cirrhose est apyrétique. Durée : 2 ans en moyenne. **Pronostic** grave.

Diagnostic. Basé surtout sur l'atrophie du foie et l'hypertrophie de la rate : penser à la péritonite chronique, au cancer du péritoine, au foie cardiaque, à la cirrhose atrophique paludéenne, etc., à la cirrhose hypertrophique (v. ce mot), à la pyléphlébite, à la maladie de Banti (splénomégalie et anémie dès le début). C'est la péritonite tuberculeuse, (empâtements, masses épiploïques) qu'on confond le plus souvent avec la cirrhose de Laënnec. (*V. péritonite tuberculeuse*). L'examen cytologique facilite le diagnostic de l'ascite de la péritonite tuberculeuse. **Traitement.** Le lait « ou la mort » ; lait cru, paracentèse, ventouses, pointes de feu, vésicatoires, iodure s'il n'y a pas d'amaigrissement et de tuberculose. Toniques, purgatifs, diurétiques, auto-sérothérapie. Héliothérapie très utile en raison de l'association fréquente de la tuberculose ; air de la campagne ; opothérapie ; cure de lait et de raisin. Chirurgie : crée des voies de dérivation. La laparotomie précoce a une valeur curative et diagnostique ; on se propose de détourner par le système cave le sang hépatique en attachant l'épiploon à la paroi (omentofixation). La paracentèse abdominale est souvent indiquée et ne présente pas la moindre difficulté ; le lieu d'élection de la ponction resté classique se trouve à l'union du tiers externe et des 2/3 internes de la ligne qui va de l'ombilic à l'épine iliaque antéro-supérieure. Castaigne conseille, pour diminuer l'hypertension portale, les injections d'eau bouillie (45°), etc. Injections sous-cutanées de biiodure souvent actives.

Cirrhose hypertrophique de Hanot. Définition. Groupe assez disparate, caractérisé par un gros foie et de l'angiocholite chronique avec ictère, hypertrophie de la cellule hépatique et lésions principales portant sur les canalicules biliaires. Les classifications sont arbitraires, puisque l'infection peut avoir une origine vasculaire ou biliaire et déterminer des formes variables. D'après Gilbert, on distingue, à l'heure actuelle, la cirrhose hypertrophique de Hanot, la cirrhose biliaire hypersplénomégalique, la cirrhose microsplénomégalique, la cirrhose par obstruction ; la cirrhose paludéenne, la cirrhose alcoolique biveineuse ; la cirrhose hypertrophique graisseuse pigmentaire, la cirrhose des diabétiques et de la dégénérescence amyloïde. **Anat. Pathol.** Le processus débute par la cellule hépatique et les canaux biliaires (cirrhose vascu'aire et intralobulaire) ; foie 2 à 3 kilos et plus, peu mamelonné et granuleux, gris verdâtre ; ne crie pas sous le couteau ; périhépatite ; veines portes moins épaisses que les canaux biliaires. L'angiocholite et la périangiocholite fibreuse dominent ; dans la cirrhose atrophique, c'est la lésion biveineuse. Hypertrophie de la rate, plus de 500 gr. et des reins, péritoine épaissi. **Etiologie.** Hommes de 20 à 30 ans surtout. Alcoolisme, impaludisme, tuberculose, syphilis, infections biliaires diverses.

Symptômes. Début insidieux, cholémie familiale, troubles digestifs suivis d'ictère catharral. *L'ictère* est le premier grand signe ; souvent il est seul ; matières non décolorées. Chaque crise ictérique laisse le malade encore plus jaune. Urines biliaires contenant moins d'urée, toxicité faible, ni albumine, ni sucre. Elimination normale du bleu de méthylène (hyperactivité hépatique) et opsiurie (urines abondantes loin des repas). *L'hypertrophie du foie* qui dépasse la ligne ombilicale est le second grand signe ; l'organe est dur, lisse, régulier ; *l'hypertrophie de la rate* qui peut descendre au-dessous de l'ombilic est le troisième grand signe, souffle splénique. Pas d'ascite, pas de dilatation des veines sous-cutanées superficielles. Inversion du rythme colorant urinaire, opsiurie de Gilbert et Lereboullet, élimination tardive de l'urine. Boulimie. Dyspnée et toux ; souffles cardiaques, systoliques, congestion des bases pulmonaires. Artères et coagulation du sang normales (Milian), sérum po-

sitif au Gmélin ; anémie intense, beaucoup de polynucléaires, adénomégalie ; crises fébriles variables ; rhumatisme biliaire ; ostéo-arthropathies, altération de la nutrition
chez les enfants surtout (Gilbert et Fournier). Rechercher les signes d'insuffisance urinaire (v. cirrhose précédente). Les autres cirrhoses biliaires sont également caractérisées par l'ictère, la double hypertrophie du foie et de la
rate, l'absence d'ascite et le développement de la circulation collatérale. On distingue des formes hépato-spléniques,
hépatiques, spléniques, atrophiques, sans signes de C. de
Hanot, sans ictère (Lereboullet), avec ascite (Debove). Chez
l'enfant, foie peu volumineux, rate énorme, hypertrophie
des phalanges et des épiphyses, des os de la jambe. Chez
les nouveau-nés, ictère progressif ; chez les adolescents,
aspect hippocratique des doigts, saillie des poignées et cou-
de-pied, genoux énormes. Chez les vieillards, forme hépatique. Evolution lente, aiguë, indéfinie (Gombault) 3 à
10 ans ; mort très souvent par ictère grave. Crises 1 à 2 semaines ; se terminant par une polyurie abondante. La cirrhose alcoolique hypertrophique est la plus curable des
cirrhoses par hyperplasie compensatrice.

Pronostic. Basé sur les 3 grands signes décrits. **Diagnostic** avec cancer du foie, du pancréas, ictère prolongé,
colique hépatique, paludisme, abcès du foie, syphilis hépatique, lithiase biliaire, cirrhose de Laënnec, (v. plus haut)
foie amyloïde, kystes hydatiques, diabète bronzé. **Traitement.** *Régime important :* lait, pâtes, purées, etc., antisepsie biliaire et intestinale, *urotropine pure.* Benzoate,
calcium, calomel ; pointes de feu ; héliothérapie, vie en
plein air. *Vichy et Pougues* ; Châtel-Guyon, Carlsbad ;
cirrhose lithiasique : chirurgie ; cirrhose syphilitique et
cirrhose paludéenne : traitements spécifiques. Traiter les
hémorragies par les agents habituels, en se souvenant de
la moindre tolérance d'un foie insuffisant pour les médicaments même peu toxiques.

CŒUR ET DES VAISSEAUX (Maladies du)

Pour l'étude des organes de la circulation on distingue
des méthodes : statiques, pour la forme, la grandeur et la

position des organes, percussion et radioscopie surtout applicables aux anévrysmes de l'aorte et aux épanchements péricardiques ; cinématiques pour les mouvements des mêmes organes avec procédés graphiques : sphygmographe, électrocardiographe, surtout applicables aux arythmies ; dynamiques, pour connaitre la grandeur des forces en présence.

Examen du cœur. — Rappelons ici l'action tonique et accélératrice du sympathique ; le pneumogastrique est au contraire un modérateur cardiaque. Pour l'auscultation, obtenir du malade qu'il respire doucement et fasse des pauses inspiratoires. Epreuves pour l'insuffisance fonctionnelle : flexion, pas de gymnastique, poids, ascension d'un escalier. *Auscultation :* nous résumons ici les bruits normaux du cœur, dont les foyers d'auscultation sont les zones apexienne (pointe), basilaire, sternale et xyphoïdienne. A la pointe, on entend un premier bruit systolique dù à la contraction du ventricule gauche et au claquement des valvules auriculo-ventriculaires ; le second dù au claquement diastolique des sigmoïdes de l'aorte et de l'artère pulmonaire ; au niveau du 2ᵉ espace intercostal droit, premier bruit dû à la propagation du bruit du ventricule et à la dilatation aortique ; second bruit dù au claquement des sigmoïdes et des valvules pulmonaires. Au niveau du 2ᵉ espace intercostal gauche : premier bruit dû à la propagation du bruit ventriculaire et au passage du sang dans l'artère pulmonaire brusquement dilatée, second bruit dù aux sigmoïdes et aux valvules pulmonaires. Le second bruit pulmonaire est normalement plus intense que le second bruit aortique. A la région xyphoïdienne : premier bruit dù à la contraction des valvules tricuspides et à celle du ventricule droit; second bruit dù aux valvules pulmonaires. Cet ordre auscultatif s'appelle *l'auscultation en croix.* Pour l'auscultation des bruits pathologiques, rechercher chaque foyer d'auscultation et suivre chaque zone de propagation, région axillaire pour le foyer mitral, clavicule droite et sternum pour le foyer aortique, etc.

Auscultation schématique (voir développement dans le livre). Dans le rétrécissement *mitral,* au niveau du 2ᵉ espace intercostal droit, souffle diastolique et roulement présystolique à la pointe, dédoublement diastolique, fré-

missement cataire, pouls petit. Dans le rétrécissement
aortique, à la base souffle systolique propagé en haut et à
droite : 2e bruit clangoreux ; dans l'insuffisance aortique,
souffle dans le 2e espace intercostal droit, diastolique, doux,
humé, aspiratif, se propageant le long du sternum. Choc en
dôme dans le 6e ou 7e espace. Dans l'insuffisance mitrale,
souffle en jet de vapeur à la pointe se propageant vers
l'aisselle. Dans l'insuffisance *tricuspidienne*, souffle systolique à la base de l'appendice xyphoïde, et sur le bord
gauche du sternum, pouls hépatique ; dans le rétrécissement de l'orifice *pulmonaire*, souffle systolique, frémissement cataire à gauche du sternum. Donc, le foyer mitral
est à la pointe, le foyer aortique dans la 2e espace intercostal
droit, le foyer pulmonaire dans la 2e espace gauche, le foyer
tricuspidien est sternal (5e espace). Le bruit de galop
mitral ou tricuspidien comprend deux brèves et une longue
(hypertension, néphrite). Le bruit de caille ou de rappel du
rétrécissement se compose d'une longue et de deux brèves.
Les bruits de râpe, de cuir neuf, de frottement péricar
dique ne sontpas synchrones aux contractions cardiaques.
Le bruit du rouet, de diable, de moulin s'entend en auscul-
tant les jugulaires au sthétoscope. Le souffle crural est dû
au retour du sang vers l'orifice aortique insuffisant. Il
importe, pour les souffles, de rechercher le siège maximum et de se rendre toujours compte du sens de la propagation de ces souffles. Les souffles cardio-pulmonaires
extra-cardiaques, méso- systoliques sont produits par
l'appel d'air dans une languette pulmonaire. Disons enfin
que l'insuffisance mitrale avec rétrécissement se diagnostique par un souffle systolique et présystolique à la pointe,
l'affaiblissement du second bruit aortique, l'accentuation
du 2e bruit pulmonaire. L'insuffisance aortique avec rétrécissement par les souffles systolique et diastolique au foyer
aortique. L'asystolie, aboutissant des maladies du cœur, se
caractérise par l'irrégularité, la faiblesse des contractions
cardiaques et du pouls, par de la dyspnée allant jusqu'à
l'asphyxie, par des œdèmes plus ou moins généralisés,
par une congestion viscérale de la stase veineuse et par
des urines rares et chargées de sels.

Palpation : Un point fixe : abouchement de la veine
cave inférieure dans l'oreillette droite. La pointe du cœur

bat normalement, suivant l'âge, dans le 4e (enfants) ou le 5e espace intercostal gauche, chez l'adulte à peu de distance du mamelon et à 8 ou 10 centimètres de la ligne médiane. Dans la mensuration du cœur par le procédé de Constantin Paul, on repère le bord droit du cœur, le bord supérieur du foie, par percussion parallèle à l'axe du tronc et la pointe du cœur. La palpation permet d'étudier le choc de la pointe, les ondulations anormales, les vibrations, battements, expansion d'anévrysmes, frémissements cutanés, battements épigastriques, etc.

Percussion : malade dans le décubitus horizontal, tronc relevé ; parfois décubitus latéral nécessaire pour rechercher la pointe. Le siège du choc apexien et l'extension au delà du bord droit du sternum sont les éléments essentiels de la percussion cardiaque. Constante de Potain : 0.83 ; on multiplie par les chiffres des bords inférieur et droit. Normale 70 à 90 cent. carrés, bord inférieur 10 à 12 cent., bord droit 8 à 9 1/2 ; matité absolue à la percussion pratiquée en partant du centre ; percussion forte pour les bords droit et supérieur ; percussion par dépression latérale de Rosenthal-Pic ; percussion palpatoire d'Orsi-Grocco. Matité de l'aorte 4 cent. au-dessus de la base. (Voir symphyse cardiaque et péricardite, etc.) L'hypertrophie gauche s'accompagne d'un abaissement de la pointe dans le sens vertical, celle des cavités droites se traduit par un déplacement de la matité à gauche ; s'il y a en même temps abaissement de la pointe et rejet de l'organe à gauche l'hypertrophie porte à la la fois sur les cavités gauche et droite. Autres *signes caractéristiques des principales maladies du cœur* ; signes fonctionnels généraux : coloration des lèvres, du nez, œdème, dyspnée d'effort, congestion pulmonaire passive : congestion hépatique et rénale, insuffisance fonctionnelle par les épreuves indiquées plus haut. *Endocardites* : 1er bruit voilé, arythmie, quelquefois souffle, tachycardie : oppression, fièvre, œdèmes, albumine, embolies ; à rechercher dans le rhumatisme ; endocardites infectieuses, typhoïdes. *Péricardites* : sèche : frottements sans isochronisme, frémissement, lenteur de retrait de la pointe, frissons, dyspnée, palpitation, douleurs précordiales, ou irradiées, pâleur ou cyanose. Tachycardie avec épanchement : voussure précordiale, matité en brioche : atténuation ou

disparition des bruits qui semblent profonds, frottements ;
bruits réapparaissant si le malade se penche en avant.
Myocardites : arythmie, bruits sourds faibles, oppression ;
diagnostic par exclusion des deux précédentes. Hypertro·
phie cardiaque. Pouls vibrant ; pointe déviée et abaissée
vers la gauche ou la droite (battements épigastriques et
matité plus étendue), 1er bruit éclatant, 2e bruit accentué,
quelquefois bruit de galop. Dans la dilatation, le pouls est
plus faible, plus irrégulier, mal frappé. La *tachycardie*
essentielle *paroxystique* a un début brusque, plus de 200
pulsations. La *maladie de Basedow* présente en plus de sa
tachycardie, des palpitations, une augmentation de volume
du thyroïde et de l'exophtalmie. Les cardiopathies *valvu-*
laires compensées se caractérisent à l'auscultation, par les
signes que nous venons de donner au début de ce chapitre.
Des signes fonctionnels, dyspnée d'effort ou nocturne,
œdèmes, congestions peuvent s'aggraver et aboutir à l'asystolie, qui est la fin presque normale des cardiopathies,
tricuspidiennes surtout et mitrales. Rétrécissement mitral :
chlorose, brightisme, épistaxis ; insuffisance mitrale :
congestions viscérales, teint coloré ; affections aortiques :
douleurs précordiales, pouls bondissant et défaillant, teint
pâle, vertiges. En règle générale, dans le traitement préférer toujours les digitales et le strophantus de marque
(Intraits Dausse, strophantus de Catillon, etc.).

Examen des artères : A la vue : flexuosités anormales,
danse des artères (avec signe de Musset et pouls amygdalien de l'insuffisance aortique), pouls capillaire unguéal par
pression.

A la palpation digitale : pouls du nouveau-né 130 ; à 5
ans 100, à 15 ans 74 à 75. Bradycardie : pouls lent (40 p.
ex.) ; tachycardie : pouls rapide ; intermittence vraie ou
fausse (1 pulsation interrompue) ; pouls bigéminé (1 pulsation interrompue après deux pulsations) ; pouls trigéminé, alternant, une contraction forte et une faible, (voir
arythmie) ; pouls paradoxal, plus faible à l'inspiration
(symphyse, croup, etc.). La palpation est simple (p. classique) ou unguéale.

Au sphygmographe : le dicrotisme normal est caractérisé
par une ondulation sur la ligne de descente ; ce rebondis-
sement du pouls correspond au moment où les valvules

sigmoïdes de l'aorte se ferment. Ce dicrotisme s'exagère dans la fièvre (typhoïde p. ex.) ; plusieurs ondes analogues donnent le polycrotisme. Le tracé du rétrécissement mitral est de faible amplitude ; celui de l'insuffisance aortique est de faible amplitude ; celui de l'insuffisance aortique donne un crochet aigu au sommet de la ligne d'ascension.

A l'auscultation des artères on peut distinguer le ton artériel double, le double souffle crural (V. table), etc. On a voulu étudier le mode de réaction du système artériel à une excitation thermique (modifications de volume du membre de Romberg et Müller ; glace au pli du coude dans le procédé de Josué et Paillard, basé sur la loi de Marey.) On a utilisé aussi l'épreuve du nitrite d'amyle qui fait tomber les pressions artérielles chez les artério-scléreux. Toutes ces épreuves, ainsi que la recherche de l'hypertension elle-même, ne peuvent — ce qui est déjà bien — que nous faire prévoir l'avenir des artères ; leur réaction actuelle reste inséparable de la force du cœur, de l'état des artérioles et de la viscosité sanguine.

La tension artérielle a pris une importance considérable en médecine générale ; elle est d'une application pratique capitale, en clientèle et en médecine thermale en particulier. L'hypertension peut être partielle et ne s'applique qu'à un territoire artériel ou temporaire, comme dans la colique de plomb, ou enfin permanente, comme dans l'artério-sclérose, la néphrite, l'hypertrophie du cœur, etc. Le rapport des tensions et de la diurèse, celui des tensions et de la viscosité sanguine commandent toute cure thermale des adultes de 40 ans environ et au-dessus de cet âge.

En crénothérapie, cette question importante pour les eaux très riches en minéraux l'est également pour les eaux moins chargées en principes, comme les eaux oligo-métalliques. Dans cette dernière cure d'eau, cure de lavage, il est indiqué de diviser le volume de l'urine, évaluée en litres, par la pression différentielle évaluée en centimètres de mercure. Quotient normal, 0,25 ou 1/4 de litre de rendement quotidien par centimètre de pression différentielle ; avec 0,20 et 0,15 il y a hypofonction par sclérose ou atrésie rénale. La cure doit être également suspendue pour un temps variable, si la tension maxima Mx. coïncide avec une élévation marquée de la tension minima Mn.

La tension *maxima* est *systolique*. La tension *minima* est *diastolique*. Cette dernière correspond à la fin de la diastole ventriculaire.

Les sphygmomanomètres donnent la tension maxima. Dans le *Potain*, l'artère est écrasée par une boule élastique remplie d'air ; normale 16 (femmes), 18 (hommes) ; hypertension : 20 à 30. Le grand axe de la boule est appliqué sur l'artère ; la main du sujet doit être en relâchement complet (pronation et flexion), l'index droit du praticien déprime l'ampoule et l'index gauche est placé au-dessous d'elle ; quand ce dernier doigt ne sent plus de battement artériel, on lit la pression au manomètre. Contre-épreuve : pression brusque, diminuer ensuite et noter le chiffre correspondant à la réapparition du pouls. La méthode palpatoire de Riva-Rocci et Vaquez est plus précise. Avec le Lanbry-Vaquez l'estimation du moment précis paraît plus facile et plus nette qu'avec le Pachon.

L'appareil de *Riva-Rocci* se compose essentiellement d'un brassard de 12 cent., d'une soufflerie pour injecter de l'air jusqu'à suppression du pouls et d'un manomètre qui indique la pression artérielle. C'est le meilleur appareil pour la pression maxima Mx. Le sphygmo-signal de Vaquez a un fonctionnement automatique. Tous ces appareils peuvent donner de bons résultats pratiques quand on sait bien s'en servir. *Pachon* préfère à cette *méthode vibropalpatoire* la *méthode oscillatoire* qui indique la pression diastolique Mn., comme la pression systolique et par suite la *pression différentielle*. Pour utiliser l'oscillomètre de Pachon, le brassard étant en place, on arrive au chiffre 20 à l'aide de la pompe. La pression est abaissée de centimètre en centimètre par action sur une vis ; entre chaque chute, et jamais pendant qu'on appuie sur la vis, il faut presser sur le séparateur pour observer les oscillations. Dès que les oscillations ne sont plus égales, on lit la première pulsation différenciée : c'est la pression maxima. Faire tomber la pression pendant qu'on étudie les grandes oscillations ; la première oscillation plus faible correspond à la pression minima ; il y a lieu de se défier de la surestimation de la tension systolique qui peut dépasser 40 o/o. L'hypertension diastolique, bien indiquée par le Pachon, peut être causée par la diminution de calibre des artères, leur dureté, les compressions, les œdèmes, la diminution de la perméabilité rénale ou l'augmentation de la viscosité sanguine.

Le Pachon donne surtout la pression diastolique; la pression systolique, fournie par l'appareil, est moins exacte que dans la méthode palpatoire. Grâce au procédé de Lian qui utilise le Pachon avec deux brassards distincts pour le bras et l'avant-bras, les deux méthodes oscillométrique et palpatoire sont réunies dans un même instrument.

La formule moyenne est 14 pour Mx et 9 pour Mn. Mx représente la mesure dynamique de l'énergie de la contraction cardiaque et Mn représente la résistance que le cœur droit doit vaincre, le régime moyen et fixe du cours du sang. Au point de vue diagnostic, si Mx dépasse la normale en même temps que Mn, il s'agit le plus souvent d'artériosclérose, d'hypertension sans lésions graves. Si Mn est abaissée, il y a insuffisance aortique. Plus la formule s'éloigne de la normale, plus le pronostic est sérieux. Chez un malade qui a eu Mx 21 et Mn 12, etc., si Mn monte à 14 ou 15, le pronostic est grave, plus grave encore si Mn monte à 18, car s'il se produit une diminution de Mx, cette diminution n'est pas concordante et s'écarte de la formule normale ci-dessus. Une élévation de 4 cc. de Mn indique très souvent un mauvais état du rein. On rencontre surtout l'hypertension (signe de la temporale, signe de Laignel-Lavastine, syndrome de Vaquez (V. hypertension) dans la néphrite, l'insuffisance aortique, le diabète et la goutte; et l'hypotension surtout dans les cardiopathies tricuspidiennes et mitrales, dans la tuberculose, les pyrexies, etc. Notons sur une courbe les pressions en abaisse et l'indice oscillométrique en ordonnée, il devient possible de faire le diagnostic précis de plusieurs affections cardio-vasculaires et d'éclairer aussi le diagnostic clinique d'autres maladies.

Examen des veines. — A la vue : turgescences localisées : tête de méduse de la cirrhose, gonflement inspiratoire. Au palper : pouls vrai veineux de la jugulaire causé par un courant rétrogade; c'est le gonflement de Gendrin par récurrence; arrêt simple, stase; dans le faux pouls veineux physiologique, la phlébographie permet, par les tracés, l'étude des pulsations veineuses. Le pouls veineux hépatique synchrone avec les contractions du cœur est un bon signe de l'insuffisance tricuspidienne. Au palper on note aussi les cordons phlébitiques, le frémissement dans les veines du cou, chez les chlorotiques. Enfin, à l'auscultation, souffle et murmure veineux, bruit de galop veineux de la jugulaire. (Josué, etc.). (*V. Ex. du Sang*).

CŒUR (Dilatation, hypertrophie, rupture du)

Dilatation et hypertrophie. — L'hypertrophie compensatrice commence la première, habituellement par surmenage du cœur ; la dilatation se produit ensuite par diminution de la contractilité du ventricule. La dilatation existe seule dans le cas de surmenage aigu n'ayant pas permis le développement de l'hypertrophie ou encore par gêne de la circulation en rapport avec le ventricule droit. **Etiologie.** Les maladies des reins, des vaisseaux, des valvules, la grossesse, les causes toxiques, nerveuses ou autres de suractivité cardiaque forment l'étiologie de l'hypertrophie du ventricule gauche. La dilatation et l'hypertrophie du ventricule droit sont produites par des affections chroniques du poumon, par le rétrécissement de l'orifice pulmonaire, par les lésions du cœur gauche, par la dilatation d'estomac, la lithiase biliaire. L'hypertrophie de croissance est plutôt une dilatation de cause d'ailleurs variable (Vaquez). **Anat. pathol.** Dans l'hypertrophie excentrique existe un élargissement des cavités : l'hypertrophie concentrique est secondaire. L'hypertrophie généralisée ou *cœur de bœuf* diminue la fermeté de l'organe qui dépasse de beaucoup le volume du poing et le poids moyen de 300 gr. (soit 4 à 700 gr.); la dilatation du cœur droit est plutôt transversale, il s'agit d'une hypertrophie et non d'une multiplication des fibres musculaires. Dans la *dilatation*, dégénérescence granulo-graisseuse. L'hypertrophie junévile est une expression assez inexacte car les rayons X montrent qu'il s'agit le plus souvent d'un tout petit cœur dans les palpitations des adolescents.

Symptômes. Dans *l'hypertrophie*, après un début insidieux avec des palpitations, on note à l'inspection : une voussure précordiale notable, la pointe bat dans le 6e, 8e espace avec une certaine violence ; à la palpation, choc en coup de marteau ; à la percussion, matité plus étendue ; à l'auscultation, bruits sourds, étouffés, cliquetis métallique du 1er bruit (Laënnec), le second bruit retentissant. Pouls vibrant, régulier. Le malade sent battre son cœur; il est congestionné, parfois avec yeux injectés, bourdonnements d'oreilles, mouches volantes (signes de pléthore). Dans l'hypertrophie brightique, bruit de galop : 1er bruit précédé d'un bruit diastolique ou présystolique par afflux du sang, soit le rythme à 3 temps (2 brèves et 1 longue) qui rappelle le galop du cheval. Dans l'hypertrophie partielle du ventricule droit, les bruits s'entendent surtout à droite du sternum. S'il y a une forte participation du foie et de l'estomac, le bruit de galop est xyphoïdien avec signes de dilatation du cœur droit. Dans la dilatation, la matité est augmentée dans le sens vertical (ventricule gauche), horizontal (ventricule droit), la pointe est abaissée à droite (ventricule gauche) ou à gauche (ventricule droit); claquement des sigmoïdes pulmonaires, bruit de galop ou même de rappel; pouls petit.

Diagnostic avec péricardite (épanchement), pleurésie (épanchement), palpitation, anévrysme de l'aorte. L'hypertrophie se distingue de la dilatation par la force du choc cardiaque, la fermeté du pouls et l'absence de stase pulmonaire ou hépatique. Examen radioscopique, hypertrophie gauche, ombre augmentée; mouvements accrus ou plus prolongés; dans la dilatation du cœur droit l'ombre s'étend sur celle du sternum et présente des battements. **Pronostic.** Bénin dans la grossesse, certaines affections valvulaires (hypert. providentielle), dans l'adolescence. S'il y a sclérose (asystolie, urémie) le pronostic est grave. **Traitement.** Hygiène. Repos physique et moral. Bromures, iodures. Cratægine Leroux ; hypotenseurs dans la dilatation, régime, traitement de l'estomac, purgatif drastique, saignée, etc. S'il y a de l'insuffisance tricuspidienne, il est préférable de s'abstenir de tout traitement actif pour lui laisser jouer son rôle habituellement favorable.

Rupture du cœur : par altération des coronaires et thromboses, anévrysmes, dégénérescence graisseuse; la rupture siège ordinairement dans la partie inférieure du ventricule gauche. Mort subite fréquente (anémie, compression pneumogastrique.)

Cœur gras. — Dégénérescence graisseuse : cœur pâle, grisâtre ou feuille morte, troubles généraux de nutrition. Causes : lésions du cœur, des vaisseaux, maladies générales, obésité, arthritisme, intoxications (infiltration adipeuse du faisceau de His chez les malades atteints de la mal. de Stokes-Adam). Les bruits du cœur polysarcique par surcharge graisseuse sont obscurs; troubles respiratoires, dyspnée; asthénie cardiaque, faiblesse de contractions; souffles d'insuffisance fonctionnelle; gêne douloureuse précordiale. Mort subite 34/83 par syncope, angine de poitrine, œdème aigu du poumon, asystolie, urémie. **Diagnostic** avec asthme, myocardite, lésions graves, cardiopathie artérielle. **Traitement** de l'obésité; pas de sports violents; méthode d'Œrtel (cure de terrain à Pougues ou à Brides), gymnastique suédoise, exercice du mur de Barié, massages; spartéine, alcalins et iodure de sodium. La stéatose du myocarde, forme graisseuse proprement dite, se caractérise par la dilatation du cœur, le rythme fœtal, la dyspnée d'effort, la respiration de Cheyne-Stokes et des douleurs d'angine de poitrine. Le traitement médicamenteux est illusoire : terminaison fatale. Régime polyfruitarien ou régime sec; petit repas fréquents, massage; la cure de terrain doit être très surveillée.

COLIQUES HÉPATHIQUES
ET LITHIASE BILIAIRE

Définition. Maladie des plus intéressantes et des plus communes en clientèle; la lithiase biliaire est la prédisposition à former du sable, ainsi que la formation du sable ou des calculs, dans les voies biliaires. La colique hépatique est le syndrome douloureux produit par la migration des calculs.

Lithiase. — Anat. Pathol. Sable ou calculs petits comme dans la gravelle, se formant dans la vésicule, ou plus gros et pouvant atteindre le volume d'un œuf, jaunes ou noirâtres (cholestérine 9/10 se formant dans les centres nerveux, corps blanc et gras soluble dans l'éther), 1/10 de bilirubinate de chaux. Les calculs ne sont pas visibles aux rayons X; pigments biliaires et sels calcaires; formation par stagnation ou précipitation en milieu acide; précipitation du pigment biliaire par diminution des sels de chaux, infiltration leucocytaire de la muqueuse, desquamation épithéliale, calcification de la muqueuse : catarrhe lithogène de Méckel : noyaux épithéliaux de Naunyn; on observe, avec la lithiase, de la pancréatite chronique. On trouve les calculs surtout dans la vésicule, puis dans les canaux cystique, cholédoque, dans l'intestin; plus rarement dans le foie et le canal hépatique. **Etiol. pathog.** S'observe surtout après 40 ans; fréquente dans la puerpéralité, pendant la grossesse et les suites de couches, due souvent à la sédentarité, au régime, excès d'aliment et à l'état nerveux (émotion). Survient dans les états infectieux, dans l'arthritisme; 1/4 des femmes aurait de la lithiase par la cholestérinémie intense des périodes sexuelles. Cholémie, intoxications digestives. Quand la lithiase se traduit par une colique hépatique, il devient rationnel d'accorder une importance étiologique particulière au rôle du système nerveux; la pathogénie qui domine la formation de la cholestérine, le surmenage, les émotions, les fatigues et la prédisposition du sexe féminin constituent des causes nerveuses, dont il serait regrettable de ne tenir aucun compte dans la thérapeutique de la lithiase; la lithiase elle-même relève de la théorie humorale de Bouchard ou de la théorie microbienne sans nul doute un peu exagérée quoique la plus admise. Dans la première, le ralentissement de la nutrition favorise la précipitation de la cholestérine (suralimentation, sédentarité); la pullulation microbienne se produit par stase biliaire ou par un état infectieux. Il faut accorder une place à l'arthritisme dans cette étiologie parfois complexe et non exclusive.

Quoi qu'il en soit, les contractions de la vésicule agissent sur la migration du calcul et provoquent le spasme douloureux des voies biliaires.

Symptômes. — Lithiase, à manifestations continues portant sur les voies biliaires principales par distension simple (ictère par rétention lithiasique), par suppuration (angiocholite suppurée), par sclérose (cirrhose biliaire calculeuse). Les manifestations continues sont limitées aux voies accessoires, à la forme catarrhale, hydropique, scléro-atrophique, infectieuse. Migration par l'intestin; possibilité d'occlusion, ulcération, perforation avec péritonite consécutive; ou possibilité d'arrêt avec obstruction prolongée du canal cystique (sans ictère, sans acholie), du canal cholédoque (acholie, ictère avec décoloration des matières fécales, stéarrhées, troubles digestifs, distension de la vésicule); dilatation progressive des canaux biliaires, infection par colibacille et angio-cholite ou périangiocholite de la veine porte (pyléphlébite). La migration, enfin, a lieu parfois en dehors des voies naturelles par rupture des voies biliaires et par fistule biliaire. *Trépied lithiasique : douleur, fièvre, ictère.*

Douleurs vives, à la pression, d'un point situé dans l'hypocondre droit à égale distance de l'ombilic et du cartilage de la IXe côte, à 10 ou 12 cent. de la ligne médiane ; c'est le signe de la IXe côte, de Binet.

Le foie et la rate sont augmentés sans dilatation de la vésicule (signe de Courvoisier-Terrier).

Coliques hépatiques. — Le plus fréquent des accidents de la lithiase biliaire. Le syndrome est en rapport avec une inflammation aiguë de la vésicule et de son enveloppe péritonéale. La crise survient habituellement quelques heures après les repas et surtout après celui du soir. *Douleur atroce*, spontanée, à l'intersection de la 10e côte et du grand droit, pincement, déchirement avec irradiations variables, à l'épaule droite, etc. Parfois début plus lent avec signes épigastriques, distensions vésiculaires, etc.

Parmi les manifestations continues sans fièvre, les signes de la cholécystite non suppurée peuvent tout au plus faire penser à l'appendicite chronique ; la lithiase cholédocienne peut être confondue avec le cancer de la tête du pancréas dont le début est moins brusque, l'ictère plus intense, la vésicule plus grosse et qui s'accompagne assez souvent de glycosurie. Diagnostic très délicat.

Parmi les manifestations continues avec fièvre, la cholécystite calculeuse suppurée se distingue aisément de l'appendicite, sans rapport avec le foie et de la cholécystite aiguë qui peut accompagner les états infectieux. L'angiocholite suppurée de la lithiase biliaire s'affirme surtout par la fièvre *bilio-septique* intermittente qui peut guérir ou évoluer vers l'ictère grave ou la septicémie.

Dans la colique hépatique non compliquée, rate normale, vésicule distendue, foie légèrement augmenté, fièvre hépatalgique (39 à 40°), de même durée que les accès (Charcot) ou, plus souvent, point de température, vomissements très fréquents, état nauséeux, vertiges, lipothymies ; urines successivement nerveuses et ictériques (acajou) ; *fèces* décolorées ressemblant au *mastic ;* l'ictère par rétention se produit au cas d'obstruction cholédoque ; il est rare, on observe plutôt du subictère à la fin de la première journée, le lendemain ou le surlendemain de la crise. Calculs *dans les selles* deux jours après la crise. *Complications* nerveuses : vertiges, syncopes réflexes, cardio-pulmonaires : congestion pulmonaire droite, souffle mitral ou tricuspidien ; septiques (v. angiocholite, cholécystite, rupture des canaux et péritonite). Formes : fruste, intense, chronique, cystique, hépatique. **Pronostic.** La colique dure 6 à 12 heures au plus ; le *pronostic* est lié à l'infection biliaire ; en clientèle, il est assez bénin le plus souvent, mais il commande quelques réserves. On a observé la mort subite ; les infections biliaires causent des complications (angiocholécystites surtout). Le nombre des crises est très variable : une seule, souvent plusieurs. Formes : commune, à petits calculs capables de migration et justiciable des cholalogues ; vésiculaire, à gros calculs, sans ictère, très douloureuse. justiciable surtout des calmants ; fébrile ou compliquée, plus rare, mais il faut surveiller et prévenir les complications (*voir plus haut*).

Diagnostic. Avec l'ictère catarrhal, l'obstruction des voies biliaires et la névralgie hépatique, s'il y a de l'ictère ; s'il n'y a pas d'ictère, avec l'appendicite (point de Mac Burney), avec la colique néphrétique, plus commune chez les hommes (irradiations descendantes, hématurie, etc.) ; avec un accès d'entéro-colite, muco-membraneuse, avec un rein mobile (exploration), avec colique de plomb (profession), avec un ulcère du duodénum (melœna), avec les douleurs de grossesse (pas de dilatation du col, pas de contractions utérines), avec la névralgie intercostale, les crises gastriques du tabès et la hernie étranglée. Il est important de ne pas oublier qu'un grand nombre de gastralgies ne sont que des coliques hépatiques frustes. Chez les vieillards, la douleur peut manquer ou se trouver très atténuée. Les calculs doivent être recherchés dans les selles.

Traitement : repos, eau de Vichy froide. Calmer la douleur par les bains, les applications chaudes, les liniments, et, à l'intérieur, par l'eau chloroformée, l'héroïne trois milligr., la morphine (et spartéine) un demi centigr., (prudence si artério-sclérose et·rein douteux). Suppositoire de belladone. Laisser au malade de l'antipyrine et du laudanum pour lavements (Gilbert). Traiter les vomissements, la congestion pulmonaire, faciliter l'expulsion du calcul par l'huile d'olive et un massage léger; s'opposer à la formation des calculs et de la cholestérine d'origine alimentaire : huile de Haarlem, cure alcaline, benzoate de soude, glycérine, ni aliments gras, ni épices. Les cholagogues et les purgatifs sont nuisibles dans la forme vésiculaire. Grande Grille à la source; à domicile, Hauterive. Débilité et atonie gastrique : Pougues. La morphine est permise dans la grossesse; ne pas supprimer l'allaitement (allaitement mixte). Prophylaxie et traitement de la lithiase (voir plus haut). Régime végétarien mitigé; repas fréquents et.peu abondants; exercice, massages. Le régime est essentiel dans la lithiase. Sont défendus les aliments gras, épicés, les fritures, les crustacés, la cervelle, le riz de veau, les choux, les crudités, les jaunes d'œufs, les fromages fermentés : on préconise les eaux de Vichy et de Pougues, l'huile d'olive à doses progressives pendant une semaine. Glycérine, salicylate et benzoate de soude, sel de Seignette, boldo, huile de Haarlem, biléyl. Contre les cholécystites non suppurées, applications chaudes, lavements, épreuve de Kehr à l'huile de ricin ; si la douleur vésiculaire persiste et après 3 semaines environ, cholécystectomie. Contre la lithiase du cholédoque, traitement actif de la lithiase pendant deux ou trois mois; s'il échoue cholédocotomie. Contre la cholécystite suppurée, urotropine française, 1,50 ; lavements froids, application de glace, cholécystectomie ou cholécystostomie. Contre l'angio-cholécystite, urotropine, salicylate, régime pendant 15 à 20 jours et cholécystectomie avec drainage de l'hépatique (mortalité 1 sur 2). Préventivement, la cure à Vichy et non chez soi. Chez les enfants, peu de pain, peu de sucre, pas de graisses, de pâtisseries, d'oseille, de fromages faits. Enfants et adultes : benzoate, salicylate de soude, calomel, évonymine, urotropine, etc. La gymnastique abdominale, par son action sur le diaphragme et, par suite, sur la sécrétion biliaire, est à l'ordre du jour ; les exercices et les douches, par leur action sur le système nerveux, ont leur indication à titre prophylactique. Importance de l'hygiène nerveuse. (*V. cholémie, congestions du foie, signes, méthodes de diagnostic des maladies du foie et traitement de l'insuffisance hépatique, etc.*)

COLIQUES INTESTINALES

Quand elles sont causées par refroidissement, diarrhée, constipation, entérite, alimentation, elles n'ont rien de caractéristique. La dysenterie s'accompagne souvent de ténesme et d'épreintes. Dans l'occlusion, en général douleur locale ou périombilicale, la cessation de la douleur faisant craindre une perforation. Les entéralgies (névralgie intestinale), s'accompagnent de constipation, la douleur est périombilicale, les matières sont amincies, effilées. Les entéralgies, spasmes de l'intestin, sont des manifestations souvent d'origine neuro-arthritique. La lithiase rénale est souvent associée à l'entéro-colite muco-membraneuse. Applications locales chaudes, élixir parégorique, belladone, régime approprié, sonde rectale contre le météorisme, etc. V. *appendicite, coliques hépatiques, néphrétiques.*

COLIQUES NÉPHRÉTIQUES ET LITHIASE RÉNALE

Lithiase rénale. — **Définition.** La lithiase rénale est la formation de calculs dans le rein. Les coliques néphrétiques sont causées par la migration des calculs dans l'uretère ; maladie de clientèle qu'il faut bien connaître. **Anat. Pathol.** Sable fin, rosé (urate de soude), jaune (acide urique), graviers, calculs de volume variable ; infarctus et calculs surtout dans les bassinets. Le sable est de l'acide urique. Les calculs d'urate sont rouges, lisses et durs ; ceux d'acide oxalique sont bruns et mûriformes ; ceux de phosphates ammoniaco-magnésiens sont grisâtres et friables ; les gros calculs peuvent être ramifiés en branche de corail ; il peut exister des calculs mixtes. A la coupe, un calcul présente un noyau, une couche épithéliale et des couches concentriques de sels. Lésions de néphrite diffuse ou d'atrophie. **Etiologie.** Rôle capital de la diathèse et de l'hérédité. Causes déterminantes : alimentation généreuse, azotée ou contenant trop de nucléines, sédentarité, puerpéralité. La lithiase secondaire à la pyélonéphrite donne des calculs de carbonate et phosphates ammoniaco-magnésiens ; la forme primitive donne des calculs uriques. Théories : fermentation, acide ou alcaline (?), lésions des muqueuses ou catarrhe lithogène ; infection (en ce cas, secondaire à l'infection urinaire), lithiase rénale plus fréquente chez l'homme, s'observe assez souvent chez l'enfant ; chez la femme, lithiase surtout hépatique. Voir lithiase oxalique. La lithiase alcaline phosphaturique est due à la précipitation des phosphates par fermentation ammoniacale secondaire à une infection de l'appareil urinaire. **Symptômes.** Forme latente avec uricémie ou avec petits graviers, sans douleur, pollakiurie. Douleurs lombaires avec irradiations (assez éloignées, parfois sourdes mais avec paroxysmes), en demi-ceinture ; parfois, hématurie ; accidents : coliques néphrétiques, anurie (urémie), pyélonéphrite (avec polyurie trouble). (*V. anurie et pyélonéphrite*).

Coliques néphrétiques. — Accident le plus fréquent de la lithiase rénale. Signes prémonitoires : pesanteur lombaire avec douleur variable (mobilité des calculs dans les calices), pollakiurie. A la période d'état la *douleur* est atroce, unilatérale, avec *irradiations* descendantes allant au rectum, au scrotum (testicule rétracté), à la verge et surtout le long de l'uretère. Irradiations ascendantes dans la colique hépatique. *Troubles urinaires* plus marqués ; *troubles réflexes* : sueurs, angoisse, pouls petit, nausées et vomissements ; hématurie légère. L'attaque peut durer de 1 à 2 heures, 4, 5 heures et exceptionnellement un jour. Elle est unilatérale, souvent à gauche, peut changer de côté, récidiver au bout de quelques jours avec douleur moins vive (sable dans les urines), se reproduire tous les ans, tous les deux ans ou ne plus revenir. Chaque crise se termine le plus souvent par un bien-être complet, l'expulsion dans la vessie d'un gravier bien petit quelquefois et par l'émission d'urines claires. Alternance des coliques néphrétiques et des accès de goutte. Formes légères ou formes à gros calculs de Sydenham. (Radioscopie) : calculs phosphatiques. La puerpéralité favorise les coliques néphrétiques, mais la grossesse vient à terme malgré la douleur. Chez les enfants, possibilité de coliques néphrétiques, mais chez les nouveau-nés simples concrétions. Chez les vieillards, sable assez fréquent. Complications : hématurie, hydronéphrose par accumulation d'urine, anurie, pyélite caractérisée par sa pyurie trouble, la douleur calculeuse et la tumeur. **Pronostic.** Le pronostic de lithiase est assombri par ses complications, anurie, urémie succédant à une période d'oligurie, etc. Les crises de coliques néphrétiques peuvent être très rares malgré la persistance de la lithiase.

Diagnostic. Dans la gastralgie, pas de pesanteur lombaire ; vomissements plus fréquents, tandis que dans les coliques néphrétiques, il s'agit plutôt de nausées. Coliques hépatiques : douleurs à irradiations remontant vers l'épaule droite, au lieu de longer l'uretère, etc. Crises rénales du tabès : signes concomitants de l'ataxie locomotrice ; tuberculose rénale : analyse et inoculation ; tumeur des reins ; névralgie lombo-abdominale ; pyélites (diagnostic avec tuberculose rénale) ; étranglement rénal, hydronéphrose intermittente. Le cathétérisme des uretères peut être nécessaire. L'hématurie provoquée permet de diagnostiquer la lithiase par examen des dernières urines qui contiennent seules des globules après centrifugation.

Traitement. La néphrectomie n'est indiquée qu'aux cas d'infection, de calcul enclavé et de crises trop répétées. Régime mixte, peu azoté, sans oseille, asperges, tomates, truffes, gibier, vins généreux : Hygiène importante. Dans les crises, repos, bains prolongés, applications chaudes, calmants divers (*v. coliques hépatiques*), lavements de chloral et de laudanum, antipyrine, morphine, tisanes diurétiques. Glycérine pendant plusieurs jours. Lithine. Acide thyminique. Dans la lithiase phosphaturique, acide phosphorique, urotropine, eaux oligo-métalliques. Laver les reins en buvant, loin des repas, des eaux d'Évian, Vittel, Contrexéville, etc. Analyse d'urine mensuelle ; urates, urée, phosphates. Chez les enfants, interdire les pâtisseries, les sucreries, les graisses, crustacés, fromages faits. Bains, cataplasmes, chloroforme, morphine, etc. (*Voir anurie*).

Avant d'opérer, lavements hypotoniques, sérum glucosé à 20 %, cathétérisme de l'uretère avec injection d'eau distillée, enfin néphrotomie. *Voir pyélo-néphrites*, si urines troubles et fièvre uroseptique.

COLITES

Définition. Inflammation du gros intestin. **Anat. Pathol.** Congestion de la muqueuse et exsudat fibrino-leucocytaire dans les colites profondes ; l'inflammation atteint les autres tuniques intestinales, les follicules clos sont tuméfiés ; sièges : cœcum, côlon ascendant, sigmoïde, transverse, angles du côlon. Formes ulcéreuses, gangréneuses, péricolites, abcès. **Etiologie.** Colibacille, streptocoque, bacille de la dysenterie, tuberculose, typhoïde, influence de la coprostase, des intoxications alimentaires, du refroidissement. **Pathogénie.** Exaltation de la flore intestinale ou des microbes d'origine voisine (annexielle p. ex.).

Symptômes. Côlites catarrhales durant une semaine, en forme aiguë avec diarrhée muqueuse, ténesme, douleur. Côlites ulcéreuses dysentériformes, aqueuses, fétides, avec pus et sang. 10 selles ou plus avec épreintes, ténesme, température, pouls petit ; forme grave 50 % de décès.

Diagnostic. Dans la sigmoïdite, matières ovillées alternant avec des mucosités sanguinolentes, douleurs à l'S iliaque. (*V. typhlite*). Côlite des angles du côlon (Pal), angle droit. **Traitement.** Diète hydrique ; applications chaudes ; bouillon de légumes ; purées, pâtes, lavements ; benzonaphtol, opiacés, belladone ; nitrate d'argent, argyrol, khosam, 6 à 10 comprimés, vaccin (bactérium coli de Hale White) ; lavement d'huile d'olive à garder toute la nuit. Chez l'enfant, traitement surtout diététique. Eau pure et tisane ; pas de lait ; injections de sérum. *S'il le faut*, sulfate de soude, 3 à 4 gr. ou calomel avec prudence ; applications chaudes, bouillon de légumes, et au bout de quelques jours, farines, et retour à l'alimentation avec peu ou point de viande, lait et œufs. Lavages intestinaux à la racine de guimauve, avec discrétion ; belladone, enveloppement humide de l'abdomen pendant 2 heures tous les matins, contre la contracture ou l'atonie.

COMAS

Du mot grec : χωμα, sommeil profond.

Définition. Sommeil morbide, abolition de l'intelligence, de la sensibilité et du mouvement volontaire. Le sommeil en diffère en ce qu'une excitation l'interrompt aisément. La syncope s'accompagne de troubles de la circulation, l'asphyxie de troubles de la respiration. Le coma est léger (forte excitation provoquant un réflexe) ou profond avec stertor ou respiration ronflante par action du voile du palais et des mucosités. L'ancien coma vigil est constitué par une alternative d'excitation et de phases comateuses. Précédé d'ictus, il indique une *lésion cérébrale;* il est alors brusque : apoplexie, ramollissement, hémorragie (déviation conjuguée de la tête et des yeux, paralysie faciale, hémiplégie flasque), embolie, hémorragie méningée avec albuminurie massive, traumatismes, tumeurs, paralysie générale, sclérose. Avec des crises épileptiques ou épileptiformes, il fait penser à l'épilepsie, aux tumeurs, etc.; avec des convulsions, à l'encéphalite; avec de l'excitation, du délire convulsif, de la fièvre, dans certaines conditions de fatigue au soleil, à l'insolation. Le coma s'observe encore dans *la rage, les intoxications* (opium : pupille dilatée), *dans l'urémie* (signes concomittants, myosis, Cheynes-stokes, cathétérisme aseptique dénotant une pyélonéphrite ascendante), *dans les maladies infectieuses,* l'ictère grave, les maladies du foie et les méningites; dans le saturnisme (pâleur, etc.), *dans l'alcoolisme* (myosis, odeur d'alcool), *dans le diabète* : si le malade n'est pas connu comme diabétique, rechercher la gingivite, les diabétides de Lasègue, la dyspnée de Kussmaul (inspiration profonde et ample, inspiration courte), pouls et cœur rapides (Lépine), taches urinaires glycosuriques, ammoniurie, ammoniémie et surtout odeur de l'haleine (chloroforme, pomme de reinette), réaction de *Gehrardt et de Legal* (*V. Diabète);* déviation à gauche de la lumière polarisée après fermentation de l'urine (acide oxybutyrique). Chez les enfants, le coma diabétique est fort rare; on l'observe plus fréquemment dans les intoxications par les opiacés (myosis), les solanées (mydriase) et par les champignons; dans le paludisme, le méningisme, les tumeurs, l'urémie.

Diagnostic. Pour le diagnostic, il faut bien examiner le facies, le crâne, les yeux, les vomissements, penser à l'odeur de l'alcool ou encore de l'acétone. Examen des urines, recherche de l'urée sanguine, examen du liquide céphalo-rachidien, etc. **Traitement.** Commun à tous les comas. Frictions, marteau de Mayor, courants électriques, sangsues aux mastoïdes, lavements d'émétique à 0,10 pour 1 litre, sérums selon les cas, éther, caféine, huile camphrée. Dans le coma diabétique, peu de médicaments et bicarbonate de soude en injection et ingestion; dans les comas urémique et saturnin : saignée, eau-de-vie allemande, ponction lombaire. Dans le coma alcoolique, repos, favoriser les vomissements, ammoniaque (quelques gouttes dans un peu d'eau sucrée), parfois injections d'éther, sangsues à la mastoïde. Dans le coma épileptique, expectation. Dans le coma palustre, en raison de l'urgence, injections de formiate de quinine. Dans les méningites, ponction lombaire et injection de sérum spécifique s'il y a lieu. Le coma peut enfin être mixte, par exemple chez une femme enceinte épileptique et éclamptique.

COMPLÉMENT (Déviation du)

Méth. *Bordet et Gengou, Pfeiffer*, etc. Sous l'influence d'antigènes, les globules blancs et les cellules de l'organisme élaborent des anticorps composés d'une *sensibilisatrice* (ambocepteur, fixateur), substance spécifique non détruite à 56° et *du complément* (ou alexine) normal du sérum ou des globules ; cette substance est thermolabile, détruite à 55°, n'est pas spécifique, mais commune à tous les sérums. La sensibilisatrice agit sur l'antigène et favorise *la déviation* du complément vers l'antigène ; il n'est plus libre, il est fixé, détruit. Si, au contraire, la sensibilisatrice n'est pas spécifique, le complément reste libre. Les éléments de l'antigène peuvent être groupés en amas par les agglutinines (phénomène de Pfeiffer et séro-diagnostic) ; des opsonines anticorps les peuvent rendre plus aptes à la phagocytose. Les lysines anticorps peuvent détruire les mêmes éléments ; enfin, les précipitines se forment à la suite d'injections de sérums. On note un précipité floconneux, dans *la réaction précipitante*.

En mettant en présence, pendant un temps variable avec chaque cas et à une tempépature de 37º, soit un mélange de globules, de sérum (sensibilisatrice) et de sérum d'expérience, soit des microbes cultivés, du sérum de malade, inactivé (chauffé à 55º pendant une demi-heure) et du sérum d'animal (complément), *l'absence d'hémolyse* avec disparition ou *déviation du complément* indique une *réaction positive* ; et s'il y a *hémolyse*,si le sérum contient du complément, *la réaction est négative*. L'immunité suppose l'association de l'alexine préformée dans le sang normal et d'une sensibilisatrice qui fixe l'alexine sur le microbe. En résumé, le déviation du complément est basée sur l'étude de l'hémolyse. Elle est utilisée pour un grand nombre de maladies : tuberculose, fièvre typhoïde, kystes hydatiques, diphtérie ; dans la réaction de Wassermann on emploie comme antigène des extraits de foie de nouveau-nés hérédo-syphilitiques et comme anticorps le sérum du syphilitique, etc.

CONGESTION HÉPATIQUE

La cholémie, certains ictères et la congestion hépatique indiquent une moindre résistance du foie. L'hôpital n'habitue pas le médecin à tenir compte de cette insuffisance hépatique à son début ; un régime approprié peut prévenir les grands accidents hépatiques. La congestion est ici, comme pour la plupart des organes, active, ou par fluxion, et passive, ou par stase. Un organe aussi vasculaire que le foie se congestionne facilement. (V. maladie du foie). Cette congestion est même physiologique pendant la digestion ; la maladie commence quand l'hypérémie se maintient dans l'intervalle des digestions. La variété *active* se produit par excès de pression dans les veines portes ou les veines afférentes : repas trop copieux, écarts de régime, purgatifs fréquents, goutte, tuberculose intestinale, dysenterie, séjour dans les pays chauds, etc. L'organe est augmenté de volume ; à l'autopsie on le trouve ecchymotique, de couleur sombre ; granulations pigmentaires à l'examen microscopique. La variété *passive* souvent d'origine cardiaque est causée par l'excès de pression dans les veines afférentes, dilatation de l'estomac (23 o/o), la veine cave et les veines sus-hépatiques : maladie du cœur (foie cardiaque), maladies des valvulves, de la mitrale surtout; on peut observer depuis le simple foie muscade des cardiopathies secondaires jusqu'au foie cardiaque des cardiopathies primitives (asystolie du foie). Le lobe droit est tuméfié avec des foyers hémorragiques, blanc à l'extérieur, brun à l'intérieur, cirrhotique. Cellules altérées dans les zones sus-hépatiques ; ectasie mécanique des capillaires. Dans les formes légères on observe une congestion sensible avec difficulté de se coucher sur le côté droit, subictère, épistaxis, urobiline ; dans les formes plus marquées : ictère, augmentation de volume de l'organe, battements hépatiques, dilatation de l'estomac fréquente, troubles digestifs, ascite ; pigmentation biliaire. Dans le foie cardiaque, tuméfaction douloureuse, barre, traces d'œdème, urines rares. En décongestionnant l'organe on obtient, après traitement, le foie accordéon. La cirrhose cardiaque est de type annulaire, elle suppose un terrain prédisposé à la sclérose et à la stase sanguine. La mort survient par asystolie et ictère grave ou par une complication. La congestion est passagère avant de devenir permanente. Son pronostic est donc subordonné au traitement et à l'état de la cellule hépatique. Dans le *diagnostic,* penser à : cirrhose, kyste hydatique, cancer, lithiases ; lésions vasculaires d'origine hépatique. **Traitement.** Révulsion locale et applications humides. Lavements froids. Régime sévère. Sels de soude, calomel, théobromine, tonicardiaques ; opothérapie hépatique ; boldo. Dans la congestion simple, régime diététique de l'insuffisance hépatique.

CONGESTION PULMONAIRE

Active (fluxion) ou passive (stase). **Etiologie** : Congestion active : froid, gaz irritants, aviation, alpinisme, tuberculose, états infectieux, fièvre typhoïde et grippe le plus souvent, goutte, rhumatisme, lésions célébrales, etc ; congestion passive : maladies du cœur (mitrales), décutibus prolongé (congestion hypostatique) ; splénisation ; aspiration trop rapide du liquide des épanchements. Congestions réflexes : fractures, grossesse. **Anat. pathol.** Poumon congestionné crépitant mal sous le doigt ; dans la congestion passive, induration brune et bases surtout prises.

Symptômes. Dyspnée, point de côté, expectoration *striée de sang*, muqueuse, gommeuse, adhérente au vase ; râles, fins ou de bronchite ; respiration rude, puis soufflante ; vibrations augmentées ou diminuées, mobilité des signes, épanchement pleural (submatité), etc.

Formes principales : *Dans la congestion active, variétés primitives* : *maladie* de Woilez (cong. essentielle) ; s'observe dans le second âge, et de 20 à 30 ans (froid, pneumocoque), ressemble à la pneumonie qui s'en distingue par sa durée plus longue, les râles crépitants, la matité, etc. L'expectoration dans cette forme est gommeuse ; petits râles, souffle, submatité ; côté malade, ayant 3 à 4 cent de plus que l'autre à la mensuration ; *maladie de Grancher* (splénopneumonie) discutée, grippale ou tuberculeuse, etc. ressemble à une pleurésie (*V. ce mot*), la ponction exploratrice ne ramène que du sang. Période aiguë de 2 semaines, dont la première accuse 39 à 40 de fièvre, la seconde 38 à 39 ; période de déclin durant fort longtemps. *La fluxion de poitrine de Dieulafoy*, avec pleurodynie, bronchite, etc. frappe les bronches, le poumon, la plèvre et même la paroi thoracique. *Le coup de sang pulmonaire* qui s'observe dans la colère et chez les buveurs exposés au froid ou à la chaleur, est une congestion subite et massive. Congestion de *Weil*, paroxystique et récidivante ; congestion *pseudo-pleurétique* de Queyrat, etc.

Dans la congestion active, variétés secondaires : ex vacuo (thoracenthèse) ; infectieuse (grippe, rougeole, typhoïde) ; arthritique ; d'origine pneumopathique (pneumonie, pleurésie, tuberculose) ; réflexe et nerveuse.

Dans les congestions passives, il s'agit habituellement de lésions mitrales (dyspnée d'effort, crachats sanglants, d'apoplexie pulmonaire dans quelques cas) ou de lésions aortiques (pseudo-asthme cardiaque).

Pronostic. Assez bénin, surtout dans la congestion active qui évolue en quelques jours. **Diagnostic.** (*V. symptômes et pleurésie*).

Chez les enfants, la congestion idiopathique est fréquente

au printemps à partir de 5 ans ; deutéropathique après la
bronchite, etc. mais surtout secondaire. **Traitement.** Antisepsie des voies aériennes : ventouses scarifiées, cataplasmes ou bains sinapisés, ipéca, alcool, huile camphrée ; chez
les enfants, frictions alcoolisées, enveloppements froids ou
chauds du thorax. Dans la congestion passive, toniques du
cœur, émission sanguine, locale, changement de position
dans le lit.

CONGESTION RÉNALE

Active par fluxion ou passive par stase. *La congestion active essentielle* est à frigore ou infectieuse, avec urine albumineuse couleur bouillon de bœuf ; fièvre ; crise au bout de
quelques jours ; convalescence pénible. La congestion active est aussi secondaire des états infectieux (scarlatine,
grippe, diphtérie, etc.), d'intoxication (médicamenteuse) ou
d'auto-intoxication (goutte, diabète). La congestion secondaire est souvent secondaire aux néphrites chroniques. La
congestion chronique rénale s'observe dans la néphrite
chronique hématurique (hypertension portale, hémorroïdes, etc.)

La congestion passive peut se produire dans toutes les
maladies du cœur se terminant par dilatation du cœur
droit, et non compensées ; dans les maladies pleuro-pulmonaires chroniques, les tumeurs et la grossesse. Le rein cardiaque est très congestionné avec hémorragie glomérulaire,
sclérose ou granulation graisseuse dans l'épithélium des
tubuli contorti. L'organe est parsemé d'étoiles de Verheyen,
dilatations veineuses rendues très apparentes par le décol-
lement facile de la capsule. La sclérose débute par le trac-
tus qui sépare les vaisseaux des tubes dans la phase dite
d'induration cyanotique, ensuite elle forme des îlots corticaux ou médullaires, dans la période atrophique.

Traitement. Celui de néphrite (*V. ce mot*) pour la congestion active : repos, lait, émission sanguine locale.

Pour la congestion passive, traiter les maladies mitrales
pour conjurer l'asystolie, ventouses scarifiées, digitale, caféine, théobromine.

CONSTIPATION

Définition. Expulsion difficile ou insuffisante des matières. On a coutume de dire que toute personne qui n'a pas une selle par jour est constipée ; avec cette dernière définition, presque toutes les femmes sont constipées. La constipation est, pour cette raison et plusieurs autres, d'une grosse importance journalière. Elle est bien mieux étudiée depuis peu, grâce au repas bismuthé suivi de l'examen radioscopique. **Etiol. Pathog.** Influence du régime (toxémie du régime azoté, régime exclusif), de l'abus des purgatifs dans des circonstances où ils n'étaient pas indiqués ; défaut d'exercice ; causes nerveuses par spasmes ou atonie (division théoriquement discutée mais pratiquement utile) ; mauvaises habitudes, négligence, etc. S'il s'agit de spasme, les crises surviennent de préférence après des excès nerveux (surmenage, émotions, etc.) ; s'il s'agit d'atonie, le ventre est aplati et rétracté. Faiblesse musculaire, anémie, sénilité, hyperchlorydrie, insuffisance hépatique, intoxication (saturnisme), appendicite chronique, entéroptose, fissure anale, hémorroïdes, cancer de l'estomac, hernies, dilatation d'estomac, dyspepsies, grossesse, déviation utérine et tumeurs chez la femme, etc. Kœhn distingue des causes mécaniques, organiques et fonctionnelles.

Symptômes et Diagnostic. Après deux jours, légers malaises : maux de têtes, troubles congestifs, langue saburrale, bouche amère, tumeur iliaque gauche. Penser aux fausses diarrhées qu'il faut traiter comme de la constipation. Débâcles ou scybales. Penser aux coudures intestinales, aux sténoses de l'angle gauche des côlons, à la dilatation d'estomac, à la dyspepsie nerveuse, aux occlusions à constipation progressivement croissante et à l'une des causes ci-dessus. La constipation habituelle dans la 1re enfance est causée par le lait de vache, l'usage prématuré des féculents et farines, les malformations congénitales que le toucher rectal permet de préciser. Au même âge, la *constipation* peut être symptomatique d'occlusion, de méningite, de maladies fébriles, etc. Ces dernières causes peuvent intervenir dans la seconde enfance et dans les mêmes conditions. La *constipation* habituelle de la grande enfance est due à l'abus de la viande, au terrain nerveux. Ne pas oublier l'appendicite chronique et redouter l'entéro-colite dans les formes rebelles. La *constipation* habituelle est plus fréquente chez les jeunes filles que chez les jeunes gens par défaut d'exercice, par nervosisme, par négligence de fonctions ; elle se réclame, dans ces cas, des règles d'hygiène générale ou scolaire. Grâce aux rayons X, on peut se rendre compte de l'endroit où les matières sont arrêtées : si c'est dans l'intestin grêle, purgatifs ordinaires ; si c'est dans le côlon, phénolphtaléine, etc. Si l'arrêt est dans l'ampoule rectale, lavement.

Traitement. Il faut, en principe, éviter l'abus des purgatifs, les espacer le plus possible et user avec moins de réserve des divers moyens physiques ou alimentaires dont nous disposons : régime, peu de viande ou viandes blanches, légumes verts et fruits, pain de son ou de seigle, habitudes régulières, exercice en plein air, gymnastique (flexion du tronc et des membres dans la position couchée, mouvement du diaphragme, mouvements rythmés de Fernet) ; la marche est très utile ; crénothérapie, hydrothérapie, massages. Lavements, suppositoires, laxatifs (huile de ricin à petites doses, poudres laxatives), rééducation de l'intestin par des substances inertes telles que : graine de lin, psyllium, agar-agar ; listose ; purgatifs ordinaires : huile de ricin, sulfate de soude, de magnésie ; cholagogues, drastiques, belladone et jusquiame dans le spasme ; strychnine, massages, eaux minérales dans l'atonie ; l'opothérapie biliaire est très active dans l'insuffisance hépatique ; en cas de faiblesse musculaire, insister sur la gymnastique abdomino-rectale, aller à la selle dans la position accroupie à la turque, régularité extrême des selles ; compresses humides froides si atonie, compresses chaudes si spasmes.

Un verre d'eau froide le matin à jeun, lavements frais simples ; traiter les déviations utérines et les tumeurs chez la femme.

Chez les nouveau-nés, suppositoire, beurre, sirop de chicorée ; à partir de 6 mois, calomel, magnésie, massages ; à partir de un an huile de ricin, massages, compresses, bains émollients.

Constante d'Ambard. — C'est le rapport constant qui existe entre l'azote sanguin et l'azote urinaire. La réten-

tion azotée est plus exactement exprimée par cette constante que par le taux absolu de l'urée sanguine. (v. urémie
et azotémie).

Formule de la Constante d'Ambard :

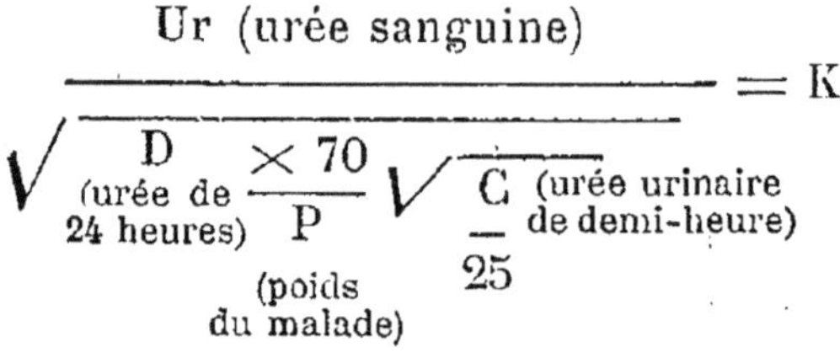

K est égale, dans la normale à 0 06, 0 08. Il ne faudrait
pas donner à cette formule une signification exagérée.

CONVULSIONS

Etymologie. De convellere, secouer. **Synonyme**.
Eclampsie (étym. : faire explosion). **Etiologie**. C'est le délire de l'adulte. Les convulsions éclatent chez les enfants
nerveux ou dégénérés pour des causes occasionnelles insi-
gnifiantes. Causes générales : Hérédité, alcoolisme, syphilis, tuberculose, antécédents individuels gastro-intestinaux,
hernies, piqûres, brûlures, traumatisme, émotions, vers
intestinaux, terreurs, maladies cérébrales, méningées et
infectieuses, médicaments, signes asphyxiques des bronchites, coqueluche, corps étrangers, néphrites.

Symptômes. Pâleur ou cyanose. Commencent par les
mouvements convulsifs des yeux : la pupille se cache derrière la paupière supérieure ou fixité du regard. Puis apparaissent les mouvements de flexion et d'extension par sac-
cades. Convulsions *toniques*, avec rigidité des muscles
pouvant être confondues avec des contractures. Convulsions
clowniques pouvant être confondues avec les mouvements
choréiques et les myoclonies (V. ce mot), avec mouvements
irréguliers et brusques, alternatives de relâchement. La fin
de la crise est annoncée par des urines abondantes et
claires. Chez l'adulte, la forme généralisée ou épileptiforme
comprend une chute ou un cri, des convulsions toniques,
puis clowniques, un coma stertoreux ; on la rencontre dans
l'épilepsie, l'urémie, l'absinthisme, les maladies du cœur.

Les convulsions éclatent en accès unique ou en série (état de mal). Voir convulsions des attaques d'épilepsie et d'hystérie à chacun de ces mots.

Dans l'opisthotonos, le malade « fait le pont » ; le trismus affecte les muscles masticateurs ; le pleurosthotonos (unilatéral) et l'orthotonos (thorax droit) sont très rares ; l'emprosthotonos rappelle la position du fœtus dans l'utérus ; à la face, rire sardonique, avec plissement du front, élévation de la partie externe des paupières et de la commissure des lèvres.

Diagnostic. Antécédents. Température : otite, méningite, maladies infectieuses, etc. ; pas de fièvre, penser surtout à une indigestion, rechercher une piqûre par épingle du maillot, brûlure, hernie, douleurs de dentition, d'oreille ; intoxication, urémie de la scarlatine, alcoolisme de la nourrice. Dans l'éclampsie, pas d'aura, pas de cri, pas d'antécédents convulsifs ; urémie : examen des urines, du liquide céphalo-rachidien et du sang, troubles cardio-vasculaires. Diabète, alcoolisme, épilepsie. **Traitement.** Eviter toute médication, intempestive ou excitante : quelques gouttes d'éther, chloral, bromure, compression des carotides, émissions sanguines dans l'urémie, lavements évacuants suivis de lavements calmants et surtout bains, *bains de tilleul.* Traitement de la maladie générale (syphilis, etc.), s'il y a lieu.

COPROLOGIE

Des mots grecs : κοπρος, fiente, λογος, discours.

Cet examen renseigne sur l'activité des glandes digestives et sur l'état anatomique de l'appareil digestif.

Repas d'épreuves. Pour les uns, régime végétarien d'un jour suivi d'une journée du régime suivant : 100 gr. de viande de bœuf, pain, beurre, lait, pommes de terre. Au commencement, au milieu, à la fin des repas, 0.25 de poudre de carmin. Pour d'autres, pas de carmin ; pendant 3 ou 4 jours, lait, farine d'avoine, bœuf ou mouton maigre peu cuit, pommes de terre cuites à l'eau, œufs, beurre, peu de sel. Il importe d'avoir des selles sans urine et d'ajouter, si possible, un peu de glace pour prévenir les fermentations et les matières alcalines indiquent de la putréfaction. Les matières sont normalement neutres. Les matières acides des fermentations hydrocarbonées et les pigments biliaires se recherchent avec 10 ou 15 cc. d'eau, X gouttes de sublimé acétique; si la couleur obtenue est rouge : pigments; rose : stercobiline; verte : bilirubine, pigments non transformés; pas de couleur : acholie. Les peptones, par la réaction du biuret (bleu violet avec sulfate de cuivre et potasse) ; l'albumine (sublimé), décèle une lésion avec liquide séreux. La recherche du sang, de l'hémorragie occulte d'Œttinger, peut être très utile pour le diagnostic des néoplasmes, etc. (*Voir cancers, etc., et réactions de Meyer et de Weber*). Du sang rouge, dans les selles, provient de la dernière portion de l'intestin ; le melœna a son point de départ beaucoup plus haut (estomac, intestin); une coloration jus de viande est en rapport avec l'intestin grêle. L'insuffisance pancréatique s'affirme par la persistance des noyaux cellulaires (Schmidt). Les microbes s'étudient par les procédés habituels (Gram, etc.). On peut aussi trouver des fibres musculaires, des débris de tumeurs. Le mucus très divisé (parties hautes de l'intestin) — ou fausses membranes — atteste que la muqueuse est irritée. Avec des matières dures et décolorées, peu de bile; liquides ou vert-noir elles indiquent un excès de bile; graisseuses, l'insuffisance pancréatique. La solution décinormale de potasse réduit 0.28 d'acides gras par cc. avec la phénolphtaléine (maladies du pancréas et du foie). Cette insuffisance peut atteindre 90 °/₀ des graisses ingérées dans les troubles pancréatico-biliaires associés. La couleur mastic est un bon signe d'obstruction du canal cholédoque. Pour savoir l'origine précise d'une diarrhée, la présence de l'amylase dans les selles indique un passage trop rapide dans l'intestin grêle pour que cette digestion ait pu se faire. Prendre 2 cc. de matières, 5 cc. de la solution d'acide chlorhydrique au 10ᵉ, ajouter 1 cc. de solution amidonnée 1 °/₀, mettre à l'étuve à 39ᵒ. Un simple retard de coloration de 15 minutes constitue déjà une indication. Dans les diarrhées des constipés : membranes, matières dures et lenteur d'évacuation du repas d'épreuve. Dans les maladies du foie : 20 à 40 °/₀ de graisses non absorbées. La fonction pancréatique est aussi mieux connue par recherche de la trypsine et de l'amylase. Le pus se recherche plus exactement au microscope qu'avec l'ammoniaque. Examen microscopique des vers, œufs, etc. Dans la lientérie, aliments non digérés. Les fèces sont rares (ou fausse diarrhée) dans l'hyperpepsie. Dans l'hypopepsie, fibres conjonctives et élastiques par insuffisance gastrique (desmoïde-réaction de Sahli). Enfin ce sont les selles de diarrhée ou les selles les plus molles dans le cas constipation, qu'il faut préférer pour un bon examen coprologique. On admet, en général, que l'adulte doit avoir une selle par jour (150 gr. en moyenne) et l'enfant en bas âge deux ou trois par jour.

COQUELUCHE

Étymologie. Mot venant du mot coqueluchon ou capuchon portés par les grippés vers le XVe siècle. **Définition.** Affection contagieuse, épidémique et infectieuse. **Etiologie.** Surtout fréquente de 2 à 5 ans; contagieuse avant les quintes (mucus des voies aériennes supérieures, contagion en quelques minutes), incubation de huit jours en moyenne; récidive très rare. Bactériologie : Bacillus tussis convulsivæ d'Atanassief ; ou mieux cocco-bacille de Bordet et Gengou, dans le mucus; la déviation du complément confirme la spécificité.

Symptômes. Au début signes de bronchite légère; toux sèche opiniâtre, progressivement plus quinteuse que dans la bronchite, avec parfois des vomissements caractéristiques; les vomissements et la *disproportion entre la toux et les signe d'auscultation* permettent en *milieu épidémique* d'annoncer la coqueluche. La période suivante est celle des *quintes* ou période d'état. L'enfant médite sa crise. Les quintes sont constituées par des expirations saccadées « coups de glotte », suivies d'une inspiration longue et sifflante : *la reprise* sifflante signe la coqueluche; elle est moins nette dans le premier âge où, par contre, la cyanose est plus marquée. On compte en moyenne 4 à 6 reprises dans une quinte. A la fin de la quinte, expectoration de mucosités filantes ou vomissements. Faciès de congestion ou d'asphyxie légères : visage bouffi, yeux larmoyants. Vingt accès par jour en moyenne. Au bout de 2 ou 3 semaines lorsque le nombre des quintes diminue, à la fin de la maladie, la toux est moins convulsive, plus grasse; le sifflement s'atténue et des râles s'entendent dans la poitrine. **Pronostic.** Formes bénignes avec 10 à 20 quintes par jour; moyennes avec 20 à 30, graves avec 50. Heureusement rare chez les nouveau-nés car souvent fatale. Évolution en deux mois environ; minimum : 3 semaines. La broncho-pneumonie assombrit fortement le pronostic. *Complications :* éclampsie, spasme glottique, fréquent chez les tout petits enfants; *ulcération du frein* de la langue 50 o/o, ovalaire, grisâtre, s'observe souvent dans la 2e enfance dès la 2e ou 3e semaine (incisives inférieures); hémorragies diverses (épistaxis, ecchymose sous-conjonctivale); emphysème, hernies; association assez fréquente avec la rougeole et comme suites : tuberculose, surtout la broncho-pneumonie dont le diagnostic se fait par la fièvre, la dyspnée vers la 3e semaine, avec un pronostic à peu près fatal dans le milieu hospitalier. L'adénopathie trachéobronchique et la tuberculose ont souvent la coqueluche pour point de départ. Les maladies infectieuses compliquent assez souvent la coqueluche dans sa période terminale (rougeole, diphtérie).

Diagnostic. L'expectoration est pathognomonique quand elle existe au-dessous de 3 ans avec des quintes suspectes. La réaction de Bordet et Gengou permet de reconnaître des coqueluches frustes à la 1re période; il est très intéressant en pratique de savoir, dès la 1re période, s'il s'agit ou non de coqueluche : en milieu épidémique, la toux quinteuse avec quelques vomissements accompagnant cette toux et une auscultation négative permettent d'affirmer la coqueluche. Plus tard, chercher l'ulcération du frein de la langue; essayer de provoquer la quinte par compression de la trachée ou titillation de la luette.

Diagnostic différentiel : toux coqueluchoïde (urines rares et chargées, leucocytose à type lymphocytaire), adénopathie et tumeur du médiastin. Pas de vomissement ni d'expectoration filante. La reprise est moins nette. **Traitement.** Au début traitement de la bronchite, calmants dans la période d'état : Tr. de la convalescence au déclin (campagne, mer, etc.), on a conseillé de faire avorter les crises par des badigeonnages cocaïnés : pratiquer l'anesthésie locale des muqueuses avec décubitus prolongé sur un lit dur. Chez les nouveau-nés, peu de médicaments, bains chauds à 37, 38°, oxygène. Café contre les vomissements, biberon après la quinte, les classiques conseillent les vomitifs tous les 3 jours (?).

Enlever les mucosités. Antipyrine, etc. ; dans la 2e enfance antipyrine (bien tolérée), belladone, bromoforme, quinine, morphine par milligrammes, oxygène, ozone ; ceinture abdominale, massage abdominal ; campagne à la période de déclin seulement. Isolement scolaire, trois semaines après la fin des quintes. Le vaccin de Nicolle et Conor contient 400 millions de microbes par goutte d'émulsion. Injecter tous les 2 ou 3 jours de 2 à 5 gouttes d'émulsion ; injecter dans le flanc, chez les tout petits. Vaccins atoxiques stabilisés. Injections d'éther très actives.

Coryza. — Inflammation aiguë ou chronique de la muqueuse nasale par légère exaltation de la flore microbienne nasale, causée par le froid humide, la grippe, la rougeole, l'iodisme, les vapeurs irritantes ; coryzas infectieux, diphtérique, érysipélateux, coryzas de la syphilis, de la morve, etc. (Chronique d'emblée ou succédant à forme aiguë). S'accompagne de : céphalée, éternuements, troubles de l'odorat, du goût, de la respiration, de la déglutition même chez le nourrisson. Peut s'étendre à la muqueuse de la trompe et causer des bourdonnements ; au sinus frontal et causer de la douleur localisée ; à la conjonctive et causer du larmoiement. Peut aussi « tomber sur la poitrine » et faire de la trachéite. On trouve dans les fosses nasales des staphylocoques, des streptocoques, des pneumocoques, etc.

On sait quelle est l'importance des fosses nasales pour échauffer l'air et le rendre moins sec. On connaît le rôle des poils et des cils vibratiles de la muqueuse contre les poussières et les microbes. *Le cercle amygdalien de Waldeyer* joue aussi un grand rôle. Il n'est pas inutile de rappeler ces notions essentielles ; elles soulignent le gros intérêt de l'antisepsie du rhino-pharynx comme de l'éducation de la respiration nasale. On peut ainsi prévenir l'exaltation des microbes habituels, la contagion par les porteurs de germes et augmenter les moyens défensifs de l'organisme. Dans la variété chronique ni fièvre ni éternuement ; mais voix nasonnée, troubles auditifs, muqueuse rouge : coryzas antérieur et postérieur. Variétés scrofuleuse, syphilitique, par végétations, etc. Le coryza syphilitique des nouveau-nés se reconnaît à l'aspect louche des secrétions, aux facies terreux, aux plaques muqueuses, etc. Le coryza hypertro-phique frappe surtout les cornets inférieurs. Éliminer la fièvre des foins, la diphtérie et la morve. Traitement abor-tif avec atropine, adrénaline, benzoate de soude, 4 à 6 gr. ; vapeur d'eau oxygénée ; poudres légèrement antiseptiques et calmantes ; dans la forme chronique badigeonnages au ni-trate, protargol, chlorure de zinc, glycérine iodo-iodurée. Eeau salée et résorcine (v. ozène) ; ni tabac, ni alcool. Trai-ter les diathèses. La cocaïne est souvent active contre les éternuements asthmatiformes. Chez les enfants il faut pen-ser à la syphilis, à la scrofule, à l'eczéma, à la mauvaise conformation des amygdales : huile de foie de morue, injec-tion de sublimé à 1 p. 5.000, lavages ; éviter les lavages dans le coryza aigu (otites) etc.; insufflations, huile camphrée, résorcinée ; eau boro oxygénée. Uriage, Mont Dore, Saint-Honoré, Enghien, etc. Quinine et glycérine iodo-iodurée, sulfate de zinc à 0,10 p. 15 ; nitrate d'argent ; calomel, fric-tion mercurielles dans la syphilis, etc. Éviter le menthol au dessous de trois ans. Traiter la diathèse dans la forme chronique ; dans la variété hypertrophique réséquer l'épe-ron. Il est bon de faire prendre l'habitude de ne se mou-cher que par une narine à la fois, l'autre étant comprimée au même moment.

Crampes des écrivains. — Impotence fonction-et professionnelle par abus de l'écriture chez les neuro-arthritiques. Hydrothérapie et régime de l'arthritisme. Courants continus, massage méthodique. Repos complet et reprise de l'écriture en écrivant peu, lentement, droit et gros (Meige).

CROISSANCE

Définition. La croissance est le développement progres-sif du corps. Taille du nourrisson 0,50 environ ; croissance

de la 1re année 1/16e du développement total ; à 1 an 0,69 ;
à 5 ans 1 m. L'augmentation moyenne annuelle est ensuite
de 5 centimètres jusqu'à la puberté. Poids et taille doublés
à 5 ans, triplés à 14 ans ; le nouveau-né pèse 3 k. 250 en
moyenne et 8 k. 950 au 12e mois. Le poids reste stationnaire quand la taille augmente ou inversement : c'est la
la dissociation de croissance pondérale et staturale. Au printemps et en été la croissance est plus active, « l'enfant
pousse en hauteur comme les arbres » il prend du poids
en hiver. Troubles de croissance : faiblesse de l'indice thoracique ; l'amplitude respiratoire peut tomber à 1 cent, au
lieu de 2 et 3 ; déviation du tronc avec asymétrie en forme
d'entonnoir et de carène, scoliose ; membre trop grêles, céphalées, dyspepsies des collégiens, myopie, fièvre de croissance, ostéalgie, ostéite épiphysaire de Bouilly, apophysaire de Lannelongue ; pied plat ; exostoses de développement de Broca et Soulier (à l'extrémité des os longs), tar-
salgie des adolescents, de Gosselin ; arthralgie de Brouar-
del ; inaptitude au travail. Les accidents de la croissance
ont d'autant plus de gravité que les enfants sont plus mal
soignés et nourris ; l'influence de l'hygiène est ici capitale.
Les maladies qui ralentissent la croissance sont d'origine
hépatique (cirrhose), splénique, (paludisme), respiratoire
(obstruction nasale, végétations, ganglions), et surtout
d'origine thyroïde, d'après Galli. L'hypocroissance relève
en général des troubles glandulaires (hypophyse et thyroïde
surtout). Nobécourt et plusieurs auteurs ont publié depuis
la guerre des travaux sur le syndrôme hypothyroïde de
la croissance. Les maladies qui exagèrent la croissance sont
certains états fébriles, fièvre typhoïde par exemple, ils
agissent par excitation médullaire. Le corps pituitaire et
l'hypophyse peuvent provoquer du gigantisme par accroissement des cartilages. Sans croire avec Springer que
cette période de la vie est normale et ne cause aucune
maladie grave, il ne faut pas pas s'exagérer les troubles de
la croissance, dans les conditions moyennes d'existence,
mais l'âge ingrat exige de l'attention et des soins. Hydrothérapie, bains salés, récalcification, tricalcine, etc. ; laisser
manger l'enfant jusqu'au bout de l'appétit, exercice, gymnastique respiratoire bien faite, gymnastique rationnelle ;
sommeil suffisant ; dans quelques cas, montagne ou mer et

même avec ou sans dyspepsie, cure récalcifiante d'été à Pougues. Alimentation réparatrice : purées, céréales, jus de viande, etc. L'alimentation à l'école est étudiée en détail pour l'école maternelle, l'école primaire et les lycées, dans les *Conférences d'hygiène pratique et scolaire du même auteur*. Contre les douleurs locales, compresses d'eaux-mères laudanisées ; dans l'infantilisme, corps thyroïde et association opothérapique suivant les cas ; dans la débilité digestive, opothérapie hépatique, boldo, ipéca, et même thyroïde (Lesage) ; contre la céphalée : repos, examen de la vue (asthénopie accomodative) et des amygdales.

Cryoscopie. Détermination du degré de concentration moléculaire d'une solution par la connaissance de son point de congélation. Le sérum humain a comme point Δ — 0,56 ; abaissé dans le diabète, de même pour les néphrites, le rapport Δ augmente par diminution de δ. Méthode plus théorique que pratique.

CYSTITES

Du mot grec χύστις, vessie.

Définition. La cystite est l'inflammation de la vessie, de cause microbienne. **Anat. Pathol.** Cystite aiguë. Au cystoscope, les lésions siègent an trigone et au col. La muqueuse est congestionnée, vasculaire avec taches hémorragiques ; les lésions sont sous-épithéliales et assez superficielles. Cystite chronique : muqueuse grisâtre, ardoisée, tache hémoragiques et ulcérations ; on distingue anatomiquement des cystites végétante, villeuse, leucoplasique, membraneuse, ulcéreuse. Cystite tuberculeuse : pointillé hémorragique, arborisations vasculaires. Granulations grises et jaunes, tous ces signes constants, ulcérations 85 o/o. Le bacille peut être retrouvé dâns 40 o/o des cas. **Etiologie.** Plus de trente microbes décrits ! Il existe donc plusieurs variétés de cystites non tuberculeuses. La suppuration est produite par le microbe si l'urine reste acide, ou par transformation ammoniacale si elle est alcaline. Les microbes prennent le plus souvent la voie circulatoire et transpariétale. Dans la forme chronique on peut distinguer la cystite blennoragique, cantharidienne, la cystite des rétrécis, des prostatiques, des calculeux, des cancéreux. Dans la cystite tuberculeuse, la voie urétrale est très rare ; la voie génitale ou ascendante était autrefois la plus admise ; la voie circulatoire et directe a été défendue par Clado et Guyon ; aujourd'hui c'est la voie rénale ou descendante qui semble la plus fréquente.

Symptômes. Cystite non tuberculeuse : *fréquence* des mictions, *douleurs* surtout au début et à la fin de la miction avec irradiations : *pyurie* avec leucocytes polynucléaires (par centrifugation), petite hémorragie possible. L'épreuve des 3 verres montre que les urines sont troubles dans les trois, mais surtout dans le dernier. Capacité vésicale diminuée. Les *Signes* sont les mêmes dans les Cystites aiguës ou chroniques. Dans la Cystite tuberculeuse la fréquence des mictions est telle que quelques malades urinent toutes les dix minutes. La pollakiurie est surtout nocturne ; hématuries ; quand les ulcérations sont formées (tuberculose ouverte), les crises sont très violentes, les urines sont troubles, acides (polyurie trouble), capacité vésicale très réduite. C'est une cystite *spontanée*.

Diagnostic. — Triade symptomatique : fréquence, douleur, pyurie. Diagnostic différentiel. Troubles névropathiques, maladies génitales et prostatiques des reins. Néoplasmes vésicaux. La cystite blennorragique est brusque et facile à rattacher à sa cause. De même pour la cystite des rétrécis, peu douloureuse. La cystite prostatique précoce et fréquente subit souvent la transformation ammoniacale. La cystite tuberculeuse est diagnostiquée par l'extrême fréquence et la douleur des mictions, par les hématuries précoces, par la tuberculose rénale ou génitale concomitante, par son caractère spontané. La cystoscopie, la recherche du bacille et l'inoculation au cobaye facilitent le diagnostic. A l'examen du pus au microscope, on trouve des globules blancs, des mononucléaires et des polynucléaires ; avec l'ammoniaque, le liquide se prend en masse. **Pronostic.** Dépend de la cause, des soins reçus, de l'infection, et pour la cystite tuberculeuse, de la première lésion causale extravésicale. **Traitement.** Urotropine et lavages ou instillations. La cystite tuberculeuse comporte le traitement général tonique et local : instillations d'huile goménolée ; chirurgical : (taille hypogastrique pour cautérisations ; nephrectomie) V. *Vade-mecum et Traitements nouveaux*, du même auteur.

Cyto-diagnostic. Etude des éléments cellulaires qui prédominent dans les humeurs. Inutile de centrifuger pour un liquide louche. Colorer, sécher la goutte à examiner. Si la fibrine est déjà coagulée dans un liquide séro-fibrineux, il faut s'en débarrasser en agitant le flacon plein de billes de verre et centrifuger pendant dix minutes. On décante et on prélève une goutte dans le culot, avec une pipette. Fixer à l'alcool éther pendant cinq minutes et colorer à l'hématéine éosine ou au bleu. Les globules rouges se reconnaissent à l'absence de noyau, à la coloration uniforme et à leur centre clair. La polynucléose se caractérise par ses nombreux leucocytes à noyaux multilobés et à granulations ; on la rencontre dans de nombreuses affections aiguës ; on peut trouver des cellules épithéliales à gros noyau coloré, assez souvent polygonales, sans granulations (hydrothorax, ascite), des cellules cancéreuses énormes à noyaux multiples, à protoplasma rempli de vacuoles. Noyau unique dans la mononucléose ; les petits mononucléaires constituent la lymphocytose, signe d'un épanchement chronique (pleurésie). La lymphocytose est la règle dans la méningite et la péritonite *tuberculeuses*.

Darier (maladie de). — Psorospermose folliculaire végétante : dermatose chronique à localisations rappelant celles de la séborrhée et caractérisée par des papulo-croûtes souvent folliculaires.

Decubitus acutus. — Eschare de la fesse, survenant rapidement, en quatre jours après un ictus apoplectique.

DÉLIRES

Définition. Altération des actes psychiques avec excitation physique. A part la manie subaiguë, l'absence de fièvre éloigne l'idée de délire.

Signes et Diagnostic. Avec fièvre, le délire est doux dans les états ataxo-adynamiques, plus violent dans certains états infectieux ; dans le coma vigil, il y a alternative d'excitation et d'état comateux. La carphologie (efforts pour saisir des objets imaginaires) associée à un délire modéré est d'un pronostic sérieux. S'observe dans la fièvre typhoïde, la pneumonie, le rhumatisme cérébral avec disparition des manifestations articulaires, l'ictère grave, les méningites (examen du liquide céphalo-rachidien, paralysies, inégalité pupillaire, Kernig, nystagmus, etc.) Le délire aigu vésanique se diagnostique par élimination. Le délirium tremens est fébrile, nettement alcoolique, violent ou dépressif avec sitiophobie. Chez les enfants le délire peut apparaitre dans les états fébriles les plus modérés. Quand il n'y a pas de fièvre, il s'agit souvent d'intoxication médicamenteuse (morphine, belladone, etc.), d'alcoolisme chronique, de puerpéralité, ou de cause post-traumatique. Le délire urémique est d'observation courante. Examen des urines, examen du sang (urée). Dans l'hystérie, l'épilepsie, les tumeurs cérébrales, le délire éclate sans fièvre, sans infection, sans intoxication apparente. **Traitement.** Surtout prophylactique. Il faut intervenir par les moyens appropriés chez les individus prédisposés soit par un terrain nerveux, soit par une des maladies occasionnelles. Comme thérapeutique, la balnéation, l'alitement, le chloral, les bromures, le laudanum dans la mélancolie, l'hyoscine exceptionnellement dans les états aigus, les hypnotiques sont indiqués suivant les cas. Dans les délires infectieux, diurétiques, lait, purgatifs. sérum, lavement de chloral; dans les fièvres, bains, lavements camphrés avec musc, etc; chez les cardiaques asystoliques, saignée, etc; dans l'urémie, saignée, ponction lombaire, purgatifs ; dans l'ictère grave, bains, lavage du sang.

Dermographisme. — Trouble vaso-moteur caractérisé par la persistance d'une trainée congestive faite avec le doigt ou un crayon. Dans le grand dermographisme, la main entière peut laisser son empreinte bien dessinée.

DIABÈTE

Etymologie. Διαβαίνειν passer à travers. **Définition.** Syndrome plutôt qu'une entité morbide véritable ; essentiellement caractérisé par de la glycosurie, de la polyurie permanente et des troubles de nutrition générale, de gravité variable. **Anat. pathol.** Lésions peu significatives et légères du cerveau, du foie, du pancréas ; dégénérescence du myocarde ; néphrite ; foie volumineux ou normal, cirrhotique ou non. Les globules rouges se colorent faiblement en vert par le bleu de méthylène (réaction de Bremer). **Etiologie.** Rare chez l'enfant qui a un diabète maigre, consomptif et très grave ; surtout fréquent à partir de 40 à 50 ans chez l'homme. Hérédité, arthritisme, sédentarité ; professions intellectuelles, traumatisme 5 o/o (Lépine), infections (Strauss, Achard) ; importance des causes morales, chagrins, émotions, surmenage ; diabète surrénal, de Lépine ; diabète conjugal (Debove et Marie). Relations avec les maladie du foie, du pancréas, du rein et du système nerveux. **Pathogénie.** Théories : hépatique (Cl. Bernard), nerveuse ; par troubles de la glycolyse des tissus (ferment glycolitique de Lépine), par lésion des glandes vasculaires sanguines. Diabète par anhépathie et par hyperhépatie, de Gilbert et Lereboullet. Les explications du diabète ne se comptent plus ; en pratique, il suffit d'essayer de faire la part des troubles du foie, du rein, du système nerveux et du pancréas, ce qui est déjà difficile. Le diabétique est un malade qui assimile mal les hydrates de carbone, comme l'obèse assimile mal les graisses et comme le goutteux assimile mal les solutions azotées. Le trouble peut porter sur la destruction du sucre par l'économie et sur les transformations du glycogène, véritable sucre en réserve. On trouve normalement du sucre dans le sang, 0.80 0/00 et dans l'urine 0.50 à 1 0/00.

Symptômes. Les petits accidents du diabète n'ont pas en clientèle l'importance qu'on semble vouloir leur donner ; loin d'être des signes précoces, ce sont des symptômes surajoutés à ceux qui caractérisent la maladie : sécheresse de la bouche par trouble de sécrétion glandulaire, stomatites, langue pileuse, langue de crocodile (fissures), angine diabétique, pyorrhée alvéolo-dentaire, gingivite expulsive et carie dentaire ; groupe dermatologique et génital, diabétides génitales de Fournier, eczéma, furonculose, anthrax, prurit ; fausse blennorragie, balanite, phimosis aggravé par le traitement chirurgical en l'absence de la notion causale. Groupe nerveux : *asthénie*, faiblesse, narcolepsie, névralgies, névrites, pseudo-tabès ; groupe oculaire : *amblyopie*, scotomes centraux faisant disparaître un mot au milieu de plusieurs autres ; lignes incurvées au milieu de la lésion de la macula ; cataracte prématurée. Enfin et surtout *amaigrissement*. Signes cardinaux : *polyurie* 3 à 6 litres d'urine avec *densité accrue* jusqu'à 1.050 parfois au lieu de 1.018; *glycosurie* entre 10 et 1.000 gr. de sucre, moyenne 200 à 300 gr. par jour, chiffre variant d'un jour à l'autre, ce qu'il faut que le malade sache. Le signe du pantalon taché de sucre est parfois le premier signe révélateur du diabète. En dehors de l'analyse par 24 heures, toujours la meilleure, il est important, dans les cas légers surtout, d'examiner les urines du matin avant le repas de midi, séparément les urines de midi à 4 heures, de 4 heures à 8 heures, et de la nuit, et cela pour apprécier l'influence des repas sur la glycosurie. Quand elle existe même à jeun elle est plus grave. *Polydypsie* : le malade boit de 4 à 5 litres et plus ; *polyphagie* moins constante ; albuminurie 43 % (Bouchard), azoturie (Lecorché), souvent liée à la suralimentation carnée, sang parfois lactescent ; hématies diminuées avec moins d'affinité pour l'éosine ; hydrémie, lipémie (le chiffre normal de graisse dans le sang, 1 à 2 %, peut être dix fois plus élevé), sérum toxique pour le système nerveux. Glycosurie rachidienne 1.50 à 2 gr., quotient respiratoire normal. Le diabète par anhépatie, de Gilbert et Lereboullet, donne une moyenne de 50 gr. de sucre avec une glycosurie plus forte 2 ou 3 heures après le repas ; par hyperhépatie, glycosurie beaucoup plus importante, à maximum 5 à 6 heures après les repas. Cette distinction, même théorique, est d'un intérêt pratique digne d'être retenu. Rechercher les insuffisances hépatique, pancréatique et rénale, les associations avec la goutte. L'acidose, dans les formes sérieuses, doit être dépistée à temps. Tous ces symptômes ont une évolution variable, depuis les formes rapides du diabète maigre jusqu'aux variétés de durée presque indéfinie. Cependant, avant d'aboutir à la tuberculose, au coma, etc., qui terminent les cas de diabète grave, le malade marche sur le bord d'un précipice, « c'est un colis fragile » (Landouzy) : des complications nombreuses peuvent survenir.

Accidents cutanés : prurit, furoncle ; l'anthrax (nuque, dos, fesse), guérit ou devient gangréneux ; de même le phlegmon ; *pulmonaires* : pneumonie franche et curable ou sans réaction et foudroyante, pouvant tuer en 2 jours (dyspnée intense) ; *tuberculeux* : la tuberculose est la terminaison fréquente du diabète maigre, elle est sèche, froide, sans réaction ; gangrène pulmonaire, pneumonie ; *nerveux* : névralgies diverses et rebelles, (parésies, paralysies, hémiplégies, monoplégies, paraplégies et névrites) asthénie assez fréquente ; *trophiques* : mal perforant à siège sous le gros orteil ; périonyxis ; état lisse de la peau ; troubles des sens, (troubles oculaires) ; *cérébraux* : changement de caractère, insomnie, cataracte, troubles vésaniques, pseudotabès sans le signe de Robertson ; narcolepsie et coma. Impuissance génésique partielle, diabétides génitales, etc.

Le coma, fin ordinaire du diabète des jeunes sujets, survient chez l'adulte à la suite de fatigues, grippe, régime trop sévère et s'annonce par l'acidose, la diminution de la glycosurie, l'odeur de l'haleine bien caractéristique, odeur de *chloroforme* ou de *pommes de reinettes*, par l'urée urinaire, par l'ammoniaque (plus de 3 gr. par jour), réaction sensible à partir de 0.20 par litre. Remplir moitié d'un tube à essai d'urine, ajouter 1 à 2 gr. de perchlorure de fer, la couche inférieure est rouge vineux ou vin de Porto : *Réaction de Gérhardt*. (V. *Ext. des Urines*). L'acidose est produite par un excès de corps dits acétoniques : acide β-oxybutyrique, acide diacétique et acétone, ses dérivés. Le 2e se recherche par la réaction de Gérhardt, le 1er par le polarimètre et le 3e par la réaction de Lieben. La réaction de Légal de l'acétone ne permet pas d'affirmer le coma. Différence du sucre au polarimètre et à la réaction de Fehling. *Respiration de Küssmaul* avec type expiratoire court, inspiratoire long. Hypothermie. Excitation ; délire, convulsions. C'est une intoxication acide par acide β-oxybutyrique et par l'acide diacétique, et par des dérivés du métabolisme des matières protéiques (peptides). Formes : atténuée, foudroyante, cardiaque, dyspnéique. Complications cardio-vasculaires : hypertension, endocardites, dégénérescence du myocarde, hypertrophie, dilatation, athérome ; gangrène sèche des membres inférieurs par artérite ou névrite périphérique. Complications rénales : albuminurie 2/3 des diabétiques, néphrites, l'albumine et le sucre alternent dans les formes sévères, cystites. Formes : arthritique de Gras ; pléthorique (insidieuse, de longue durée, furoncles, gangrène); pancréatique : maigre (Lancereaux), brusque, vomissements, diarrhée, soif inextinguible, selles beurre fondu, ictère : marche rapide ; nerveuse, avec tendance à l'apoplexie et au coma ; diabète bronzé de Hanot et Chauffard, avec mélanodermie, ballonnement du ventre, foie ligneux hypertrophié ictère, urine couleur bière ; lymphangite réticulaire, rénale, la glycosurie produite par injection expérimentale de phloridzine, a souligné récemment le rôle intéressant du rein. Le diabète est très rare *chez l'enfant* (1 p. 100 d'adultes) mais très grave; influence de l'hérédosyphilis; polydypsie, polyurie, glycosurie 30 à 80 gr.; urée, diabète maigre, fatal si l'amélioration ne suit pas immédiatement le régime; cachexie; broncho-pneumonie, tuberculose, intoxication acétonémique, coma fréquent et convulsions. Chez la *femme enceinte*, le sucre existe très souvent dans l'urine ; avec 4 ou 5 gr. par litre il n'y a pas à en tenir compte. Si le diabète, rare dans la puerpéralité, est confirmé, il cause l'avortement dans 4 sur 10 des cas ; hydropisie de l'amnios, hydrocéphalie. Le vieillard tolère de fortes doses de sucre. Le diabète peut être associé à la fièvre typhoïde, à la goutte, à la syphilis, au cancer, au goître, au tabès, enfin très souvent à la tuberculose, association d'un pronostic toujours sérieux, etc. **Pronostic.** Les diabètes pancréatique, traumatique, infantile, avec gangrène, sont tous très graves ; le diabète ordinaire peut avoir, avec des soins, une durée très longue de 10, 20, 30 ans et plus, s'il ne survient pas de complications. Nous devons mentionner quelques diabètes spéciaux. Diabète *azoturique*, par désassimilation ou dénutrition, etc. : excès, influence nerveuse, grossesse ; urée 50 à 100 gr. ; amaigrissement ; durée : quelques années. Généralement aboutit à : cachexie, tuberculose, gangrène. Diabète *phosphaturique* : (traumatisme, tuberculose). La glycosurie produirait de l'acide lactique qui solubiliserait lui-même les phosphates; on trouve dans l'urine des phosphates ammoniaco-magnésiens. Diabète *oxalurique* : (v. oxalémie). Diabète *albumineux* : néphrite interstitielle. Diabète *inosurique* (sucre musculaire). *Polyu-*

rie simple sans augmentation de densité urinaire, etc. (1).

Diagnostic. C'est souvent un spécialiste (dentiste, oculiste) qui fait le diagnostic. Il faut se garder de prendre toute glysocurie simple, accidentelle, pour du diabète. On peut rencontrer une glycosurie nerveuse de 5 gr. en moyenne que le régime n'améliorerait pas du tout. Jusqu'à 10 gr. on a coutume d'admettre, sans autres signes concomitants bien entendu, qu'il peut ne pas y avoir diabète. Tout en pensant au diabète décipiens de Franck, il n'en est pas moins indiqué de surveiller tout malade suspect par des analyses et des pesées mensuelles. L'examen par la liqueur de Fehling est souvent entaché d'erreur (acide urique, aliments, médicaments). Il faut, toutes précautions chimiques d'usage étant bien prises, obtenir, non une simple décoloration mais un précipité *rouge* d'oxyde de cuivre. L'examen au polarimètre est parfois nécessaire. Le diabète est-il confirmé par l'analyse et la présence des grands signes, il faut s'assurer, par un régime d'épreuve de 4 jours sans féculents et sans pain, du degré de la maladie : s'il se produit une amélioration en quelques jours : diabète simple ; une amélioration nécessitant la réduction de la ration d'albuminoïdes : diabète mixte ; mais si la glycosurie persiste malgré tout, c'est que le malade fabrique son sucre aux dépens de l'organisme, la forme est plus grave. Comme nous l'avons déjà dit, on recherchera l'insuffisance hépatique et pancréatique, les associations morbides et, de temps à autre, on s'efforcera de dépister l'acidose. Diabète sucré : polyurie claire avec urines denses, glycosuriques, avec polyphagie, polydipsie. Diabète phosphaturique avec des urines peu denses, avec azoturie et phosphates plus augmentés que l'urée. Le diagnostic des complications n'est pas difficile en général. Chez tout enfant atteint de coma, il est bon de penser au diabète et d'analyser l'urine ; le diagnostic du coma s'impose avec les apoplectiques, urémiques, alcooliques et par intoxication. Mais il est surtout essentiel de prévenir le coma en intervenant dès que l'odeur de pomme de reinette ou la réaction de Gérhardt, etc., font redouter l'acidose grave.

Traitement. Exposé en détails dans notre *Guide du jeune praticien*, ce traitement comprend au premier plan le régime.

(1) Importance de la glycémie et du seuil du glucose, pour le pronostic (Gilbert, Rathery, Farges). Le diabète insipide est d'origine hypophysaire.

Ni sucre, ni féculents, ni pain, *diminuer la ration alimentaire*, pas de médicaments dans le diabète léger (sucre disparaissant après quelques jours de régime sévère); certains auteurs conseillent de traiter la forme simple par une bonne hygiène alimentaire, physique, sexuelle, intellectuelle et morale (1). Dans le diabète moyen (sucre disparaissant par diminution de la ration d'albuminoïdes), régime sévère de quelques semaines alternant avec un régime plus doux. Labbé conseille de rédiger l'ordonnance dans l'ordre suivant : 1° hydrates permis et bien tolérés; 2° hydrates accessoires ; 3° matières grasses, viande, alcool; 4° interdictions. Dans ce régime sans pain, sans féculents, etc., s'en tenir à la viande, aux légumes verts et aux corps gras, antipyrine, mais mieux bicarbonate de soude; un traitement bien conduit peut ramener le diabète à la forme simple, le coefficient d'assimilation pour quelques aliments devenant plus élevé qu'avant ce traitement. Chaque malade a sa limite de tolérance et son coefficient quantitatif et qualitatif variable avec chaque aliment et variable aussi d'un moment à l'autre. Le sucre de lait augmente aussi cette assimilation dans certains cas. Dans les formes graves le malade fabrique son sucre aux dépens de l'organisme; revenir aux hydrocarbones, *ce qui est essentiel,* à l'alcool, aux graisses, au régime mixte, etc., avec, comme médicaments : belladone, opium, manganèse, etc. Le bicarbonate de soude et l'antipyrine sont de *bons médicaments* du diabète ; l'opium est un modérateur de l'activité hépatique; l'arsenic favorise la nutrition et la glycolyse tout en diminuant la glycogénie, ne pas en abuser; le bioxyde de manganèse favorise la glycolyse ; la belladone diminue la polyurie et la polydipsie du diabète sérieux. Parmi les traumatismes qui agissent défavorablement sur cette maladie, ne négliger aucune plaie, mais éviter avec soin les antiseptiques et tous les corps irritants. La diminution de la ration alimentaire est d'ordinaire suffisante. L'augmentation de poids (graisse par métabolisme) n'a pas de valeur pronostique. Cure de Guelpa avec prudence. Opothérapie hépatique dans l'anhépathie, pancréatique dans l'hyperhépathie. On se trouve bien d'une association médicamenteuse complexe comme celle qui existe dans une

(1) Les aliments contenant du lévulose et de l'inuline seraient permis.

spécialité, le diabétifuge. Saison à Vichy dans le diabète gras seulement. Saison à Pougues dans le diabète avec dépression ou anémie. Hauterive à domicile. Saint-Nectaire, au cas d'albuminurie, Evian, au cas de goutte, la Bourboule, au cas de manifestations pulmonaires. Traitement de l'insomnie, de l'adynamie (quinquina, strychnine, glycéros); de la bronchite, de la tuberculose (soins de la bouche : eau oxygénée), pilocarpine avec discrétion contre la sécheresse de la bouche. Contre les anthrax, phlegmons : cultures lactiques, levure de bière, pulvérisations systématiquement prolongées et colloïdaux (Hyvert). Dans le coma, oxygène, caféine, bicarbonate de soude 40 gr. par voie buccale; nous employons même le phosphate de chaux à haute dose et injections lentes veineuses de 16 à 30 gr. par litre de bicarbonate de soude. Contre les gangrènes, air chaud, etc. Rappelons pour terminer que la ration moyenne du diabétique est d'environ 25·calories par kil. de poids et par 24 heures, soit 200 gr. de viande, 2 ou 3 œufs, 100 gr. de lait, 50 gr. de pain, 250 gr. de légumes verts, 150 gr. de pommes de terre (recommandées pour certains malades, défendues pour d'autres), beurre et fromage 120 gr. Surveiller la glycosurie, sans exagération, lutter contre l'obsession de l'amaigrissement. Avec l'albuminurie phosphatique, régime habituel; avec plus d'un gramme d'albumine donner un 1/2 litre à un litre de lait, supprimer l'alcool et le vin pur. Peu de viande, codéine, arsenicaux, sel de Seignette. Au cas de goutte et de diabète associés, alternance du régime, exercice, moins d'azotés. Les régimes exclusifs ou absolus trop longtemps prolongés méritent d'être sévèrement proscrits de toute thérapeutique avertie. N'oubliant jamais et surtout que chaque malade a sa limite de tolérance et son coefficient d'assimilation, il faut, par des essais multiples, donner au diabétique, sans exclusivisme théorique, les aliments qui n'augmentent pas sa glycosurie. (V. *Vade mecum* pour les détails du régime et du traitement); se défier enfin du chloroforme dans les interventions chirurgicales ; jeûne, alimentation végétarienne ou lactée. Préférer l'anesthésie locale ou générale au chlorure d'éthyle; alcalins à haute dose.

DIARRHÉES

Etymologie (du mot grec qui veut dire couler de toutes parts). Syndrome caractérisé par la fréquence et le caractère liquide des selles. Contrairement à l'usage, on ne doit pas les confondre avec les entérites qui supposent un trouble phlegmasique ; elles sont passagères et surtout causées par le froid humide, la chaleur, les boissons trop fraîches, les viandes altérées, par la suppression des sueurs, par une cause nerveuse (tabes, goitre, émotion). D'origine gastrique, la diarrhée est caractérisée par la présence du tissu conjonctif dans les selles après le régime d'épreuve. L'albumine trouvée dans les selles provient de la paroi intestinale et non des résidus alimentaires mal digérés. Couleur ocre : dothiénentérie ; brune : rhumatisme ; jaune ou pâle : ictère ; verte avec grains : choléra ; bavures de chair, râclures de boyaux, lientérie, diarrhée avec résidus alimentaires ; dysenterie ; fausse diarrhée des constipés ; diarrhées des vieillards (penser à l'urémie, aux urinaires) ; diarrhées des enfants : choléra infantile, athrepsie, dyspepsie ; gastro-entérites (v. ce mot et entérites) ; entérite muco-membraneuse : mucus et fausses-membranes. Rechercher les amibes, bacilles, kystes, examen histologique des matières.

Le traitement de la diarrhée ordinaire est simple et banal. Bouillon lactique à la reprise alimentaire. Il sera bon cependant de retenir l'utilité des hydrates dans cette reprise alimentaire et d'interdire dans les formes aiguës de boire beaucoup en mangeant. Dans les formes chroniques il est souvent utile d'alterner les hydrates et les légumineux au lieu de les donner concurremment.

Diazoréaction. (Ehrlich). Fixation de sulfodiazobenzol sur une substance inconnue dans l'urine des typhiques, 2 cc. d'urine + 2 cc. acide chlorhydrique à 5%, acide sulfanilique à saturation, 2 gouttes de nitrite de soude à 0.50 à 1 gr. % (solutions de moins de 8 jours). Ajouter 5 gouttes d'ammoniaque ; il se forme un anneau ou une mousse rouge au niveau de l'ammoniaque. La réaction est négative même avec une coloration jaune. S'observe vers le 6e jour de la fièvre typhoïde, reste en rapport avec le pronostic, s'observe aussi dans les tuberculoses graves, malgré leur bénignité apparente.

DIGESTIF (EXAMEN DE L'APPAREIL)

On sait quelle est l'importance justifiée de l'étude du foie et du système nerveux dans la médecine de ville ; les maladies de l'appareil digestif méritent une étude aussi approfondie. Récemment (fin 1912), Raffray, Lynch, etc., ont insisté avec raison sur le péril alimentaire. Pour arriver à proportionner la quantité et la qualité de la nourriture aux besoins de l'organisme et pour agir avec efficacité sur les fonctions digestives malmenées par des causes multiples modernes (falsifications, agitation nerveuse, etc.), les procédés d'examen et les maladies de l'appareil digestif ne sauraient êtré trop connus (v. mal. de la *bouche*). L'examen de l'*œsophage* porte sur les spasmes, les sensations de brûlure, d'arrêt des aliments, la rapidité des vomissements plutôt solides ; œsophagoscopie, examen avec l'explorateur à boule, l'introduction d'une sonde exige des précautions, de la douceur et la recherche préalable des anévrysmes de l'aorte ; on peut diagnostiquer un diverticule, un rétrécissement, etc. (15 centim. des incisives à orifice œsophagien, 25 centim. jusqu'au cardia). On peut ramener des débris cancéreux. On peut ausculter au niveau du rétrécissement pendant la déglutition. Rappelons qu'on distingue deux bruits œsophagiens normaux, en faisant boire un verre d'eau au sujet. L'un correspond au mouvement de déglutition, l'autre à la traversée du cardia : intervalle des deux bruits, 6 à 10 secondes.

A l'examen de l'*estomac* et de l'abdomen on peut rencontrer les points épigastriques, xyphoïdiens, dorsaux et, selon les progrès du mal, le ventre en tonneau, le ventre plat de bratracien, en ilot (saillie ombilicale), en S couché, en bateau (de la méningite), en cuvette, etc. Épreuve de la sangle : en se plaçant derrière le malade et en soulevant la masse abdominale (sensation de soulagement, nécessité de ceinture). Citons à côté de ce procédé de Glénard, la douleur-signal de Leven (V. *Dyspepsies*). Il ne faut pas perdre de vue les rapports par région. Régions : épigastrique : lobe gauche du foie, pylore, portion de l'estomac, partie du colon transverse, pancréas, duodénum; hypocondre droit : lobe droit du foie et côlon; hypocondre gauche : grande courbure, coude gauche du côlon ascendant; région ombilicale : côlon transverse, partie jéjuno-iléale, aorte abdominale : hypogastre : vessie, rectum, utérus, anses d'intestin grêle; iliaque droite : cœcum, intestin grêle; gauche : S iliaque, intestin grêle. L'évasement sus-ombilical indique le tympanisme des gros mangeurs; sous-ombilical, l'entéroptose; saillie médiane, dilatation; aplatissement épigastrique avec ballonnement de l'hypogastre : dilatation et ptose.

La palpation permet de sentir une tumeur, la douleur superficielle de l'hyperesthésie, la douleur profonde de l'ulcère, de la lithiase, etc. ; le clapotage, signe de *stase ou d'atonie*, n'a d'intérêt que s'il est observé à jeun, avec siège sous-ombilical (paroi relâchée, tronc un peu relevé (Bouveret); commencer la manœuvre au-dessous de l'ombilic (Bouchard). Dans cet examen maintenir transversalement le bord cubital de la main gauche. Rechercher aussi la douleur signal de la dilatation et de la sténose. Dans la palpation on pensera à une tumeur musculaire si elle est immobile pendant la contraction abdominale en position assise. Superficielle, une tumeur, dans ces conditions, se montre très mobile.

Percussion. La commencer au niveau de l'espace de Traube après distension artificielle et avec très peu de liquide. Provoquer un peu de distension avec 1 à 2 gr. d'acide tartrique et de bicarbonate de soude. La limite inférieure normale est à 3-5 centim. au-dessus de l'ombilic; la limite supérieure, au niveau de la ligne parasternale et de la 5e côte; limites gauche, rate; droite, foie : 11 à 14 cent., de hauteur, plus grande largeur 20 cent. Estomac en besace, prolabé, plat, creux, rétracté. Biopsie par cytologie gastrique.

Gastroscopie à l'aide de lentilles et de prismes; mais l'endoscopie exige le doigté d'un spécialiste. La radioscopie avec lait bismuthé (1 p. 4), en suspension dans la gomme arabique ou tapioca facilite l'étude de la digestion. La radioscopie permet de mieux apprécier la sténose, la

stase, l'atonie (contractions insuffisantes), la dilatation
(estomac au-dessous de l'ombilic), les encoches des néoplasmes, etc. Le fond de l'estomac ne dépasse guère la
2e vertèbre lombaire et reste à deux centimètres environ
des crêtes iliaques, ou à leur niveau si le sujet est debout.
Évacuation normale en 3 heures, retardée dans l'atonie, la
sténose, etc. Gastrodiaphonie avec le tube Eichorn et
l'éclairage électrique de l'intérieur de l'estomac.

L'auscultation permet d'entendre le retard du bruit de
déglutition dans la sténose du cardia, les bruit de gargouillement de l'estomac en dislocation verticale de Bouveret
(étranglement par le corset). La succussion utilise la palpation et l'auscultation. L'intestin à l'inspection peut être
météorisé (entérite chronique), rétracté (méningite, saturnisme), dur (sténose, intestin crayon) ou mou (intestin
chiffon). Le point de Mac Burney siège au milieu d'une
ligne allant de l'ombilic à l'épine iliaque antéro-supérieure ;
point de Morris sur la même ligne à un pouce et demi de
l'ombilic ; point de Lanz à un pouce et demi de la ligne
médiane sur la ligne qui unit les deux épines iliaques
antéro-supérieures. Dans la manœuvre de Rovsing le refou-
lement des gaz dans le cœcum à l'aide de la main provoque une douleur appendiculaire. (V. procédé de Bastedo
au mot *appendicite*).

L'examen du rectum ne doit pas être négligé (rétrécissement, pus, sang), ni la coprologie (v. ce mot, v. foie). Rate
entre 8e et 11e côte, hauteur 12 centim., rarement perceptible à l'état normal, augmentée dans cirrhoses, kystes,
paludismes, leucocythémie. Pancréas disparaît derrière
l'estomac, le colon, l'intestin, s'il est malade on peut le
sentir dans la partie gauche du creux épigastrique, entre
l'ombilic et le xyphoïde.

Avant de noter l'examen du chimisme gastrique, rappelons l'action digestive de la salive (ptyaline) sur l'amidon,
la dextrine, etc., favorisant l'action amylolitique du suc
pancréatique.

Cyto-diagnostic. Lavage d'estomac à jeun, introduire
dans l'estomac 500 cc. d'une solution de NaCl, laisser
reposer, centrifuger avec le culot ; en étaler sur lame, colorer au bleu : cellules épithéliales normales, leucocytes
polynucléaires des gastrites, grandes cellules du cancer.

Analyse gastrique :	*Hypo-* *chlorhydrie*	*Normale*	*Hyper-* *chlorhydrie*
Acide chlorhydrique libre H.	0.20	0.50	2.05
» combiné aux albuminoïdes, C.	0.30	1 60	0.80
Acidité totale, A.	0.45	1.60	3.20
Acides de fermentation, F.	0.15 à 0.30	0.10	0.15 à 0.30

La chlorhydrie (H + C) comprend l'acide chlorhydrique
libre et le chlore combiné aux matières albuminoïdes.

. Le suc gastrique contient 2 gr. d'ac. chlorhydrique, 2 gr.
de chlorures, 3 gr. de pepsines, peptones, le ferment lab
du mucus; (mécanisme de sécrétion chimique ou psychique) : il dédouble les graisses et prépare l'action pancréatique sur les amylacés; mais, surtout, il transforme les
matières albuminoïdes en syntonynes, favorise l'action des
ferments et en particulier de la pepsine qui, en milieu
acide, transforme les syntonynes en propeptones et peptones. L'abondance du suc gastrique varie avec la *vue* des
aliments (suc d'appétit) ou leur action (suc d'action locale,
de la viande par exemple). L'estomac est aussi organe
moteur, il absorbe l'eau, les alcaloïdes, les sels, sucres,
peptones, albumoses, mais il ne peut remplacer l'action
intestinale. L'intestin grêle utilise les graisses et substances azotées, les absorbe au niveau des villosités
grâce à l'action des sucs intestinaux (bile) pancréa-
tiques, V. *l'étude nouvelle des ferments intestinaux,*
dans nos traitements nouveaux, éd. 1918. Le gros intestin n'absorbe que très peu d'eau, sels, sucres, peptones,
graisses; le mucus facilite le rôle-de la valvule de Bauhin ;
le réflexe de la défécation est anospinal. S'il reste des
débris dans l'estomac 7 heures après le repas de midi, l'organe est dit insuffisant; il y a excès de motricité si au bout
d'une heure il a évacué un petit repas de thé et de pain.
Dans le procédé de Klemperer, on retire normalement 70 à
80 gr. d'huile sur 100 après 2 heures. Épreuve du salol ;
2 gr. au repas, coloration violette avec perchlorure au bout
d'une heure; motricité affaiblie si réaction après 3 ou
5 heures. Le mucus est précipité par l'acide acétique à
froid. Le suc pancréatique rendu alcalin et maintenu à 37°,
commence la digestion d'un œuf, de même l'empois et la
liqueur de Barreswil. Pepsine; réaction du biuret : 2 cc.

de suc gastrique, 2 cc. de potasse à 10 %, I à II gouttes de sulfate de cuivre : si peptones, coloration rose. La *desmoïde-réaction* de Sahli indique l'activité du suc gastrique : pilule ou sachet de caoutchouc fermé par un fil de nature conjonctive soluble en solution chlorhydrique, très fin, renfermant du bleu de méthylène : si l'urine est bleue vers 5 à 7 heures, le sachet ayant été pris à midi, la desmoïde-réaction est positive et le chimisme normal. Auscultation et étude de l'hyper ou hypochlorhydrie par le bicarbonate (Fuld). Iodure de potassium 0.20 dans une capsule de gélatine (recherche dans la salive). Repas d'épreuves d'Éwald, 35 à 70 gr. pain blanc, tasse de thé sans sucre le matin à jeun et retiré au bout d'une heure ; repas de Klemperer : lait et pain blanc ; repas de Robin : moitié d'un œuf cuit avec jaune, 60 gr. pain, 200 cc. d'eau à la température de la chambre. On retire en amorçant avec un peu d'eau distillée ou par expression (faire tousser le malade, appliquer fortement la main sur l'épigastre, petits mouvements de va-et-vient de la sonde). L'analyse se fait par la méthode des 3 capsules de Hayem et Winter. L'acidité totale se recherche avec 10 cc. de liquide gastrique, II gouttes de phénolphtaléine jusqu'à teinte rose avec solution de soude à 4 % (normale 1, 82 à 2, 32 %₀ de HCl). Acide chlorhydrique libre : réactif de Gunzbourg (2 gr. de phloroglucine, 1 gr. de vanilline et 30 gr. d'alcool), VI gouttes + VI gouttes de suc gastrique, chauffer sans faire bouillir : coloration rouge intense. Réactif de Boas à la résorcine 5 % (rouge aussi), tropéoline (coloration brune, en chauffant devient bleue). Le vert brillant devient jaune d'or. Acide lactique : procédé d'Uffelmann, solution phéniquée à 4 % (volume d'eau) avec une goutte de perchlorure donne une coloration bleue. Si acide lactique, coloration jaune citron. Le labferment coagule le lait. (V. pour la ration normale, alimentation et maladies de nutrition générale).

Diagnostic schématique : rétrécissement de l'œsophage : difficulté du passage des aliments solides ; sensation d'arrêt, régurgitation ; dysphagie et ganglions dans le cancer œsophagien. *Spasmes :* sensation de constriction à début brusque cédant sous la pression de la sonde ; *gastrite chronique* (dans le cancer achlorhydrie, vomissements, longue durée, etc.).

Dyspepsies : 1/10e par ulcère, cancer sténosé ; 4/10e de dyspepsies secondaires, 5/10e de dyspepsies banales ; essentielles ou secondaires ; anorexie, douleur épigastrique, gaz, pyrosis, ballonnement du ventre, clapotage, subictère, vomissements. Théoriquement on distingue les formes suivantes. (V. atonie gastrique.) *Hypochlorhydries* : peu d'appétit, teint jaune, langue blanche, poussées congestives, somnolence postprandiale, météorisme. Diminution d'acide chlorhydrique coïncidant avec acidité de fermentation. *L'hyperchlorhydrie* peut être liée à l'ulcère ou au syndrome de Reichmann. Elle se présente par crises souvent nocturnes, ou 4 à 5 heures après les repas, avec vomissement d'un liquide hyperacide brûlant le gosier. Constipation. Estomac et foie sensibles ; amaigrissement. *L'apepsie* est un syndrome caractérisé par l'abolition de l'action physiologique du suc gastrique. L'analyse Hayem Winter permet de constater que l'acide total et l'acide chlorhydrique libre $= 0$; il peut y avoir du chlore combiné aux matières organiques. Ce suc gastrique, même acidifié à 2 o/o, n'agit pas sur l'albumine dans la méthode des digestions de Mett. On peut observer l'apepsie dans la gastrite chronique, dans le cancer, dans les états infectieux ou typhoïdes, dans le tabès par action médicamenteuse, dans les maladies nerveuses avec ou sans inhibition. L'opothérapie gastrique et l'acide chlorhydrique provoquent l'action de suc pancréatique.

Dilatation d'estomac : digestions pénibles et prolongées, vomissements, constipation, acide de fermentations ; voussure épigastrique, clapotement, douleur-signal. Mais l'insufflation gastrique précise les contours de l'estomac et la radioscopie permet de constater la descente rapide et anormale de la bouillie bismuthée ou barytée. Peut être le symptôme du cancer, de l'ulcère, d'une lésion pylorique.

Ulcère d'estomac : douleur avec ses points d'élections xyphoïdien, sternal, etc. et vomissements 2 ou 4 heures après l'ingestion alimentaire (bile). *Cancer de l'estomac* : douleur moins vive, hypo et achlorhydrie, vomissements pituitaires, alimentaires et noirs, melœna, hématémèses, vomissements marc de café ; tumeur, adénite sus-claviculaire, teint jaune paille, phlegmatia. V. à ce mot les signes précoces.

Entérites : diarrhée muqueuse, glaireuse, bilieuse, fièvre ou forme chronique (constipation et selles glaireuses). *Entéro-colite muco-membraneuse :* diarrhée et constipation, douleur longeant le côlon, glaires, membranes, survenant chez des nerveux ou des utérines. *Dysenterie :* selles fréquentes, mélangées de sang, de pus « raclures de boyaux » avec épreintes et ténesme.

Appendicite : douleur brusque, hyperesthésie, défense de la paroi au point de Mac Burney ; vomissements, abcès, etc. *Cancer de l'intestin :* constipation et débâcle, matières noires. Il faut enfin penser aux masses stercorales (scybales formées par inertie intestinale).

DILATATION D'ESTOMAC

Voir notre article sur l'atonie gastrique :

Définition. Syndrôme caractérisé par l'état d'un estomac qui se vide mal et dont la limite inférieure se trouve au-dessous de l'ombilic. Associé aux ptoses, aux ulcérations pyloriques, etc. Existence contestée par Mathieu et en Allemagne. Pour Bouchard, entité morbide. Dans la sténose pylorique, il y a dilatation vraie ; la fausse dilatation est causée par l'atonie, par un défaut de motricité. Chez la femme, la dilatation se fait en longueur dans l'hypocondre gauche : c'est la dislocation verticale due au corset. **Anat. Pathol.** Dégénérescence des fibres musculaires et lésion gastrite chronique de la muqueuse. La bouillie bismuthée (v. *app. digestif*) tombe rapidement au fond avec cul-de-sac pouvant descendre jusqu'au pubis ; organe piriforme ou en sablier ; l'adaptation des parois au contenu se fait mal. **Etiologie.** Obstacles pyloriques (tumeurs, spasmes, etc.), duodénal (néoplasme), extrinsèque (brides de la vésicule, anévrysmes, tumeurs du pancréas), obstacle par affaiblissement de motricité gastrique (gastrite, troubles nerveux, hyperalimentation, ptoses).

Symptômes. Un 1er degré de rétention est le type protopathique de Bouchard, existe quand le clapotage apparait au-dessous de la ligne de Bouchard (ombilic à fausses côtes) avec ingestion d'un simple demi-verre d'eau. La dilatation vraie est caractérisée par la rétention avec résidu gastrique à jeun et par l'augmentation de capacité. *Signes physiques* : voussure sous-ombilicale, ondulations gastriques, sonorité tympanique, bruits de succussion et de clapotage ; le clapotage n'a de signification qu'à jeun et au-dessous de l'ombilic ; il dénonce l'atonie ; abaissement de la grande courbure, cathétérisme, asymétrie des hypocondres. Douleur-signal, insufflation gastrique. Radioscopie. (V. atonie gastrique pour détails.) Examen chimique. *Signes fonctionnels* : ballonnement après les repas et gaz, pyrosis, soif, vomissements. Diminution des urines, palpitations, constipation, phase concomitante avec phénomènes nerveux, d'allure neurasthénique ; signes d'auto-intoxication et dénutrition. Variétés neurasthénique, arthritique.

Diagnostic. Est fait avec les signes ci-dessus ; parfois insufflation, évacuation à la sonde et radioscopie qui montre les ptoses et la rétention gastrique. Epreuve de l'huile, du salol, etc. Analyse du suc gastrique. Penser à la dyspepsie atonique simple et à l'entéroptose. Quand il y a sténose pylorique, les paroxysmes douloureux apparaissent 4 ou 5 heures après les repas avec vomissements intenses. Radioscopie, évacuation lente (4 à 6 heures), ondulations de l'ombre gastrique faibles et espacées. **Traitement.** Les indications sont celles de la sténose pylorique, de l'atonie. Il faut distendre l'estomac, le moins possible, le moins souvent possible et le moins longtemps possible ; donc, petits repas ou repas très espacés ; remplacer le pain par des hydrocarbones en quantité déterminée ; traiter la paresse digestive et les fermentations (strychnine, noix vomique, eau chloroformée, fluorure d'ammonium, ipéca, lavages d'estomac, massages, ceinture hypogastrique, sangle de Glénard, etc.) Les fausses dilatations avec atonie gastrique, sont nettement améliorées par les eaux de Pougues prescrites à petites doses, comme il est d'usage à cette station. Se basant sur des observations radiographiques, Leven conseille de n'accorder aux dilatés que 50 grammes de boisson en mangeant ; on peut leur faire boire un verre de liquide une heure environ avant les repas. Mais il ne faut pas réduire les boissons s'il n'y a pas environ 1,200 gr. d'urine par jour.

DIPHTÉRIE

Du mot grec : διφτερά membrane.

Synonymie. Angine maligne, pestilentielle, ulcère gangréneux, croup, etc. **Définition**. Toxi-infection causée par le bacille de Lœffler. **Anat. pathol.** Epithélium en dégénérescence rameuse, avec prolifération vasculaire et infiltration de leucocytes; la membrane qui siège au-dessus est fibrineuse, ses fibrilles contiennent des bacilles et des leucocytes. La zône superficielle est microbienne; la partie moyenne renferme des leucocytes et des cellules épithéliales dans un réseau fibrillaire; la zône profonde contient des leucocytes et des cellules épithéliales vivantes. Le sang est poisseux, sépia; myocardite, lésion parenchymateuse, foyers pulmonaires, foie et rein congestionnés (glomérulonéphrite de Cornil), surrénalite, névrites. (Pitres, Vaillard, Vincent, etc.). **Etiologie**. Seconde enfance surtout. Endémo-épidémique, contagion directe et indirecte; diphtérie secondaire (ex. : rougeole), associations microbiennes : streptodiphtérie. La période contagieuse s'étend depuis les premiers jours d'incubation jusqu'au 40e jour (sécrétions du nez, de la bouche, objets contaminés). *Bactériologie :* avec un fil de platine flambé et refroidi, on ensemence du sérum de sang de bœuf coagulé en plan oblique, de la gélose peptonée et glycosée. Température 37º; au bout de 24 heures environ, colonies nombreuses sur toute la hauteur des tubes, les pseudo-bacilles aérobies ne poussent qu'en surface. Les bacilles rectilignes ou incurvés à extrémités un peu renflées en massue sont courts, moyens ou longs, en Y, X, (2 à 5 μ), en palissades (aiguilles qu'on aurait laissé tomber sur une table par petits tas). Après fixation on colore avec le bleu de Roux : 1/3 de violet dahlia et 2/3 de vert de méthyle, une minute. Laver. Une lamelle est trempée dans la solution iodo-iodurée, les bacilles restent colorés par le Gram. Le bacille *d'Hoffmann*, *les pseudo-bacilles* seraient des bacilles atténués ne tuant pas le cobaye (décolorés par le Gram). Les associations microbiennes sont assez fréquentes p. ex. dans la *streptodiphtérie*.

Symptômes. Début insidieux. Déglutition un peu gênée, petits points blancs sur l'amygdale rouge, aboutissant à la *fausse membrane* pharyngée blanche, puis jaune, grise, plus sombre dans les formes associées et se reproduisant si on l'enlève. Les ganglions sont pris. Fièvre 38º, albuminurie légère; durée quelques jours. Une forme plus maligne, septique, (strepto-diphtérie) présente des membranes épaisses, grises, fétides, avec possibilité de myocardite, de paralysie bulbaire, etc., avec coryza, jetage, engorgement ganglionnaire allant jusqu'au cou proconsulaire; fièvre 39, 40º. État général des grandes infections. En ce cas la dysphagie est plus marquée. Diphtérie nasale avec jetage cutané, insidieuse, diphtérie de la conjonctive, de l'oreille moyenne. La mortalité depuis l'injection de sérum, est tombée de 60 % à 10 %; durée moyenne une dizaine de jours, sauf complications, et dues en général aux associations microbiennes qui peuvent être l'une des suivantes : coryza, conjonctivite pseudo-membraneuse, broncho-pneumonie à streptocoques, mortelle (ne pas confondre la bronchite pseudo-memb. diphtérique avec la br. pneum. de la diphtérie), otite suppurée par extension à la trompe (strepto); néphrite, complications articulaires, hémorragiques, myocardite; enfin et surtout croup et paralysie diphtérique (v. ci-dessous). La mort rapide dans les formes septiques survient par asphyxie ou insuffisance cardiaque tardive, elle est plutôt provoquée par une complication telle que la broncho-pneumonie, etc. (1).

Diagnostic clinique. Amygdalite : engorgement des ganglions moindre, dysphagie, petits amas pultacés, peu adhérents qu'on enlève sans faire saigner, qui surnagent dans l'eau. Diagnostic clinique avec les angines pseudo-membraneuses (angine de Vincent à ulcération nette), angine de la scarlatine (souvent diphtérique à la fin de la maladie), angine herpétique (vésicules d'herpès) phlegmon amygdalien (saillie unilatérale énorme). Bactériologie toujours nécessaire (frottis ou cultures). Rechercher aussi les associations microbiennes et préciser le type de bacilles.

---

(1) La réaction de Shick, positive, indique que le sujet est susceptible de contracter la diphtérie (papule rouge pendant 2 ou 3 jours après intradermo réaction avec toxine diphtérique).

Croup. Le croup, laryngite diphtérique pseudo-membraneuse, succède à l'angine le plus souvent, celle-ci pouvant passer inaperçue. C'est une complication de diphtérie infantile (1 sur 5), chez les enfants de 2 à 7 ans, qui peut être aussi secondaire à la rougeole (croup d'emblée) 1 0/0, à la scarlatine, à la fièvre typhoïde et à la coqueluche. Le croup est descendant (coryza) ou ascendant (bronchite); le siège de la membrane est épiglottique ou dans les replis aryténo-épiglottiques, ventriculaire, elle est mince ou stratifiée; muqueuse non ulcérée. **Symptômes.** Apparaît en général à la fin de la première semaine d'une angine diphtérique. Dans la période de *dysphonie*, voix, toux d'abord *rauque*, puis après 1 ou 2 jours, voilée jusqu'à l'aphonie; vers le 2ᵉ ou 3ᵉ jour, période de *dyspnée* avec sifflement ou cornage, *tirage* sus-sternal, sus-claviculaire, caractéristique, épigastrique (commun aux dyspnées infantiles) avec paroxysmes de suffocation et respiration serratique, (dus au spasme de la glotte), durée 2 ou 3 jours. Période *asphyxique* conduisant à la mort en quelques heures. Formes abortives ou foudroyantes, infectieuses, etc. La broncho-pneumonie est une complication habituelle des croups secondaires. Fièvre, 38, 39°, albuminurie; *engorgement ganglionnaire*. **Diagnostic.** Faux croup : début brusque, nocturne; toux rauque, aboyante, voix normale, état général bon (*V. Laryngite striduleuse*). Laryngite œdémateuse; bronchite capillaire, abcès rétro-pharyngien. Durée 5 jours, maximum 7; le pronostic est grave par l'obstacle mécanique, mais tout autant par les infections et complications (rougeole).

Le sérum a fait baisser la mortalité par le croup proprement dit à 10 %. Il s'emploie à doses plus élevées que dans l'angine elle-même, sans s'inquiéter de l'anaphylaxie.

Diphtérique (Paralysie). Sans rapport avec la gravité de la diphtérie bien qu'elle résulte de l'intoxication diphtérique, elle est rare avant 2 ans, plus fréquente chez les adultes (Landouzy) 1/6ᵉ à 1/10ᵉ des cas. C'est une complication tardive, survenant vers le 20ᵉ jour et beaucoup plus tard. Timbre nasillard de la voix; déglutition difficile pour les liquides en particulier, le voile du palais est *paralysé*, pendant, ne se relevant pas (paral. bilat.), impossibilité de souffler; le p et b sont prononcés : me, fe; lecture difficile,

50 % des cas. Paralysie limitée. Parfois la paralysie gagne
les membres inférieurs ou se généralise (guérison en quelques mois). Complications cardio-pulmonaires. La mort est
possible, 12 %, accidents cardiaques ou bulbaires. La durée
peut ne pas excéder quelques semaines (2 à 4). La cause de
la paralysie est une névrite périphérique respectant le cylin-
draxe et produite par la toxine (exp. de Babonneix sur le
nerf sciatique du lapin). **Diagnostic** avec la paralysie labio,
glosso, pseudo-bulbaire si elle est généralisée, avec polynévrite alcoolique, diabète, tabès, hystérie. Les complications broncho-pulmonaires se traduisent par de la dyspnée
(battements des ailes du nez, etc.)

Traitement (1). Local. Lavages (liqueur de Labarraque),
pulvérisations. Colloïdaux, sérothérapie, dont l'action (par
phagocytose) est moins nette à partir du 3e jour. Sérum obtenu par injections au cheval de doses croissantes de toxines
(débarrassées de bacilles par filtr. à la bougie). Cultivées
pendant 3 semaines. 1/10e cc. tue un cobaye en 2 jours.
Injecter des doses assez élevées ; chez l'enfant, se baser
sur les courbes de température du pouls et de l'albumine
pour dépasser encore les doses habituelles : 5 cc. chez
les nourrissons, 10 cc., de 1 à 2 ans, 20 cc., au-dessus de
2 ans, 30, 40, 50 cc. dans les cas graves. Chez l'adulte,
commencer par 30 cc. au moins. Les fortes doses prévien-
nent aussi les paralysies diphtériques. Les accidents sériques sont bénins (urticaire, érythème fugace de la 1re injection ou d'injections rapprochées ; plus sérieux, surtout
chez les asthmatiques tuberculeux, etc., après une injection
tardive (plusieurs semaines d'intervalle, V. anaphylaxie). On
peut les prévenir par de fortes doses, par des lavements de
sérum ou par le chlorure de calcium. Les injections sous-
cutanées n'exposent qu'à des accidents anaphylactiques
sans gravité, accidents dont la crainte ne doit en aucun cas
priver un diphtérique de la sérothérapie. Injections préventives : 10 cc. ; contre la fièvre : bain ; contre la constipation,
calomel ; contre la broncho-pneumonie : balnéation, ventouses, oxygène, huile camphrée, sérum de Marmorek ; contre les engorgements ganglionnaires : pommade iodurée
avec belladone ou jusquiame. Pastilles de sérum de Martin.
Dans le croup donner 20 cc. de 1 à 2 ans, 40 au-dessus

____

(1) De la diphtérie et de ses complications.

de 2 ans jusqu'à 60, s'il le faut. Vaporisation, enveloppement chaud du cou, toniques. Le tirage permanent, la faiblesse du cœur ou l'accès de suffocation implique le tubage ou la trachéotomie. « On risque des accidents graves en tubant tardivement, on ne risque rien en tubant de bonne heure. » Tubes de Froin, de Collin, etc. Doigt entre les arcades pour l'arrière-bouche ; bien reconnaître les cartilages aryténoïdes séparés par l'échancrure interaryténoïdienne. S'assurer que le tube, du calibre voulu, est dans le larynx, avant de couper le fil ; bruit d'air caractéristique. Avec ce procédé, pas de suites opératoires, il suffit de rester une heure après le tubage, de pouvoir revenir dans l'heure du rejet du tube et de pouvoir faire environ trois visites par jour. On laisse le tube deux ou trois jours en moyenne. La trachéotomie, surtout indiquée dans la rougeole et quand le tubage n'est pas pratique, est plus grave par ses complications possibles ; inciser sur la ligne médiane (5 cent.) sans s'occuper de l'hémorragie qui cesse avec l'introduction du tube ; bien faire écarter de haut en bas jusqu'à la mise en place du tube ; repérer le cricoïde ; ponctionner avec le bistouri, élargir ensuite ; présenter la canule perpendiculairement, puis relever le pavillon, bruit canulaire. *Dans la paralysie diphtérique* : strychnine, noix vomique, électricité, massage, bains sulfureux, sérum à haute dose (prophylactique et thérapeutique). Lait, purées, œufs, lavements alimentaires ou à la sonde. Dans la *diphtérie cutanée* : bleu de méthylène. *Prophylaxie* : déclaration, isolement : désinfection, injections préventives de l'entourage. En hygiène scolaire : injections préventives ; réadmission à l'école subordonnée à la production d'un certificat constatant la disparition (constatée 2 fois à 8 jours d'intervalle) du bacille diphtérique dans les mucosités naso-pharyngiennes. Les porteurs de germes doivent être soumis à des pulvérisations antiseptiques répétées plusieurs fois par jour ; pastilles de sérum de Martin, si possible.

DIPLÉGIES

Paralysies motrices des deux membres supérieurs, inférieurs ou des deux côtés de la face ; paraplégie : diplégie des membres inférieurs. Peuvent être causées par les atrophies, les névrites, le tabès; mais les diplégies primordiales se distinguent en spasmodiques et flasques. La diplégie *spasmodique* infantile apparaît à la naissance, sans troubles sensitifs et sans atrophie musculaire, ou vers un an avec rigidité spasmodique complète. Les mouvements reviennent, les membres inférieurs restant pris ; sensibilité et sphincters intacts ; les scléroses, l'hydrocéphalie, le syndrome de Little peuvent ressembler à l'hémiplégie spasmodique (mais lésions bilatérales); chez les adolescents et adultes : tabès dorsal spasmodique (paralysie spasmodique d'Erb), sclérose en plaques ; chez les vieillards : signes pseudo-bulbaires du ramollissement et des tumeurs cérébrales. Dans le syndrome de Brown-Sequard, il y a une lésion unilatérale de la moelle et association d'hémianesthésie opposée. La paralysie *flasque* peut être causée par une section traumatique complète de la moelle, par la paralysie ascendante de Landry, les quatre membres sont pris en quelques jours, mais avec point de départ des troubles moteurs de l'extrémité des membres (signe important permettant la distinction avec la compression médullaire). Les polynévrites se diagnostiquent par leurs signes sensitifs, les poliomyélites par leurs atrophies (*v. paraplégie*). Les diplégies d'origine cérébrale se distinguent des diplégies médullaires par l'absence des signes d'atrophie et de sensibilité.

Dipsomanie. — Des mots grecs : δίψα, soif —; μα-νία, manie. Impulsions paroxystiques à *boire et à s'enivrer*. S'observe au début de la manie et de la paralysie générale. Ce n'est pas une manifestation d'alcoolisme chronique ou d'alcoolisme héréditaire, mais plus exactement un stigmate de dégénérescence mentale.

Douleur. — L'élément douleur est celui qui mérite toute la sollicitude du médecin à l'hôpital comme en clientèle, chez le pauvre comme chez le riche : c'est en le combattant de son mieux que le médecin se fait aimer. Cette question mériterait à elle seule le plus grand développement si la connaissance de tous les détails du diagnostic et du traitement n'était pas la meilleure préparation à toute action éclairée contre la souffrance. Le cœur et la conscience du médecin font le reste.

Douve hépatique. — Trématode (bouche et tube digestif bifurqués, sans anus). Distoma hepaticum 15 à 30 millim., deux sexes ; œufs et embryon ; embryon dégluti par l'homme ; pénètre, en s'enroulant, dans les voies biliaires. Ictère, douleur, vomissements. Quelquefois angiocholite, abcès, anémie, cachexie.

Dysarthries. — Troubles de motricité des organes phonateurs, organes innervés par les VIIe, IXe, XIe et XIIe paires. Le langage intérieur n'est pas troublé. Paralysie labio-nucléaire de ces nerfs ; disparition de la voyelle i, des consonnes r, l, s, g, k, d, t, puis des voyelles o, u ; la voyelle a disparaît la dernière ; enfin les consonnes m, f, v.

Les dysarthries peuvent se produire dans les névrites (rares), le tabès, la maladie de Friedreich, dans les paralysies bulbaires et pseudo-bulbaires et dans la paralysie générale.

DYSENTERIE

Etymologie. Des mots grecs δυς difficilement et εντερον, intestin. **Synonymie.** Colite ulcéreuse, hémorragique. **Définition.** Syndrome sporadique, épidémique, endémique paraissant lorsqu'il existe une lésion ulcérative de la muqueuse de l'intestin et surtout du gros intestin. On distingue : la dysenterie bacillaire des pays tempérés causée par le bacille de Shiga et la dysenterie amibienne des pays chauds causée par l'amœba-dysenteriæ de Lœsch, à protoplasma coloré en rose par l'éosine et à noyau coloré en violet par l'hématéine. Le bacille de la dysenterie bacillaire ne prend pas le Gram, se colore par l'aniline facilement. Recherche par copro-culture et agglutination. Types Flexner, Shiga, His (les 2 premiers font de l'indol). Autres microbes trouvés dans les dysenteries : colibacille, bacille de Roger, streptocoques, staphylocoques, infusoires. **Anat. pathol.** Dysenterie bacillaire : épaississement de la paroi intestinale, ulcération de la tunique muqueuse (Letulle), gros

intestin. Dysenterie amibienne : lésions plus profondes ;
follicules clos, volumineux. Dysenterie chronique : induration et épaississement. **Etiologie.** En dehors des causes
microbiennes et contagieuses : encombrement, refroidissement, eau contaminée, misère, saison, climat. La dysenterie nostras n'est ni contagieuse, ni épidémique.

Sympt. et **Diagn.** : *Dysenterie bacillaire.* Incubation de
2 à 3 jours, début brusque, douleur, vomissements, fièvre
légère, diarrhée ; selles muqueuses, puis lavures de chair
ou râclures de boyaux. Coliques à maximum au niveau de
l'S iliaque et du rectum avec sensation de cuisson, douleur
irradiée, faux besoin ou *ténesme* ; efforts (ou épreintes),
ventre sensible ; urines rares ; crampes, ténesme vésical,
saillie de l'anus dans la dysenterie vraie, purpura, rhumatisme, etc. Durée 15 jours environ, convalescence longue.
Pas d'abcès du foie. Chronicité rare. Mort pouvant survenir
dans le collapsus 10 %. Formes : bénigne (enfant), bilieuse, gangréneuse ; complications variées articulaires et
parotidite, anasarque sans albumine, occlusion.

Dysenterie amibienne : Evolution plus torpide : selles
muco-sanglantes ; ténesme par poussées, langue lisse,
mort 80 %. Les complications sont les mêmes que dans la
dysenterie bacillaire, mais les hépatites suppurées, les
abcès du foie des européens sont très fréquents. Dans la
forme chronique la diarrhée alterne avec la constipation.
Variétés graves, rapides, etc., ataxo-adynamique. Faire le
diagnostic avec l'urémie, la tuberculose recto-colique, mais
dans la dysenterie le nombre des selles est beaucoup plus
élevé, de 5 à 50 ; avec le rétrécissement, le cancer, l'entéro-
colite muco-membraneuse, les intoxications. Dans la diarrhée de Cochinchine, selles moins nombreuses et couleur
purée de maïs. Chez l'enfant, la colique dysentériforme survient surtout de 2 à 5 ans en été à la suite de troubles digestifs et d'abus de fruits. Dans la dysenterie pas de bile en
général, mais du sang ; penser à l'invagination. Le diagnostic de la dysenterie bacillaire est rendu facile par la
recherche de l'agglutination comme pour la fièvre typhoïde
et par la recherche de la fixation du complément : sensibilisatrice dysentérique des formes moyennes et graves,
3 tubes avec XX gouttes du sérum malade chauffé ; 2 tubes
avec sérum sain, ajouter émulsion de bacilles sur gélose

(24 heures), III à V gouttes du sérum alexique de cobaye 5 heures ; on mélange 1 partie de globules rouges avec 2 parties de sérum hémolytique chauffé, ajouter III gouttes aux tubes. Réaction ; positive globules rouges, hémolyse nulle (*v. plus haut*). Aussitôt après évacuation des selles (examen avec préparation fraiche) et au besoin avec du bleu on voit le corps granuleux contenant souvent des débris de globules rouges et des pseudo refringents et actifs. On peut prélever du mucus et faire l'examen en goutte pendante, avec la solution physiologique à 38°. Globules clairs, mobiles, émettant des pseudopodes. **Pronostic.** Bénin pour la forme des pays tempérés non épidémique ; durée 15 jours ; 30 à 50 % de décès dans les épidémies de Bretagne. **Traitement.** *Dysenterie bacillaire.* Lait, œufs, féculents, thé, calomel, sérum de Vaillard et Dopter 20 ou mieux 40 cc., renouveler le lendemain et les jours suivants ; s'il y a lieu, doses décroissantes ; à titre préventif 10 cc. Nouveaux sérums à l'étude. Saison à Plombières. *Dysenterie Amib.* : régime, lavages, ipéca à la brésilienne, décoction jusqu'à réduction de moitié pour enlever les propriétés émétiques ; chlorhydrate d'émétine en injection hypodermique, 0.04 au début ; 0,06 ensuite ; calomel, Kho-Sam, simarouba. Régime avec farines, purées, etc. Eau oxygénée 50 %. Hémorragies : nitrate d'argent, 0,50 %. Adrénaline 2 à 4 milligr. (Netter), arsénobenzol, 0,30 à 0,60 ou en lavements. Epreintes, petits lavements chauds fréquents, applications chaudes, alcool, boisson, glace. Prophylaxie : isolement, désinfection des selles, surveillance de l'eau. En résumé, traitement de choix de la dysenterie amibienne : émétine ; de la dysenterie bacillaire : sérum. Si l'examen bactériologique est négatif, avec symptômes suspects, alterner l'émétine et le sérum et faire de la thérapeutique symptomatique (Rathery).

Dysesthésies. — Troubles subjectifs de sensibilité. Sensations désagréables ou anormales (doigt mort, cryesthésie, etc.)

DYSPEPSIES

Étymologie de δυς, difficilement et πεψις, digestion. **Définition.** Syndrome variable avec sa cause et caractérisé par une modification des fonctions physiologiques, sans lésion organique. Elle peut être, quoi qu'on en dise, essentielle avec troubles de motilité gastrique (estomac non entièrement vide 5 à 6 heures après les repas), ou de secrétion (hyperpepsie, hypopepsie et apepsie). Les dyspepsies secondaires sont nombreuses 4/10ᵉ (nervosisme, neurasthénie, psychasthénie de Janet, ptoses, maladies du cœur, du rein, troubles génito-urinaires, maladies de la nutrition). Les dyspepsies banales atteignent 72 o/o. Il n'y a qu'un 10ᵉ de dyspepsie par sténose, ulcère et cancer.

Étiologie. Pathogénie. Aux causes ci-dessus des dyspepsies secondaires, il convient d'ajouter la sédentarité, une hygiène alimentaire et morale défectueuse ; il est évident que le surmenage moderne et les intoxications répétées causées par une alimentation fraudée, par l'alcool, le tabac, les ptoses, les affections générales ou des divers organes (cœur, reins, organes génitaux, etc.), peuvent provoquer des troubles physiologiques, surtout s'il y a comme une véritable-débilité native ; ces troubles pourront cesser dans la majorité des cas avec les soins d'hygiène et la thérapeutique voulue ; cette catégorie de dyspeptiques, plus nombreuse qu'on ne l'enseigne, se rattache à la variété de dyspepsies dites essentielles. Théoriquement on peut distinguer une dyspepsie neuro-motrice et des dyspepsies par troubles de secrétion, dyspepsies par excès, hypersthéniques, par défaut hyposthéniques, perverties avec fermentations pouvant, par prolifération conjonctive, aboutir aux gastrites chroniques, mais il semble que la clinique ne réalise guère des formes aussi nettement tranchées.

Symptômes. L'interrogatoire d'un dyspeptique doit comprendre tout l'appareil digestif en commençant par la bouche ; il faut avant tout laisser parler le malade, ce qui n'est jamais du temps perdu sur ce chapitre de pathologie ; il est bon de l'interroger sur toute une journée. Dans l'examen on insiste sur l'estomac (points épigastrique et xyphoïdien, clapotage, etc.), sur le ventre (procédé de la sangle de Glénard et recherche de la douleur-signal de Leven en partant du pubis : la main va en remontant vers l'estomac, à la recherche du point douloureux, marqué par deux doigts du malade ou d'un aide. Cette main cherche à relever le contenu abdominal. Le malade avertit le médecin aussitôt que la douleur diminue ou disparaît. A ce moment « on est assuré d'avoir la limite inférieure de l'estomac »). Les autres organes doivent être examinés, la dyspepsie étant le plus souvent secondaire. L'excitation du sympathique et du pneumogastrique donne lieu à des troubles vaso-moteurs (vertiges, bourdonnements, palpitations, et à des troubles moteurs (tiraillements).

Signes. Les signes varient selon la prédominance soit de la phase motrice ou vaso-motrice, soit de la phase secrétoire ; les signes précoces 1/2 à une heure en moyenne après le repas, se traduisent par de la gêne digestive, des bâillements, du ballonnement, de la congestion du visage ; les signes tardifs par des brûlures, douleurs, etc., ne survenant que quelques heures après le repas.

Les rapports de la dyspepsie avec l'état nerveux sont des plus nombreux ; ils sont au surplus très discutés, les uns faisant jouer leur rôle capital au système nerveux et les autres à la dyspepsie. L'observation, en clientèle de ville et en clientèle thermale, montre simplement que les cas les plus variés existent ; loin de supprimer le mot dyspepsie du cadre nosologique, nous devons redire que le syndrome n'est jamais exactement le même. « Il y a autant de dyspepsies que de dyspeptiques. » Mais le système nerveux joue un rôle considérable dans l'étiologie, les signes, le diagnostic et le traitement du dyspeptique. Chez les vésaniques, psychasthéniques, etc., il se produit plus souvent encore des troubles nerveux d'origine dyspeptique. A l'inspection, l'estomac dilaté est saillant dans la région sus-ombilicale, les ptoses donnent un gonflement situé bien au-dessus.

Pour nous conformer à l'usage, nous devons résumer quelques types classiques. *L'atonie gastrique* s'accompagne souvent de dilatation, elle est caractérisée par la lenteur de l'évacuation gastrique visible à la radiocospie et par ce fait que l'estomac vide ne se rétracte pas. La dilatation est une distension de l'organe ; à l'écran, la bouillie bismuthée ne suit plus le tracé linéaire normal qui indique que l'organe se moule sur son contenu ; elle descend rapidement au fond de l'estomac pour s'y déposer en masse. *La dyspepsie neuro-motrice* dépend du plexus solaire et se traduit par des signes causés par l'excitation du sympathique ou du pneumogastrique. Ce sont des troubles vaso-moteurs (vertiges, palpitations, bourdonnements, etc.), et une prédominance des troubles moteurs (tiraillement gastrique) ou secrétoires (sensation de brûlures).

Au point de vue secrétoire, il faut citer : 1º l'*apepsie* : l'action physiologique du suc gastrique est abolie. Ni acide chlorhydrique libre, ni acide total. Il peut y avoir du chlore combiné aux matières organiques. Ce suc gastrique, même acidifié à 2 º/₀₀ n'agit pas sur l'albumine dans la méthode des digestions de Mett. L'apepsie se rencontre dans la gastrite chronique, le cancer, les états infectieux ou typhoïdes, dans le tabès (par action médicamenteuse), dans les maladies nerveuses avec ou sans inhibition ; 2º l'hyperchlorhydrie est fréquente chez les neuro-arthritiques et dans les dyspepsies anciennes, la douleur survenant 4 à 5 heures après les repas ou pendant la nuit, avec pyrosis, langue bonne, appétit conservé, amaigrissement, constipation, vomissements acides, agaçant les dents, brûlants : digestions rapides, sensations de faim et de soif. La maladie de Reichmann est une hyperchlorhydrie très forte, avec vomissements extrêmement acides, surtout nocturnes, etc.

L'hypochlorhydrie, en rapport avec un mauvais état général ou des troubles nerveux, s'accompagne de digestions lentes et pénibles avec lourdeurs stomacales, sans douleur proprement dite, langue chargée, anorexie, poussées congestives ; régurgitations ; mais même acides ces dernières n'agacent pas les dents et sont dues non à l'acide chlorhydrique, mais à des acides de fermentation lactique et butyrique. L'estomac est atonique, dilaté « flatulent ». On note des points douloureux épigastriques, sus-ombilical, etc.

Diagnostic (1). La gastralgie est soulagée par l'alimentation, mais non la dyspepsie nerveuse ou secondaire. L'examen du chimisme stomacal ne doit être pratiqué qu'en dehors d'une période de traitement, celui-ci pouvant modifier celui-là. La desmoïd-réaction de Sahli est une épreuve infidèle pour l'estomac. On fait la part de l'élément ner-

______

(1) Une bonne radioscopie est aussi importante que l'analyse chimique. En pratique, le diagnostic purement clinique est possible : symptômes à horaire précoce après les repas = hypo, etc.

veux qui ne peut être admis comme cause unique que par élimination des autres causes (ptoses, maladies du cœur, des reins, de l'utérus, de la nutrition, etc.), il faut quelquefois dépister l'ulcère et le cancer, recherche des hémorragies occultes, etc. Les dyspepsies banales sont fréquentes en clientèle et cèdent presque toujours, au début, à une thérapeutique éclairée. Le plus souvent il s'agit de fautes d'hygiène alimentaire, pour tous les âges ; chez l'adulte l'élément psychique et les intoxications diverses jouent un rôle qu'il ne faut pas oublier. L'examen d'un dyspeptique comporte l'étude de tous les organes ; c'est l'étude complète du malade qui permet de remonter à la cause et d'instituer une thérapeutique rationnelle. Il faut penser en particulier à l'atonie, à la dilatation, aux ptoses, à l'aérophagie, aux maladies, causes habituelles des dyspepsies secondaires, éliminer l'ulcère, le cancer et la sténose. Dans les gastropathies nerveuses les médicaments (canabis, laudanum, etc.) agissent à faibles doses : la psychothérapie et l'hygiène sont infiniment plus actives.

Traitement. Le traitement varie essentiellement avec la forme de dyspepsie ; voici cependant quelques prescriptions diététiques négatives, communes aux diverses dyspepsies : ni tabac, ni vin pur, ni alcool (sauf les grogs légers, préférables à certains vins de commerce) ; ni aliments gras ou huileux, ni choux, ni pâtisserie feuilletée, ni charcuterie travaillée, ni sauces, ni crudités, ni mets faisandés. Chez la femme, surveillance du corset, de la constipation, examen de l'appareil génital. Dyspepsie du nourrisson ; régler les tétées, surveiller le lait, eau de Vals, citrate de soude. Dans la seconde enfance surveiller les enfants gloutons : repas pris à l'heure, lentement en mastiquant bien. Chez l'adulte, dans la dyspepsie hyposthénique, en plus des prescriptions négatives ci-dessus : applications chaudes, repos postprandial (1), infusions chaudes de verveine, camomille, etc., après les repas. Saison à Vichy, Pougues, etc.

Dans l'hyperchlorhydrie, traitement sédatif : pas de sel, pas de vin, repas nombreux et légers, lait, puis féculents, pâtes, œufs, régime végétarien ; ne permettre la viande que longtemps après les accidents (viande bouillie) ; paquets de

____

(1) Dans l'atonie surtout.

grosse saturation, bismuth à haute dose, graisses discutées, alcalins sans l'excès classique par crainte de réaction ultérieure plus acide, gouttes calmantes de Gallard, etc. Eaux de Vichy s'il n'y a pas trop d'atonie concomitante. Dans la maladie de Reichmann, régime lacté, pas de viande, cathétérisme sans grands lavages. Paquets de saturation à haute dose. Dans l'hypochlorhydrie, régime sans trop de sévérité, stimulant et digestif sans lait, avec bouillon de légumes, viande pulpée on rôtie, poissons, parfois un peu de condiments amers : noix vomique, quassia, etc., pepsine, acides chlorhydrique et phosphorique, massages, hydrothérapie froide, opothérapie gastrique. Dans la dyspepsie par fermentations alimentation réduite, mets bien cuits, mastiquer soigneusement ; fluorure d'ammonium, soufre iodé, ipéca à petites doses, érythrol, amers, boissons chaudes, lavages de l'estomac. L'hygiène, physique et morale, domine la cause et la thérapeutique de la dyspepsie. (*Voir maladies de l'app. digestif, atonie gastrique et gastronévroses.*)

Les dyspepsies hyposthéniques et les dyspepsies par fermentation relèvent indiscutablement de la cure stimulante et tonique de Pougues. La même cure peut convenir aux hyper avec troubles nerveux nécessitant l'hydrothérapie et le repos.

DYSPNEES

Etymologie de δυς, difficulté ; πνειν respirer. **Définition.** Difficulté de la respiration. Orthopnée : dyspnée avec angoisse obligeant le malade à s'asseoir; bradypnée; dyspnée avec respiration ralentie; apnée : dyspnée avec respiration suspendue; dyspnée de Cheyne-Stokes : apnée suivie de polypnées; dyspnée expiratrice : asthme, emphysème, pseude-asthme; dyspnée de type inverse : respiration expiratrice de la broncho-pneumonie : gêne aussi bien à l'inspiration qu'à l'expiration. Spanopnée : dyspnée ralentie avec type de Küssmaul, inspiration profonde, pénible, suivie d'expiration brusque. **Etiologie.** Obstacles laryngés, insuffisance nasale, abcès rétro-pharyngien, glossittes; maladies du poumon, de la plèvre, du cœur, des vaisseaux, du rein, anémies, intoxications. Les dyspnées paroxystiques s'observent dans l'asthme, les phlegmasies du larynx, les sténoses, cicatrices, brûlures, dans les spasmes de la glotte, la laryngite striduleuse, le croup, la paralysie bilatérale des récurrents, etc. Dyspnée d'effort des cardiaques à gros cœur. Dyspnées ralenties de la méningite tuberculeuse, du diabète (type Kussmaul). Le diagnostic est en général facile; s'il y a lieu, procéder dans l'ordre suivant (Hirtz) : rechercher la glossite, puis les *maladies du larynx* caractérisées par le sifflement *inspiratoire*, le tirage, la cyanose; éliminer successivement l'abcès du pharynx, les corps étrangers, la laryngite striduleuse, les spasmes de la glotte, le croup, le cancer, la phtisie laryngée. Si la gêne n'est pas inspiratoire, penser ensuite au poumon ; *pneumonie* : grand frisson, point de côté, rapport de la respiration et du pouls 2 1/2 (normalement 3 1/2); *pleurésie* : frissonnement, température peu élevée, etc.; *pneumothorax* : dyspnée subite, intense, point de côté violent, souffle amphorique, son exagéré; espaces intercostaux creusés à l'inspiration; *embolies* (phlébite, dilatation du cœur droit), râles sous-crépitants à la partie moyenne du poumon; *œdème aigü* : expectoration mousseuse, séreuse, couleur saumon; *bronchite-capillaire, asthme, asystolie, urémie* et enfin, par élimination, dyspnée *nerveuse*. **Traitement.** Glossite : sangsues, bains de bouche émollients, glace, incision. Dyspnée *laryngée : Trait.* de la cause; laryngite striduleuse : compresses chaudes avec imperméable ; vaporisations, sirop d'éther; spasmes de la glotte, chloroforme, bromure et éther; dyspnées *pulmonaires* : ventouses scarifiées ou sèches; pneumothorax : bandage, morphine, oxygène. Œdème pulmonaire : saignée, huile camphrée; broncho-pneumonies : bains, enveloppements froids. Dyspnée *gastrique;* morphine, noix vomique, lait, eau de Vichy. Dyspnée d'artério-sclérose : régime, repos; dans la dyspnée des artério-scléreux, préférer à la digitaline le strophantus rigoureusement dosé. Asthme : antipyrine, datura, codéine, morphine, ventouses, sinapisation, inhalation d'éther, chloroforme (enfants), pyridine, cigarettes et poudres antiasthmatiques, manuluves chauds.

Eclampsie infantile. — Comprend tous les phé-

nomènes convulsifs de l'enfance, et presque toutes les manifestations pathologiques sont susceptibles de s'accompagner de convulsions (Hirtz). Rare avant le 1er mois et après
deux ans. Penser aux médicaments, corps étranger, troubles gastro-intestinaux, vers intestinaux, fièvre, albuminurie, dents, examiner les fosses nasales et les oreilles *(v. convulsions)*. Dans l'éclampsie de la grossesse : pas d'aura, pas
de cri initial, albumine, etc.

Embarras gastrique. — Syndrome bien imprécis,
anorexie, langue épaisse, enduit blanchâtre avec papilles
rouges ; céphalée frontale ; nausées : gêne épigastrique,
constipation et fièvre. Durée huit jours à deux ou trois
semaines. S'observe dans les états infectieux, les intoxications, dans les chaleurs (hygiène défectueuse, etc.) Diagnostic avec la grippe à forme gastrique avec la fièvre typhoïde légère ; le séro-diagnostic peut être nécessaire ; paludisme,
ictère. Penser, chez l'enfant, à l'appendicite chronique, embarras gastrique à répétition ; surveiller la fosse iliaque.
Les écarts de régime rendent l'embarras gastrique fréquent
dans le second âge. Le diagnostic doit être fait assez souvent avec la grippe à forme gastrique, et c'est surtout la notion épidémique qui met sur la bonne voie. Purgatifs et antisepsie intestinale, diète hydrique, compresses humides,
régime des dyspeptiques. Reprise alimentaire prudente,
amers. Enfants : ipéca, calomel, ricin, mêmes indications générales (*voir gastrite catarrhale*).

EMBOLIES PULMONAIRES

Définition. — C'est l'oblitération brusque d'un vaisseau
pulmonaire par un caillot sanguin. On distingue les embolies des grosses, moyennes et petites bronches ou embolies
lobaires, lobulaires et capillaires. Les embolies sont plus
fréquentes que les thromboses. **Anat. pathol.** Les artères
pulmonaires ont la disposition terminale, c'est-à-dire ne
permettant pas une circulation collatérale : lésion indépendante par conséquent. Anémie au début, par obstacle à la
circulation et même atélectasie pour un gros tronc ; en-

suite congestion œdémateuse par reflux du sang veineux.
Les embolies moyennes produisent des infarctus de volume.
variant d'un pois à un œuf dans les lobes ou des infarctus
hémoptoïques des artères lobulaires ; infarctus à coloration
noire de consistance dure, absolument « farcis » de globules rouges produits par inflammation au delà du point oblitéré (la fluxion collatérale est moins admise). Les embolies
capillaires, que des poudres sèches permettent de reproduire expérimentalement, peuvent, par leur nombre, prendre quelque importance. Embolies graisseuses, gazeuses,
spécifiques. **Etiologie.** Phlébite, état puerpéral (grosses
embolies) ; opérations, cancer, tuberculose, typhoïde; athérome et affections cardiaques, rétrécissement mitral produisant des embolies moyennes. Avec infarctus hémoptoïque de Laennec ; embolies mécaniques : (graisseuses, gazeuses) ; embolies spécifiques (kystes, infections).

Symptômes. Dyspnée et point de côté intenses ; râles
sous-crépitants, ordinairement du côté droit, crachats hémoptoïques un peu plus tard. Dans l'embolie des gros vaisseaux, mort subite fréquente, ou syncope, asphyxie progressive. Dans les embolies des bronches moyennes : forme
courante avec pneumonie, pleurésies et tendance à l'asystolie en peu de temps. Les embolies capillaires, graisseuses,
gazeuses, infectieuses, cancéreuses et échinococciennes,
provoquent des signes en rapport avec leur nombre.

Diagnostic. Facile quand au cours d'une phlébite ou
maladie du cœur droit surtout on note un point de côté
violent, une dyspnée intense, accompagnés le soir même
ou le lendemain de crachats sanguinolents. Chez les vieillards, un infarctus latent peut produire un épanchement
brusque. *Diagnostic* différentiel avec hémoptysie, pneumonie (éviter, par l'examen attentif du système veineux,
les pneumonies à répétition), angine de poitrine, œdème
pulmonaire, asthme, urémie dyspnéique. **Traitement.**
Repos absolu ; ventouses scarifiées, oxygène, révulsifs,
caféine, éther, toniques cardiaques.

Embryocardie. — Rythme fœtal, égalisation des
deux silences. Le rythme pendulaire se produit quand la
tachycardie est peu prononcée.

Emotions. — S'accompagnent de troubles vaso-
moteurs. Voir, d'après Déjerine, leur rôle dans la neurasthénie.

EMPHYSÈME PULMONAIRE

Des mots grecs : εν, en, φυσα, souffle.

Définition. Dilatation exagérée et permanente des
alvéoles pulmonaires. Division : intra et interlobulaire.
Anat. pathol. A l'autopsie, le poumon ne s'affaisse pas ;
il est blanc grisâtre, crépite mal sous le doigt (sensation
de duvet) ; siège : sommet et bords antérieurs ; le poumon distendu recouvre le cœur ; au microscope, cloisons
amincies, vaisseaux de l'hématose obturés, dégénérescence
endothéliale, disparition des fibres élastiques alvéolaires (1).
Bronchite, ostéite raréfiante, hypertrophie cardiaque et
congestions viscérales. **Etiologie.** Plus fréquent après
40 ans. Rôle capital de la dyspnée, causes trophiques ou
mécaniques par efforts d'expiration (toux, instruments à
vents, etc.) et surtout par l'inspiration forcée ; parfois
tuberculose latente ; hérédité, arthritisme, froid, suite
d'intoxication par gaz asphyxiants, etc. Chez les enfants :
coqueluche et broncho-pneumonie.
Symptômes. *Thorax en tonneau*, dilaté en haut, bombé
dans la région claviculaire, voussure sus-claviculaire,
agrandissement des diamètres thoraciques ; à la palpation,
vibrations affaiblies ; à la percussion, sonorité exagérée,
tympanisme sous-claviculaire, *inspiration courte, humée,
expiration sifflante, prolongée*, murmure vésiculaire diminué ; râles ronflants, sibilants, etc. Mensuration thoracique
(expansion respiratoire diminuée). Spirométrie : capacité
pulmonaire réduite de moitié ; expiration normale 2600 cc.
d'air ; radioscopie : image pulmonaire plus grande, plus
claire, à l'expiration ascension moindre du diaphragme.
Parmi les *signes* fonctionnels : dyspnée d'ascension et
d'effort ; *signes de Brun :* point douloureux épigastrique

____

(1) Alvéoles dilatés.

et à gauche ; respiration bruyante ; toux violente plus. ou moins paroxystique ; foie douloureux, urines rares, dilatation du cœur droit. Pas de fièvre. Il existe dans la tuberculose en particulier une variété d'emphysème de compensation, plus localisé que l'emphysème général dans le cas où dans une zone voisine, condensée, la respiration ne se fait plus ou se fait mal. Complications : hypertension veineuse ; insuffisance tricuspidienne, *asystolie;* pneumothorax par pénétration d'air (ruptures d'alvéoles), emphysème interstitiel (l'air s'infiltrant entre les alvéoles). Variétés : atrophique des vieillards, réticulée des tuberculeux, interstitielle.

Diagnostic différentiel facile (s'attacher au *diagnostic* de la cause), pneumothorax (unilatéral), tuberculose à dépister, penser un peu plus souvent aux associations d'emphysémato-tuberculose et de sclérose emphysème, asthme, etc. **Pronostic** assombri par la dilatation du cœur droit et l'asystolie, les affections pulmonaires aiguës et maladies causales. Tuberculose fibreuse. **Traitement.** Aérothérapie. Bains d'air comprimé. Pneumothérapie, inspiration dans l'air comprimé, expiration dans l'air raréfié. Rééducation respiratoire. Iodure et arsenic ; huile camphrée, iodure de codéine, éther, pyridine, poudre de Dover ; ipéca (si bronchite). Traiter l'asthme, la bronchite, la coqueluche, l'asystolie. Lait. Altitude. Mont-Dore. Prophylaxie. En assurance vie, une amplitude de moins de cinq centimètres est une cause d'élimination.

Enanthèmes. — Voir signe de Koplick, et varicelle, variole, scarlatine, etc.

Encéphalites. — *Encéphalites aiguës.* — *Etiologie* jeunes gens et adultes ; origine infectieuse. *Anat. pathol.* Substance cérébrale gris-rosée, la substance blanche est respectée ; veines des méninges et sinus gorgés de sang. *Sympt.* et *Diagn.* Vertiges, vomissements, somnolence allant jusqu'au coma. Réflexes exagérés. Myosis. Fièvre. Confusion possible avec fièvre typhoïde. Tachycardie. Ni contractures, ni Kernig. L'abcès du cerveau, le plus souvent secondaire, s'accompagne d'un syndrome de localisation. *Pronostic.* Fatal au bout d'un ou deux jours et parfois 8, 15, 20 jours et plus.

Encéphalites chroniques. — Etiologie. Alcoolisme surtout puis infections, intoxications, accidents de grossesse. *Anat. Pathol.* Lésions de la substance cérébrale (parencéphalie, sclérose), des ventricules (hydrocéphalie), des méninges, des vaisseaux. *Sympt.* et *Diagn.* Confondues, au début, avec les méningites, les gastro-entérites infantiles. Convulsions, hémiplégie, paralysies spasmodiques, hémiathétose (mouvements lents de respiration surtout des doigts et des orteils), hémichorée ; arriération mentale ou idiotie. **Traitement.** Education médico-pédagogique des arriérés.

Encéphalite léthargique. — Affection épidémique décrite par Netter en 1918. **Etiologie :** maladie de la saison froide, frappe de préférence les enfants, notion d'épidémicité.

Anat. path. : lésions maxima au niveau des pédoncules cérébraux et particulièrement du Locus niger de Sœmmering. **Symptômes :** fièvre les premiers jours, céphalée suivie de *somnolence*, stupeur ; attitude de catalepsie ; troubles moteurs oculaires : strabisme, ptosis, diplopie portant sur les nerfs crâniens ; nystagmus, mydriase ; paralysie faciale ou laryngée, troubles de la phonation ; troubles sphinctériens ; rétention d'urine, constipation opiniâtre ; absence des symptômes habituels des méningites (modifications des réflexes tendineux, Kernig, raie méningitique). Il peut y avoir raideur de la nuque. Ponction lombaire : pas d'hypertension du liquide céphalo-rachidien, pas d'hyper-albuminose, pas de modifications cytologiques, sauf légère lymphocytose. Durée : 5 à 6 semaines ; mort 1/4 des cas. Après guérison, parfois attitude parkinsonienne ou démarche spasmodique ; intelligence intacte mais irritabilité. Formes anormales : sans paralysies oculaires avec excitation et délire ; avec crises sudorales, convulsives (type jacksonien), formes lentes ou suraiguës. Prophylaxie : fumigations iodées de la bouche et du nez. Injections intra-veineuses d'urotropine ; bains chauds ; (salicylate de soude contre douleurs radiculaires).

ENDOCARDITES

Définition. Lésions inflammatoires et infectieuses de l'endocarde. *Aiguës :* simples, avec exsudations et prolifération légère sur la face interne du bord libre des valvules, surtout du cœur gauche ; infectieuses avec prolifération plus intense et végétations nécrosantes ulcéreuses, formes infectieuses, avec suppuration, perforation par ulcérations. Histologie. Œdème interstitiel, prolifération endothéliale, dépôt fibrineux valvulaire. *Chroniques :* granuleuses ou végétantes : néoformation conjonctivo-vasculaire, microbes multiples (Achalme et Thiroloix). **Etiologie.** *E. aiguës :* rhumatisme 60 % chez les enfants, valvule mitrale gauche, action microbienne par maladie ou lésion antérieure, scarlatine puerpérale, pneumonie, infections, typhoïde, chorée, syphilis, cancer, goutte, plus rarement mal de Bright. Intoxications. *E. Chroniques :* sont surtout secondaires au rhumatisme et à la chorée. **Pathologie.** Infection, microbes d'espèces banales et bacilles d'Achalme ou de Gilbert et Lion. Influence du surmenage, de la misère, des causes débilitantes.

Symptômes. *Endocardite aiguë.* Palpitations, dyspnée, anxiété, tendance syncopale, céphalée, bourdonnements, le plus souvent lésion mitrale, souffle systolique de la pointe, rude, avec propagation à l'aisselle ; 2e bruit voilé à la base, assourdi et plus tardif (15 jours) (précoces, ils indiquent une lésion antérieure, Potain); ces signes sont très nets au bout de deux semaines ; éréthisme cardiaque. Fièvre, pouls variable, tachycardie, bruits de piaulement, embolie de siège variable dans les formes infectieuses, modification du timbre et de la sonorité cardiaques, albuminurie. Les endocardites infectieuses sont microbiennes et s'accompagnent d'un état général grave (méningite, pyohémie), angoisse, dyspnée, palpitations avec une forme typhoïde (un mois) ou pyohémique plus rapide et ressemblant à l'infection purulente, avec infarctus du foie, du rein, de la rate, du poumon. On décrit des formes atténuées et des formes étiologiques : blennorragie, chorée, rhumatisme, tuberculose, grossesse, etc.

Diagnostic différentiel avec myocardite, péricardite, frottements pleurétiques et péricardiques, fièvre ou états typhoïdes (des vieillards urinaires par ex.), ictère grave, granulie et ostéomyélite. Rechercher les nodules de Meynet (nudosités sous-cutanées chez les enfants); chorée, scarlatine ; au cours des états infectieux, ausculter avec soin ; ne pas confondre le rhumatisme avec les douleurs de croissance (torticolis rhumatismal). Les souffles cardio-pulmonaires disparaissent par pression du sthéthoscope (non le souffle de l'anémie, Weill). Hémoculture. **Traitement.** Salicylate, colloïdaux, théobromine, sérum, vaccin antistreptococcique, quinine, digitale. Intraits Dausse, strophantus Catillon, glace, pointes de feu: vésicatoires volants, ventouses scarifiées, iodures, bains carbo-gazeux et hygiène. Cures de terrain, d'Œrtel ; promenades régulières, lentes, sur terrain de plus en plus incliné (marche réglée de Pougues). Toniques dans les formes infectieuses.

Endocardite chronique. Elle succède aux endocardites aiguës; mais on admet la variété d'emblée toxique (alcoolisme, saturnisme) ou infectieuse (tuberculeuse, etc.). *Signes :* Insuffisance par raccourcissement et rétraction cicatricielle des valvules, rétrécissement orificiel par soudure des bords, induration calcaire des piliers, valvules, tendons. On observe ainsi les variétés suivantes : insuffisance aortique, mitrale ou tricuspidienne, rétrécissement aortique, mitral et tricuspidien, double lésion mitrale et aortique, insuffisance et rétrécissement pulmonaire, dont on trouvera l'étude au nom de chacune de ces maladies.

ENTÉRITES AIGUES

Du mot grec : εντερον, intestin.

Définition. Inflammation de la muqueuse intestinale. L'estomac peut participer à cette inflammation : gastro-entérite ; l'inflammation peut être totale (entéro-colite) ou localisée (colite rectale). **Étiologie.** Tous les âges. Intoxication et infection. Refroidissement. Fruits verts, eaux, viandes avariées ; virulence accrue des bacilles intestinaux : bac. coli et lactis (action sur hydrates = alcool et gaz), bac. aceti, amibes, etc. Toxiques ingérés ou produits par l'organisme (urémie, bile, etc.). Entérites de la fièvre typhoïde, de la tuberculose et du choléra ; gastro-entérite. "V. *Entérites infantiles*. **Anat. Pathol.** Tuméfaction et douleur. Follicules clos gonflés surtout vers la fin de l'iléon (psorentérie) ; parfois ulcères folliculaires.

Symptômes. Dans les formes légères : inflammation buccale, vomissements, diarrhée variable, muqueuse verte ou bilieuse. Douleurs, borborygmes, pas de fièvre. Dans la forme grave, les évacuations sont très abondantes, sanguinolentes ou non, avec ténesme : épreintes. La faiblesse est plus ou moins grande, l'état général varie avec les degrés de l'intoxication ou de l'infection. Les fermentations déterminent de l'auto-intoxication par résorption des poisons (Bouchard). Entérite tuberculeuse : diarrhée abondante et bacilles. **Diagnostic** surtout étiologique : influence nerveuse, froid, aliments, médicaments, dyspepsie, goutte, lithiases, cancer, tuberculose. **Traitement.** Purgatif salin (sulfate de soude de préférence à petites doses de 2 à 4 gr. avec périodes de doses plus élevées de 5 à 6 gr. environ). Diète hydrique : eau de riz, eau albumineuse, eaux de chaux, opiacés, laudanum, élixir parégorique. Ensuite bismuth, acide lactique et régime : panades, pâtes, etc. Dans l'entérite tuberculeuse : viande crue râpée, féculents, œufs, poisson. Révulsion abdominale ; héliothérapie, etc. Talc chez l'enfant, 30 gr. dans du lait, davantage chez l'adulte ; bismuth, 10 gr. ; acide lactique 2 °/₀₀, bleu de méthylène, 0,20, avec lactose. Entérite dysentériforme : lavements d'ipéca (3 gr.), nitrate d'argent.

ENTÉRITES CHRONIQUES

Étiologie. Syphilis, tuberculose, etc. ou consécutive aux entérites aiguës. Entérite des alcooliques, des urémiques, cirrhotiques, rhumatisants ; entérites par abus de purgatifs, alimentation défectueuse : auto-intoxication. Voir

Entérite muco-membraneuse. **Anat. Pathol.** Epaississement de la muqueuse ; entérite scléreuse, atrophique.

Symptômes. Diarrhée. Douleurs moins vives. Selles bilieuses avec mucosités. Lientérie (aliments mal digérés), perte des forces. Cette diarrhée peut alterner avec des périodes de 8, 10 jours de constipation (selles marronées, rubanées, sanglantes), surtout dans le neuroarthristisme. Rechercher la durée de la digestion intestinale (charbon, etc.), peut parfois durer 4 jours. Variétés : rhumatismale, paludéenne, des pays chaux, de Cochinchine avec langue rouge vif, diarrhée purée de maïs mal cuite peu douloureuse et ne contenant pas de sang ; causes : anguillule stercorale ou une amibe.

Diagnostic différentiel. Examen des matières. Recherche des amibes, kystes et œufs de parasites. Dysenterie, tuberculose, urémie, cancer de l'intestin. **Traitement.** Régime : lait bouilli ou stérilisé, viande crue, ensuite pâtes, farine d'avoine, céréales, légumes, eau de chaux, poudre de viande, œufs peu cuits ; infusions chaudes. Décoction de myrtilles ou tisane de roses de Provins. Ceinture de flanelle, purgatifs salins à petites doses, talc, bismuth, tanin, benzonaphtol, limonade lactique à 10 %oo, acide chlorhydrique 1 gr. par 24 heures, nitrate 0,01 à 0,10 centigr. en lavements suivis de lavements laudanisés, ferments lactiques. Enfants : nitrate en lavements 0,03 ou en potion 0,01. Eviter surtout les aliments gras.

ENTÉRITES INFANTILES

Gastro-entérites. — **Étiologie.** *Les gastro-entérites* infantiles sont graves en été chez les nourrissons et les enfants sevrés, par multiplication des microbes et par la présence de leurs toxines dans le lait. L'ébullition tardive est insuffisante. On a étudié les substances produites par fermentation de la caséine ou par fermentation lactique (tyrotoxicon de Vaughan). Chez les enfants nourris au sein, la dentition ou un refroidissement, le régime de la nourrice, etc., peuvent déterminer des entérites légères. Les entérites sont autrement graves avec l'allaitement artificiel, le biberon mal employé ou une alimentation intempestive; pendant les chaleurs surtout, la virulence des bacilles vulgaires intestinaux est subitement accrue (ou bacilles chromogène, vert de Lesage, etc.); on ne les retrouve pas seulement à la surface de la muqueuse de l'intestin, mais dans les glandes elles-mêmes. Ils provoquent, même à distance, des lésions importantes par infection et intoxication : on distingue une variété de bacilles endogènes, variété normale en pullulation, et une variété exogène provenant habituellement du lait. **Symptômes.** Les selles sont plus ou moins nombreuses, jaunes ou vertes. La gastro-entérite fébrile peut être mortelle ou guérir et s'améliorer au bout de quelques jours. *Dans le choléra infantile,* vomissements persistants, selles fréquentes et incolores sans odeur, la température descend de 38 ou 39 à 35° et au-dessous, cyanose et signe de la fontanelle; pouls petit, dyspnée, ventre creusé en bateau, émaciation rapide, convulsions, collapsus. La gastro-entérite a pu avoir aussi un début athrepsique. Dans la gastro-entérite *chronique* les selles sont rares, dures, blanches, plâtreuses (Marfan), il s'agit souvent du rachitisme, quelquefois de syphilis ou de tuberculose. Formes : légère, pyrétique, dysentériforme et cholériforme. La gravité du pronostic variable avec le degré de l'infection, l'hyper ou l'hypothermie, diminue avec l'âge. Penser parfois à la syphilis, à la tuberculose. **Traitement.** Hygiène alimentaire, cataplasmes chauds, grands bains chauds avec, dans le choléra infantile, 50 gr. de farine de moutarde, bains moins chauds dans les formes avec fièvres; diète hydrique, thé léger pendant un jour, citrate de soude à 1 %; eaux de Vals ou de Vichy; oxygène, injection de sérum, dans les cas graves, 5 gr. par kilo de poids; décoction de céréales; ne pas avoir trop de foi au bouillon de légumes; lait stérilisé plus ou moins coupé; acide lactique; cultures lactiques seulement à la reprise alimentaire et dans les cas chroniques du 2e âge; papaïne; à partir de deux ans, laudanum, élixir parégorique, calomel dans la forme pyrétique. Lavages intestinaux. La formule de Lyon, pour les gastro-entérites graves du premier âge, mérite d'être retenue : une baignoire, une seringue, du sel et de l'eau. Dans le sevrage, lait stérilisé, crèmes, semoules, biscottes, pain grillé; associer le bis-

muth, le benzo-naphtol et le phosphate de chaux. Plus
tard, surveiller l'eau, les fruits crus, l'alimentation entière
qui doit être très divisée, etc.

Entérite tuberculeuse. —Étiologie. Pénétration
des bacilles par voie digestive, fréquente (Calmette). **Anat.
Pathol.** : granulations et ulcérations au niveau des follicules clos, des plaques de Peyer et au niveau de la portion
terminale de l'intestin grêle et du cœcum. Le tuberculome
cœcal est caractérisé par un gros épaississement de plusieurs centimètres (longueur 15 à 20 cent.). Les lésions
histologiques sont surtout bacillaires : éléments embryonnaires dans la tunique musculaire hypertrophiée. **Symptômes.** Selles de fréquence variable, fétides, plus ou moins
grises ou même noires, contenant des aliments non digérés
(lientéries) ; coliques. Dans la tuberculose iléo-cœcale, douleur iliaque, débâcles alternant avec la constipation, obstruction progressive, bon état général au début, guérison possible ou généralisation. **Diagnostic.** Par la persistance de
la diarrhée, la lientérie, les bacilles (recherche dans l'alcool-
éther). On peut utiliser aussi les méthodes générales de
diagnostic de la tuberculose. **Traitement.** Farines, képhyr,
lait, bleu de méthylène 0,20 en lavement ou en cachets,
acide lactique, bismuth et talc à haute dose, etc.

ENTÉRO-COLITE MUCO-MEMBRANEUSE

Définition. Syndrome caractérisé par l'inflammation
intestinale avec participation prédominante du gros intestin
et exfoliation muqueuse. **Etiol. Pathog.** « Follement fréquente ». Dyspepsies (hypersthénique), ptoses, insuffisance
biliaire, femmes surtout, neuro-arthritisme, déterminant de
l'atonie intestinale et une irritation causée par la *coprostase ;
entéro-névrose* (Lyon), entéroptose (Glénard), hépatoptose,
appendicite, affection utéro-annexielle, hémorroïdes, végétations, neurasthénie. La lithiase intestinale semble être
consécutive : manifestation goutteuse. **Anat. pathol.** Membranes formées non de fibrine mais surtout de mucus (coagulation par la mucinase de Roger, ferment coagulant en

excès, diminution du ferment anticoagulant d'origine biliaire ou antimucose. Solubilité dans les alcalis dilués et à chaud). L'intestin est légèrement enflammé. Variétés glaireuses, membraneuses, sableuses ; de type ascendant (cœcal, à ne pas confondre avec l'appendicite). **Sympt mes.** De constipation et de colite sèche avec muco-membrane ou sable. Douleurs et crises avec température : douleurs gastriques. Les *pseudo-membranes* sont *rubannées* et ressemblent — d'assez loin — au tœnia, s'éliminant en masse ou pendant plusieurs jours ; glaires analogues au blanc d'œuf. La sérosité peut être mélangée aux scybales, amaigrissement assez souvent. Colon descendant fait un cordon dur et douloureux. Troubles réflexes (palpitations), cardiaques, cérébraux ou utérins. En somme il s'agit d'une constipation chronique sur un terrain nerveux, qui persiste après guérison de la colite. **Diagnostic,** par les crises, par les fausses membranes, par l'entéroptose, par le neuro-arthritisme. Diagnostic différentiel avec les états typhiques, les coliques appendiculaires, néphrétiques, les coliques hépatiques sans ictère : irradiations douloureuses, scapulaires et thoraciques (abdominales dans entérocolite). Examen coprologique complet. Examen de l'appareil sexuel de la femme. Les muco-membranes ne sont pas pathognomoniques, mais bien plutôt les crises douloureuses ; constipation ayant pour cause le gros intestin. Se souvenir que chez les constipés, les scybales peuvent s'entourer de mucus. Dans les formes à frigore, les muco-membranes sont un peu moins épaisses. **Traitement.** Ne pas exagérer le spasme : belladone surtout et codéine ; huile de ricin, à toutes petites doses, lin, psylium, calomel à doses filées, éviter les grands lavages. Lavement à petites doses d'huile tiède, massages doux. Dans les crises, compresses chaudes, codéine, belladone. Le régime est essentiel, et très souvent celui de l'hypersthénie donne d'excellents résultats : engraissement systématique, véritable gavage de féculents (ou régime lacto-farineux), avec végétaux riches en cellulose, agar, ni gibier, ni charcuterie, ni graisses, ni crudités, ni alcool. Boire peu. Infusions et *applications chaudes.* Ferments lactiques et extraits biliaires, méthode d'action bulbaire de Bonnier par piqûre du cornet nasal inférieur (filets du trijumeau). Galvanisation, faradisation, courants de haute fréquence. *Hydrothérapie.* Hygiène

rigoureuse. Plombières ou Châtel-Guyon (atoniques nerveux, traiter surtout la cause) (*v. colites*).

Entéroptose. — Maladie de Glénard associée le plus
souvent à la gastroptose (*v. atonie gastrique*).

Éosinophilie. — Le nombre normal des leucocytes
éosinophiles, qui est de 2 à 4 %, augmente dans la tuberculose, la syphilis, les kystes hydatiques et certaines affections cutanées. Les cellules éosinophiles ou granulations
acidophiles d'Erlich ont un noyau polymorphe ou deux ou
trois noyaux protoplasmiques à grosses granulations, se
colorant en rouge par l'éosine ou le triacide d'Erlich.

ÉPANCHEMENTS

On distingue artificiellement les épanchements constitués
par des sérosités de cause inflammatoire : exsudat, très
riche en albumine 50 % (pleurésie tuberculeuse ou cancéreuse, péritonite), ou de cause mécanique et par stase :
transsudat (ascite, hydrothorax). Il y a sérosité quand on
retrouve tous les éléments du plasma, sérum avec albumine,
globuline et sérine ; les albumines sont plus abondantes
dans les exsudats que dans les transsudats. L'albumine
varie comme le résidu sec et la densité ; dans l'hydrothorax
la densité est inférieure à 1015, le résidu à 50 grammes, ce
qui est le contraire dans la pleurésie. *Réaction de Rivalta :*
50 cc. d'eau distillée additionnée d'une goutte d'acide acétique anhydre, étendu à un demi ; on dépose doucement
une goutte de sérosité sur le mélange ; si l'épanchement est
hydropique, le liquide est limpide et la goutte descend sans
aucun changement ; il y a au contraire un précipité rappelant la fumée de cigarette si l'épanchement est inflammatoire. Examen sur fond noir. Positive à partir de 1 gramme
par litre avec un épanchement inflammatoire, une ascite
cancéreuse ou cardiaque ; négative avec les cirrhoses et
l'hydrothorax. Réaction de Gungi : 2 à 3 cc. de Hcl dans un
verre, on fait couler 3 à 4 cc. de sérosité le long des bords.
Si exsudat, anneau avec flocons qui montent au-dessus de

la ligne de séparation et l'anneau s'étend ; si transsudat, disque mince. A cette question se rattache le *cyto-diagnostic* : on centrifuge 5 à 10 cc. de sérosité ; on colore les frottis, obtenus avec le culot et préalablement fixés, à l'aide de l'éosine ou du bleu de méthylène ; lymphocytes mononucléaires, 1 à 2% de polynucléaires ; dans les épanchements mécaniques, lymphocytes rares ; les leucocytes à granulations éosinophiles indiquent un pronostic favorable de la pleurésie (V. Cyto-diagnostic). Le diagnostic ne saurait être établi pour la tuberculose de la plèvre, du péritoine, par les procédés de laboratoire de cytologie lymphocytaire, théobromine, etc.

ÉPILEPSIE GÉNÉRALISÉE

Synonymie. Morbus sacer (origine divine), mal comitial (suspension des comices), mal caduc (chute), haut mal, petit mal. **Définition.** Névrose caractérisée par son aura, ses attaques et un état mental qu'il faut bien connaître en médecine légale. **Etiologie.** Hérédité, moins admise aujourd'hui, vésanies, alcoolisme fréquent, maladies générales, consanguinité, jeune âge ; causes déterminantes : auto-intoxication et intoxication, frayeur, émotion, alcoolisme, etc. **Pathogénie.** Hyperexcitabilité corticale (zones rolandiques, etc.) plutôt que bulbaire. Reproduite par expérimentation. A la notion de méningo-encéphalite congénitale, il faudrait ajouter l'auto-intoxication intestinale (de Fleury). **Anath. pathol.** Atrophie et dureté de certaines circonvolutions avec sclérose névroglique diffuse. Ces lésions diffuses nous permettent de croire que l'épilepsie partielle et l'épilepsie généralisée ont des points communs : il ne s'agit sans doute que d'une simple question de degrés, en rapport avec l'importance de la localisation.

Symptômes. *Prodromes*, insomnies, hébétude, céphalées, *aura* d'ordre sensitif (souffle, vapeur) ; de quelques secondes (air froid, fourmillement) ; *aura* d'ordre sensoriel (éblouissements, hallucinations, flammes, odeurs) ; *aura* d'ordre moteur (crampes, impulsions, secousses, tremblements) ; *aura* d'ordre psychique (émotion, idée spéciale

quelconque). Mais souvent l'aura n'existe pas. La *grande
attaque* débute par un *cri :* le malade fait sa chute brusquement et sans la moindre conscience (brûlures, contusions). Pâleur, puis réaction congestive. Raideur tétaniforme, convulsions *toniques* avec secousses convulsives, mâchonnement, etc., pendant vingt à trente secondes (corps rigide, *pupilles dilatées*, avec anesthésie de la cornée), puis, pendant une ou plusieurs minutes, convulsions *cloniques*. Respiration rugissante, écume sanguinolente à la bouche, *morsure de la langue, incontinence vésicale*, et, enfin, pendant une demi-heure ou quelques heures, état apoplectique avec *stertor* terminal, respiration ronflante, résolution musculaire. Au bout de dix à trente minutes le malade revient de cet état comateux; lassitude profonde; céphalée post-épileptique. Amnésie complète pour tout ce qui vient de se passer. La responsabilité des épileptiques est toujours très atténuée en raison du caractère impulsif des actes et de l'amnésie habituelle; mais, en dehors des crises, si les facultés restent bonnes, cette responsabilité est plus grande. Le *petit mal* se caractérise par des *vertiges*, étonnements, fixité du regard, *absences*, délire impulsif, fugues, ictus apoplectiforme, migraines, ictus laryngé. Surveiller l'incontinence nocturne des enfants. L'*état* de mal, avec accès subintrants, s'applique à la succession des attaques, en séries très rapprochées. Equivalents épileptiques : migraine ophtalmique, spasme de la glotte, automatisme ambulatoire, tic douloureux de la face. La grossesse atténue souvent l'épilepsie qui peut se développer à nouveau après l'accouchement. Les enfants sont atteints de 4 à 15 ans; le début se fait par le *petit mal* ou par des spasmes de la glotte, etc. **Pronostic,** grave par les actes délictueux possibles pour autrui, par les attaques pour le malade lui-même, par l'aliénation fréquente (état de mal intellectuel), démence chez l'enfant. A l'asile, les épileptiques passent avec les persécutés, et, à juste titre, comme les malades les plus dangereux et les moins responsables de leurs actes malgré toutes apparences contraires. Il existe des formes frustes assez bénignes avec responsabilité à peu près entière.

Diagnostic. — Il suffit d'assister à une crise épileptique pour pouvoir affirmer le diagnostic. En dehors de cette constatation, la morsure de la langue, les troubles pupillaires, l'amnésie, l'état mental, les équivalents épileptiques, l'incontinence d'urine permettent de penser au mal comitial. Diagnostic avec l'hystérie : avant la grande attaque, la faim (Valle de Féré), qu'il ne faut pas confondre avec la boulimie des épileptiques déments, permet de porter le diagnostic comitial dans quelques cas. L'aura est plus rare dans l'hystérie où il s'agit, en général, de boule avec sensation d'étranglement. Les meilleurs signes distinctifs avec l'hystérie sont : la dilatation de la pupille, l'insensibilité de la cornée et l'absence de la période des pleurs et attitudes passionnelles, phrases hachées ; délire, syncope. Le réveil est moins pénible dans l'hystérie, l'amnésie beaucoup plus rare. L'inversion de la formule des phosphates après la crise d'hystérie (Gilles de la Tourette), contestée par Féré, Voisin, etc., indique la diminution des phosphates alcalins et l'augmentation des phosphates terreux dont le rapport, dans l'épilepsie, est au contraire de 1 à 3 ; le résidu fixe est augmenté dans l'épilepsie. Enfin, dans l'hystérie, les stigmates sont des signes utiles. *Diagnostic* avec ictus apoplectique (dure plus longtemps), syncope (arrêt du cœur), vertige *ab aura læso* (sifflement d'oreilles, les objets tournent ; chez l'enfant, le petit mal peut être pris pour de la chorée, pour des tics ; importance de la surveillance nocturne, morsure de la langue, incontinence) ; *voir épilepsie jacksonienne à l'article suivant.* **Traitement.** Avant la crise, constrictions au-dessus de l'aura, vésicatoires en bracelet. Pendant la crise, protéger le malade contre lui-même (vêtements libres, mouchoirs entre les dents, pince sur la langue, etc.), décubitus gauche avec flexion forcée de la tête (Grocq), bromure à haute dose, véritable aliment de l'épileptique ; si la dose suffit, le réflexe épiglottique est aboli et la pupille est paresseuse ou reste dilatée (signe de Gilles de la Tourette) ; antisepsie intestinale pour favoriser l'accoutumance. Le régime déchloruré permet de diminuer les doses. Laxatifs et purgatifs mensuels. Ni alcool, ni tabac. Régime végétal surveillé : interdire le lait et les œufs (Fleury), toutes les albumines (Laumonier). Toniques. Comptabilité des crises. Pendant 3 ans : 1re année doses fortes 4, 5 gr. et plus ; 2e, doses moyennes ; ensuite débromuration. Accès subintrants : chloroforme, nitrite d'amyle, bains ; grossesse : fortes doses de bromure, belladone, bromure de camphre ;

vertiges : codéine, borate de soude. Les bromures sont un peu moins en vogue aujourd'hui et le régime alimentaire végétarien, avec ou sans cure, semble donner quelques résultats relatifs ; c'est la théorie de désintoxication qui domine la thérapeutique actuelle de l'épilepsie.

ÉPILEPSIES PARTIELLES

L'épilepsie *secondaire* est syphilitique, toxique (saturnisme, urémie) ou accompagne l'hémiplégie cérébrale infantile, etc. L'épilepsie *partielle ou Bravais-Jacksonienne* (tumeurs, traumatismes, corps étrangers des sens ou des viscères, etc.) a une aura, c'est le *signal-symptôme* des Anglais. Accès débutant toujours par la partie du corps correspondant à la région de l'écorce irritée (loi régulière ; prédominance unilatérale). Le stertor final peut ne pas exister. Céphalée, vertiges, amnésie des phénomènes paralytiques (hémianopsie, paralysies limitées). Cette variété est causée par des traumatismes ou bien est spontanée ou causée par des tumeurs ; soupçonner souvent les néoplasmes, exostoses, esquilles, lésion méningée (méningite localisée de Charcot) et surtout syphilitique (lésions osseuses, gommeuses, scléro-gommeuses). Malgré les attaques dont est l'objet la théorie des localisations, l'ancienne division symptomatologique mérite d'être conservée : monoplégies, hémiplégies. Les monoplégies se distinguent elles-mêmes en monoplégies de type facial, avec convulsions du visage, du cou, etc. ; du type brachial, affectant le membre supérieur, type le plus fréquent, débutant le plus souvent par le pouce fléchi, flexion des autres doigts, poignet en pronation, coude fléchi ; l'aphasie existe souvent ; type crural du membre inférieur, etc., flexion ou extension des orteils, pied en varus équin, etc. En résumé les lésions de corticalité de l'épilepsie partielle déterminent des vertiges, perte de connaissance, avec paralysies *limitées* à prédominance unilatérale et conscience conservée. Cependant ces paralysies peuvent s'étendre et se généraliser avec : ictus, dilatation pupillaire, incontinence d'urine, migraine ophtalmique (équivalent sensoriel). Les épilepsies d'origine réflexe (auriculaire, etc.) ou toxique sont rarement du type jacksonnien pur. Rappelons qu'actuellement on admet que la circonvolution frontale ascendante est seule motrice ; la circonvolution pariétale ascendante commande à la sensibilité.

Il est souvent indiqué de doser l'urée du sang, d'examiner le liquide céphalo-rachidien et de faire un Wassermann.

Traitement. Bromure ; trépanation (fractures, tumeurs compressives) ; traiter la syphilis, l'urémie, etc.

ÉPISTAXIS

Étymologie (des mots grecs, επι et σταζειν s'écouler sur). **Définition.** *Hémorragie nasale.* Sièges : partie antéro-inférieure ou centre de la cloison, cornet inférieur. **Étiologie.** *Traumatiques*, postopératoire ou par *lésion organique* de la muqueuse (corps étrangers, ulcération, cancer, etc., etc.) ; *mécaniques :* épistaxis supplémentaire (règles, hémorroïdes, eczéma) ; épistaxis par travaux excessifs, coryza, congestion, insolation, hypertrophie du cœur, insuffisance aortique ; épistaxis par stase (mal. du cœur, insuffisance mitrale et tricuspide, maladies du poumon, du foie) ; *adynamiques* ou par altération du sang dans les *maladies infectieuses*, dans les dyscrasies et maladies du sang ou des artères (fièvres éruptives ; le mal de Bright et le diabète prédisposent aux grandes épistaxis, cirrhoses, artériosclérose, urémie, etc.) ; *idiopathiques :* hémophilie et épistaxis juvénile. Le pronostic varie avec la cause. **Traitement.** Cas moyen : dilatation inspiratoire exagérée (Pech). Cas moyens et graves : vessie de baudruche pleine d'eau ; tamponnement antérieur au point d'élection ou tamponnement postérieur (tampon de 3 cent. sur un demi cent.) ; fixer le fil sur la joue, pas de double tamponnement, ni de perchlorure. Solution de Carnot à la gélatine 50 %₀. Eau oxygénée, adrénaline à 1 %, antipyrine, eau très chaude, ergotine ; transfusion, touffe de Penghawar-Djambi à renouveler. Cautérisation à 1 centimètre du bord de la cloison ; nitrate (vaseline contre les taches) ou très petite perle d'acide chromique. Respecter les épistaxis de l'artério-sclérose et de l'urémie. Dans l'hémophilie : sérum frais de cheval ou sérum humain (anaphylaxie moindre).

ÉRYSIPÈLE

Étymologie (des mots grecs ερυειν et πελασ s'étendre de proche en proche). **Définition.** Dermite œdémateuse, épidémique et contagieuse causée par le streptocoque. **Anat. pathol.** Dilatation des vaisseaux, diapédèse abondante, exsudat de sérosité. Streptocoques et polynucléaires surtout au niveau des bourrelets et des points qui vont être pris. **Étiologie.** Distingué en spontané ou médical et en érysipèle chirurgical. En réalité, jamais spontané, petite érosion toujours et terrain nécessaire (froid, surmenage, etc.). Siège surtout à la face, parfois aux membres, à l'ombilic et sur les parties vaccinées. Rare avant la puberté et chez le vieillard, femmes plus souvent atteintes. L'érysipèle de la face est contagieux. **Bactériologie.** Cocci immobiles, en chaînettes. Coloration facile par le violet de gentiane, restent colorés par le Gram. Culture au bout de 36 à 48 heures ; on conseille le sérum de lapin de Roger ou les bouillons de Marmorcek. Temp. 37° ; anaérobies facultatifs de virulence variable. Par expérimentation, septicémie du streptocoque pyogène.

Symptômes. Incubation : 3 à 7 jours. Invasion en quelques heures. Frisson de fièvre à 40°, engorgement sousmaxillaire des ganglions du même côté (s. *de Chômel*). Rougeur luisante se développant en quelques heures, douloureuse à la pression ; cette *douleur* et le *gonflement* ont leur *maximum à la périphérie des plaques*. Plaques surélevées sans intervalle de peau saine, limitées par un *bourrelet* visible et que le doigt sent bien, région activé de l'infection ; le nez (lunettes), les paupières sont les plus pris ; le menton est indemne le plus souvent. Parfois phlyctènes. Chute des cheveux (E. du cuir chevelu) et de la barbe. Squames furfuracées à la guérison. Température soit en lysis, soit en général avec une période d'état de 10 jours en moyenne, soit avec grandes oscillations. Pouls parallèle. Urines rares, avec albumine passagère, syndrome urinaire de Roger et Massat, agitation, délire. Dans le sang : leucocytes augmentés, hématies diminuées, streptocoques. La guérison se produit en 3 ou 4 jours en commençant habituellement à la fin du premier septénaire avec chute de la fièvre et crise de polyurie. *Variétés :* à répétition (caténial de la menstruation), interne ou érysipèle des muqueuses : fosses-nasales, larynx, broncho-pneumonie (l'érysipèle du poumon évolue comme une pneumonie), angine de Gubler ; ambulant, serpigineux (plaques successives), bilieux, ataxo-adynamique, erratique, disséminé, éléphantiasique, formes abortives. Complications locales : suppurations et gangrènes ; générales : néphrites (très communes), péricardites, endocardites, septicémie ; broncho-pneumonie, gravité chez les hépatiques (Straus), accidents nerveux (érysipèle du cuir chevelu), cécité par névrite optique (14 cas d'érysipèle sur 220 cas de névrite optique (Widal). En dehors de l'érysipèle à répétition, les rechutes et les récidives sont fréquentes. Chez les enfants, érysipèle blanc assez bénin ; érisypèle grave chez les nourrissons. L'érysipèle des nouveau-nés a un début hypogastrique, il s'étend ensuite au milieu ombilical avec signes inquiétants : agitation, vomissements, diarrhée et, en 5 à 8 jours, collapsus et mort. **Pronostic.** Durée 6 à 10 jours, sauf complications, il est subordonné à l'âge du malade et à son état général. Les abcès multiples sont favorables. L'érysipèle interne est sérieux. L'érysipèle qui rentre est plus grave que celui qui sort (Cornil) ; formule hémo-leucocytaire de Rey et Chantemesse : leucocytose et polynucléaires en grand nombre indiquent un état grave (12.000 leucocytes et 12 °/₀ polyn.)

Diagnostic. Le gonflement et la douleur avec maximum au niveau du bourrelet et l'extension au pavillon de l'oreille distinguent l'érysipèle des oreillons, phlegmon, eczéma rubrum, érythème, urticaire, etc. Le diagnostic classique avec la morve (éruption, jetage) et l'œdème malin des paupières (examen bactériologique) est très difficile. mais en réalité il ne se pose pas souvent. **Traitement.** Pulvérisations chaudes de sublimé, badigeonnages de bleu de méthylène (Nobécourt), d'éther picrique, de collodion ou d'huile gaïacolée ou goménolée, ichtyol, teinture d'iode au 20° ; sulfate de magnésie en solution saturée ; émollients, air chaud, purgatif, calmants ou toniques. Utilité du sérum de Tavel, du sérum Marmoreck et même et surtout s'il produit des abcès salutaires ; il faudrait un sérum avec des streptocoques du sujet même (Gourmont) ; on emploie maintenant un sérum polystrepto-coccique, sérum mélangé à la lanoline (Chantemesse). Colloïdaux, potions alcoolisées, acétate d'ammoniaque, huile camphrée, strychnine. Dans l'érysipèle à répétition, il importe de surveiller les voies lacrymales et le naso-pharynx, etc. Traiter l'état général, alcool ; acétate d'ammoniaque, strychnine, huile camphrée, désinfection. Sérum antidiphtérique chez les nourrissons : chez les enfants, sérothérapie peu efficace : antipyrine, émollients, bains, calomel, compresses avec salicylate de soude. Érysipèle des nouveau-nés : sublimé. Séparer les nouveau-nés des mères atteintes de fièvre puerpérale.

Érythrémie ou maladie de Vaquez. — Syndrome caractérisé par la coloration de la peau et des muqueuses (cyanose), les douleurs des membres inférieurs et la splénomégalie, nombre des globules rouges augmenté : 6 à 10 millions. Leucocytose inconstante, prédominance des polynucléaires neutrophiles, la valeur de l'hémoglobine et la résistance globulaire sont au moins normales, la viscosité du sang est augmentée. Durée : 1 à 5 ans. C'est un syndrome de l'âge adulte survenant à la suite d'un choc nerveux. Lésions de la moëlle osseuse et de la rate. Inutilité de l'arsenic, de la radiothérapie et de l'opothérapie splénique ; antipyrine, aspirine et hypotenseurs. Dans la maladie bleue, les hématies ne sont pas augmentées en nombre mais en volume.

Érythromélalgie (des mots grecs : ερυθρος, rouge ; μαλος, membre ; αλγος, douleur). — Ou syndrome de Weir-Mitchell, âge moyen 35 ans ; congestion douloureuse, peau couleur rouge sombre, température augmentée de 3 à 4 degrés et plus pendant l'accès qui se produit sous l'influence de la chaleur ; parfois asymétrique. Ces signes distinguent ce syndrome de la maladie de Reynaud.

Farcin. — Variété chronique de la morve. Pas de jetage. Accidents cutanés (abcès, lymphangites) très intenses ; chronicité ; cachexie.

Fauchard (maladie de). — Chute des dents, spontanée et prématurée, sans cause appréciable.

FIÈVRES ÉRUPTIVES

et maladies infectieuses (infections)

Diagnostic rapide et indications thérapeutiques générales : *Rougeole :* catarrhe oculo-nasal et laryngé. Signes . de Köplik (taches rouges à centre bleu, grains de semoule) ; de d'Espine (pointillé du palais), de Comby : stomatite érythémato-pultacée ; de Dillon, fièvre. Ces signes font défaut dans les éruptions médicamenteuses ou les érythèmes gastro-intestinaux. *Scarlatine :* début brutal, fièvre, frissons, angine d'un rouge écarlate par piqueté hémorragique, langue rouge vif au bout de quelques jours. Les érythèmes médicamenteux, l'érythème scarlatiniforme récidivant ne présentent pas d'angine ; dans bien des cas le diagnostic est difficile ; dans la diphtérie p. ex. : érythème scarlatiniforme adiphtérique de Marfan. *Variole :* incubation 8 à 12 jours, frisson, fièvre, rachialgie intense ; rash deux ou trois jours après ; macules, papules, s'ombiliquent, se troublent, deviennent opalescentes et suppurent. A distinguer de l'ecthyma, de l'herpès, de la varicelle. *Varicelle :* petites bulles de sérosité claire, diagnostic avec prurigo varicelliforme (syphilis). Diagnostic rétrospectif, taches blanches avec zone périphérique d'hyperpigmentation. *Rubéole :* pas de catarrhe, quand l'adénopathie existe, elle est un bon signe ; 4e maladie : *Rubéole scarlatiniforme,* on ne sait s'il s'agit de rubéole ou de scarlatine. *Fièvre typhoïde :* courbe de la température, langue rôtie ; gargouillement iliaque droit, taches rosées, diarrhée ocre, état typhoïde. *Diphtérie :* fausse membrane (les pseudo-diphtéries sont rares) ne se dissociant pas dans l'eau etc. *Coqueluche :* quintes, ulcération du frein de la langue. *Oreillons :* élargissement de la face. *Méningite cérébro-spinale :* Début brusque : Kernig, raideur de la nuque, herpès, ponction lombaire (V. les détails et autres maladies dans le livre). Le procédé de la ventouse faciliterait le diagnostic précoce dans la scarlatine, la rougeole, etc. *Indications générales du traitement :* isolement. Alimentation au lait, au bouillon (sauf scarlatiné), jus de viande et reprise alimentaire dès chute de la température. Dans certains cas, si l'éruption se fait mal, infusions chaudes et acétate d'ammoniaque, balnéations et infusions pour éliminer les toxines ; chlorure de calcium et ergotine contre les hémorragies ; caféine, éther contre adynamie, collapsus ; toniques, quinquina, iode, colloïdaux « metteurs » en train de la réaction organique, agissant à dose infinitésimale grâce à leur état physicochimique (Robin), radium, mercure un cent. de cyanure et 0,01 de stovaïne par jour, pendant 7 jours (Souligoux). Urotropine française par voie digestive ou en instillations rectales selon la méthode de Murphy. Lavage du sang, pulvérisations antiseptiques. Trait. de la convalescence ; toniques, quinquina, kola, arsenic. Déclaration obligatoire, désinfection. *Isolement scolaire des contagieux* : Variole, scarlatine, méningite cérébro-spinale (certificat bactériologique) : 40 jours ; diphtérie, 30 jours (bactériologie) ; rougeole, varicelle : 16 jours ; oreillons, 21 jours ; coqueluche, 30 jours, après la disparition des quintes ; typhoïde, dysenterie, poliomyélite, 30 jours. L'incubation est calculée pour l'isolement des frères et sœurs sur une moyenne de 15 jours au moins pour la plupart des maladies contagieuses sauf la méningite cérébro-spinale et la poliomyélite (28 jours).

Scarlatine : Incubation 6 jours ; invasion 12 à 24 heures ; éruption 2e jour de fièvre durant 5 à 6 jours ; desquamation 10e jour ; contagion 4 à 6 semaines.

Rougeole : Incubation 10 à 15 jours ; invasion 3 à 4 jours ; éruption 4e jour de la fièvre en moyenne durant une semaine environ ; contagion 3 semaines, mais surtout avant l'éruption.

Rubéole : éruption, contagion un peu moins longues.

Variole : incubation 10 à 14 jours ; invasion 2 à 3 jours ; éruption 3e jour de la fièvre ; durée de l'éruption 2 à 3 semaines ; dessication du 15e au 25e jour ; contagion 6 semaines.

Varicelle : Incubation 1 à 2 semaines ; invasion 1 à 2 jours ; éruption 2e jour de la fièvre, durant une semaine ; contagion 21 jours.

Typhoïde : Incubation 14 jours ; éruption 7e jour, durant trois semaines ; contagion 6 semaines.

Coqueluche : Incubation 10 jours. Durée six semaines à deux mois en moyenne ; contagion d'égale durée.

Oreillons : Incubation 3 semaines ; contagion quelques semaines.

Diphtérie : Incubation 4 à 5 jours ; contagion : examen bactériologique avant la reprise de la vie commune.

Erysipèle : Incubation 7 jours ; éruption 2e jour de la fièvre ; contagion jusqu'à la fin de l'exanthème.

Fièvre jaune. — *Vomito negro*, typhus amaril Antilles, Brésil, Mexique, Sénégal, Guinée, Congo ; importée et observée en Espagne, en France (épidémie de St-Nazaire 1900). Lésions stéagènes. Endémique ou épidémique, près de la mer et des grands fleuves surtout, se prend après le coucher du soleil et la nuit. Immunité de la race noire. Influence de l'été. Inoculable. Contagion directe et indirecte. Bacille ictéroïde de Sanarelli, bâtonnet à cils se colorant facilement, ne prenant pas le Gram (discuté). Spirochète de Noguchi. Propagation par le moustique stegomya fasciati (Culex) ; il n'est infectant que 10 à 15 jours après avoir absorbé le sang malade. Incubation 4 jours en moyenne, grand frisson, céphalée, forte rachialgie, coup de barre des membres inférieurs, anxiété épigastrique, fièvre 40°, pouls rapide, dyspnée ; masque amaril, ictère catarrhal ou d'hypercholie au moment de la rémission de la première période. Ictère à coloration progressive. Vomissement de sang, vomito negro. Rémission parfois trompeuse. Formes adynamique, ataxique, délirante, foudroyante. Anurie, urémie. Durée de 3 à 10 jours, mortalité plus de 50 % en moyenne. *Diagnostic.* Avec les fièvres bilieuses, palustres (hyp. splénique, hématozoaire, pigment mélanique). Prophylaxie : moustiquaires, acide sulfureux, fumée de pyrèthre ; pour les larves : pétrole dans les flaques d'eau. Désinfection des bâtiments, quarantaine d'une semaine environ. La fièvre jaune n'est pas contagieuse en France. Le traitement est celui des états infectieux et des divers symptômes.

FOIE (Examen des maladies du)

Les fonctions du foie connues sont multiples et nous ne les connaissons sûrement pas toutes. Parmi les principales

citons la fonction biliaire, l'élaboration du glycogène et de
l'urée, les fonctions antitoxiques et hématopoiétiques, etc.
C'est dire l'importance considérable de cet organe. Inspection et percussion : la matité du lobe gauche se confond
avec celle du cœur. Bord supérieur (percussion forte) à deux
travers de doigts au-dessous du mamelon ; ligne médiane du
thorax, base de l'appendice xyphoïde, ligne mamillaire,
6e côte, axillaire 5e espace intercostal, en contact avec la
paroi au niveau de la 7e côte ; bord inférieur : rebord des
côtes, axillaire 10e côte ; scapulaire 11e côte. Matité de 10 à
11 cent. sur la ligne mamelonnaire droite, 9 à 10 cent. sur
la ligne axillaire ; la station debout abaisse le foie d'un centimètre. Palpation avec les 3 doigts du milieu en accrochant
le bord du foie, ou par le procédé du pouce ou de l'exploration bimanuelle de Glénard pour les foies plus volumineux :
main gauche, dans la région lombaire, soulève le foie, le
pouce placé en avant recherche le bord inférieur ; la main
droite exerce de légères pressions sur la masse intestinale
et de bas en haut. Dans le procédé de Gilbert, les deux
mains sont dirigées les extrémités des doigts se regardant
dans le procédé de Mathieu la main en crochet procède aux
palpations successives. La vésicule est à 5 cent. à droite de
la ligne sternale, il est rare qu'elle fasse saillie (kyste du
pancréas plutôt). Le point vésiculaire correspond à l'extrémité antérieure de la 10e côte. *Hypertrophie :* cirrhose de
Hanot, paludisme, cancer en amande ; *atrophie :* congestion,
foie cardiaque, syphilis, cirrhose de Laennec, etc.

L'insuffisance hépatique est d'origine biliaire, vasculaire
ou conjonctive, elle est comparable, dans ses degrés les plus
marqués, à l'urémie. Syndrome urinaire révélateur : abaissement du taux de l'urée qui tombe de 20 à 10 et au-dessous,
rapport azoturique 0,40 au lieu de 0,80 à 0,90, ammoniurie
concomitante ; glycosurie alimentaire (150 gr. de sucre ;
glucose ou sucre de canne pour action exclusive du foie) :
c'est l'épreuve de Cobrat ; l'urobilinurie (bande entre bleu
et vert) indique une cellule malade, mais n'a de valeur
qu'associée aux autres signes ; élimination intermittente du
bleu de méthylène (Chauffard) 0,05 en injection ; l'intermittence précoce indique une lésion plus grave. Normalement
l'élimination commence au bout de 1/2 heure, maximum au
bout de 3 à 5 heures, disparition en 2 jours, urines toutes

les 2 heures. Épreuve de la phloridzine : 0,50 à 2,50 de glycosurie urinaire au bout de demi-heure, après injection d'un c. c. de solution à 1 p. 200, hypertoxicité (Bouchard et Joffroy), indicanurie. Leucine et tyrosine indiquent plus un état de destruction cellulaire que l'insuffisance. Recherche du coefficient d'oxydation des soufres, de la lipémie alimentaire (hémoconies à l'ultra-microscope). La bilirubine dérive de l'oxyhémoglobine et la biliverdine est due à une oxydation de la bilirubine par l'air. Les pigments biliaires se recherchent par la réaction de Gmelin (vert et violet prédominant), ou de Grimbert par le procédé de la cocarde sur un linge de coton (1 goutte d'acide et 1 goutte d'urine). Acides biliaires : procédé de Hay : la fleur de soufre ne reste pas à la surface de l'urine. Réaction rouge violet en ajoutant à l'urine un peu de sucre de canne et d'acide sulfurique (Pettenkofer). Réaction de Denigès : Urobiline 2 c. c. d'alcool amylique, agiter, décanter, ajouter quelques gouttes de chlorure de zinc ammoniacal : fluorescence verte. Avec chlorure de baryum, coloration vert bleuâtre dans le procédé de Grimbert. Recherche du Gmelin dans le sang. L'examen coprologique est souvent indiqué. L'hypertension portale se traduit par des hémorragies digestives, des hémorroïdes, de l'ascite libre, de l'opsiurie (retard urinaire), de l'oligurie, etc. L'hypotension sus-hépatique se traduit par de la tachycardie en plus de l'hypotension. Les veines spléniques servant de trait d'union entre le foie et la rate, on s'explique bien la production du syndrome spléno-hépatique. Quand l'insuffisance hépatique, quoique marquée, rétrocède, l'amélioration est annoncée par une crise urinaire. Eosinophilie : une goutte de sang fixée par l'alcool, éther, colorée par hématéine, éosine (grandes granulations rouge vif), de 10 à 50 %. Réaction de Weinberg avec liquide hydatique comme antigène sérum par saignée ou quelques ventouses ; spécifique du kyste. L'éosinophilie et le Weinberg sont les meilleurs signes des kystes. Le frémissement hydatique peut être noté dans les kystes superficiels, ainsi que le flot transthoracique de Chauffard qui se recherche en position verticale, une main en arrière, percussion en avant vers la 5e ou 6e côte indiquant un kyste du lobe droit surtout. Radioscopie. Etude des ictères : couleur et rythme d'élimination, toxicité des urines, recherche des pigments biliaires, de l'urobiline, du sucre, de l'albumine, examen du sang : cholérimétrie; cytologie des hématies granuleuses et des leucocytes, résistance globulaire, hypoazuturie. Les travaux de Chauffard, Fiessinger et Brulé ont éclairci ces questions. Les troubles essentiels de la fonction biliaire et les ictères semblent être causés bien plus par une lésion de la cellule hépatique que par l'obstruction biliaire qui était admise jusqu'à ce jour comme cause à peu près unique des ictères. On distingue des ictères choluriques (Gilbert) : ancien biliphéique de Gubler, généralisé, rétention, et s'accompagnant de décoloration des selles, avec pigments dans les urines; et acholuriques : ancien hémaphéïque ou encore ictère atypique, plus localisé, respectant les muqueuses, donnant sur le linge la teinte saumonée, la coloration acajou avec l'acide nitrique (urobiline); diurèse variable (cholémie, ictères hémolytiques etc.) Les ictères avec rétention et selles décolorées sont, à cette date l'ictère catarrhal, l'ictère lithiasique et néoplasique. Si les ictères sont colorés, on distingue l'ictère cholurique ou pléiochromique des cirrhoses biliaires p. ex., et l'ictère acholurique des cirrhoses vasculaires de la cholémie et de l'ictère hémolytique. Les troubles fonctionnels communs aux affections hépatiques sont les suivants : prurit, érythèmes, urticaire, selles décolorées, hémorragie, albuminurie, état mélancolique, troubles oculaires, pouls lents. Le repos hépatique de Castaigne est indiqué dans la plupart des cas. Dans le foie cardiaque : pouls veineux hépatique, douleur, hypertrophie réflexe hépatojugulaire de Rondot (turgescence des jugulaires par pression hépatique). La congestion hépatique en dehors de ces signes : pesanteur, subictère, dyspepsie, étiologie, cède au repos de l'organe par la diète hydrique et le régime du lait écrémé (ventouses scarifiées).

Cholémie : se diagnostique par sa durée, son caractère familial, etc. Ictère *catarrhal* : coloration de la peau et des muqueuses, urine acajou, selles décolorées, pouls lent, démangeaisons, troubles dyspeptiques, glycosurie, dépression mentale. Ictère *hémolytique*, acholurique : matières foncées, forte urobilinurie, hypertrophie splénique : anémie. Ictère infectieux à rechutes ou maladie de Weil. *Ictère grave* avec état typhoïde : vomissements, langue rôtie, symptômes ataxo-dynamiques, délire, coma. Insuffisance hépatorénale. Abcès du foie : douleurs irradiées, fièvre, ictère, gène respiratoire, toux sèche. *Cholécystite :* douleur vésiculaire, sans ictère, avec tumeur parfois. *Angiocholite :* fièvre et symptômes généraux. *Cancer du foie :* secondaire (tumeurs multiples) ou massif. Cirrhose de Hanot : ictère, hypertrophie du foie et de la rate. Cirrhose de Laennec ; atrophie, ascite, hémorragies, etc. *Kystes :* Urticaires, démangeaisons, frémissement hépatique, sensation de flot transthoracique, ballottement sus-hépatique, éosinophilie et réaction de Weinberg. *Colique hépatique :* douleurs, matières mastic, calculs dans les selles. Debove, Achard et Castaigne classent les maladies de foie en maladie du parenchyme (hépatite), du péritoine hépatique, de la circulation hépatique et des voies biliaires. Dans l'ascite, les cirrhoses, le cancer, il importe de noter souvent la quantité des urines et la courbe du poids. (*V. Cancer, cholémie, cirrhose, kystes, lithiases.*)

ABCÈS DU FOIE

Synonymie. Hépatites terminées par suppuration. *Division :* On distingue les grands et petits abcès du foie. **Anat. Pathol.** Pus souvent stérile ne contenant que des amibes, bacille de Chantemesse et Widal, bacille de Roger, spirille de Le Dantec ; parfois colibacille, streptocoque, staphylocoque, pneumocoque, bacille d'Eberth. L'abcès des pays chauds est constitué par une seule cavité (grands abcès dysentériques, tropicaux). Les abcès métastatiques (infection par la veine porte, l'artère hépatique) ; les abcès d'origine biliaire ou intestinale sont multiples. Il existe aussi des abcès fibreux ou phlegmoneux. Chez les nouveaunés, l'infection se fait par la veine ombilicale (Widont). **Étiologie.** Abcès idiopathiques des pays chauds, et qui compliquent la dysenterie amibienne ; abcès des maladies générales, abcès appendiculaires ; abcès par infection des voies biliaires. Influence de la race et des excès alcooliques. Chez les enfants : trauma, ascaris, appendicite, rarement dysenterie.

Symptômes. L'hépatite suppurée est, en général, précédée d'une phase congestive. La douleur, avec irradiations dans l'épaule droite par les ramifications sous-diaphragmatiques du phrénique droit, indique, dans une certaine mesure, le siège de l'abcès. Ex. : à l'épigastre il s'agit d'un abcès du lobe gauche; dans les lombes, il faut penser à un abcès du bord postérieur. Le foie est augmenté de volume, rénitent, douloureux ou sensible. Fine crépitation à l'inspiration. Respiration costale, dyspnée par compensation du poumon droit, toux hépatique. Fièvre intermittente à exacerbations vespérales, hectique. Troubles digestifs; langue grise, vomissements bilieux; ictère (1/6e des cas). État général assez vite mauvais. Formes : latente, typhoïde (Kelsch et Kiener), aiguë, subaiguë, chronique. Le pus peut fuser à l'extérieur, dans les bronches, la plèvre, le péritoine, le péricarde et la mort en est la conséquence; dans le tube digestif, issue favorable; dans la veine cave, mort dans la moitié des cas.

Formes cliniques. Abcès biliaires, pyémiques, appendiculaires, grands abcès.

Pronostic. Hépatite suppurée, 2 septenaires; subaiguë 6 à 8 semaines; forme chronique durant des mois et des années. Fatal pour les abcès métastatiques, le pronostic est favorable pour les gros abcès uniques.

Diagnostic. Difficile, se fait par les antécédents, les signes ci-dessus; ponction, radioscopie pour localiser les suppurations dans les épanchements postérieurs et enfin par l'examen du sang : 40.000 leucocytes au lieu de 6.000. Trois signes à connaître (non de certitude) : S. de Pfühl : écoulement du pus par l'aiguille pendant l'inspiration; S. de Furbinger : élévation de l'extrémité interne de l'aiguille; S. de Sheuerlein : un liquide séro-fibrineux est pleural et superficiel, un liquide suppuré est profond et hépathique.

On peut penser à : pleurésie droite, kyste, cancer, pyonéphrose, infection purulente, paludisme. **Traitement.** Abcès biliaire. (Voir angiocholites suppurées.) Saignées locales : ouverture, drainage précoce et suffisant pour faire tomber la fièvre, incision chirurgicale couche par couche; curettage (Fontan), opération en deux temps de Kelsch et Kiener pour préserver le péritoine du contact du pus. Toniques et opiacés. Prophylaxie : Soigner les lésions intestinales, dysentériques ; hygiène des hépatiques, urotropine. Bains. Emétine. (Abcès amibiens.) Colloïdaux électriques. Ponction dans l'abcès dysentérique.

Foie amyloïde. — Hypertrophié, lardacé avec hypertrophie de la rate ; la teinture d'iode le colore par places en brun ou violet. Infiltration amyloïde, débute à la partie moyenne des lobules, étude avec le violet de méthyle (parties malades en rouge, sang en bleu), substance ternaire pour Virchow, l'amyloïde est une subst. azotée (Friedreich), elle donne de la leucine et de la tyrosine comme les albuminoïdes ; prédilection pour vaisseaux et tissu conjonctif. La dégénérescence amyloïde a été réalisée expérimentalement par injections de toxines microbiennes. *Signes fonctionnels :* vomissements, *diarrhée*, ascite, *albuminurie*, *splénomégalie*, adynamie, cachexie ; ni urobilinurie ; ni insuffisance hépatique. *Diagnostic* par hypertrophies, suppurations prolongées, maladies infectieuses et syphilis.

Foie cardiaque. — Congestion passive surtout des maladies mitrales, *foie muscade*, coloration rouge brun des îlots contrastant avec la périphérie du lobule plus pâle ; lésions ectasiques. Pesanteur dans l'hypocondre, douleur épigastrique, troubles digestifs, foie abaissé (matité cardio-hépatique), très gros, augmentant et diminuant par le traitement (foie en accordéon de Hanot). Les battements hépatiques sont des mouvements d'expansion systolique ; ascite par stase, par sclérose et par péritonite chronique ; teinte jaunâtre, urines rares, rouges, à sédiment rose saumon ou urobilinurie. Asystolie et intoxications, insuffisance tricuspidienne, cirrhoses cardiaques. *Traitement* de la maladie du cœur, purgatifs et révulsion, diète hydrique ou lactée.

Foie gras. — Avec infiltration et dégénérescence graisseuse. Cette stéatose, causée par des intoxications aiguës ou chroniques, se traduit par de l'azoturie, de la glycosurie, le foie est mou ; pesanteur, troubles digestifs, indican et urobiline. Urines rares. Hépatite latente des alcooliques. La cirrhose graisseuse, type hypertrophique (de Hutinel et Sabourin) évolue en quelques semaines.

Foie syphilitique. — Syphilis acquise, tertiaire (alcoolisme), gommeuse (nodosités jaunâtres et scléro-gommeuses), sclérose interstitielle et périhépatite du foie ficelé. Latente ou troubles digestifs, insuffisance hépatique et surtout ascite, hypertrophie de la rate. Formes : ictérique, hémorragique et surtout hépato-spléno-intestinale. Durée : 1 ou 2 ans, procède par poussées. Dans l'hypertrophie splénohépatique syphilitique : hématies nucléées et myélocytes. *Diagnostic* par stigmates, Wassermann. Recherche du tréponème et traitement spécifique. Syphilis héréditaire : gommes disséminées ou sclérose généralisée : foie silex (dur et crie sous le scalpel). Hypertrophie, ictère. Troubles digestifs ; anémie par lésion du foie et de la rate, amaigrissement, mort en quelques semaines. Traitement spécifique.

Foie tuberculeux. — Propagation par contiguïté, par la veine porte et la veine ombilicale, par l'artère hépatique. *Étiologie*. Enfance et alcoolisme. Les toxiques seraient la cause de la sclérose du tissu conjonctif et de la stéatose cellulaire. Lésions spécifiques : tubercules miliaires et gras, tuberculeux, caséeux avec follicules tuberculeux (cellule géante à noyau multilobé, entourée de cellules épithéliales) ; cirrhose tuberculeuse de Kelsch, tuberculose des voies biliaires. Forme latente, foie plus gros, douloureux, insuffisant, purpura, hémorragies, teinte terreuse, tuberculose commune : le foie gras, tuberculeux, s'observe dans les tuberculoses chroniques ; les cirrhoses tuberculeuses sont latentes ou hypertrophiques, diffuses et, s'il y a ascite, simulent la péritonite chronique, la cirrhose de Laennec (alcoolisme et tuberculose). Dans le foie amyloïde, diarrhée, albumine, splénomégalie. Dans la cirrhose cardio-tuberculeuse des enfants (Hutinel) au cas de symphyse cardiaque : ascite, dyspnée, cyanose, asphyxie, asystolie. Pronostic fatal. Lait, suppression de l'alcool, opiacés. Paracentèse de l'ascite.

Friedreich (maladie de). — Sclérose névralgique sans altérations vasculaires des cordons antéro-latéraux (faisceaux antéro-latéraux cérébelleux directs et du faisceau de Gowers) et des cordons postérieurs ou des racines postérieures peu lésées. Lésion névroglique pure, gliose (Déjerine, Letulle), contestées par Marie. Familiale, hérédité névropathique, hérédité similaire, chez les frères et sœurs mais non chez les ascendants ; début avant 14 ans (2/3 des cas). Démarche tabéto-cérébelleuse festonnée (titubante, ataxie statique). Impossibilité de la station debout immobile ; mouvements choréiformes, attitudes athétoïdes, tremblements, difficulté des mouvements surtout pour les membres supérieurs ; la main « plane » pour chercher un petit objet tel qu'une épingle ; pas de troubles sensitifs ni du sens musculaire, ni des fonctions génito-urinaires. Scoliose et pied-bot, varus équin double. Absence des réflexes rotuliens, mais réflexes de défense très marqués, nystagmus horizontal, embarras de la parole. Donc semble participer du tabès et de la sclérose en plaques ; en quatre ou cinq ans, le syndrome est complet. La mort a lieu d'ordinaire à la suite d'une affection intercurrente. L'hérédoataxie cérébelleuse de Marie est plus héréditaire, à début dépassant la vingtième année, elle a pour cause l'atrophie du cervelet, tandis que la maladie de Friedreich commence plutôt par la moelle ; ni pied-bot, ni scoliose, réflexes plutôt exagérés. Ces réflexes sont aussi exagérés dans la sclérose en plaques (parole plus scandée, démarche spasmodique). Les membres supérieurs sont pris après les membres inférieurs, l'embarras de la parole et le nystagmus viennent plus tard, au bout de trois à cinq ans. Le syndrome cérébelleux se rencontre dans la maladie de Friedreich et dans l'hérédo-ataxie de Marie : asynergie, adiadococinésie, tremblement intentionnel, titubation, céphalée, vertiges, vomissements, etc. La rééducation motrice (Fraenkel), l'électrisation, la suspension, l'hydrothérapie et les toniques constituent le traitement d'ailleurs peu actif. La paraplégie spasmodique familiale de Strümpell est une sclérose combinée primitive.

Gangrène des bronches. — Accompagne souvent la dilatation des bronches. Bronchites fétides (petites bronches) ou putrides. Dans l'expectoration, spirilles de Curshmann, éléments cellulaires, etc., nombreux microbes. Toux, râles, broncho-pneumonie, diarrhée, état typhoïde, mort en asystolie. *Diagnostic* avec ozène, bronchectasie et gangrène pulmonaire (v. ces mots). *Pronostic* moins grave que celui de gangrène pulmonaire. Toniques, antiseptiques, eucalyptol, goménol, térébenthine, etc.

GANGRÈNE PULMONAIRE

Définition. Mortification septique par bactéries saprogènes anaérobies. **Anat. pathol.** Forme diffuse et plus souvent circonscrite (escarre, ramollissement ou sphacèle déliquescent), évacuations ; lésions de pneumonie tout autour, parfois zones fibreuses périphériques, gangrène embolique de l'enfance. Au microscope, cellules avec granulations graisseuses, fibres élastiques, microbes vulgaires et microbes spéciaux : leptothrix pulmonalis, proteus vulgaris, micrococcus tétragènes et *les anaérobies* de la fermentation putride : bacillus fragilis, ramosus et serpens, etc. (reproduction expérimentale de Zuber et Veillon). Chez l'enfant, noyaux multiples et lésions pleurales. **Etiologie.** Causes préparant le terrain : maladies infectieuses et diathésiques, lésions pulmonaires, corps étrangers ; les germes pathogènes pénètrent par inhalation, par propagation du voisinage, par voie sanguine (embolies septiques).

Symptômes. Débute par frisson, fièvre 39º et plus, dyspnée, point de côté persistant et plus marqué du côté du foyer ; peu de signes physiques : légère matité localisée, signes cavitaires, souffle, gargouillement, pectoriloquie. La période d'état s'affirme brusquement par la *fétidité* de l'haleine ; l'expectoration (100 à 200 gr. par jour), de même odeur, n'est plus muco-purulente, mais *lie de vin*, et donne trois couches au repos : supérieure, spumeuse ; moyenne, albumineuse incolore ; inférieure, contenant les bouchons de Dittrich, purulente et jaunâtre. A l'examen : *fibres*, débris anthracosés et *bouchons de Dittrich*, en petits grumeaux contenant des bactéries, des débris cellulaires, des cristaux d'acides gras, des leucocytes. Odeur repoussante (par acides butyrique et valérianique), rare chez les diabétiques. Parfois hémoptysies ; état général grave avec fièvre 40º, langue rôtie, diarrhée. Durée dix à vingt jours, mort habituelle. Variétés : pneumonique ; embolique des enfants (épanchement ou pyo-pneumothorax) ; pleurétique de Bucquoy (pas d'expectoration mais signes de pleurésie avec épanchement lie de vin ; pneumothorax) prolongée (quatre ou cinq mois) avec rémissions nettes mais trompeuses ; pulmonaire chez l'enfant à la suite de la rougeole. La mort est fréquente dans la gangrène pulmonaire (quelques semaines), sauf dans la forme circonscrite.

Diagnostic avec dilatation des bronches, cavernes pulmonaires, ozène. C'est l'évolution rapide, la fétidité de l'haleine, la persistance du point de côté, l'examen microscopique et l'état général qui permettent le diagnostic. Radioscopie : ombre homogène ou à centre clair si la caverne est vidée. **Traitement.** Toniques, hyposulfite de soude, goménol, oxygène barbotant dans du gaïacol (Richardière). Injections d'arsénobenzol (Perrin). Pneumotomie précoce dans le cas de foyer unique. Isolement.

Gangrène symétrique des extrémités ou maladie de Raynaud, par spasmes toxiques, endartérites, etc. De cause parfois héréditaire, familiale ou infectieuse ; ou intoxication, maladie générale ou nerveuse, etc. L'influence du froid est évidente ; âge adulte. Pour Barié, il existe deux variétés de maladie de Raynaud de pronostic différent : la première est une névrose des centres vaso-moteurs justiciable du traitement par les courants continus ; l'autre, plus grave, aboutit à la gangrène symétrique par altération des artérioles et spasme vasculaire. Troubles vaso-moteurs et trophiques débutant par de violentes douleurs, par la syncope et l'asphyxie locale. Coloration livide des extrémités avec phlyctènes pouvant aboutir à la gangrène superficielle, oreilles surtout, puis nez, oreilles, talons, accès intermittents ou marche continue. La gangrène profonde nécrosante prend une coloration noire, etc. La gangrène spontanée ou foudroyante, bien décrite par Dieulafoy, frappe des sujets jeunes ; elle est non gazeuse et se termine rarement par la mort. L'analyse des urines permet de faire le *diagnostic* entre la gangrène diabétique et la gangrène urinaire ; gangrène sénile ; syringomyélie ; sclérodermie. *Traitement.* Bains boriqués chauds, eau oxygénée, toniques, hypotenseurs, etc.

GASTRALGIE

Définition. Névralgie des nerfs de l'estomac (pneumogastrique et grand sympathique). Syndrome presque toujours secondaire (dyspepsie. ulcère, cancer, maladie des nerfs, du sang, de l'utérus, tuberculose, goutte, paludisme, etc.) **Symptômes.** Douleur à siège plutôt à gauche de la région épigastrique, irradiée aux nerfs intercostaux, au plexus solaire, etc., procédant par accès de cinq à vingt minutes : crampes d'estomac avec ou sans vomissements, avec ou sans lypothymie. Boulimie ou anorexie. Pica malacia, perversion du goût des femmes nerveuses. Survenant peu après le repas, la gastralgie fait penser à l'ulcère (siège des douleurs et hématémèse) ; survenant trois ou quatre heures après, au syndrome hyperchlorhydrique. La gastralgie banale est calmée par l'ingestion d'aliments.

Diagnostic. Avec le cancer, les névralgies, les coliques hépatiques ; très souvent la gastralgie est une colique hépatique fruste (irradiation du côté droit, vésicule sensible, vomissement ne donnant pas de soulagement ; parfois urines ictériques, ictère). Dans le tabès et la goutte (gastralgie très pénible de la goutte remontée), il suffit de connaître la maladie causale. Gastralgie alimentaire et gastralgie réflexe (rein mobile, etc.). Par élimination, on arrive à la gastralgie nerveuse. Rare chez les enfants, sauf chez les jeunes filles. **Traitement :** *eau chloroformée,* morphine, antipyrine, eau de chaux cocaïnée, carbonate de bismuth, paquets de saturation. Régime lacté. Hydrothérapie. Suggestion dans les formes nerveuses. Chez les enfants : bains, compresses chaudes, liminents calmants ; élixir parégorique, jusquiame, belladone, bromure.

GASTRITE CATARRHALE AIGUE

Etiologie. Boissons irritantes, trop chaudes ou trop froides, aliments avariés, médicaments ; arthritisme, goutte, infection, surmenage. *Symptômes* et *diagnostic :* gastralgie, douleur. Dans les gastrites des maladies infectieuses, vomissements, hématémèse. *Traitement.* Pour la gastrite des états infectieux, repos de l'estomac, glace intus et extra, lavements, injections de sérum. Dans les autres variétés, infusions chaudes, faibles doses d'eau chloroformée ; reprendre avec précaution une alimentation d'abord liquide, puis progressive et surveillée.

GASTRITES INFECTIEUSES OU TOXIQUES

Définition. Inflammations des tuniques de l'estomac, mais surtout de la muqueuse. Les *gastrites toxiques* sont causées par l'ingestion de substances caustiques ou toxiques; catarrhe, ulcérations, eschare, perforation avec siège de prédilection au pylore et au cardia. Douleurs, vomissements sanguinolents, anxiété, pouls rapide, albuminurie. *Arsenic :* diarrhée, crampes, algidité. *Acides :* lésions variables; vomissements brunâtres, effervescents (avec points ecchymotiques, surtout près du pylore, hématémèses); douleur atroce, etc. *Phosphore :* muqueuse congestionnée, dégénérescence graisseuse, odeur alliacée, phosphorescence, vomissements blanchâtres. *Sulfate de cuivre :* selles sanguinolentes, verdâtres. *Sublimé :* saveur métallique. Mort par péritonite, rétrécissement, etc. *Traitement.* Magnésie, eau albumineuse, craie, sesquioxyde de fer (arsenic) lait et blancs d'œufs (sublimé); morphine, etc. Les *gastrites infectieuses* joignent, à quelques-uns de ces symptômes, la fièvre et un état général très grave : glace, sérum. La *Gastrite chronique* est caractérisée par l'atrophie et l'hypofonctionnement des glandes gastriques. Causes : alcoolisme, hygiène défectueuse, tuberculose, goutte, affections du rein et du foie. Congestion diffuse, taches et points, parfois ecchymoses et érosions; cellules ayant subi la dégénérescence graisseuse, infiltration par leucocytes; artérites, fibres musculaires altérées, sclérose hypertrophique de la couche sous-muqueuse. Le type parenchymateux est surtout glandulaire; le type interstitiel est surtout conjonctif. Gêne ou pesanteur épigastrique, suivie de vomissements qui soulagent le malade. Nausées et pituites matinales. Toux gastrique, anorexie, langue chargée, migraines, vertiges, palpitations, oppression (dilatation du cœur droit), dilatation d'estomac. Hypochlorhydrie, acides de fermentation, absence de ferment lab, motricité gastrique ralentie. L'ulcère et l'hypochlorhydrie sont plus douloureux; l'état général est grave dans le cancer. Les symptômes de la gastrite chronique ne sont nullement carastéristiques; s'ils existent ils indiquent simplement une phase aiguë de gastrite : vomissements, douleur, etc. La *gastroxie* de Lépine survient chez les jeunes surmenés et se trouve très soulagée par les boissons tièdes. Crises gastriques du tabès, parfois sans douleurs ni vomissements (Fournier). *Gastrite phlegmoneuse* avec suppuration (ulcère, cancer, alcoolisme) : vomissements, douleurs, fièvre, dyspnée, abattement, complications de pleurésie, de péricardite purulente. Durée : 1 à 4 semaines. Régime : lait, alimentation tonique sous un petit volume, HCl, amers, lavages d'estomac, condurango, eau de chaux, élixir de Gendrin, papaïne, pepsine. *Classification de Hayem*, types hyperpeptiques, hypopeptiques, apeptiques. Traitement symptomatique et suivant les causes.

Gastro-entéro-hépatoptose (Paviot). — Troubles digestifs et nerveux, constipation, subictère, dysménorrhée. Causes : déplacements des organes, adhérences anormales souvent dues à des poussées de péritonite très légère (douleurs abdominales à la pression). (V. Ptoses).

GASTRO-NÉVROSES

Il est logique d'admettre qu'une affection chronique de l'estomac puisse provoquer des troubles nerveux, ainsi que la maladie chronique de tout autre organe. On ne saurait donc nier l'exagération de ceux qui veulent considérer les symptômes gastriques comme des manifestations d'origine exclusivement nerveuse. La théorie de Charcot, c'est la neurasthénie qui commence, perd du terrain ; la radiographie et l'étude des ptoses nous ont beaucoup appris à ce sujet. Se montrer systématique en l'espèce, c'est, selon l'expression du professeur Hayem, faire piètre besogne. Les gastro-névroses devraient d'ailleurs concilier les écoles différentes, car elles donnent raison aux unes et aux autres.

Toutes les causes d'affaiblissement les favorisent. L'hérédité agit par l'alcoolisme des ascendants, par les diathèses, les intoxications, la tuberculose et les névropathies. Les mêmes causes interviennent chez l'individu et tout particulièrement les fautes d'hygiène, le surmenage et les infections.

Les symptômes dyspeptiques sont essentiellement carac-

térisés par leur caractère variable. Les signes de sensibilité sont eux-mêmes les plus variables. Il existe un peu
d'atonie gastrique (v. ce mot). On peut rencontrer de la
stase, de l'hyper ou de l'hypochlorhydrie, des crampes, des
vertiges, etc.

L'aérophagie (v. ce mot) doit être soigneusement dépistée
dans les cas moyens ou légers.

Le diagnostic gagnera à un examen complet du malade et
le traitement aussi. La thérapeutique combattra l'élément
nerveux et, en même temps, les symptômes gastriques qui,
nous le répétons, peuvent être cause ou effet dans les gastro-névroses.

Gastrorrhée. Rejet de mucosités glaireuses et
filantes dans les gastrites.

GAZ (Séquelles d'intoxication par)

Médecin-chef d'un centre important de gazés et vésiqués
et ensuite médecin-chef à l'intérieur d'un triage-sanitaire
de tuberculose, l'auteur à eu l'occasion, pendant la guerre,
de voir de nombreux gazés. Une étude des intoxications
aiguës ou récentes, malgré son intérèt rétrospectif, n'a pas
sa place ici. Nous ne dirons qu'un mot des séquelles éloignées des intoxications par gaz. En pratique on n'observera
guère que des intoxiqués par l'arsine ou l'ypérite. La question de la tuberculose dans ses rapports avec l'intoxication
par gaz est résumée dans notre livre : *La Tuberculose*, paru
en 1919. La tuberculose secondaire de cette cause est d'ailleurs assez rare. Pour les non tuberculeux, la thérapeutique
la plus active comprend : une gymnastique respiratoire
méthodique; des inhalations, des soins du nez et de la
gorge, du benzoate de soude; traitement de l'asthénie (stry-
chine), de l'anémie (fer et cacodylate), de l'hypotension
(adrénaline).

Gigantisme. — Diffère de l'acromégalie en ce que,
dans celle-ci, les mains et les pieds seuls sont très développés; dans le premier, le développement des différentes

parties du corps est plus général; elles sont proportionnées. D'après Brissaud, Launois, etc., le gigantisme surviendrait pendant la croissance, par allongement diaphysaire surtout chez les acromégaliques.

Glotte (œdème de la). — Infiltration ou sérosité (sus ou sous-glottique) du tissu cellulaire sous-muqueux. Primitif (froid, brûlures, etc.), secondaire (scarlatine, néphrite, moins souvent syphilis, tuberculose, abcès, érysipèle, angine). *Signes* : Orthopnée, sifflement *inspiratoire*, aphonie, suffocations, les replis aryténo-épiglottiques sont tuméfiés avec ou sans participation de la luette et des piliers. *Traitement*. Glace ou compresses très chaudes, sinapismes, sangsues. Insufflation d'alun ou de tanin (Trousseau). Trachéotomie, tubage (*v. laryngite œdémateuse*). Traitement de la cause.

GLOTTE (Spames de)

Définition. Dus à la contraction tonique des muscles tenseurs et constricteurs des cordes vocales. *Pathogénie* : auto-intoxication, asthme thymique (erreur), asthme de Knopp, névrose de la première année surtout; convulsion interne de Rilliet et Barthez. S'observe avant 12 à 15 mois. Syndrome consistant en arrêt brusque de respiration avec cyanose et raidissement (quelques secondes à 1 minute), survenant en pleine santé, puis inspiration sifflante suivie de quelques inspirations et expirations courtes. Bouche ouverte, yeux saillants; ni toux, ni fièvre, ni cornage; parfois convulsions et contractures. Plusieurs accès peuvent survenir dans la même journée ou la même semaine, et en général pendant la nuit. Guérison ordinaire en 1 ou 2 mois. Parfois mort subite; la mort subite des nourrissons n'a guère d'autre cause. Mort 40 %. Causes : polypes, *végétations* et dans le grand accès, dyspepsie, rachitisme, dentition, hérédité nerveuse, hypertrophie du thymus. Le spasme est aussi diaphragmatique que glottique (phrénoglottisme), c'est lui qui cause l'aspyhxie.

Diagnostic avec les abcès, l'œdème, la laryngite stridu-

leuse, le croup, l'asthme vrai, la coqueluche, l'adénopathie.
Age, rapidité de l'accès, pas de toux; dans les convulsions
et la tétanie, mouv·ments des membres. **Traitement.**
Applications chaudes devant le cou, eau froide sur la face,
quelques gouttes de chloroforme au moment d'une inspiration, frictions, respiration artificielle, tente de vapeur (drap
sur le berceau). Bains de tilleul. Bromure, chloral, belladone. Opérer les végétations, traiter la dyspepsie, les cardiopathies, etc.

Glycosurie (*voir diabète*). — La variété passagère est
assez fréquente chez les enfants dans la convalescence, les
maladies nerveuses et la dyspepsie gastro-intestinale du
nourrisson (par lactose). S'observe chez l'adulte dans la
goutte, le nervosisme, la suralimentation, la puerpéralité,
la maladie de Basedow. La glycosurie accidentelle peut
n'avoir aucune signification importante ou bien, au contraire, par sa permanence ou si on la provoque, elle révèle
l'insuffisance hépatique due à l'obstruction du système
porte ou l'altération de la cellule hépatique et elle peut
annoncer le diabète (*v. ce mot*).

GOITRE EXOPHTALMIQUE

Définition. Maladie de Basedow, de Graves; caractérisée
par le goitre, l'exophtalmie, l'accélération du pouls et un
tremblement. **Anat. Pathol.** Atrophie épithéliale et sclérose; corps thyroïde hypertrophié, vasculaire, ne secrétant
plus la thyro-colloïne, non toxique, mais la thyro-mucoïne.
Lésions nerveuses 64 %, surtout nerfs crâniens, bulbe,
moelle et sympathique cervical. Thymus, rate, cœur augmentés de volume. **Etiologie.** Rare dans l'enfance, frappe
surtout la femme 60 % dans l'âge moyen. Causes morales,
émotions, intoxications diverses réveillant l'affection latente.
A noter des goîtres **exophtalmiques** d'origine traumatique
ou autre, observés pendant la guerre. Syndrome base dowi-
forme d'origine nasale ou annexielle. **Pathogénie.** Théorie
cardiaque de la névrose du cœur, théorie nerveuse, mais
surtout théorie humorale ou thyroïdienne, hyperthyroïda-

tion de Mœbius agissant non mécaniquement sur le système nerveux, mais par sécrétion interne ; dysthyroïdation de Gauthier ; théorie parathyroïdienne (insuffisance des parathyroïdes) de Moussu. Rapport avec l'ovulation (Pinard).

Symptômes. Débute par quelques légers troubles nerveux (irritabilité). Signes principaux : *goître* avec troubles vasculaires, veines dilatées à cause du développement du goitre, le malade fait élargir son col ; *exophtalmie*, saillie des yeux avec fixité étrange ; la paupière peut rester ouverte ; *le signe de Stelwag* est la rareté du clignement (m. élévateurs) ; *signe de Groëfe :* défaut de synergie de la paupière supérieure et du globe oculaire, l'œil reste ouvert ; *signe de Mœbius :* difficulté de convergence par l'insuffisance des droits internes ; strabisme, diplopie, larmoiement, kératite, nystagmus. *Tachycardie*, précoce, ne manque presque jamais ; cœur (120 à 130 et beaucoup plus) régulier ; palpitations ; hypertrophie cardiaque avec souffles par insuffisance fonctionnelle au bout d'un certain temps ; souffles anémiques, extra-cardiaques, d'éréthisme circulatoire ; thrill systolique. Crises de tachycardie de cause morale. Palpitations épigastriques. Pouls rapide, 100 à 130. *Tremblement* important, certaines formes frustes ne présentent que du tremblement, petites oscillations, 10 à la seconde, régulières ; tremblement vibratoire généralisé au corps entier et que les mouvements volontaires n'augmentent pas ; les oscillations ne frappent pas les doigts isolément, mais plutôt la main en totalité ; type choréiforme chez l'enfant. On sent un frémissement caractéristique en faisant tenir le malade sur la pointe des pieds tandis qu'on applique les mains sur les épaules. Symptômes secondaires ou inconstants : paralysie, monoplégies passagères ; crampes, névralgies, troubles congestifs, vaso-moteurs et sudoraux, œdèmes, troubles cérébraux, troubles digestifs (diarrhée séreuse), respiratoires. *Signe de Bryson :* difficulté des inspirations forcées ; troubles génito-urinaires (aménorrhée ou excitation génitale ou impuissance) ; dermiques : pigmentation ; pseudopelade. Résistance électrique au courant électrique diminuée pour cause inconnue et non à cause des sueurs (*Vigouroux*). Radioscopie : ombre aortique animée de mouvements rapides. L'état général peut être atteint au bout d'un certain temps ; glycosurie assez fréquente. Grossesse, accouchement et allaitement bien supportés. Forme fruste, tachycardie, tremblement ; formes aiguë, chronique ; guérison chez l'enfant 50 %; association avec épilepsie, la chorée et surtout le tabès. **Pronostic** dépend de l'asystolie, de la tuberculose et de la cachexie. Durée variable : souvent très longue : guérison possible. Durée de quelques mois à plusieurs années : évolue par poussées. On a observé pendant la guerre des goîtres d'origine traumatique. Mort par cachexie, asystolie, asphyxie, diarrhée profuse, tuberculose. La tachycardie est le plus constant (formes frustes).

Diagnostic. Difficile dans les formes frustes. Exophtalmie des tumeurs : paralysie et œdème palpébral ; tachycardie de la tuberculose, de la chlorose essentielle ; tremblement éthylique ; tabès, rechercher les autres signes, pas d'Argyll Robertson dans le goître. Hystérie : stigmates ; association possible. Dans la tachycardie paroxystique essentielle, ni tremblement, ni goitre. **Traitement.** Salicylate, bromures, veratrum, hydrothérapie, belladone, antipyrine, cratœgine Leroux et aussi parfois strophantus et digitale, électricité, faradisation 10 à 12 minutes ou galvanisation, sérums d'animaux ethyroïdés XX g.; sérum thyrotoxique, thymus, 20 à 40 gr., hypophyse active, thyroïde seulement dans les formes myxœdémateuses, opothérapie : rayons X. Déchloruration. Bonne hygiène morale. Traitement chirurgical de moins en moins admis. Néris, Bourbonne, Mont-Dore.

GOUTTE

Définition. Appartient à la trilogie dystrophique : diabète, obésité et goutte ; maladies de nutrition. Souvent articulaire avec uricémie. Le poison serait non l'acide urique, mais un produit de métabolisme des albumines (Linossier). La goutte normale est l'ancienne podagre ποδος et ἄγρα (proie) ; aiguë ou chronique, la goutte irrégulière est celle des viscères. **Anat. Pathol.** Siège des dépôts uratés : surtout les cartilages et ligaments, bourses séreuses ; aspect

crayeux au microscope; cristaux d'acide urique, urates (ac.
urique par acide acétique). Tophus : urate de soude, urate
et phosphates de chaux. Lésions d'arthrites sèches : lésions
viscérales, dégénératives et artérites, athérome, hyperthro-
pie du cœur ; foie congestionné, petit rein rouge contracté de
néphrite interstitielle ; urate dans la substance médullaire,
acide urique (grains jaunâtres corticaux) dans les tubuli.
L'uricémie se décèle par le procédé *du fil* de Garrod : sang
ou sérosité de vésicatoire d'une articulation *non atteinte* ;
ajouter au liquide, dans un verre de montre, V gouttes
d'acide acétique; au bout d'un ou deux jours cristaux
d'acide urique. Procédé sensible à partir de deux milligr.
et demi d'acide urique, pour 100 cc. *Expérience de Pfeiffer :* 0,50 d'acide urique sur un filtre, l'urine saine qu'on
fait passer sur le filtre se charge d'acide urique; l'urine
goutteuse, au contraire, en dépose. Réaction de la murexide.
Etiol. Pathog. Influence prédominante de l'hérédité de
diathèse et du sexe masculin 150 p. 1; âge : 30, 40 ans et
plus; maladie des riches (goutte saturnine exceptée).
Régime trop substantiel, défaut d'exercice, préoccupations
morales, traumatismes. L'acide urique n'explique rien, car
on le trouve dans d'autres maladies aiguës ou chroniques
(cirrhoses). Causes de sa rétention : sang alcalin, prédominance des acides organiques ou destruction trop lente de
ces acides. Théorie de l'uricémie par insuffisance rénale de
Garrod, par ralentissement de la nutrition de Bouchard ;
par accélération des échanges et diminution de l'alcalinité
du sang de Lecorché ; par insuffisance d'acide thyminique
de Schnoll et Minkowsk, par alimentation trop riche en
purines (Von Noorden) par collémie de Haig : obstruction
des capillaires et hypertension due à l'acide urique en précipitation colloïdale (quadri-urate de Roberts, urate acide
et acide urique), par hypo-acidité des humeurs (Joulie).
Admettons que la goutte est due à des troubles d'assimilation des matières azotées, à l'uricolyse (par rétention) ou à
l'uricopoïèse (par excès) chez des nerveux héréditaires
(avec antécédents d'asthme, hémorroïdes, eczémas, etc.),
soumis à une hygiène défectueuse (de la peau, de l'exercice,
du régime et de la vie morale). L'exercice, les soins de la
peau et le régime sont donc les indications essentielles qui
découlent logiquement de cette pathogénie.

Symptômes. *Goutte aiguë.* Prodromes lombaires : migraines, eczémas, prurit anal, furoncles, constipation, asthme, hémorroïdes, calvitie, épistaxis, coliques hépatiques et néphrétiques. Ces dernières semblent préserver de la goutte et on a cité des intervalles de plus de 30 ans entre une colique néphrétique et le premier accès de goutte. Signes avant-coureurs : douleurs nerveuses, céphalée, douleur hépatique légère, grincement des dents, gonflement veineux des membres inférieurs. A la suite d'un écart de régime, traumatisme, surmenage, l'attaque se produit : brusque, *nocturne* avec douleur violente paroxystique vers 2 heures du matin, au niveau de *l'articulation métatarso-phalangienne du gros orteil*, à l'orteil gauche ou quelquefois aux deux orteils (sensation de morsure atroce, de tenailles, eau bouillante); inflammation locale (pelure d'oignon), ensuite œdème, démangeaison, desquamation; urines chargées à la fin d'urates, d'albumine, etc. La crise cesse au moment « où le coq chante », fièvre légère 38°. La crise peut durer 5 à 6 jours, surtout fréquente au printemps et fin d'automne, l'attaque de goutte est unique ou survient plusieurs fois par an ou s'espace davantage. Autres localisations : cheville, genou, tendon d'Achille (épreuve du vésicatoire en dehors de l'articulation malade). Hypertension artérielle.

Goutte chronique articulaire ou vertébrale. Douleurs peu intenses, sans fièvre ; arthrites (ankylose, subluxation, etc.), à durée indéfinie avec poussées variables et douleur légère, persistance entre les poussées. Rein, estomac, foie, fonctionnent mal ; asthénie, cachexie. *Le tophus*, signe important, siège dans le tissu conjonctif sous-cutané, les bourses séreuses et surtout au pavillon de l'oreille. La goutte vertébrale donne une sensation de craquement en tournant la tête. Goutte *viscérale :* pharyngée (abcès périamygdalien), oculaire (rétinite, conjonctivite, etc.), pulmonaire (asthme, congestion), digestive (vomissements acétonémiques des enfants, dyspepsie, troubles hépatiques, intestinaux, etc.), nerveuse (artérites, thromboses cérébrales, attaques épileptiformes), vasculaire (phlébite, goutte frappant les membres inférieurs avec poussées nombreuses et tendance à s'étendre), cardiaque (douleur précordiale, angine de poitrine) ; le rétrécissement des coronaires ou la dégénérescence graisseuse expliquent les accidents cardiaques de la goutte *remontée* rénale et cystique (coliques néphrétiques, néphrites, albuminurie goutteuse) qu'il faut dépister à l'aide des petits signes et des analyses d'urine fréquentes. Enfin maladie de la peau, otite sèche, etc., tétanies musculaires et goutte des glandes, dyspepsies, migraines, conjonctivites, otites (orchite). On peut observer des formes larvées, ou associées au diabète, à la tuberculose, etc., ou graves par complications viscérales, ou de goutte remontée. Rare. Cette dernière peut revêtir les formes cardiaque, encéphalique, gastrique et intestinale. Elle coïncide, bien entendu, avec la disparition brusque de la fluxion articulaire. La gravelle urique mérite une mention spéciale par son rôle préservatif de la goutte, mais aussi parce que, avec les tophi, elle signe souvent la goutte. Goutte *saturnine*, hérédité moins importante ; pas de migraine, sciatique, etc. ; pas toujours nocturne, ni localisée au gros orteil. Débute après une colique de plomb, dure des semaines avec rémissions relatives ; précocité des tophi ; importance des déformations ; anémie et cachexie saturnine. **Pronostic.** La goutte n'est pas toujours un brevet de longue vie à cause des accidents possibles : dégénérescence du cœur, myocardites, néphrites, urémie, etc. ; la forme chronique est souvent assez vite asthénique. Pour le pronostic comme pour le traitement, pour la goutte comme pour le diabète, on peut dire qu'il n'existe pas deux malades qui se ressemblent.

Diagnostic avec rhumatisme : début nocturne, articulation de l'orteil ; le tophus est un bon signe ; le rhumatisme noueux affecte surtout les mains (pas de tophus, examens aux rayons X des dépôts uratiques). Cas mixtes difficiles, surtout chez les jeunes gens (important au point de vue cardiaque). En clientèle on est souvent consulté pour des dyspepsies, migraines, asthme, etc., qu'il faut rattacher au tabès, à la goutte et parfois aussi au mal de Bright; ce sont des cas très intéressants où la sagacité du médecin peut rendre les plus grands services. Le *diagnostic* avec les arthrites, dermatites, gastrites et tabès ne demande aucun développement. **Traitement.** Les indications du traitement, malgré les variations et l'incertitude de la pathogénie restent assez précises. Pendant l'attaque et à la 1re crise, éviter

tout traitement actif : simples compresses chaudes ou
boratées, ou onctions très légèrement calmantes ; enveloppement ouaté, cerceau pour prévenir le contact des draps ;
si le rein est sain un peu d'antipyrine, moins encore de
salicylate ; le colchique, contre-indiqué à partir de 0,75
d'albumine environ et au cas de complications viscérales
est utile après la phase aiguë, ne le prescrire que pendant
4 ou 5 jours, doses dégressives, XX gouttes de teinture,
3 fois le 1er jour, 2 fois le 2e, 1 fois les jours suivants ;
aspirine, antipyrine, atophan, XX gouttes de teinture pra-
soïde, salicylate de soude 2 gr. dans la forme subaiguë, et
diète liquide ; séjour à la chambre, jambe étendue, purgatif
léger, air chaud et rééducation en dehors des poussées
dans la goutte subaiguë. Dans la goutte remontée traiter
symptomatiquement la forme, eau chloroformée contre les
vomissements, etc. Si gravelle, urotropine ; si albumine,
réduire l'alimentation carnée ; si diabète (v. ce mot) ; si
angine de poitrine : repos, petits repas, gymnastique respiratoire, importance de la diaphorèse ; si phlébite : immobilité. Pendant la période des crises, légumes, purées,
fruits cuits. Contre la diathèse : exercice sans excès et
soins de la peau, régime à observer pendant toute l'existence, 3/4 de légumes, fruits, eau pure le plus souvent possible ; cures saisonnières de traitement et de repos ; pas
d'aliments riches en purines ni de corps gras, pas de chocolat, de viscères, d'extrait de viande, pas de vins généreux ;
sel de lithine, benzoate de soude, quinine et colchique dans
la goutte à répétition. Le poisson aussi serait trop riche en
nucléo-albumines. Goutteux, dyspeptiques et atoniques :
Pougues. Cure minérale à domicile assez souvent. Hépatiques et pléthoriques : Vichy. Rénaux : Évian, Vittel, Châtel-Guyon : goutteux avec dominante intestinale.

GRIPPE

Synonyme. Influenza, Connue depuis le xiie siècle, bien
décrite dès 1670 par Sydenham. **Définition.** Maladie infectieuse épidémique et contagieuse, causée par plusieurs
microbes staphylocoques, streptocoques, pneumocoques

surtout ; le streptocoque de Vincent et Vaillard, le cocco-
bacille fin et court de Pfeiffer colorable par la fuchsine
phéniquée (ne prend pas le Gram), le diplocoque lancéolé
de Teissier et Roux, etc., ne sont nullement spécifiques. La
grippe, qui a des agents microbiens variés, est aussi essentiellement protéiforme : c'est une maladie de clientèle dont
il importe de bien dégager le caractère épidémique chaque
année pour en faire bénéficier le diagnostic des autres cas ;
on abuse beaucoup du mot ; la maladie, dans ces conditions,
ne peut se prêter à une description scientifique rigoureuse ;
sous ces réserves nous résumons ici quelques notions
classiques. **Anat. pathol.** Congestion et inflammation viscérales surtout des organes respiratoires (Dopter). **Etiol.
pathog.** Changement de température, froid humide ; état
de réceptivité par surmenage et causes diverses. Mais surtout transmission directe ou indirecte. Jusqu'ici la gravité
de la grippe avait paru augmenter avec l'âge et le mauvais
état des organes, les plus affaiblis se trouvant électivement
frappés. La grande épidémie de 1918-1919 a quelque peu
bouleversé cette opinion. Car les individus jeunes et même
très robustes ont payé le plus lourd tribut à la grippe. Les
grippés de certains hôpitaux sont devenus rapidement
tuberculeux et, par contre, les tuberculeux eux-mêmes n'ont
été atteints que dans d'assez faibles proportions.

Symptômes. Incubation : un à deux jours. Début
brusque par frissons, *courbature caractéristique* (reins,
membres brisés), névralgies sus-orbitaires (sinusites) et de
la nuque, arthralgie, rachialgie ; catarrhe des muqueuses
avec toux quinteuse spéciale, coryza, laryngite, etc., embarras gastrique, langue opaline ou *porcelainée* de Faisans ;
facies grippé ; courbe de la température en V de Teissier
(se relève au 3e jour) ; pouls rapide ; urines uratiques ; urobilinurie, peptonurie ; albuminurie rare ; érythème scarlatiniforme trompeur ; durée de 2 à 8 jours sauf complications.
Complications respiratoires : laryngite, broncho-pneumonie
moins fréquente chez l'enfant que chez l'adulte, pneumonie
1 p. 20 (Netter) ; congestion pulmonaire ; bronchite capillaire, pleurésie métapneumonique ; complications gastro-
intestinales avec péritonisme ; constipations nerveuses avec
névrites, méningite grippale ; myélites ; enfin otite, mas-
toïdite, conjonctivite, artérite. Rare chez les nourrissons,

la grippe, dans la deuxième enfance, s'accompagne surtout d'angine, d'adénoïdite et d'otite; chez le vieillard (face congestionnée), la grippe est souvent grave (asthénique et cardiaque). **Pronostic.** Durée 2 à 8 jours mais convalescence souvent longue, surtout chez les débilités et chez les malades antérieurs. Dépend des formes, de la résistance organique et des complications : la forme intestinale traîne souvent en longueur. Forme cardiaque fort grave. Chez le vieillard, la grippe, même sans gravité apparente et de courte durée, comporte un pronostic sérieux ; la grippe peut enfin devenir le point de départ de la neurasthénie, de la tuberculose, seules ou associées, etc.

Diagnostic. Basé sur la rapidité d'évolution et la brusquerie des signes en période épidémique. On ne peut la confondre en général ni avec la scarlatine, ni avec la rougeole, ni avec la variole, etc., même au début ; parfois il faut éliminer la méningite, la fièvre typhoïde (séro-diagnostic), le rhumatisme, la tuberculose aiguë, la dengue dans les pays chauds. **Traitement.** Sudorifiques, boissons alcoolisées, vin sucré, toniques, colloïdaux, acétate d'ammoniaque, antiphlogistiques, calomel dès le 1er jour à doses antiseptiques, antisepsie des muqueuses ; traitement des complications et de la convalescence ; forme pulmonaire : ipéca, ergotine, ventouses scarifiées en grand nombre, huile camphrée, adrénaline, etc. ; forme cardiaque : digitale, strychnine ; forme nerveuse : sérums névrosthénique ou marin, glycéros, kola, hypneural, etc. Chez les enfants insister sur le séjour à la chambre. Chez le nourrisson, huile résorcinée et non mentholée (0.20 p. 10), lavages boratés de la bouche, bains, huile camphrée. Chez les vieillards strychnine, huile camphrée à doses moindres que chez l'adulte, strophantus, digitale à dose cardio-tonique ; intervenir activement d'une manière systématique pour toute convalescence, surtout dans la sénilité et les états débiles : frictions alcoolisées plusieurs fois par jour ; toniques, sérums, etc., par voie hypodermique. La prophylaxie, illusoire (Dopter), exige la désinfection méthodique, les soins du rhinopharynx et l'hygiène générale et morale. Divers sérums ont été préconisés au cours de l'épidémie de 1918-1919.

Le vaccin G mixte, antistreptococcique, antipneumococcique et anti Pfeiffer serait surtout efficace contre les complications à la condition d'être employé assez tôt.

Hay fever (*voir asthme*).

HÉMATÉMÈSES

Etymologie de αἷμα sang; ἐμεῖν, vomir. **Définitions.** Vomissement de sang.

Symptômes et **Diagnostic.** Prodromes : nausées, défaillances, tintements d'oreille; sang rouge ou plus souvent noir, débris alimentaires, quelquefois selles noirâtres, les jours suivants melœna; réaction de van Deen : coloration bleue avec 1 c. c. de teinture de gaïac et 1 c. c. de : 100 gr. d'essence térébenthine, 100 gr. d'alcool, 1 c. c. d'eau distillée et acide acétique 2 gr. ; réaction de Weber très importante pour le diagnostic des hématémèses occultes. Cytologie et analyse gastriques. (*Voir cancer et examen du sang*). Peut être confondue avec hémoptysie abondante, mais dans celle-ci picotement et gêne laryngés, fièvre, sang rutilant ; et ensuite crachats sanglants. Accidents pulmonaires ou cardiaques et non gastriques. Examiner gorge, nez, bronches, poumons. *Diagnostic étiologique* : ulcère : sang rouge abondant, anémie durant peu ; l'hématémèse est un grand signe de l'ulcère et s'accompagne de douleurs, vomissements ; hyperchlorhydrie ; cancer : sang couleur marc de café (melœna), anémie durable, la coloration de l'hématémèse, l'absence d'acide chlorhydrique, libre etc., appartiennent au cancer ; lésions de l'estomac et du duodénum (varices, gastrites, ulcère peptique du duodénum, maladie de Reichmann, plus rares melœna surtout). Hématémèses passives ou par stase : cirrhose, ictère grave, ulcératio simplex, cardiopathies, mal. infectieuses. Hémorragie active ou par vasodilatation : supplémentaire, tabès, hystérie. Pour mémoire : vomito-negro, hémophilie. Hématémèses de la cholécystite calculeuse. Hystérie. **Traitement.** Immobilité absolue, diète, le 1er jour interdire même les liquides, glace sur l'estomac, lavements d'eau salée, nutritifs, très chauds (Tripier). Dans les petites hématémèses : lait bismuthé ; alterner l'eau de Rabel et l'ergotine ; dans les grandes : morphine, sérum, gélatine au perchlorure, huile camphrée, glace, ergot, chlorure de calcium, adrénaline, antipyrine ; émétine sérum frais en ingestion, continuer les lavements nutritifs assez longtemps. Reprise alimentaire au bout de 6 à 12 jours (Mathieu). Syphilis : mercure, lavements d'iodure, etc. Dans l'hématémèse de l'ulcère, on autorise l'eau albumineuse et le lait coupé d'eau de chaux, comme antiacides.

Hématome de la dure-mère. — Ictus ; signes de foyer et signe d'embolie.

Hématomyélie (des mots grecs) : αιμα, sang, μυελοσ, moelle. — Hémorragie de la moelle. **Anat. Pathol.** centrale ou en H. (traumatique) ; de la substance grise (congestive ou par décompression atmosphérique brusque : scaphandriers). Il peut se produire de la syringomyélie par prolifération névroglique. **Etiologie.** Primitive : reproduction expérimentale par Lépine : trauma, compression, commotion par traumatisme indirect (de guerre, par ex.), décompression brusque (scaphandriers, etc.), congestion, hémophilie ; secondaire (myélite). **Symptômes.** Brusquement, paralysie des membres inférieurs avec anesthésie ; sphincters atteints ; réflexes abolis ; ni douleurs, ni fièvre ; guérison ou syringomyélie ou mort parfois en 15 jours (escarre ou extension de la paralysie). Les formes les moins graves peuvent évoluer en trois périodes : initiale de regression et stationnaire. L'hématomyélie unilatérale réalise grossièrement le syndrome de Brown-Sequard. Hématomyélie du cône terminal : anesthésie localisée au bassin (anus, fesses), troubles de la fonction génitale, pas de paralysie. Types cervical, dorso-lombaire etc. **Diagnostic** très délicat : myélite (fièvre et marche ascendante). Hystérie : sphincters respectés ; syringomyélie : début moins brusque, s'ajoute assez souvent à l'hématomyélie. Syphilis médullaire : gomme ou artérite. Repos complet, glace sur le point lésé. Surtout pas de révulsifs : escarre mortelle (Brissaud). Coussin d'eau. Chirurgie.

Hématopoièse. — Le processus se localise dans la moelle osseuse pour l'adulte ; chez le nouveau-né, dans la moelle, le foie, la rate et les ganglions.

HÉMATURIE

(Des mots grecs) : αιμα, ουρον, urine.

Définition. Pissement de sang *pendant la miction*; ce qui la distingue de l'urétrorragie. L'urine est rose, rouge, noire avec caillots. La coloration foncée, brune, indique un séjour prolongé dans les voies urinaires. Les hématuries essentielles sont rares et d'un diagnostic parfois impossible (Dieulafoy). Secondaires on les observe dans les maladies générales (scarlatine surtout) ; dans le rhumatisme par action microbienne ; dans les lésions rénales : tuberculose, calculs, néoplasme ; pour affirmer une origine rénale, il faut s'être assuré de l'intégrité de la vessie et découvrir des troubles rénaux ; l'hématurie du cancer du rein est totale, faible, variable, indolore (sauf gros caillots de l'uretère). L'hématurie des calculs est plus passagère et en rapport avec des douleurs vives. L'hématurie du matin est une hématurie de tumeurs ; l'hématurie du soir est une hématurie de calculs. Dans les lésions de la prostate, de la vessie : néoplasmes et calculs ; dans la grossesse, dans les affections parasitaires (hématurie chyleuse formant un dépôt inférieur de sang, moyen d'urine et supérieur de chyle ; éclaircie par l'éther). Des pigments d'urobiline et l'emploi de la rhubarbe, du sené, de l'acide phénique, du salol peuvent prêter à confusion. Réaction de Heller : dépôt couleur rouille par lessive de potasse (3 vol. + 1 vol. d'urine). Réaction de Brucke avec la teinture de gaïac. Réaction de l'hémine (ou chl. d'hématine) : humecter le dépôt préalablement séché avec quelques gouttes d'une solution acétique au 10e : cristaux visibles au microscope. Le spectroscope révèle des traces légères. La recherche des globules au microscope est parfois nécessaire. Les gros caillots ont, en général, un point de départ vésical ; cylindriques, ils proviennent de l'uretère ; petits et ramifiés, ils ont une origine rénale. Epreuve des trois verres, 1er verre coloré, origine du sang : urètre prostatique, 2e, origine rénale : l'urine est colorée du commencement à la fin de la miction, c'est-à-dire totale ; 3e verre, origine vésicale. L'examen cystoscopique avec 250 gr. d'eau permet de voir saigner la muqueuse vésicale ou suinter un orifice urétéral. L'hématurie de Sydenham est causée par de gros calculs du rein qui n'ont pu s'engager et provoquer la colique néphrétique. Après l'hématurie, examen cystologique du dépôt. La radioscopie est utile pour les calculs uratiques, phosphatiques carbonatés mais non pour ceux d'acide urique. Chez les enfants il s'agit le plus souvent de chute, de cystite tuberculeuse, de maladies générales, de lithiase ou d'intoxication. On l'observe aussi dans les purpuras infantiles où elle est parfois assez grave. Chez l'adulte penser surtout aux calculs néoplasiques et à la tuberculose. Hématurie vésicale : dysurie, pyurie, douleurs ; calculaire : provoquée par les mouvements ; abondante : cancéreuse, apparaît et disparaît brusquement, sans raison ; non calmée par le repos : palpation, varicocèle du même côté. Tub. rénale : polyurie trouble, inoculation au cobaye. Néphrites : il existe une forme hématurique des néphrites. **Traitement.** Vessie de glace à l'hypogastre, révulsion lombaire. Repos absolu. Ergotine, térébenthine, chlorure de calcium, adrénaline, sérum frais ; prostatisme : sonde à demeure. Calculs : morphine, calcium ; caillots : injection d'eau salée, huile goménolée et antipyrine, urotropine, etc. Au déclin de l'hématurie, tanin en injections à 2 °/o.

Hémianesthésie. — Absence de sensibilité dans une moitié du corps. Les centres corticaux sont superposés aux centres moteurs (localisation de la capsule interne contestée). S'observe dans l'hémiplégie (hémianesthésie surtout tactile) ; dans les lésions bulbo-protubérantielles (hém. croisée de la face et des membres) ; dans l'hystérie (hémianesthésie segmentaire, etc.).

Hémianopsie. — Absence de vision dans deux moitiés ou segments de moitié de chacun des champs visuels. Parfois hémianopsie en secteur, en quadrant ; double ou cécité corticale. Hémianopsie homonyme : suppression de vision dans la moitié correspondante de chaque champ visuel. A rechercher. Pupille saine. Associée à l'aphasie sensorielle elle indique une lésion corticale ou sous-corticale. Hémianopsie homonyme droite dans la cécité verbale pure de Déjerine. Hémianopsie et œdème papillaire :

tumeurs cérébrales. L'hémianopsie hétéronyme est bitemporale (chiasma, acromégalie, anévrysme carotidien) ou binasale (chiasma). Réaction de Vernike : moitié pupillaire voyante et moitié aveugle ; une source lumineuse non vue provoque la contraction pupillaire ; signe de Munck : cécité psychique ; hémiachromatopsie (Cestan).

Hémiathétose. — Mouvements hémichoréiques des doigts ; localisation unilatérale à foyer dans la région postérieure des noyaux gris et de la capsule interne. Mouvements exagérés par l'attention et après le repos. (Voir athétose).

HÉMIPLÉGIE

Définition. Symptôme. Paralysie de la moitié du corps par lésion du faisceau pyramidal. **Anat. Pathol.** Dépend du siège. Trajet des fibres du faisceau pyramidal : région motrice rolandique, centre ovale, capsule interne, pied du pédoncule cérébral, bulbe (décussation des pyramides), partie opposée de la moelle et enfin cornes antérieures et racines rachidiennes motrices. **Étiol.** Ramollissement, hémorragie, tumeurs, hystérie, etc.

Symptômes et diagnostic. — L'hémiplégie est nette si le malade « fume la pipe », s'il y a déviation conjuguée de la tête et des yeux après une chute brusque, nystagmus, hémiparalysie faciale, état comateux, etc. ; elle est nette aussi quand elle est flasque à la deuxième période ; nette encore à la troisième période quand les contractures surviennent après leurs prodromes habituels (abolition des réflexes, trépidation épileptoïde, etc.). La contracture précoce indique l'hémiplégie capsulo-thalamique. Les contractures tardives après deux ou trois mois s'observent après les hémiplégies flasques. Les réflexes tendineux et de défense sont modifiés (Babinski ; hyperkinésie de Claude). Réflexes cutanés abolis ou diminués. La paralysie respecte plutôt les extenseurs et les adducteurs aux membres inférieurs ; aux supérieurs, l'extension des doigts, l'opposition du pouce, la supination sont les mouvements les plus atteints. A la face, muscles péribuccaux seuls. Troubles trophiques : escarres, atrophies, arthrites, empâtement des mains, etc. Démarche en fauchant (par mouvement de circumduction en avant), l'hystérique marche en draguant. S'il s'agit de ramollissement, le début est en général moins brusque, le déficit intellectuel plus accentué, l'aphasie est plus marquée que la dysarthrie de l'hémorragie. Les lésions artérielles causent une hémiplégie brusque avec déviation conjuguée, contractures, etc. La surdité et la cécité verbales s'observent dans les grands ramollissements ; il y a hémianesthésie persistante (plus de huit jours) dans l'hémorragie. L'examen de l'œil est souvent utile (papille étranglée). L'hémiplégie du diabète est curable, l'aphasie diabétique aussi, sauf à la fin de la maladie. Hémiplégie de la pleurésie purulente, de la pneumonie (mortelle chez le vieillard), du tabès (transitoire sans ictus et hémiplégie ordinaire). On a multiplié les signes distinctifs entre les hémiplégies organiques et inorganiques. *Signe du peaucier* de Babinski (contraction du côté sain dans l'essai du sifflement, flexion plus ou moins étendue, etc.). *Principaux signes* : signe du *réflexe plantaire* de Babinski, extension des orteils par le chatouillement du bord interne de la plante du pied, s'observe dans 90 % d'hémiplégie ancienne ; dans l'hystérie, pas de signe de Babinski. *Signe de Marie : réflexe contra-latéral des adducteurs* du côté opposé par percussion du tendon rotulien. *Trépidation épileptoïde* par redressement brusque du pied, jambe en flexion. *Syncinésies de Babinski* (mouvements associés manquant dans l'hémiplégie inorganique) ; la jambe paralysée se met en extension sur la cuisse quand le malade assis serre les objets avec les membres supérieurs. Les réflexes abdominal et crémastérien sont diminués ou abolis, ils subsistent dans l'hystérie. Troubles sensitifs (hémianesthésie tactile, etc.), moteurs (tremblement, etc.), vaso-moteurs (atrophies, escarres). Déficit mental le plus souvent. Autres signes : *Signes de Grasset et Caussel* ne s'observent pas dans l'hystérie : les bras étant croisés, le membre inférieur paralysé retombe si on soulève la jambe saine pendant que la jambe paralysée est en l'air (mise en jeu des muscles de stabilisation). *Signe de Hoesslin* : les muscles antagonistes se contractent à la palpation à l'occasion d'un mouvement commandé. Pour leur mise en évidence tous ces signes exigent bien entendu des hémiplégies incomplètes. *Signe de Hooner*, n'existe pas dans l'hystérie, la jambe paralysée se.contracte si on la fait lever en s'opposant à l'élévation de la jambe saine (mouvement d'opposition associée). Signe du pouce *de Klippel et Weil*, qui manque dans l'hémiplégie flasque : c'est la flexion du pouce quand on étend lentement les quatre derniers doigts fléchis. *Signe de Néri :* dans la paralysie organique des membres inférieurs, angle de 40⁰ au lieu de 70 du côté sain par flexion de la cuisse (flex. du tronc). Hyperextension des fléchisseurs de la jambe. *Signe de la main de Raimiste :* indique une lésion organique et son côté par augmentation du tonus des fléchisseurs : la main paralysée tombe brusquement quand on fait glisser doucement, en détournant l'attention du malade, la main sous l'avant-bras, le membre préalablement appuyé par le coude relevé jusqu'à la verticale. Phénomène de l'adduction et de l'abduction associées au commandement, en maintenant la jambe saine. *Signe de Souques :* dans l'hémiplégie, incomplète toujours, doigts en éventail par extension des deux premières phalanges, en faisant lever le bras paralysé. Enfin signe de *Strümpell :* la flexion de la cuisse paralysée produit une contracture du jambier antérieur avec flexion et torsion du pied en dedans.

Diagnostic de la variété : *Hémiplégie corticale (ramollissement,* embolie, thrombose surtout, tumeurs, fractures). Ictus apoplectique, déviation conjuguée, contractures (au bout de deux à trois mois), aphasie et troubles sensitifs. A noter que l'hémiplégie porte sur les mécanismes musculaires de flexion, extension, etc., plus que sur des groupes. *Hémiplégie capsulaire.* (Hémorragie cérébrale). Croisée, avec hémiplégie faciale, surtout visible dans le rire ou l'action de souffler ; langue déviée du côté paralysé (par action du géno-glosse sain). Paralysie flasque, puis contractures et marche en fauchant ou démarche hélicopode. *Hémiplégie par lésion des couches optiques : syndrome thalamique* de Déjerine et Roussy : troubles sensitifs (partie postérieure, couche optique) et troubles moteurs (segment de la capsule interne), hémiplégie sans ictus, sans contracture, sans exagération des réflexes, sans trépidation et sans le signe de Babinski, mais avec hémianesthésie persistante et douleurs paroxystiques rebelles. Hémiataxie hémiathétose (mouvements lents et de reptation aux extrémités), hémichorée

(mouvements, même au repos). S'il y a hémianesthésie, c'est
la partie postérieure de la capsule interne qui est intéressée.
Troubles vaso-moteurs et trophiques. *Hémiplégie pédonculaire* (Tumeurs, anévrismes, hémorragie). Syndrome de
Weber ou hémiplégie alterne supérieure (hémiplégie collatérale ou du même côté ne s'observe presque jamais) ;
paralysie des muscles du côté opposé à la lésion ; paralysie
de la face et du moteur oculaire commun du même côté. Si
l'hémiplégie est remplacée par un hémi-tremblement, on a
le signe de Bénédikt. Parfois aphasie, avec hémiplégie
droite. *Hémiplégie protubérantielle* : 1/3 inf. par hém.
alterne inférieure ou *syndrome de Millard-Gübler* ; paralysie
des membres du côté opposé à la lésion ; paralysie croisée
de la face du côté de la lésion (entre-croisement du faisceau
géniculé, moteur de la face, avant celui du faisceau pyramidal des membres) ; si le moteur oculaire externe (VIᵉ p.)
est touché : paralysie du droit interne du côté opposé par
filet allant au moteur oculaire commun (IIIᵉ p.) pour la
vision binoculaire. *Hémiplégie bulbaire* : rare. Paralysie
des membres d'un côté et de la langue du côté opposé
(paralysie de l'hypoglosse). Hémiplégie spinale (myélite,
traumatisme, etc.). *Syndrome de Brown-Séquard* : paralysie
des membres du côté de la lésion, hémianesthésie opposée,
face intacte. *Hémiplégie hystérique.* Le spasme glosso-labié
la dénonce souvent : la commissure labiale est attirée en
haut, mais la joue reste ferme. Se distingue par les signes
donnés plus haut pour le diagnostic des hémiplégies anorganiques et organiques. La face est rarement prise ; on
observe de l'hémianesthésie et pas de contractures. *Hémiplégie puerpérale* guérit en général. *Hémiplégie infantile* :
la face est peu touchée, convulsions et paralysies, contractures ; pas de troubles sensitifs, troubles trophiques, intelligence diminuée ; localisation (pied bot, scoliose, etc.).
Rigidité spasmodique de l'hémiplégie double. Le diagnostic
s'impose enfin et moins souvent avec les convulsions, la
maladie de Little, la paralysie obstétricale, etc. **Pronostic.**
Le pronostic est variable avec l'âge, l'étendue des lésions
(formes bulbaires graves de la syphilis). Après deux ou
trois mois, on peut la considérer comme définitive et incurable. Les signes d'hyperkinésie réflexe (avec réactions violentes des régions paralysées) seraient un élément de bon

pronostic (Claude). **Traitement :** comprend surtout dés massages légers et précoces pour prévenir aussi les contractures ; rééducation précoce le plus tôt possible (chaise roulante, béquille, petits bancs de hauteur croissante, appareil à traction) ; électrisation faible et tardive. Hygiène rigoureuse. Révulsifs à la nuque, bromure. Nitrite d'amyle dans l'hémiplégie hystérique (Hirtz) et suggestion ou sommeil hypnotique. Traitement spécifique intensif dans la syphilis.

Hémodiagnostic. — Hémoculture (Courmont et Lesieur). (V. *Examen du sang*.)

HÉMOGLOBINURIE

Définition. On dit qu'il y a hémoglobinurie quand l'urine contient la substance colorante du sang et que la recherche des globules rouges est négative. C'est une complication des états infectieux, par altération des globules, se traduisant par une insuffisance marquée du foie et de la rate. **Étiol. Pathog.** L'hémoglobinurie est donc secondaire et symptomatique des intoxications (poisons minéraux et végétaux), des auto-intoxications (néphrites, artério-sclérose, etc.), des maladies infectieuses et du paludisme. L'hémolyse s'explique par « osmo-nocivité » dans le cas de solutions non isotoniques ou par action microbienne. Il existe une forme d'hémoglobinurie indépendante dite paroxystique essentielle. **Anat. Pathol.** On trouve le pigment hématique dans les cellules des tubes contournés.

Symptômes. On doit recueillir les urines de demi-heure en demi-heure ; elles sont de couleur rose ou vin de Porto et parfois d'un brun chocolat. Cette coloration augmente, puis diminue. Albumine ; pas de globules. Certains médicaments (pyramidon, acide phénique, etc.) peuvent provoquer une coloration voisine de celle des urines hémoglobinuriques. Le spectroscope tranche la difficulté : on constate qu'il existe deux bandes d'absorption de l'oxyhémoglobine, qu'un réducteur peut transformer en une seule. (Voir réaction de Brucke au gaïac et de Heller.)

Hémoglobinurie paroxystique essentielle (Mesnet). Est causée par le froid, les marches forcées, surtout chez l'homme et en particulier chez les rhumatisants, paludiques, syphilitiques ou hérédo-syphilitiques. La maladie procède par accès légers ou intenses présentant le syndrome décrit ci-dessus, avec frissons et malaise pénible ; syndrome relevant pour les uns de la théorie musculaire et ayant pour les autres une origine rénale ; on admet plutôt la théorie sanguine par action du froid sur les hématies (hémolysine particulière). Parfois purpura, anurie par obstruction globulaire des tubes urinifères. En plongeant les doigts ou la main dans l'eau glacée, le syndrome réapparaît dans l'intervalle des accès, qui sont de courte durée ; les urines redeviennent abondantes avec douleurs lombaires et élimination des globules fragmentés ; elles contiennent un dépôt brunâtre : avec la potasse, elles donnent une coloration *dicroïque*, verte par transparence et rouge par réflexion. Dans la forme essentielle, il s'agit d'un syndrome glandulaire (Gilbert), dont l'élément spléno-hépatique explique la fragilité globulaire, avec participation de l'élément rénal à la destruction des globules et à leur élimination. **Pronostic.** La mort peut survenir par anurie ou par asphyxie (hématose) ; mais la guérison est possible.

Diagnostic. Facilité par l'examen urinaire, par l'absence des globules et par la spectroscopie. **Traitement.** Celui de la cause. Quinine, mercure. Sérum de Widal et Rostaine : sang humain injecté à doses massives à des animaux. Éviter le froid, la fatigue, les vêtements chauds ; hygiène, exercice dosé. Soigner la syphilis, la néphrite, l'uricémie ou l'oxalurie.

Hémolyse. — Destruction globulaire par l'hémolysine : paludisme, rhumatisme, intoxications, cancer, états gastro-intestinaux, etc. (*Voir ictère*). Cette dissolution du globule dans le sérum de concentration variable n'a pas lieu dans l'eau distillée. L'hémolyse explique la méthode de déviation du complément.

Hémophilie (des mots grecs : αἱμα, sang ; φυλία, amitié, tendance aux hémorragies). — Il faut y penser en clientèle ; éviter les interventions ou injecter préalablement

du sérum frais (ou chl. de calcium) ; fréquente surtout
chez les garçons, 9 fois sur 10 est due à une altération
humorale ; c'est une prédisposition héréditaire ou congénitale aux hémorragies tenaces, graves et même mortelles.
D'origine cholémique pour Gilbert. Plus particulière aux
jeunes sujets, elle s'atténue souvent. C'est un retard de
coagulation du sang par défaut de fibrine ferment ou de
sécrétion interne ou par diminution de plasma, de substances calciques. Le sang normal se coagule en 5 ou
8 minutes, subcoagulation est retardée (une heure et demie
ou deux), l'hémophilie est grave. C'est en somme une altération humorale : il faut éviter les hémorragies quand il est
possible, préférer le thermocautère au bistouri, ne pas
négliger de traiter toute hémorragie même la plus légère.
En dehors du chlorure de calcium, de l'ergotine, de l'adrénaline, de l'antipyrine, de l'opothérapie, etc., le sérum frais
agit (pour une quinzaine de jours) à la dose hypodermique
de 30 à 40 cc. chez l'adulte, et de 10 à 20 chez l'enfant ;
sérum de lapin, de cheval, antidiphtérique du mois. Ces
sérums sont hémostatiques même sur les plaies. Le sérum
d'animaux serait hétérogène pour l'homme. On a conseillé
récemment (fin 1912) du sérum humain défibriné, peu anaphylactique, riche en thrombokinase et en produits acti-
vants du processus de coagulation. Cette méthode, l'iso-
séro-hémothérapie, paraît active, surtout dans la grossesse
et aussi chez les nouveau-nés (12 cas de guérison ; pourcentage habituel 70 décès sur 80).

HÉMOPTYSIE

Étymologie de αἷμα, sang ; πτυσις, crachement. **Définition.** Crachat de sang causé par une hémorragie de l'appareil respiratoire. **Étiologie.** Traumatique, supplémentaire
(menstrues, hémorroïdes), essentielle (toux, décompression)
Symptomatique des maladies des bronches, du poumon, du
cœur et des maladies infectieuses. S'explique par une altération vasculaire avec élévation de pression.

Symptômes. Prodromes : oppression, toux sèche, sensation de chaleur rétro-sternale, saveur métallique ; sang

rouge en général ; quelques signes pulmonaires ou généraux (fièvre, etc.). On élimine l'épistaxis en faisant pencher la tête en avant, l'hématémèse par la couleur plus foncée, les débris alimentaires, le caractère des prodromes ; de plus, dans l'hémoptysie, crachats hémoptoïques jours suivants et dans l'hématémèse parfois selles noires. Il est rare qu'il faille recourir aux procédés de laboratoire que nous indiquons ailleurs. Très importante dans la tuberculose : toute hémoptysie qui ne fait pas sa preuve est tuberculeuse (Landouzy). Cette hémoptysie est précoce ou prémonitoire, peu grave d'ordinaire (se défier chez la femme des hémoptysies cataméniales) ; tardive elle peut être foudroyante par rupture d'un anévrysme de Rasmussen ou de vaisseaux plus importants. Dans l'hémoptysie tuberculeuse le sang est rouge ou rouge et gris verdâtre. L'hémoptysie qui s'observe entre ces deux variétés indique une poussée nouvelle de pneumonie congestive. Il est indispensable de recourir à l'homogénéisation dans la recherche des bacilles. Dans les maladies de cœur, le sang est plus foncé, parfois jus de réglisse et d'odeur aigrelette (rétrécissement mitral, asystolie). L'hémoptysie se produit aussi dans le cancer, les kystes (crochets vésicules), la gangrène pulmonaire, la syphilis ; dans l'apoplexie pulmonaire le sang est d'un rouge noirâtre ; certaines hémoptysies sont dites hémoptysies vraies, car l'expectoration gelée de groseille du cancer du poumon p. ex. n'est pas une hémoptysie, bien qu'elle puisse exister concurremment. Il faut enfin parfois distinguer l'hémoptysie de l'épistaxis et de l'hématémèse. **Pronostic** variable avec la cause. Dans la tuberculose l'hémoptysie est quelquefois unique. **Traitement.** Position 1/2 assise, mais pendant la syncope tête basse ; pastilles de glace et localement glace pendant 5 minutes, ventouses ; sirop thébaïque, morphine ; ipéca et tartre stibié, ergot, digitale, chlorure de calcium ; poudre de Dover ; nitrite d'amyle, dans l'hypertension, extraits hépatiques, émétine 0,04 surtout dans quelques cas graves ; sérum frais. Traitement de la bacillose, de l'affection cardiaque, etc. Dans la tuberculose, glace, calcium, émétine et sérum frais.

HÉMORRAGIE CÉRÉBRALE

Définition. Irruption du sang le plus souvent dans le parenchyme cérébral et parfois dans les ventricules par rupture d'artériole dilatée. **Anat. Pathol.** Lésions de périartérite au début, athérome, endartérite et surtout rupture d'artère moyenne dans la vieillesse et avant la sénilité, rupture *d'anévrysme miliaire* (un millimètre et moins) par atrophie de la tunique moyenne et dilatation prête pour la rupture ; lacunes de désintégration à l'autopsie ; grâce à un courant d'eau ou au durcissement par le formol, on voit les points rouges constants de l'anévrysme ; à la coupe, caillots rouges ; s'ils sont jaunes (hématoïdine), il s'agit d'hémorragie ancienne ; la sclérose indique une variété plus ancienne encore. Siège au niveau des noyaux dans plus de moitié des cas, opto-striés entre la face externe du noyau lenticulaire et la capsule externe ; noyau gris, noyau caudé ; partie interne de couche optique. L'artère la plus atteinte est l'artère lenticulo-striée, branche de la sylvienne du type terminal et à pression forte, c'est l'artère de l'hémorragie cérébrale. Hémorragie parfois en dehors du noyau lenticulaire et même inondation ventriculaire. Les hémorragies corticales ou sous-corticales en foyer sont exceptionnelles : les hémisphères sont intéressés 9 fois sur 10, protubérance et cervelet ensuite. Hémorragie droite ou gauche. Volume : noisette, noix ou beaucoup plus grande. Parfois plusieurs foyers entourés par une zone anémiée. Lésions de sclérose descendante. En résumé l'hémorragie est causée par l'altération des parois, par l'augmentation de pression (les artères corticales anastomosées subissent moins de pression), par la diminution de résistance du tissu nerveux pour cause variée. **Etiologie.** Hérédité évidente ; tempérament prédisposé : habitus pléthorique ; maladies diathésiques d'intoxications, infection, syphilis, hypertension ; prédilection pour la vieillesse de 50 à 70 ans surtout. Causes occasionnelles : efforts, toux, etc.

Symptômes. Les *symptômes* sont dus plutôt à des phénomènes inhibitoires qu'à une irritation cérébrale ou à la paralysie. Début brusque, presque toujours *par apoplexie,* avec déviation *conjuguée de la tête et des yeux;* le malade regarde sa lésion : siège pli courbe ou partie inférieure de circonvolution rolandique, face interne du lobe occipital (Grasset, Pitres, Roux, etc.). Paralysie faciale avec intégrité de l'orbiculaire des paupières (pris dans la paralysie périphérique) : commissure tirée, asymétrie, etc. S'il y a lésion irritative et contractures, le malade regarde sa lésion; s'il y a lésion protubérantielle, c'est le contraire. Réflexes abolis. *Hémiplégie* croisée partielle ou totale frappant très rarement le thorax, l'abdomen et les yeux. Le malade marche en fauchant (mouvement de circumduction) (v. détails au mot hémiplégie ainsi que le syndrome de Weber ou de Millard Gübler). *Convulsions et contractures précoces* par lésion de la capsule interne ; *hémianesthésie* persistant au delà d'une semaine, caractéristique de l'hémorragie ; troubles vasculaires ou vaso-moteurs, trophiques (escarres, etc.). La contracture tardive est habituelle dans les hémiplégies à début flasque (6e semaine et 3e mois). Elle est annoncée après l'attaque par l'exagération des réflexes tendineux, la trépidation épileptoïde (flexion brusque du pied en avant) et le clonus. Convulsions épileptiformes ; hémichorée, athétose, hémianesthésie dans les hémiplégies légères souvent associées et produites par lésions des corps opto-striés. Adipose. Hémiataxie. Déficit intellectuel moins marqué que dans le ramollissement. Dysarthrie pouvant simuler l'aphasie. Contractures secondaires tardives. Hémorragies cutanées. Particulièrement graves quand les deux côtés sont pris, elle indique une lésion bulbo-protubérantielle, pédonculaire ou une inondation des ventricules. Le signe de Kernig, s'il existe, atteste comme toujours une participation méningée. Formes : hémorragie d'un noyau (curable), ventriculaire (rapidement mortelle), capsule interne (sclérose descendante) : incurable ; flasque, permanente. **Pronostic.** Hémorragie foudroyante ou rapide (quelques jours), période critique 8 à 10 jours, âge favorable 45 à 50 ans, mortelle après 65 ans ; la température ascensionnelle après l'attaque (au delà de 39), l'escarre fessière et 2 ou 3 attaques successives constituent des éléments de pronostic très grave. Les contractures signent une hémiplégie souvent incurable.

Diagnostic. L'absence d'hémiplégie éloigne toute idée

d'urémie, de diabète, d'épilepsie, d'intoxication, etc. ; souvent albumine, sucre dans les urines, etc, ; diagnostic avec la congestion, hémorragie méningée, tumeurs, saturnisme, syphilis, hystérie (stigmates : démarche en draguant), et voir hémiplégie. Diagnostic avec le ramollissement : l'aphasie est en général un signe de ramollissement ; la notion de l'âge, l'état du cœur et surtout des vaisseaux, et la syphilis, appartiennent aussi au ramollissement. Le début, brusque et en quelques minutes, est plutôt le fait de l'hémorragie, cependant ramollissement par embolie dans le rétrécissement mitral. L'hémiplégie droite n'est pas caractéristique. La contracture et la déviation conjuguée de la tête et des yeux, la papille étranglée, appartiennent à l'hémorragie. Notion de température dans les attaques apoplectiformes de la paralysie générale et du tabès. Ponction lombaire, liquide rutilant dans l'hémorragie méningée. Examen du liquide céphalo-rachidien, Réaction de Wassermann. **Traitement.** Les indications sont de lutter contre la pléthore, l'hypertension et de faire de l'hygiène nerveuse. Le traitement de l'attaque comporte la saignée, la glace sur la moitié de la tête siège de la lésion, les révulsifs, le cathétérisme de la vessie et les soins urinaires et parfois le cathétérisme de l'estomac pour faire boire le malade dans les intoxications p. ex. (Marie). Régime sévère. Propreté rigoureuse, massage dès la seconde semaine, rééducation, électrisation par courants continus plutôt que faradiques au bout de 7 à 8 semaines. Châtel-Guyon, Brides, Balaruc les années suivantes, non sans réserves.

Hémorragies. — *De la mœlle (V. hématomyélie)* ; *du poumon* : par infarctus (voir embolie pulmonaire), par rupture d'anévrysme, par déchirure (traumatisme, hypertension, dyscrasie sanguine, infections, troubles vaso-moteurs). *Diagnostic* par l'hémoptysie et les signes concomitants : traitement de l'hémoptysie. *Hémorragie intestinale :* rechercher les amibes, kystes, œufs, etc. (voir cancer, fièvre typhoïde, etc.)

Hémothorax. — Pas d'hématolyse ; caillots dans la plèvre ; fièvre passagère sans infection pleuro-pulmonaire ; pleurésie secondaire ; complications : infections de plèvre et pneumothorax. L'hémothorax traumatique guérit sans opération.

Hépatique (Insuffisance). — D'origine biliaire ou vasculaire. Acholie, azotémie, coefficient azoturique et d'oxydation des soufres abaissés. Urobiline. Indican. Épreuves de Colrat, du bleu de méthylène, réaction de Gmelin, de Grimbert, etc. (V. mal. du foie). Nous ne résumons ici que les notions cliniques.

La petite insuffisance hépatique s'observe au cours de maladies infectieuses ou des maladies du foie ; il faut souvent la dépister par l'examen des urines. L'insuffisance peut être dissociée, n'atteindre qu'une fonction et même qu'un élément (pigments p. ex.) dans une fonction (Hanot). Les épreuves ci-dessus sont plus ou moins positives et le malade présente des symptômes digestifs, de petites hémorragies, des troubles mentaux à peine esquissés (neurasthénie, etc.) ; le diabète par anhépathie de Gilbert, certaines dyspepsies d'apparence purement psychique relèvent de cette insuffisance du foie.

La grande insuffisance hépatique se confond avec l'ictère grave quand elle revêt le type le plus aigu. Elle se caractérise, à un degré moins accentué, par des troubles nerveux, hémorragiques, cutanés beaucoup plus importants que dans la variété légère. On note en particulier de l'hypotermie, de la torpeur cérébrale, de l'amaigrissement, les gencives saignent, ecchymoses, purpura, épistaxis, etc. Le traitement repose sur le régime lacté, petit-lait, lait écrémé, à doses fractionnées en facilitant son administration systématique par tous les moyens. Képhir. Lait et féculents, régime lacto-végétarien dans les formes bénignes. Interdire les graisses, viandes, poisson de mer, œufs, crèmes, fromages, pâtisserie, petits pois, choux, asperges. Infusions chaude comme boisson. Sel de Seignette. Sulfate, phosphate, bicarbonate, benzoate de soude. Calomel à dose antiseptique. Opothérapie. Massage du foie très doux. Eaux de Vichy et des Vosges. Insuffisance moyenne ou légère avec atonie : Pougues.

Hérédo-ataxie cérébelleuse. — Familiale et héréditaire pouvant frapper au même âge (20 à 50 ans)

plusieurs membres d'une même famille, (alcoolisme des
ascendants) ; progressive, mais de très longue durée, elle se
traduit par des signes de fatigue nerveuse au début, puis
par de la titubation, du tremblement exagéré par le voisinage de l'objet que le malade veut saisir, des grimaces,
par des modifications de la parole. L'incoordination des
mouvements va en augmentant jusqu'à l'impotence ; à
signaler que les réflexes sont augmentés, les pupilles sont
normales, la papille est atrophiée, la 3e et la 6e paires
peuvent être paralysées. *Diagnostic* avec la **sclérose** en
plaque et la maladie de Friedreich qui débute plutôt et ne
serait qu'une forme de la même maladie (Marie). Le *syndrome cérébelleux* s'observe dans la maladie de Friedreich
et dans l'hérédo-ataxie cérébelleuse. Il comprend un ou
plusieurs des signes suivants : titubation cérébelleuse,
ébrieuse, le malade fait des zigzags, festonne en marchant,
asynergie de Babinski : tous les mouvements qu'exige un
acte ne peuvent être accomplis ensemble, ils sont décom-
posés en leurs éléments les plus simples, on est obligé
d'aider le sujet dans la démarche asynergique; si on lui
demande de ramener ses jambes à une position donnée il
décompose les mouvements avec une certaine brusquerie,
les mouvements sont démesurés (hypermétrie), ils ne
peuvent être faits avec rapidité (adiadococinésie); tremblement intentionnel; vomissements, vertiges, céphalée. Le
syndrome cérébelleux, malgré l'incoordination, ne doit pas
être confondu avec l'ataxie ; le signe de Romberg est d'ailleurs très rare et les signes ci-dessus ne se rencontrent
pas dans l'ataxie proprement dite.

Hirschprung (maladie de). — Mégacôlon congénital
ou malformation, dilatation du côlon descendant, chez l'enfant, entraînant une constipation également congénitale.

Hydronéphrose. — Tumeur rénale par distension
urinaire (cancer, rein mobile, tumeur, calcul, caillot, etc.).
Intermittente (coudure de l'uretère, lithiase) ou permanente
(nécessité du cathétérisme de l'uretère pour le diagnostic et
le traitement). Peu de signes fonctionnels; parfois uropyo-
néphrose. Néphrotomie ou néphrectomie, s'il y a lieu.

Hydrothorax. — Hydropisie de la plèvre en dehors de toute inflammation de la séreuse, c'est-à-dire sans exsudat. Cardiaque (mitral ou vieil aortique) par gêne, par stase dans la veine cave supérieure et par altération du sang ou dyscrasie; élimination insuffisante des chlorures (Widal). Épanchement modéré; 1 à 2 litres au plus sans déplacement d'organes. Début insidieux, syndrome caractérisé par de la matité à la base et de la dyspnée, une diminution des vibrations du murmure vésiculaire, l'égophonie et la mobilité du liquide.

Ordinairement, mais non toujours, bilatéral avec prédisposition à droite, avec peu ou point de déplacement des organes. Liquide de faible densité, moins de 1015; pas de réaction de la fibrine avec la réaction de Rivalta (v. épanchements) : nuage formé par addition d'acide acétique et disparaissant si l'on en ajoute d'autre. Dans l'hydrothorax rénal le bruit de galop disparaît. Le pronostic est grave. *Diagnostic* avec congestion œdémateuse passive et pleurésie. *Traitement.* Thoracentèse rarement nécessaire; provoquer la diurèse critique; digitale, strophantus, théobromine et régime déchloruré.

Hyperchlorhydrie. — (*V. dyspepsies*). Ex. du suc gastrique.

HYPERTENSION ARTÉRIELLE
ET HYPOTENSION

(*V. artério-sclérose et maladie des vaisseaux*). Rechercher l'hypertension en dehors des digestions et, si possible, dans la position couchée. Le doigt permet de sentir un pouls plein, hypertendu; mais ce moyen est infidèle, il faut avoir recours aux appareils énumérés à l'article sur les maladies des vaisseaux. On distingue une tension maxima ou systolique et une tension minima ou diastolique; l'écart entre les deux fournit la *pression différentielle*. Cette pression a conduit à une division d'un gros intérêt pratique : hypertrophie fonctionnelle sanguine, curable et, succédant à celle-ci, hypertrophie lésionnelle rénale plus ou moins incurable ; ainsi que le fait remarquer Martinet à qui nous empruntons toutes ces notions inédites, attendre le bruit de galop qui précède le second bruit aortique éclatant pour faire le diagnostic de l'hypertension, c'est attendre la caverne pour reconnaître la tuberculose. Martinet indique ces deux principes importants qui exigent le caractère permanent des faits pour avoir toute leur valeur pratique. a) Le débit urinaire quotidien par centimètre cube de pression différentielle est, chez un individu indemne de lésion rénale, égal ou supérieur à 1/4 de litre ou 0,25 ; il est inférieur à 1/5 de litre et à 0,20 dans la sclérose rénale. Cette hypofonction est indispensable à connaître dans les cures de diurèse, soit à la station thermale, soit à domicile. b) Le rapport de la pression différentielle à la viscosité du sang est inférieur à 2 chez un sujet indemne de lésion rénale et supérieur à 2,5 dans la sclérose rénale. L'hypertension est passagère dans l'hémorragie cérébrale, le tabès ; durable dans le mal de Bright, l'artério-sclérose et le diabète. Le signe de la temporale est un signe typique d'artère superficielle flexueuse, dilatée et hypertendue ; le signe de Hallion et Laignel-Lavastine consiste dans la persistance d'une raie blanche abdominale produite par l'ongle ; le syndrome de Vaquez groupe l'amaurose, l'aphasie transitoire, les bouffées de chaleur, les bourdonnements d'oreille, l'engourdissement des membres. Autres accidents. Œdèmes du poumon. Crises gastriques, intestinales, céphalée du matin des hypertendus (néphrite interstitielle, syphilis, tabagisme, alimentation carnée) disparaissant après le repas et prédisposant à l'hémorragie cérébrale 3 fois sur 4 (Rénon). Comme pathogénie, il s'agirait d'un spasme des vaisseaux périphériques et obstacles dans l'écoulement du sang dans les capillaires ; on s'est demandé si c'était la cause ou l'effet. Théorie surrénale de Vaquez. L'hypertension de la néphrite est caractérisée par la stabilité du pouls (ne diminue pas de 6 à 8 pulsations en passant de la position verticale à la position couchée). Hypertrophies partielles de la temporale, de la pédieuse. Chez le vieillard, la carotide, la crurale sont plus hypertendues que la radiale. L'hypertension permanente est grave ; les grands hypertendus ont 24, 25 et plus de pression artérielle. L'augmentation de la pression différentielle, l'écart trop grand entre Mx et Mn est d'un mauvais pronostic. Lian donne la formule $\dfrac{Mx}{2} + 1$ pour avoir la pression minima normale, si Mx égale 14 Mn doit être normalement égal à 9, (V. Vaisseaux). *Traitement.* Hygiène (pas d'intoxications, de tabacs, de poisons alimentaires, de plomb, etc.) petits repas lacto-végétariens, exercice modéré, vie très calme ; iodure à petites doses, gui, hypotenseurs, bicarbonate, nitrites ; saignée, cure déchlorurée, purgatifs, ponction lombaire, bains carbo-gazeux. *L'hypotension* s'observe dans les pyrexies, les convalescences, les endocartites, myocardites en général anciennes, certains empoisonnements ; pouls stable (dans la tuberculose), instable (plus fréquent dans la position debout). Epreuve de la glace pour examen de la radiale (Josué et Paillard). Ergot, spartéine, caféine, digitaline à doses cardiotoniques.

Hypertension portale. — Syndrome surtout fréquent dans les cirrhoses biveineuses et caractérisé par l'ascite, les hémorragies gastro-intestinales, les hémorroïdes, l'hypertension artérielle, la splénomégalie, l'absence de diurèse provoquée, l'opsiurie (retard d'élimination après le repas). **Traitement** par la révulsion, le massage, le régime, le repos au lit, les purgatifs, la théobromine, etc. (V. maladies du foie).

Hypochlorhydrie. — (V. Dyspepsies).

HYSTÉRIE

Question actuellement très discutée comme tant d'autres maladies nerveuses. Nous résumons, avec les notions classiques, les quelques notions pratiques qu'on peut dégager des idées nouvelles, idées théoriques, souvent trop personnelles et trop absolues. **Etymologie** de ὑστέρα, utérus, étym. inexacte puisque l'homme peut être hystérique et l'est très souvent en milieu hospitalier. **Définition.** Névrose complète caractérisée par des stigmates, des attaques et un état mental spécial. Pour Babinski, psychose d'irritation se manifestant par des troubles primitifs d'origine suggestive et qu'on peut guérir par persuasion. Dans la suggestion, on provoque une idée ou un acte déraisonnable; dans la persuasion, l'idée émise est raisonnable. D'après cet auteur, l'ancienne hystérie doit être remplacée par le pithiatisme (de πειθώ, persuasion; ιατος, guérison). **Anat. pathol.** Pas de lésions apparentes, ce qui cadre bien avec la théorie purement psychique. **Etiologie.** Terrain névropathique, causes occasionnelles; émotion, contagion, urémie, intoxication, infection, puberté. traumatisme, etc. **Pathogénie.** Rétrécissement du champ de la conscience (Janet), troubles vaso-moteurs; défaut de corrélation entre le physique et le moral, troubles du psychisme inférieur sensoriel et moteur (Grasset), idée fixe (Charcot), etc. Hypnotisme passif pour les uns, pour d'autres, l'hystérie doit être distinguée de l'hypnotisme (Bernheim), etc.

Symptômes. La grande attaque hystérique, d'une durée de 15 à 20 minutes, comprend une *aura sensorielle*, souvent abdominale (ovarie), sensation de *boule* remontant vers la gorge, sensation de strangulation, etc.; une première période épileptoïde, mais le malade prépare sa crise « pour la bien piquer », *convulsions toniques et clowniques* (courte durée) : 2ᵉ période : mouvements désordonnés ou de *clownisme* (grands mouvements, arc de cercle, salutations, la malade « fait le pont », etc.); 3ᵉ période : *des attitudes passionnelles* gaies ou tristes; 4ᵉ période : *des hallucinations et visions effrayantes*. Parfois état de mal de plusieurs semaines avec attaques répétées, léthargie, catalepsie. Les petites attaques d'hystérie vulgaire ont les mêmes prodromes : mouvements clowniques, désordonnés, du bassin surtout; tremblements; émission d'urine, abattement après la crise. La compression des zones *hystéro-frénatrices* permet de provoquer ou d'arrêter les attaques. Pour Babinski, on obtient les mêmes résultats avec les moyens persuasifs. L'hystérie non convulsive se traduit par des manifestations multiples : paralysies (après trauma surtout) respectant la face (voir hémiplégie flasque), avec démarche de Todd (semble balayer le sol avec la jambe qui traine); état d'imminence de contractures (Brissaud et Richet) ; et contractures cédant, au début, au chloroforme : aux extrémités; torticolis, strabisme, rétention d'urine, spasme œsophagien, etc.); tremblements (de 4 à 12 oscillations par seconde, à rythme variable); chorées rythmiques, tics; hémianesthésie exactement limitée à la ligne médiane, sensitive et sensorielle, modifiée par l'application sur la peau de métaux divers (transfert, métallothérapie); *clou hystérique : protubérance occipitale externe.* Dysesthésies (non douloureuses), névralgies; acroparesthésie, engourdissement au réveil, aphalgésie, douleur par simple contact, algies; hyperesthésies avec zones hystérogènes : bregma, xyphoïde, ovaire, sous les seins; zones idéogènes de babillage de chaque côté du ventre et des apophyses mastoïdes; aphonies, parole chuchotée; mutisme avec lucidité; dermographisme, anesthésie pharyngée, vomissements, météorisme, spasme, toux, aboiement, dysménorrhée, aménorrhée, vaginisme; cécité hystérique soudaine avec intégrité de l'appareil oculaire, le plus souvent bénigne; du côté des sens : rétrécissement du champ visuel auec pupille saine, vision en défaut à la périphérie du champ visuel; strabisme; dyschromatopsie (vision du rouge en dernier lieu au lieu du bleu), asthénopie accomodative, myopie, macro et microscopie; abolition de la sensibilité cornéenne, ptosis avec sourcil abaissé et plis verticaux plus accentués; surdimutité et anósmie rares; troubles trophiques : œdème bleu des pieds et des mains, seins, etc.; l'hystérie est, de plus, « la grande simulatrice » d'autres états morbides. Les stigmates classiques (anesthésie pharyngée et cornéenne, rétrécissement du champ visuel) n'ont donc pas la valeur qu'on leur attribuait. Etat mental avec tendance à la simulation et à la dissimulation; imagination trop vive, versatilité; facilité de persuasion et de suggestion; amnésie et aprosexie (défaut d'attention), parfois refus d'aliments et idées de suicide assombrissant le pronostic, ou folie hystérique.

Diagnostic. Ce diagnostic est fait, dans l'hystérie classique, par la recherche des stigmates (voir plus haut); anesthésie pharyngée, sensibilité de la cornée abolie, rétrécissement du champ visuel, dyschromatopsies, hyperesthésies; zones hytérofrénatrices. On ne constate pas comme dans l'épilepsie de la pâleur de la face, de la mydriase; les reflexes tendineux ne sont pas modifiés (pas de signes de Babinski p. ex.), pas d'ecchymoses linguales, etc. Les stigmates, d'après Babinski, peuvent être suggérés (persua-

sion ou contre-suggestion) mais non les maladies plus ou
moins organiques ; un psychothérapie habile les fait dispa-
raitre. La définition déjà donnée des états pithiatiques est
un diagnostic. Les paralysies, atrophies, troubles vaso-
moteurs n'appartiendraient pas à l'hystérie dans la théorie
nouvelle. Malgré tout, la description ci-dessus permet de
distinguer l'attaque d'hystérie de l'épilepsie ; dans la léthargie, la résolution est complète, mais avec hyperexcitabilité
musculaire ; dans la catalepsie, les yeux sont ouverts et les
membres conservent la position qu'on leur donne. L'hémiplégique hystérique drague (signe de Todd) au lieu de fau-
cher, etc. La grossesse atténue, pour un temps variable, les
phénomènes hystériques et épileptiques. **Traitement.** Chez
les enfants, la séparation de la famille peut s'imposer ; surveiller les lectures, la puberté, etc. Hydrothérapie tiède, climat doux, etc. Les attaques peuvent être arrêtées par compression de zones hystérofrénatrices ou par occlusion des
paupières ; n. d'amyle, les états pithiatiques guérissent par
une psychothérapie méthodique, dans l'isolement : poser
des questions surtout ; c'est la suggestion à l'état de veille
ou la persuasion en détournant le malade de ses manifestations ; ne recourir à l'hypnose qu'en cas de nécessité
absolue ; la suggestion pendant le sommeil est difficile.
Supprimer les excitants divers. Des théories nouvelles, il
suffit de retenir l'importance diagnostique et thérapeutique de la suggestion et surtout de la persuasion, avec
rééducation de la volonté. L'hystérie de l'homme guérit
plus difficilement que celle de la femme.

ICTÈRES

Définition. Ictère ou jaunisse (pigments biliaires). Syndrome caractérisé par la coloration jaune de la peau et par
des troubles d'origine *biliaire* ou *hématique ;* cette dernière
variété est une conception assez récente (1909 à 1912) ; au
point de vue pratique, on peut distinguer des ictères choluriques francs, à Gmélin positif, avec passage des éléments
biliaires dans l'urine, et ictères acholuriques, atténués, atypiques, à Gmélin négatif, souvent secondaires d'infection et

d'intoxication, sans pigments biliaires dans l'urine : dans la cholémie, on retrouve des pigments dans le sang. **Anat. pathol.** Dans les ictères par rétention, inflammation du canal cholédoque ; la substance biliaire au lieu de passer par le cholédoque prend la voie sushépatique (veine cave inférieure et cœur droit). Ictères métapigmentaires de Hayem. **Etiologie. Pathogénie.** On attribuait tous les ictères à une obstruction des voies biliaires, on distinguait, avec Gübler, des ictères biliphéiques, par rétention, et hémaphéiques ou par transformation des globules rouges en hémaphéine, puis en pigments biliaires : or, l'hémaphéine n'existe pas et la cellule hépatique est le plus souvent en jeu ; on admet aujourd'hui que les ictères sont causés par une localisation microbienne sur la cellule du foie, c'est cette lésion du parenchyme qui peut provoquer la rétention biliaire. La transformation de l'hémoglobine en bilirubine dans les ictères hémolytiques se fait dans la généralité des tissus. Les voies biliaires sont plus rarement en cause qu'on ne le supposait ; ensuite on a parlé de dyshépathie avec urines uro-bilinuriques ; dans certains cas, on retrouve la *fragilité globulaire* qni caractérise les ictères d'origine hématique et dits hémolytiques. L'urine biliphéique donne, avec l'acide nitrique, la coloration verte et l'urine hémaphéique, la coloration acajou. Les pigments peuvent se rechercher par la réaction de Grimbert (chlor. de baryum) ou par la coloration bleu vert que donne, avec l'urine examinée, la teinture d'iode au dixième. L'urobiline (urine acajou, sur le linge tache saumon), dérivé de l'hémoglobine sans fer, donne une bande sombre entre le vert et le bleu au spectroscope, c'est le pigment du foie malade (Hayem) ; réactif de Denigès : couleur fluorescente obtenue en agitant 2 cc. d'alcool amylique avec un peu d'urine : ajouter une solution ammoniacale de chlorure de zinc. On utilise aussi la cholémimétrie, en prenant pour base 1 de bilirubine pour 36000. Les propriétés hémolysantes sont étudiées après épreuve de Donath et Landsteiner dans l'hémoglobinurie paroxystique (l'hémolyse normale par sérum ayant subi, pendant une demi-heure, une température de 0° et pendant 2 heures une température de 37°). Voir Hémoglobinurie (traduit une insuffisance marquée du foie et de la rate). L'auto-agglutination des hématies se recherche avec une goutte d'hématie et

X. gouttes de sérum. Penser aux hématies granuleuses, aux hémoconies. La fragilité globulaire (Chauffard, Widal, etc.) est étudiée avec 24 tubes numérotés contenant l'un 68 gouttes de solution physiologique à 7 °/₀₀ et II gouttes d'eau distillée, et les autres avec nombre décroissants de gouttes de sérum et croissants d'eau distillée; l'hémolyse commence parfois dès le premier tube; en moyenne il faut 42 gouttes (sérum) et 28 gouttes eau distillée (teinte jaune). L'hémolyse est à son maximum quand il n'y a plus de culot. On peut étudier aussi les hématies déplasmatisées; les hématies granuleuses, visibles par le réactif de Pappenheim (p. égales de vert de méthyle et pyronine en solution aqueuse saturée) *Chauffard et Fiessinger*, ou encore par le bleu polychrome de Unna (globules pointillés de granulations bleues). Dans l'ictère congénital, les globules sont très fragiles et diminuent de nombre (3.500.000); dans l'ictère acquis, nombre de globules moitié moins élevé, fragilité moindre, fièvre, sérum agglutinant ses propres hématies (v. cholémie). Les ictères dénotent enfin un certain degré d'infection d'origine externe ou interne (ptomaïnes, Chauffard, etc.) à part peut-être l'ictère émotif, voies sanguine ou hépatique (Kelch). On a aussi recherché les pigments biliaires dans les sueurs, la salive, le liquide céphalo rachidien. On distingue étiologiquement les ictères par rétention (décoloration des matières, cholémie allant jusqu'à 1 p. °/₀₀ au lieu de 36000) les angiocholites. la cholémie familiale, les cirrhoses biliaires, les ictères hémolytiques, les ictères émotifs, infectieux, toxiques et enfin l'ictère grave. Les ictères par obstruction sont bien moins fréquents qu'on ne le supposait, car nous venons de le dire l'insuffisance hépatique est le plus souvent en cause. La maladie de Weil ou typhus bénin hépatique, est un ictère à répétition.

Symptômes. Ictère catarrhal, bénin, jaunisse, angiocholite légère : coloration de conjonctive, sublinguale, tempes, plis de flexion; cholurie un jour avant la coloration des téguments; Gmelin positif : matières décolorées couleur mastic. État gastro-intestinal, courbature, abattement, etc. Stéarrhée; bradycardie 40 à 50; sphygmographe : ascension lente, descente longue, dicrotisme ou polycrotisme. Urines rares, myalgies, arthralgies, augmentation de résistance

globulaire. Les ictères choluriques typiques se caractérisent par la coloration de la peau et des muqueuses ; par
la réaction de Gmélin ou par celle Hay (soufre, *voir mal.
du foie*) pour les urines ; pour le sang, par le Gmélin, la
cholémimétrie et la résistance normale des hématies ; décoloration des matières et plus souvent l'hypercoloration
(ictère pleio-chromique) ; le poul est lent (bradycardie), prurit, urticaire, xanthélasma (plaques jaunes des paupières) et
enfin fatigue,

Les ictères acholuriques, atypiques des cirrhoses vasculaires p. ex., les anciens ictères hémaphéiques de Gübler,
se trouvent rajeunis par la théorie des ictères hémolytiques
d'origine sanguine et non biliaire. D'après Hayem, l'urobiline de cette forme doit être considérée comme le pigment
du foie malade. C'est le type métapigmentaire. D'après Gilbert, cette variété urobilinurique correspond à une cholémie légère, les ictères typiques indiquant une cholémie
intense et le passage de la bilirubine non transformée et
en excès. L'ictère atypique est moins marqué, respecte les
muqueuses ; les urines donnent la teinte jaune ou la réaction acajou de l'ancienne hémaphéine.

Les ictères secondaires et hémolytiques, la cholémie
appartiennent au groupe des ictères acholuriques, ainsi
que la maladie de Hanot.

L'ictère hémolytique peut être un ictère par fragilité globulaire, sans hémolyse dans le sérum et avec hématies
granuleuses, ou un ictère par agression globulaire, hémolyse dans le sérum, peu de fragilité. Dans l'ictère métapigmentaire, coloration de la peau moins intense ; urines foncées, selles rousses, prurit et signes d'insuffisance hépatique ; ictère hémolytique ; acholurie, coloration à peu près
normale des selles ; auto-agglutination, hématies granuleuses plus de 10 % ; ni prurit, ni bradycardie, forme congénitale ou acquise, fragilité globulaire caractéristique. Ce
sont des cholémies pigmentaires (Widal, Abrami et Brulé)
et des ictères urobilinuriques. Les ictères infectieux d'une
durée de 10 à 20 jours s'accompagnent d'insuffisance hépatique ; ils peuvent simuler la typhoïde. L'ictère catarrhal et
l'ictère émotif sont bien connus, c'est le type de l'ictère banal.
L'ictère des nouveau-nés n'est pas grave sauf si plaie ombilicale ou hérédo-syphilis, mort 70 % ; dans la 2e enfance,

cholémie familiale ; ictère catarrhal vers 14 ans, d'origine intestinale, pouls parfois rapide au lieu d'être ralenti.

Pour résumer les variétés d'ictère les plus nettement connues nous dirons : ictères avec rétention, ictères catarrhal ou encore d'origine lithiasique ou néoplasique, ictères avec matières colorées ; deux grands groupes : ictères cholurique ou pléio-chromique (cirrhose biliaire p. ex.), ictères acholuriques de la cholémie, de la cirrhose vasculaire, ce dernier genre comprenant l'ictère hémolytique. Il ne faut pas oublier enfin les ictères à rechute de Mathieu. Les microbes en cause peuvent être ceux des maladies causales ou autres.

Diagnostic. Examiner l'ictérique à la lumière *du jour*. Étude des urines : couleur, rythme d'élimination, recherche des pigments et sels biliaires, de l'urobiline, du sucre, de l'alb. Etude du sang : cholémimétrie (pigments) cytologie des hématies et leucocytes, résistance globulaire, insuff. hépa. (glycosurie digestive, hipoazotémie, toxicité urinaire). Penser à la spirochétose. **Diagnostic** avec chlorose, cancer, paludisme, diabète. Addison. C'est l'étude de l'hémolyse qui seule permet de faire un bon diagnostic des ictères hémolytiques. L'ictère par rétention se caractérise par la décoloration des matières. L'ictère peut être aigu ou chronique, catarrhal, infectieux. **Pronostic** très variable et par suite difficile à prévoir à cause des aggravations, des rechutes, sans parler de l'ictère grave : complications toujours possibles. L'ictère hémolytique congénital est long et peut se transmettre héréditairement. L'ictère acquis varie avec la cause. **Traitement.** Lait, légumes, fruits cuits. Boldo, purgatifs salins, calomel, lavements froids, benzoate de soude, opothérapie. Traiter la syphilis, le paludisme, etc., repos et oxalate de fer dans l'ictère hémolytique acquis (v. *maladies du foie*).

ICTÈRE GRAVE

Synonymie. Ictère fatal, ictère malin, ictère typhoïde, fièvre jaune nostras. **Définition.** Syndrome de grande insuffisance hépatique s'accompagnant de troubles sérieux (ictère, hémorragies, état général, etc.), par toxi-infection hépato-rénale. **Anat. Pathol.** Il faut savoir que les lésions ne sont pas en rapport avec la gravité des symptômes : elles sont parfois presque nulles. Foie diminué de volume (1,000, 500) ; dans les cas types, atrophie jaune aiguë (Frerichs), atrophie rouge, acholie, cellules hépatiques déformées ou détruites ; parfois hépatite parenchymateuse (hypertrophie conjonctive), voies biliaires obstruées par épithélium boursouflé et desquamé ; produits de désassimilation : tyrosine, leucine ; reins et rate hypertrophiés ; cœur feuille morte ; ecchymoses de la muqueuse digestive. **Etiologie.** Rarement primitif (phosphore, etc.), habituellement secondaire d'états infectieux (fièvre typhoïde, pneumonie), et des intoxications ; de la grossesse, presque fatal dans les suites de couches ; terminaison assez fréquente des maladies graves du foie. En somme, l'ictère grave se manifeste surtout chez les sujets épuisés et en état de moindre résistance. **Pathogénie.** Infection microbienne : staphylocoque, streptocoque, colibacille, le bacille agit sur l'endothélium, la leucocytose, etc. ; les poisons bacillaires agissent sur les cellules du foie ou du rein qui arrivent au degré de complète déchéance fonctionnelle. L'ictère grave diffère des autres ictères en ce qu'il frappe des sujets dont le foie est déjà insuffisant ou très malade. Mais le foie étant souvent hyperactif dans l'ictère grave, le danger n'est pas dans cet organe mais dans le rein et dans l'azotémie (Merklen, Helouin).

Symptômes. Début insidieux ou brusque par frisson, état grippal et peu à peu typhoïde ; 3 grands signes : *ictère* d'intensité variable avec ou sans réaction de Gmélin ; *hémorragies* constantes par absence de fibrinogène ou de kinase, purpura, hématémèse, épistaxis et moins souvent hématurie, hémoptysie ; s'explique par la destruction de la cellule ; *manifestations nerveuses :* dépression, torpeur, hoquet, soubresaut des tendons, délire, coma. Pouls et température variables ; colibacille (hypothermie), autres microbes (hyperthermie). Foie diminué de volume, rate, au contraire, hypertrophié. Anurie, urines foncées, albumineuses, hypoazoturiques contenant de la tyrosine et de la leucine. **Pronostic.** Ictère foudroyant parfois ; guérison possible, quoique rare, par *crise* urinaire. Importance favorable de la diurèse et du chiffre de l'urée.

Diagnostic. Avec endocardite, intoxication phosphorée, infection puerpérale. Ictère aggravé. **Traitement.** Régime hydrique, puis lacté. Injections de sérum, huile camphrée, caféine, opothérapie, peu de médicaments ; un peu d'alcool, saignées, purgatifs, lavements froids, urotropine française, traitement des symptômes.

Ictérogène (Spirochétose). — Maladie étudiée pendant la guerre et découverte par deux Japonais, Mada et Ido, en novembre 1914. L'inoculation au cobaye entraine sa mort en 10 jours. On trouve des spirochètes avec des frottis faits avec les organes du cobaye.

Les formes typiques réalisent le syndrome d'une infection banale : température 39°. L'ictère survient vers le 4e ou le 6e jour. Au 10e jour apyrexie : fièvre à 40°, ensuite, jusqu'au 21e jour, enfin apyrexie définitive. Symptômes nerveux. Dans les formes atypiques, la variété à recrudescence fébrile constitue le type moyen, mais on observe des variétés bénignes, rappelant l'ictère catarrhal et des variétés rappelant, au contraire, l'ictère grave. Souvent le syndrome méningé ouvre la scène, l'ictère apparait tardivement et la maladie se rapproche de ses caractères habituels. A l'autopsie on trouve des suffusions sanguines, de la congestion des ganglions et de la rate. Le foie est gros, mais moins atteint que le rein. Comme pronostic, la mortalité est au Japon de 40 %, en France de 3 p. 40. Le diagnostic clinique est confirmé par la présence du spirochète, par l'inoculation et par la recherche des agglutinines. Comme traitement on vient d'abandonner l'arsénobenzol. On instituera la térapeutique des ictères ; régime hypoazoté, saignée et ponction lombaire en cas de syndrome méningé. Fissinger a appliqué à l'examen des urines centrifugées la méthode relative à la syphilis de Fontana-Tribondeau.

Ictus laryngé. — Dans le tabès, la goutte, le spasme de la glotte, on rencontre des manifestations laryngées par lésion bulbaire : toux quinteuse, spasmes, vertiges, parfois chute et même, exceptionnellement, mort par asphyxie.

Indican. — Se retrouve dans l'infection intestinale et, a-t-on voulu dire, dans le cancer. Recherches parties égales d'urine et d'acide nitrique ou HCl + chloroforme. Coloration bleue au bout de quelques heures.

INSUFFISANCES GLANDULAIRES

Les syndromes pluriglandulaires ont été classés par Claude et Gougerot en syndromes d'hyperfonctionnement, d'hypofonctionnement, de déséquilibre et frustes.

Le syndrome adiposo-génital de Launois et Cleret et la dystrophie des adolescents s'observent chez les enfants. Dans ce dernier cas l'hypophyse est hypertrophiée, l'enfant a trop grandi, ses membres sont très allongés, le thorax est étroit. La nutrition générale et la circulation sont languissantes (Hutinel). Le traitement repose sur l'association opothérapique (extrait orchitique 0,10 ou 0,20 ou extrait ovarien et extrait hypophysaire). Il sera suivi pendant des mois entiers. L'opothérapie hypophysaire est hypertensive et excitante des fibres lisses (intestin et utérus).

L'insuffisance surrénale peut se manifester par le syndrome addisonien (mélanodermie, troubles digestifs, asthénie), et, au cours des maladies aiguës, par des troubles cardio-vosculaires. Le traitement n'est permis que dans les cas frustes. Il donne de mauvais résultats dans l'insuffisance grave.

L'INSUFFISANCE THYROIDIENNE

L'expérimentation et la pathologie donnent des résultats concordants. On observe les cas les plus nets dans le myxœdème ; ils sont plus atténués dans l'infantilisme type Brissaud. L. Tixier insiste sur l'intérêt que présentent les petits signes de l'insuffisance : il faut les dépister dans les cas les plus légers : céphalée frontale, névralgie occipitale, inaptitude au travail. Circulation ralentie dans les extrémités. Incontinence d'urine. Deux centigrammes d'extrait sec au-dessous de 2 ans ; 0,05 au-dessus ; après 15 ans doses de 0,10. Régime lacto-végétarien et 2 fois par mois purgatif salin. Ce traitement doit être surveillé et suspendu avec un pouls atteignant 105-110 et avec une température atteignant 38°.

Insuffisances valvulaire, hépatique, etc.
— (Voir lésions de l'aorte, lésions mitrales, etc.)

INTOXICATIONS

Étiologie. — Crimes ou suicides : oxyde de carbone, gaz, arsenic, phosphore, laudanum, etc. Accidents : poisons, aliments, champignons, etc.; enfin intoxications professionnelles.

Signes et Traitement. *Intoxications alimentaires :* vomissements, coliques, diarrhée, urines rares, mydriase, pouls petit : vomitifs dans les quatres premières heures, ensuite purgatif *ab ore* et en lavements, antiseptiques intestinaux, lait, eau de Vichy; lutter contre le collapsus. Le botulisme (voir botulisme, de botulus, boudin) est dû à l'intoxication par la charcuterie et au bacillus botulinus d'Ermengem. Gastro-entérite, état typhoïde léger, mydriase énorme. Certaines farines même sont toxiques : *ergotisme*, ancien feu de Saint-Antoine, se traduit par une sorte d'ivresse et de vertige dans la forme aiguë, par des convulsions et de la gangrène dans la forme chronique. Voir *pellagre* (par farine de maïs); *lathyrisme* (gesse) provoque une paraplégie spasmodique. Les maladies alimentaires par *carence*, sont aussi causées par l'abus des céréales décortiquées : la cuticule contient des vitamines indispensables; des aliments *frais* (jus de légumes, etc.) ont une action curative rapide. A côté des toxines bactériennes, des ptomaïnes, des leucomaïnes, il faut faire entrer parfois en ligne de compte l'anaphylaxie alimentaire ou intolérance individuelle pour certains principes. L'empoisonnement par les moules (albumines hétérogènes) est dû à un alcaloïde : la mytilotoxine. Le canard au sang devient toxique par le bactérium coli de l'intestin et des ptomaïnes; le gâteau Saint-Honoré par pullulation microbienne en milieu favorable etc. *Arsenic :* 2/3 des empoisonnements; ecchymose des muqueuses, dégénérescence graisseuse. Recherche : arsenic et charbon dans un tube à essai : anneau noir miroitant par chaleur ou sulfure jaune avec Hcl. étendu, précipité par acide sulfcydrique; appareil de Marsh pour l'intoxication chronique;

flamme livide et taches brunes sur une soucoupe. Syncope toujours possible, saveur âcre, vomissements, diarrhée riziforme ou en grumeaux, striée de sang, dyspnée, crampes, convulsions, paralysie surtout des petits muscles des mains et des pieds (chiropodale). Dans la forme chronique (fabrique de papiers peints, montagnards, etc.), pigmentation de la peau, ulcération plantaire et palmaire, coryza, angine, asthénie, cachexie. Administration larga manu d'hydrate de sesquioxyde de fer par c. à café toutes les 5 minutes, de magnésie calcinée, d'eau albumineuse. *Champignons :* indigestion violente ; douleur épigastrique, crampes, myosis, syncopes, collapsus, refroidissement. Formes moins graves, si l'intoxication se manifeste dans les quatre premières heures (syndrome muscarinien de la fausse oronge) ; mortelle après le 2ᵉ ou 3ᵉ jour si l'incubation est prolongée dix à trente heures (syndrome phallinien de l'amanite bulbeuse). Guérison fréquente dans le syndrome résinoïdien (bolets, lactaires). **Traitement.** Favoriser les vomissements, lavage d'estomac, purgatif, lavements de café, injections stimulantes, sérum artificiel, belladone, atropine et surtout charbon à hautes doses et noir animal. *Cocaïne :* angoisse précordiale, vomissements, battements cardiaques, défaillances, pouls filiforme, convulsions, asphyxie, etc. Le cocaïnisme chronique, devenu plus fréquent depuis peu, se manifeste par des troubles de la sensibilité cutanée, des crampes, des douleurs, des illusions, des hallucinations et des troubles de l'intelligence et de l'état général. Le sevrage avec toniques est habituellement sans aucun danger. Nitrite d'amyle, caféine, éther, décubitus horizontal. *Mercure :* Intox. graves et nombreuses, ptyalisme, saveur métallique avec constriction de la gorge, stomatites, gencives rouges et tuméfiées, salivation abondante et haleine fétide ; paralysies par névrites, tremblements, vomissements de matières filantes et sanguinolentes ; la mort peut survenir en un à dix jours ; dans les cas heureux, élimination complète en un mois ; forme chronique : (miroitiers, chapeliers) tremblement disparaissant au repos, augmentant avec une émotion ; urines rares, hémorragies, etc. Système osseux respecté ; eau albumineuse, 10 blancs d'œufs par litre, chlorate, KI ; acide phénique dilué, cocaïne contre la stomatite. *Opium :* (V. morphinisme), excitation

puis dépression, tachycardie, langue rouge et sèche, myosis,
constipation : *café*, caféine, atropine, ammoniaque, éther,
lavage stomacal au tanin ; injections de strychnine, 1 c. c.
par heure de permanganate 5 pour 1.000 ; persévérer.
Oxyde de carbone : vertiges, battements dans les tempes,
dérobement des jambes, impossibilité de marcher, sang
fluide rouge clair ; les 2 bandes d'absorption du spectre, de
l'oxyhémoglobine, avec première bande un peu à droite ne
donnent pas la bande unique de Stockes avec un réducteur
(sulfhyd. d'ammoniaque) ; le globule a perdu le pouvoir de
fixer l'oxygène à cause de la combinaison de l'oxyhémoglobine et de l'oxyde de carbone ; coma avec stertor : ventila-
tion, respiration artificielle, *oxygène*, café chaud en lavement, caféine, éther ; chronique : anémie, glycosurie. *Phosphore* : Intox. assez fréquentes, il suffit de 0,15 à 0,30 pour
tuer un adulte : sueurs froides, vomissements odorants et
lumineux dans l'obscurité, odeur alliacée, douleur de gorge,
ictère grave vers le 3e et 4e jour ; chronique : tremblement,
angine de poitrine, carie, digestions laborieuses, nécrose
des maxillaires (?), œdème, albuminurie, etc. Comme traitement, ni lait ni graisse ; essence de térébenthine 6 gr., en
capsules ou sirop 60 gr. Intox. *par le tabac* : dose toxique
30 gr., vomissements, vertiges, sueurs froides, convulsions
(v. alcoolisme, morphinisme, saturnisme). Comme traitement, vomitifs, eau-de-vie allemande, tanin, écorce quinquina, strychnine. Le traitement général des empoisonnements comprend en général un antidote, un purgatif ; les
sinapismes, frictions, injections hypodermiques contre le
collapsus ; faciliter les vomissements, lavages d'estomac ou
d'intestin ; éviter les potions alcoolisées. Enfin opposer aux
emp. par les acides : l'eau de chaux, la magnésie, le lait,
l'eau albumineuse ; par les alcalins : l'eau vinaigrée, la
limonade tartrique à 10 %. Pour l'arsenic, les acides et les
alcalis, il suffit d'agir pendant un jour ; dans les autres cas,
il est souvent indiqué de prolonger le traitement. Dans la
grossesse, les intoxications ne passent pas pour avoir une
action très nocive sur le fœtus ; même dans les formes chroniques, il faut souvent penser à rechercher à côté des facteurs étiologiques : tabac, plomb, etc., l'alcoolisme, la
syphilis et l'albuminurie.

Intradermoréaction de Mantoux. — Peut servir dans le diagnostic de la tuberculose. Il ne se produit rien à l'inoculation cutanée de tuberculine chez le sujet entièrement sain. La réaction est positive avec un érythème grand comme une pièce de 0 fr. 50, de 1 franc, de 5 francs. On injecte dans *le derme* un millième ou un centième de milligramme de tuberculine.

Ischurie paradoxale. — Rétention d'urine suivie d'incontinence par regorgement avec localisation anesthésique et paralysie du sphincter anal.

Jacksch-Luzet (maladie de Von). — Syndrome s'observant dans la première enfance et dans le rachitisme (filles surtout), d'une durée de plusieurs mois à un an, dont les signes et le traitement sont ceux d'une forte anémie ou d'une leucémie atténuée.

KYSTES HYDATIQUES DU FOIE

Définition. Œufs dus au développement, chez l'homme. des embryons hexacanthes (6 crochets), de la larve du tœnia echinococcus (adultes dans l'intestin du chien, qui les prend en mangeant les viscères des herbivores, etc.). **Anat. Pathol.** Uniloculaire ou univésiculaire et multiloculaire ou multivésiculaire. Le premier s'observe surtout dans le lobe droit. Trois membranes : fibreuse, stratifiée, germinatrice. Liquide incolore comme l'eau de roche, densité 1005, contenant : acide succinique, vésicules filles et crochets, albumine seulement si les hydatides sont mortes. Aseptique : infection toujours secondaire (Chauffard et Widal). Ce kyste contient des vésicules proligères libres ou filles et même petites-filles. Kyste alvéolaire ou multiloculaire à vésicules développées en dehors du kyste (exogène). D'après Potherat, kystes à développement abdominal (postéro-supérieurs les plus fréquents) et à développement thoracique. **Étiol. Pathog.** Les œufs sont ramollis par le suc gastrique ; l'embryon hexacanthe (crochets) arrive au foie par la veine porte ou le duodénum et constitue la membrane hydatique qui prolifère par les vésicules filles endo ou exogènes. Maladie assez rare en France, fréquente en Algérie, Tunisie, Islande, Australie, Argentine, commune entre 20 et 30 ans ; plus fréquente chez les femmes que chez les hommes ; contrairement à l'opinion classique, très répandue chez les enfants (1/3 au-dessous de 21 ans, médecins argentins). Plus exceptionnelle chez le vieillard. Achard signale l'influence de la profession (contact avec chiens d'abattoirs) ; aliments souillés. Rôles du traumatisme (Schwartz), de la cholémie (Gilbert).

Symptômes. Kystes alvéolaires rares, sont aussi peu connus ; ictère, hypertrophie de la rate, ascite, œdème. Les kystes du foie proprement dits peuvent rester à l'état latent pendant une période variable. Les signes prémonitoires sont : l'*urticaire*, qu'il ne faut pas confondre avec l'urticaire qui suit la ponction du kyste ; le *dégoût des matières grasses*, la *douleur de l'épaule droite*, la *pleurésie droite ;* on cite aussi les symptômes secondaires : vomissements, épistaxis, oppression, palpitation, toux, subictère. Si le kyste siège vers la face convexe du foie : *voussure* généralisée, matité, etc. ; s'il siège vers la face inférieure : tuméfaction suivant les mouvements du diaphragme. Donc à l'inspection : tumeur lisse ; palpation : rénitence ; percussion : matité et exceptionnellement : frémissement hydatique dans les kystes superficiels, qu'on retrouve dans les kystes de l'ovaire (sensation d'écrasement d'une boule de neige, par coup sec). *Eosinophilie. Signe de Santini :* l'auscultation et la percussion combinées donnent un bruit de corde de violon vibrant près de la joue (Rollet). Dans les kystes supérieurs, *signe du flot transthoracique* (Chauffard) ; main gauche en travers de la pointe de l'omoplate, tandis que la main droite percute au même niveau en avant ; ondulation vibratoire au cas de signes pleurétiques et de kystes supérieurs. Ballottement sus-hépatique qu'on sent en accrochant le bord inférieur du foie avec la main droite et en lui imprimant de petites secousses de bas en haut, la main gauche restant placée au niveau des 2ᵉ et 3ᵉ espaces intercostaux droits. *Réaction de Weinberg* avec le liquide du kyste comme antigène (*V. ce mot*). Évolution et complications : guérison spontanée par masse boueuse ou calcaire : suppuration, infection à la suite d'une périkystite suppurative ; rupture du kyste non suppuré ou suppuré : 1º dans l'abdomen : estomac, intestin, voies biliaires, veine porte, veine cave inférieure ; 2º dans le thorax ; 3º dans la plèvre (pl. purulente) ; 4º dans le poumon (vomique, broncho-pneumonie) ; 5º dans le péricarde, rare, mort rapide ; 6º phlegmon. Cachexie hydatique donnant intoxication spécifique chronique (Quénu et Duval). **Pronostic.** Guérison spontanée : 1/3 des cas. Période de deux à six ans parfois sans accidents. *Pronostic* sérieux par complications. La rupture est de gravité décroissante dans : plèvres, bronches, estomac, intestin.

Diagnostic. Le diagnostic est difficile. Dans quelques cas douteux en clientèle, se fait par la persistance des symptômes secondaires, douleurs hépatiques, urticaire, épistaxis, dégoût des aliments gras, contrastant avec un bon état général. On trouve plus tard la tumeur lisse, arrondie, rénitente, indolore, à évolution lente, sans ascite, sans ictère, sans hypertrophie de la rate, avec pigments biliaires dans les urines (Potherat). Dans une vomique encore, on trouve des débris de membrane ressemblant à du blanc d'œuf cuit, et des vésicules d'hydatides ressemblant à des grains de raisins. La présence de bile indique un kyste du foie. Le diagnostic différentiel du kyste thoracique se fait avec la pleurésie droite, la tuberculose pulmonaire, la pneumonie chronique, gangrène pulmonaire, le kyste primitif du poumon et de la plèvre ; celui du kyste abdominal avec le cancer du foie, la leucocythémie, le paludisme, la syphilis, la cirrhose, les abcès du foie. Le diagnostic est facile chez l'enfant quand le kyste siège à la face convexe du foie (tumeur). Si le kyste se porte vers le diaphragme ou la colonne vertébrale, il est souvent méconnu. Ni fièvre, ni ictère, ni ascite. L'éosinophilie est un bon signe de présomption, non de certitude, 6 à 8 % au lieu de 1/2 %. La *réaction de fixation de Weinberg* est presque spécifique, mais doit être faite par un spécialiste entraîné. La réunion de l'éosinophilie et réaction de Weinberg positive, a une grosse valeur diagnostique dans les kystes antérieurs : frémissement hydatique et signe de d'Antini (percussion et sonorité de corde de basse) ; dans les kystes inférieurs : tumeur sous-hépatique, ictère, etc. Kystes supérieurs : signes de pleurésie. Abandonner la ponction comme moyen de diagnostic : accidents (Achard), accidents immédiats, toxiques (Debove), tardifs, spécifiques (Devé), radioscopie. **Traitement** médical illusoire. On ne doit préconiser que la ponction et le traitement chirurgical. Ponction de Baccelli : aspirer 20 grammes de liquide, injecter 20 grammes de Van Swieten ; de Debove : aspirer le liquide, injecter 100 grammes Van Swieten (laisser dix minutes) et retirer ; ponction de Hanot : laisser 20 grammes de liqueur de Van Swieten. Chez l'enfant, la ponction simple suffit parfois, ou bien injecter 5 à 10 grammes de Van Swieten. La chirurgie utilise la laparotomie, la marsupialisation de Lindemann, le capitonnage du kyste de Delbet, etc. Prophylaxie : laver les salades avec de l'eau soigneusement filtrée.

KYSTES HYDATIQUES DU POUMON

Étiologie (*voir kystes du foie*). Siège ordinaire : base inférieure du poumon, mais aussi au sommet. Volume variable (grosseur d'orange, etc.). Origine embolique par les branches extra-hépathiques du système porte ou les chylifères, cœur droit ; pour d'autres, voies diaphragmatiques et même voies aériennes.

Symptômes. — Période latente de G. Sée et Talamon ; période d'état avec hémoptysie répétée, s'accompagnant de poussées d'urticaire ; toux sèche, puis muqueuse, mucopurulente ; dyspnée, douleur variable, point de côté, signes de compression : nerf récurrent (aphonie), cœur (palpitations, lipothymies), veine cave et tronc brachio-céphalique (œdème unilatéral du tronc), des bras, face, cou : *voussure circonscrite* importante ; *matité*, silence respiratoire, râles souscrépitants fins, frottements pleurétiques. Tant qu'on n'aura pas trouvé de crochets ou de vésicules, ces signes n'ont qu'une valeur relative. La radioscopie et *la réaction de fixation de Weinberg* précisent le diagnostic. Parfois ouverture brusque avec rejet de liquide, *eau de roche*, crochets, puis hémoptysie (lambeaux de membranes nacrées et enroulées, échinocoques). Infection possible ; après évacuation, signes d'auscultation d'une caverne : gargouillement, souffle amphorique, etc. Ouverture possible dans la plèvre, l’estomac, intestin, ombilic, etc. Complications : pneumonie, pleurésie, gangrène. Radioscopie : ombre arrondie assez bien limitée. **Pronostic.** Mort 75 %, ou plus, cachexie, hémoptysie, etc.; guérison spontanée par évacuation du kyste ou vomique.

Diagnostic. Surtout basé sur : réaction de fixation, crochets dans l’expectoration ou lambeaux de membrane, voussure circonscrite, éosinophilie concluante avec 5 %/o ; hémoptysie et urticaire. Diagnostic avec tuberculose, matité à localisation différente, l’état général diffère aussi ; cancer, pleurésie interlobaire et kyste de la face supérieure du foie. **Traitement** médical peu conseillé : pneumotomie 33 guérisons sur 58 cas (Tuffier). Se défier des ponctions exploratrices (œdèmes, hémorragies, anaphylaxie).

Kystes du rein. — Période latente longue ; suppuration ou rupture kystique ; la rupture dans le bassinet simule une colique néphrétique ; vomique au cas de rupture pulmonaire ; phlegmon périnéphrétique au cas d’issue directe vers l’extérieur.

Ladrerie. — Causée par le cysticerque du tœnia solium ou scolex. Rare chez l’homme. *Anat. Pathol.* Petites vésicules, du volume d’une lentille à un pois, contenant un liquide limpide (2 enveloppes adventice et anhiste du scolex). Siège, tissu conjonctif, muscles intercostaux, langue, etc., œil, cerveau (c. rameux). *Symptômes.* Petites tumeurs, surtout visibles sur la langue.

Diagnostic. On pense à la ladrerie chez les sujets qui ont du tœnia ; *Diagnostic* avec échinocoque (ou tœnia du chien) (V. Kystes). Biopsie. Le *Traitement* est surtout prophylactique.

LANGUE (maladies de la)

L’examen de la langue n’a pas l’importance diagnostique qu’on lui attribuait, et l’état saburral est plus en rapport avec le foie qu’avec l’estomac (Dufour). Il faut se rappeler, toutefois, quelques points intéressants : langue noire par hyperkératose (mal connue et peu grave), langue douloureuse ou glossodynie, langue rouge vif des prostatiques et urinaires, langue porcelainée de la grippe, framboisée de la scarlatine ; la langue crémeuse du muguet, la langue lisse blanche, nacrée de la leucoplasie buccale, la langue des états typhoïdes « rôtie, grillée », la langue géographique de la glossite exfoliatrice ; la plaque des fumeurs (syphilis souvent), le chancre régulier à base indurée avec adénopathie, les plaques muqueuses, les gommes syphilitiques surtout du dos de la langue, les gommes et ulcérations tuberculeuses arrondies, irrégulières, à bords rouges, non hémorragiques ; l'ulcération cancéreuse, anfractueuse s'accompagne d'adénite, repose sur une base indurée mais saigne facilement (épreuve de l'iodure de potassium) ; le diagnostic précoce (biopsie et examen histologique) permet un traitement précoce qui, dans ces conditions, a donné 40 % de résultats sans récidives ; ulcération du frein de la langue chez 50 % des coquelucheux (2e enfance surtout) ; langue bourrée de noisette et en dos de crapaud ou ficelée de la syphilis. Les tumeurs bénignes s'observant chez des gens relativement jeunes, ne sont pas adhérentes ; pas de retentissement ganglionnaire non plus.

LARYNX (maladies du)

A l'examen laryngoscopique, on aperçoit normalement l'épiglotte, les cordes vocales, l'espace inter-aryténoïdien et même des anneaux de la trachée. Examen laryngoscopique dans les maladies chroniques du larynx : *paralysies d'un récurrent :* corde vocale correspondante entièrement immobile pendant l'inspiration et l'expiration (position cadavérique) ; dans la *paralysie double*, les deux cordes sont immobiles (paral. des muscles constricteurs). Ces paralysies s'observent dans les tumeurs du médiastin, etc. ; voix fausse, bitonale et aphonie dans la paralysie double. *Polypes*, papillomes : excroissances pédiculées ou sessiles sur les cordes vocales, parfois en forme de chou-fleur. *Syphilis :* plaques ou ulcérations taillées à pic, sus-glottiques ou épiglottiques. *Tuberculose :* gonflement des cordes vocales ; ulcérations non taillées à pic de la muqueuse inter-aryténoïdienne, de l'épiglotte, etc. *Laryngite chronique :* épaississement et hypérémie des cordes, des replis et de la muqueuse. La *laryngite aiguë*, de courte durée, est caractérisée par l'enrouement, le picotement de la gorge et la toux rauque. La *laryngite diphtérique*, par le tirage et les accès de suffocation, l'extinction de la voix et de la toux. La *laryngite striduleuse* a un début nocturne, et l'état général est bon : *spasme de la glotte* du premier âge : inspiration profonde, arrêt de respiration, phénomènes asphyxiques et convulsifs ; *œdème de la glotte*, tirage inspiratoire, dyspnée paroxystique, maladies concomitantes (Bright). Les maladies chroniques se diagnostiquent par le laryngoscope comme nous venons de le voir, par l'enrouement, l'aphonie, la toux en *hem*, l'expectoration et la sensation d'irritation laryngée, les notions d'étiologie, les autres signes concomitants et la marche de la maladie. Nous résumons d'abord les laryngites non spécifiques.

LARYNGITES

Laryngite aiguë. — Primitive (froid, irritants, alcool) ou secondaire (rougeole, herpès, grippe, etc.) ne comporte aucune difficulté et, par suite, aucun développement. Ses signes fonctionnels s'expliquent par la loi de Stokes ou inflammation du thyroaryténoïdien interne par la muqueuse qui le recouvre. Toux sèche, dyspnée chez l'enfant, durée 10 à 15 ans. Tenace dans la grippe. Traitement par le séjour à la chambre, les inhalations, les boissons chaudes et la suppression de tous les irritants ; calmants de la toux, enveloppements ouatés, pédiluves sinapisés.

Laryngite striduleuse. — C'est la laryngite aiguë des enfants. S'observe de 2 à 7 ans, est fréquente au début de rougeole, grippe, végétations adénoïdes, vers intestinaux, dentition, etc. : terrain neutro-arthritique. Après s'être couché en bonne santé l'enfant est pris brusquement, pendant la nuit, d'une dyspnée intense avec une toux aboyante, une voix rauque, étouffée, mais non voilée comme

dans le croup. État général satisfaisant. C'est une laryngite
épiglottique aiguë (2 bourrelets sous-glottiques) dont le
début nocturne s'explique par l'action du froid sur le larynx
par la respiration buccale. Le diagnostic avec le croup et
l'asthme ne présente pas habituellement de grandes difficultés ; dans le spasme de la glotte, apnée au lieu de sifflement. Le pronostic est très favorable, l'accès ne dure que
10 minutes à une demi-heure ; en médecine d'urgence, quand
le médecin arrive, très souvent l'accès a pris fin. Dans la
crise, on met une éponge d'eau chaude devant le cou ; faire
respirer quelques gouttes d'éther, fumigations chaudes,
ensuite bromure, antipyrine : traiter les végétations.

Laryngite chronique. — En dehors de ses
variétés spécifiques (syphilis, tuberculose), est causée par
un exercice vocal excessif, par le tabac, l'alcool, des vapeurs
irritantes, le froid, l'arthritisme et les laryngites aiguës,
répétées ; enrouements, râclement, sécheresse de la gorge,
hem fréquent, très légère expectoration visqueuse et grise.
Pronostic, réservé chez les chanteurs et les professeurs, etc. Dans la syphilis, voix enrouée sans toux, signes
concomitants ; dans la tuberculose, la paleur de l'isthme
du gosier, l'examen laryngoscopique et l'état général habituellement très mauvais sont les éléments du diagnostic. Le
traitement de la laryngite chronique appartient souvent au
spécialiste. Ni tabac, ni alcool, ni poussières; repos de la
voix ; pulvérisations mentholées ou goménolées, alunées ;
soins du rhino-pharynx. Dans les granulations, etc., applications iodo-iodurées 0,25 d'iode, 1 gr. de KI pour 15 de
glycérine, nitrate au 20ᵉ, acide lactique. Insufflations de
sucre et cocaïne, orthoforme. Injections trachéales, gargarismes laryngiens aux eaux sulfureuses. Eaux de Saint-
Honoré, Cauterets, la Bourboule, etc.

Larynx (Cancer du). — De 40 à 50 ans, surtout
masculin. Extrinsèque (épiglotte ou base de la langue) et
intrinsèque (cordes vocales), épithélioma, cancer en chou-
fleur ou ulcéré (hémorragies). Retentissement ganglionnaire
énorme et précoce. Dysphagie douloureuse, surtout à la fin,
signe précoce toutefois dans le cancer extra-laryngé, tandis
que l'enrouement caractérise plutôt, au début, la forme

intrinsèque. Les troubles de la voix et de la respiration ne sont pas constants, ils durent de 2 à 3 ans avant l'apparition des douleurs et des crachats de muco-pus sanguinolents. L'état général et l'examen laryngoscopique permettent d'affirmer le diagnostic ; dans la tuberculose : pas d'engorgement ganglionnaire, pâleur presque pathognomonique du voile du palais ; le lupus, la syphilis (épreuve du traitement de 10 jours), les tumeurs bénignes ne peuvent être confondues avec le cancer. Évolution très rapide ; mort par hémorragie, broncho-pneumonie ou cachexie, cachexie de cause toxique respiratoire ou provoquée par la dysphagie et l'inanition consécutive. **Traitement** : pulvérisations, insufflations, trachéotomie inférieure. La laryngectotomie peut être tentée dans le cancer intrinsèque. Lavements alimentaires ; toniques, colloïdaux, selenium, etc. Contre les hémorragies, eau oxygénée, adrénaline, etc.

Larynx (Paralysies des muscles du). — S'observent dans les affections bulbo-médullaires, les intoxications, les tumeurs et anévrysmes. Intéressent : 1º les crico-aryténoïdiens postérieurs (m. dilatateurs) ; elles sont souvent d'origine bulbaire et tabétique ; la dyspnée existe s'il y a paralysie bilatérale ; 2º les muscles adducteurs (aryténoïdien transverse et cricoâryténoïdiens latéraux), fonctions vocales plus troublées que les fonctions respiratoires, la glotte reste béante (transverse) ou prend un aspect losangique (cric. aryt. latéral) ; 3º les muscles tenseurs (cricothyroïden et thyroaryténoïdien interne) ; les cordes vocales sont flottantes ou excavées et la glotte reste béante (thyroaryt. interne), il y a de la dysphonie sans dyspnée. Paralysie du nerf *laryngé supérieur* (cricothyr.) ; défaut de tension de la glotte, troubles de sensibilité et de déglutition. La paralysie du récurrent (laryngée inférieure) est partielle ou totale ; la paralysie des adducteurs est causée par l'hystérie, les intoxications, les compressions du nerf. La voix est altérée, aphonie complète par écartement des cordes vocales. La paralysie des abducteurs, fréquente, est causée par une lésion cérébrale ou les compressions du nerf ; voix normale mais dyspnée. Dans les deux cas, si la lésion est unilatérale, la corde vocale non malade tend à se rapprocher de la corde vocale paralysée. **Traite-**

ment : parfois trachéotomie ou tubage, inhalations stimulantes, faradisation tonique ; traitement de la syphilis, de l'hystérie et de la laryngite catarrhale. (*V. paralysie glosso-labio laryngée*).

Larynx (Syphilis du). — Chancre de l'épiglotte : rare ; période secondaire se manifestant du 2e au 6e mois ; (érythème : syphilides érosives et ulcéreuses, plaques muqueuses siégeant sur le bord libre de l'épiglotte et sur les cordes vocales ; raucité de la voix, aphonie, laryngoscopie ; période tertiaire : gomme siégeant à l'épiglotte et au vestibule (syphilides en nappe, gommeuses, ulcéreuses), ulcérations, lésions concomitantes, nécrosantes du pharynx, du voile, antécédents, ni douleur, ni toux, voix altérée ; dyspnée variable. Wassermann. **Diagnostic** avec le cancer, avec la tuberculose (état plus grave), avec la laryngite chronique (toux, goutte, etc.). **Traitement** spécifique et cautérisation au nitrate au 50e, au chlorure de zinc 1/40, solution iodo-iodurée (0.30 p. 50), pas de tabac.

Larynx (Tuberculose du). — Secondaire chez le vieillard, grande fréquence vers 25 ans et chez l'homme, au début congestive puis ulcéreuse, enfin nécrose des cartilages. Granulations miliaires (Isambert), transparentes, puis opaques ; infiltrations de la partie postérieure du larynx (points jaunâtres, etc.), ulcérations de siège variable, épaississement de la muqueuse, myosite, péri-chondrite, adénites ; lésions histologiques glandulaires. *Signes :* Dysphagie épiglottique et postaryténoïdienne, douleur irradiée dans les oreilles ; pâleur de l'isthme du gosier, *examen laryngoscopique.* **Pronostic** grave ; mort par asphyxie ou déchéance tuberculeuse. Les antécédents, la zone congestive périphérique des ulcérations, leur siège sur les parties supérieures sont des signes de syphilis ulcéreuse. Dans le cancer : ulcération unique à siège juxtalaryngé et engorgement ganglionnaire précoce. **Traitement.** Traitement général. Traitement local : orthoforme avant le repas, morphine et gomme arabique en insufflations ; dans la variété ulcéreuse acide lactique au 1/10e, au 1/5e, naphtol camphré. Dans la dernière période, pulvérisations d'huile d'eucalyptus, de teinture de benjoin. Inhalations cocaïnée.

Faire boire le malade couché et avec un chalumeau. Galvanocautère, injections de morphine, trachéotomie. En principe, dans les cas avancés, les applications d'eau chaude, les inhalations de vapeurs seules ou avec antiseptiques légers (goménol), sont préférables aux médicaments énergiques. Au début, les injections trachéales goménolées (procédé de Mendel), ou mieux en s'aidant du miroir, constituent un traitement de choix.

Légal (Réaction de). — (V. p. 15).

LÈPRE

Foyers : Perse, Inde, Chine, Brésil, Iles de la Sonde : en France, petits foyers sur la Riviéra, en Bretagne, dans le Morvan. **Anat. Pathol.** Lésions rappelant celles de la tuberculose ; cellule géante de Virchow ; tout autour d'elle, autres cellules dont l'ensemble forme les nodules élémentaires du léprome ; la cellule de Virchow est caractéristique : protoplasma en écumoire, noyau gros et clair, bacilles placés en paquets de cigares dans l'intérieur des cellules. **Pathogénie.** Pénétration par les fentes lymphatiques, les follicules pilo-sébacés, formation de néoplasies et altérations nerveuses. **Etiologie.** Hérédité et contagion d'ailleurs faible. Bacille de Hansen, très mobile, rectiligne, se colorant par la méthode d'Erlich, acido-résistant. Essais d'inoculations et de cultures sans résultats (Spronck).

Symptômes. Incubation de 2 à 6 ans ; apathie, insomnie très forte, quelquefois tache isolée ; évolution en stade maculeux, taches allant du gris au rouge foncé, polycycliques, siégeant aux parties découvertes ou exposées aux pressions ; arthropathies des extrémités, troubles de sensibilité et trophiques variés ; stade nodulaire des muqueuses et de la peau (léprides de Besnier, léproïdes de Bazin), nodules hypodermiques ou épidermiques, gros comme un petit pois, une noisette, etc., à siège à la face et aux membres (tubercules lépreux). Les muqueuses sont prises et donnent le facies du lépreux (avec gonflement des paupières, du visage, etc.), et la lèpre mutilante tue en 10 à

15 ans. A côté de cette variété *tuberculeuse*, léonine, on décrit une forme *anesthésique* avec épaississement du *nerf cubital* ; rechercher cet épaississement du nerf de réaction de la lèpre dans la gouttière olécranienne (nodosités ou épaississement régulier). On retrouve, à côté des signes d'anesthésie marquée, des signes d'hyperesthésie très douloureux (dissociation des sensibilités).

Diagnostic. Difficile. Examen bactériologique, nodosités du nerf cubital ; taches, vitiligo (sensibilité conservée), morphée (liseré lilas), mycosis (autres lésions lichénoïdes), syphilis, tuberculose (antécédents, etc.), maladie de Morvan (identique pour Lambaco) et la syringomyélie (taches, nodosités et bactéries dans la lèpre). Le diagnostic est souvent impossible et nécessite la recherche du bacille, le séro-diagnostic et la réaction de fixation. **Traitement.** Protéger les parties malades, application d'acide pyrogallique, ichtyol, gynocardate de soude, etc., huile de Chaulmoogra de L à G gouttes et en injections colloïdales huileuses. Essais de sérothérapie de Carrosquilla et Laverde ; d'après Metchnikoff, les améliorations obtenues sont dues à des cytotoxines développées par injections de sang humain et capables de produire une suractivité presque thérapeutique des éléments cellulaires correspondants. Cure thermale : Saint-Christau.

LEUCOCYTHÉMIE

Synonyme. Leucémie. **Définition.** La leucémie est caractérisée par une modification dans le nombre (à partir de 70.000) et les proportions normales des globules blancs du sang, avec altération du tissu adénoïdien. On tend à ajouter plus d'importance à la forme anormale des globules qu'à leur quantité ; on distingue une leucémie aiguë et une leucémie chronique, la 1re s'observant toujours avant 4 ans. Dans la variété lymphoïde mononucléaires à protoplasma sans granulations, myéloïdes : myélocytes à granulations. Les variétés lymphoïdes et myéloïdes ne sont pas rigoureusement liées à des lésions soit ganglionnaires exclusives, soit de la moelle osseuse. Les organes lymphogènes participent à la leucémie dans une proportion variable (leucocytose). **Anat. pathol.** Leucocytes granuleux, poly et mononucléaires du tissu myéloïde (moelle des os), lymphocytes et mononucléaires non granuleux du tissu lymphoïde (rate, amygdales, ganglions). Dans le myélocythémie, le rapport peut être de 1 p. 1 à 1 p. 20 au lieu de 1 p. 600 globules rouges. Dans la lymphocythémie, les lymphocytes peuvent atteindre à 80 % des globules blancs et plus. Les cellules intermédiaires aux lymphocytes et myélocytes, appelées promyélocytes, facilitent le diagnostic précoce des leucémies aiguës. Le sang est décoloré et contient les cristaux de tyrosine de Charcot-Leyden ; la rate, les ganglions, les follicules de l'intestin, le foie sont hypertrophiés. **Etiologie.** Plus fréquente chez l'homme ; causes morales dépressives, traumatisme, certaines maladies, (typhoïde, syphilis), origine infectieuse (Stemberg). Étiologie en somme très discutée et incertaine. **Pathogénie.** Théories cancéreuse et parasitaire : th. d'Erlich., hypergenèse de la moelle osseuse ou des ganglions; théorie de Dominici : reviviscence du tissu lymphoïde.

Symptômes et Diagnostic. L'examen du sang est la partie essentielle du diagnostic ; leucocytes ou lymphocytes en excès ; globules rouges moins nombreux. Leucocytes non granuleux dans la leucémie aiguë. Anémie, fièvre irrégulière, urines acides, abondantes, denses ; parfois acide urique 5 gr. au lieu de 0,60 en moyenne ; corps xanthiques augmentés (0,10 ou 0,20) ; urée 25 à 60 gr. Hypertrophie des ganglions lymphatiques surtout du cou ; hyp. de la rate (forme liénale), foie hypertrophié, hémorragies, taches pigmentaires, anémie, œdème, tachycardie, dyspnée, fièvre. Le diagnostic est basé sur l'examen du sang : la proportion des lymphocytes est égale ou supérieure à 90 %/₀ ; il doit être fait avec le purpura infectieux, la maladie de Barlow. La forme chronique doit être diagnostiquée avec les adénites chroniques, scrofuleuses, tuberculeuses, cancéreuses, syphilitiques, et le lymphadénome malin. Les pseudo-leucémies s'accompagnent d'hyperplasie lymphatique mais sans hyperleucocytose. La leucémie liénale appartient aux pseudo-leucémies lymphoïdes. Les altérations apparentes de la rate, des ganglions et des organes d'hématopoïèse distinguent les pseudo-leucémies des leucémies variées :

leucémie lymphatique aiguë, de Elesteim-Fraenkel avec gros mononucléaires. Leucémie lymphatique chronique avec hypertrophie des ganglions de la rate, prédominance des lymphocytes (norm^t. 20 à 25 % des blancs) à noyaux uniques, petits et moyens mononucléaires (hémiatoxylne-éosine), progressive jusqu'à 95 à 99 % des leucocytes. Les leucocytes, dans les infections aigües, atteignent le chiffre de 3 à 4000. Leucémie myélogène chronique, respectant les ganglions mais la splénomégalie est très forte ; grands mononucléaires et polynucléaires à granulations éosinophiles ou acidophiles (triade d'Erlich). Durée 6 à 8 ans. Mort par cachexie, hémorragie ou complications (broncho-pneumonie, érysipèle). **Traitement.** L'opothérapie paraît indiquée avec la radiothérapie à séances répétées. Le régime tonique, l'arsenic à haute dose, le repos et la cure d'air complètent, avec un succès relatif, ce traitement, du moins dans les leucémies chroniques. Résultats plus mauvais dans la leucémie aiguë.

Leucocytose. — C'est une augmentation du nombre des globules blancs (plus de 10.000 par mill.) moins élevée que dans la leucémie (à partir de 30.000) 6 à 8.000, soit 1 p. 600 lymphocytes, petits, à noyau, se colorant par le bleu ; mono-nucléaires, polynucléaires, granulations protoplasmiques : acidophiles ou éosinophiles (rouge vif par éosine), baso-philes (bleu de méthylène) neutrophiles (triacide d'Erlich). Les neutrophiles diminuent, les éosinophiles sont normale-ment de 1 à 2 %. Ces derniers éléments se rencontrent sur-tout dans les convalescences des infections, dans les kystes hydatiques, dans les injections de tuberculine, etc. Formule leucocytaire normale : 65 polynucléaires, 33 lymphocytes et mononucléaires, 1 à 2 éosinophiles. La leucocytose est phy-siologique à la naissance et après la digestion. Son étude a une utilité diagnostique dans le cancer, le paludisme, les suppurations ; l'éosinophilie augmente dans la convales-cence des typhoïdes, sert aussi pour le diagnostic des kystes, 7 %, des affections parasitaires (jusqu'à 68 % des leucocytes dans la trichinose). La leucocytose moyenne dénote une défense active de l'organisme et constitue un bon élément de pronostic ; l'hyperleucocytose au cours d'états graves est toutefois d'un mauvais pronostic. Il y a prédominance de mononucléaires chez l'enfant (leucocytose

physiologique) dans les oreillons, la variole, la coqueluche ;
de polynucléaires dans la pneumonie (20,000), l'érysipèle,
la rage 98 %, la diphtérie, le rhumatisme, la scarlatine,
les suppurations. Le froid, l'émotivité, le jeûne diminuent
la leucocytose physiologique ; la digestion, la grossesse, etc.,
l'augmentent. La leucocytose indique une réaction chronique comme la polynucléose indique une réaction aiguë.

Maladies du cœur, du foie, des reins (voir
au nom de chaque organe).

MALADIES (Synonymie de quelques)

Maladie d'Addison : maladie bronzée.

Maladie de Banti : anémie spléno-mégalique.

Maladie de Barlow : scorbut.

— de Basedow : goitre exoph-talmique.

Maladie de Beard : neurasthénie.

— de Beau : asystolie.

— Biermer : anémie perni-cieuse.

Maladie de Bouillaud : endocardite aiguë.

Maladie de Botal : maladie bleue.

Maladie de Bouveret : tachycardie paroxystique.

Maladie de Bright : néphrite inters-titielle, etc.

Maladie de Buddi : ictère grave.

— de Charcot : sclérose laté-rale amyotrophique.

Maladie de Charcot-Marie : atrophie musculaire.

Maladie Comitiale : épilepsie.

— de Corrigan : insuffisance aortique.

Maladie de Dercum : adipose.

— de Dressler (ou de Mes-net) : hémoglobinurie paroxys-tique.

Maladie de Dubini : troubles chro-niques spéciaux.

Maladie de Duroziez : rétrécisse-ment mitral pur.

Maladie de Duchenne : paralysie glosso-labio-laryngée.

Maladie de Fauchard : maladie dentaire.

Maladie de Friedreich : sclérose de la moelle.

Maladie de Hanot : cirrhose hyper-trophique biliaire.

Maladie de Heine-Medin : polyo-myélite.

Maladie de Hirschprung : mégacô-lon congénital.

Maladie de Hogdson : insuffisance aortique artérielle.

Maladie de Korsakow.

— de Landouzy-Déjerine : myopathie.

Maladie de Landry : paralysie as-cendante.

Maladie de Lasègue : délire de persécution.

Maladie de Leyden-Mœbius : myo-pathie.

Maladie de Little : tabès infantile.

Maladie de Marie : acromégalie.

— de Ménière : syndrome labyrinthique.

Maladie de Moller.

— de Morvan : panaris anal-gésique.

Maladie de Paget : syphilis osseuse.

Maladie de Parkinson : paralysie agitante.

Maladie de Parrot : pseudo paralysie syphilitique.

Maladie de Pavy : albuminurie intermittente cyclique.

Maladie de Raynaud : gangrène symétrique des extrémités.

Maladie de Recklinghausen : neuro-fibro-lipomatose.

Maladie de R ichmann : syndrome d'hyperchlorhydrie.

Maladie de Riga-Fède : aphte cachectique.

Maladie de Roger : communication interventriculaire.

Maladie du sommeil : trypanosomiase.

Maladie de Stokes-Adam : bradycardie.

Maladie de Thomsen : myotonie congénitale.

Maladie de Vaquez : érythrémie.

— de Verlhoff : variété de purpura.

Maladie de Whytt : hydrocéphalie.

Maladie de Winckel : ictère hématurique.

MALADIE DE LITTLE

Ancien tabès dorsal spasmodique, assez fréquent. Paraplégie spasmodique des enfants nés avant terme (6ᵉ, 7ᵉ mois), par arrêt de développement du faisceau pyramidal. Le syndrome se manifeste aux premiers essais de marche, flexion et entrecroisement des jambes, pieds en varus équin, rigidité plus ou moins complète. Causes : tuberculose, syphilis, érysipèle, choléra, oreillons, etc. Hémorragie méningée de la convexité du cerveau, traumatisme par forceps, etc. Pas de paralysie vraie, mais rigidité spasmodique des membres inférieurs, contracture de la paraplégie spastique, réflexes exagérés ; pas de troubles de sensibilité et d'intelligence ; parfois raideur du cou, strabisme, contractures, trépidation et épilepsie spinale. Les membres supérieurs sont rarement pris. On doit faire le diagnostic avec le mal de Pott, la compression de la moelle, les scléroses, la tétanie de l'hémiplégie cérébrale infantile. Comme pronostic : tendance à l'atténuation des signes. Comme traitement : rééducation, gymnastique suédoise, électricité, bains salés, bromure, antipyrine, ténotomie.

MALADIES MENTALES

Définition. La *psychiatrie* étudie les troubles mentaux produits par un arrêt de développement congénital ou par paralysie psychique. *Vésanies :* formes de folie idiopathique par opposition à la folie secondaire, qui, elle, est secondaire d'altérations organiques. Le groupe des vésanies semble appelé à se réduire de plus en plus avec les progrès de l'anatomie pathologique. *Illusions :* perceptions qui modifient les qualités de l'objet perçu. *Hallucination :* perception sans objet. *L'obsession* s'impose à l'esprit, malgré la volonté du malade, sans trouble marqué de la conscience et du jugement, mais avec un état *d'angoisse caractéristique.* *Étiologie.* Influence prépondérante de l'hérédité et de la dégénérescence. Causes occasionnelles multiples. *Signes de dégénérescence :* leur importance est considérable dans le diagnostic précoce de la folie, des psychopathies constitutionnelles de l'hystérie et de l'épilepsie. *Dans l'ordre physique,* citons toutes les malformations crâniennes : microcéphalie, brachycéphalie, asymétrie, etc. ; le bec de lièvre, le palais *ogival,* les anomalies des dents, du pavillon et du lobule de l'oreille, les anomalies de pigmentation de l'iris, le strabisme, certaines malformations des organes génitaux et des membres, etc. Le tatouage est plutôt un signe de dégénérescence acquis. Chacun de ces signes est insuffisant pour avoir une valeur pronostique ou diagnostique certaine, mais leur groupement sur un même sujet est singulièrement plus important. *Dans l'ordre mental,* les stigmates de dégénérescence sont aussi nombreux, trop nombreux ; mais quelques-uns méritent d'être bien connus. Dans le tableau classique de Magnan, on retrouve : l'idiotie, la débilité mentale, la folie du doute, la crainte du toucher, l'onomatomanie, l'arithmomanie, l'écholalie, la croprolalie, la folie des antivivisectionnistes, la dipsomanie, la sitiomanie, la kleptomanie, la manie des achats (oniomanie), du jeu, du feu ; les perversions et aberrations sexuelles, l'agoraphobie la crainte de rougir (érythénophobie et éreutophobie), crainte d'être enterré vivant (aphéphobie), l'aboulie et divers délires. On conçoit qu'il serait facile d'allonger cette liste qu'on enseigne en médecine mentale. En pratique, il suffit de retenir que les principaux stigmates de la dégénérescence mentale sont : les obsessions, impulsions, inhibitions inconscientes (phobies). Et, plus schématiquement encore, les stigmates sont des images prenant dans le cerveau une place telle que les images antagonistes n'existent pour ainsi dire plus ; l'*angoisse* est un symptôme concomitant plus ou moins marqué, mais *constant* et de la plus haute valeur.

Symptômes : Dans un examen d'aliénés, la question des antécédents héréditaires est capitale ; ensuite s'enquérir des antécédents personnels (changement de caractère, actes délictueux, maladies diverses, etc.). Rapprocher ces renseignements des signes de dégénérescence qu'on a pu noter au cours de l'interrogatoire, et l'examen est complété par l'étude de la conscience, de la perception, de l'attention, de l'association des idées, de l'imagination, de la mémoire, de l'affectivité, de l'instinct sexuel, des sens (*hallucinations et illusions très importantes*), des idées délirantes, des réactions volontaires automatiques du langage, des troubles nerveux, des organes et de leurs fonctions. Les formes les moins nettes se caractérisent par les stigmates, l'angoisse, un changement profond de caractère ou d'habitude et enfin par les hallucinations. Les états d'excitation sont d'un diagnostic plus facile, grâce à la mobilité de l'attention, à la fuite des idées, à l'euphorie, à l'irritabilité morbide, à l'agitation motrice. Les aliénés agités ne sont pas les plus dangereux et on ne doit pas les attacher ; mais l'internement nécessite parfois l'injection — une heure ou deux avant le transfert — d'un 1,2 milligr. d'hyoscine. A l'asile, l'alitement et la balnéation chaude constituent le meilleur traitement. On observe surtout l'agitation dans la manie, la paralysie générale, la démence précoce, etc.

États maniaques : La manie est la forme la plus banale de la folie. Il existe dans les états maniaques une suractivité cérébrale débordante avec éréthisme cortical. Sa formule est « tout au dehors » ; les principaux symptômes sont : loquacité, désordre des idées et des actes, irritabilité, illusions surtout, *hallucinations principalement de la vue*, tendances érotiques, impossibilité de fixer l'attention ; caractère impulsif des actes. La courbe d'évolution est rapidement ascendante, horizontale, lentement descendante. Durée, de quelques heures à quelques mois, à quelques années. Guérison habituelle. Formes simple, délirante et avec stupeur. Il est fort rare que la famille discute l'internement. On a une tendance à considérer aujourd'hui les états maniaques comme un syndrome qui se retrouve dans les différentes formes d'aliénation mentale. Excitation maniaque, manie aiguë, manie fébrile ou délire aigu ne seraient que les degrés différents d'un même syndrome.

Etats mélancoliques ou dépressifs : La mélancolie est caractérisée par de la dépression douloureuse avec angoisse en rapport avec des troubles variables de nutrition général : inertie motrice, et, dans l'ordre affectif, humeur triste. Les principaux symptômes sont : hypocondrie, idées pénibles, douleur morale avec angoisse, idées de culpabilité, de ruine, illusions et *hallucinations principalement de l'ouïe*, troubles de sensibilité; diminution ou abolition des réflexes cutanés ; gâtisme passager, troubles physiques. On distingue aussi une variété simple, une variété délirante et la mélancolie avec stupeur, qui est le plus haut degré de la mélancolie. Le refus d'aliments (sitiophobie), les idées de suicide et l'évolution de la mélancolie nécessitent le plus souvent l'internement; alitement, alimentation surveillée, artificielle, sérum marin, laudanum, etc. Les états mélancoliques, comme les états maniaques, sont plutôt des syndromes que des entités morbides correspondant à des lésions anatomiques distinctes. On peut les rencontrer au cours de diverses maladies. Ils ne comportent pas toujours l'internement.

La folie intermittente comprend des périodes alternantes d'excitation et de dépression. Il n'existe pas de classification rigoureusement scientifique en aliénation mentale. Au point de vue pratique, nous pouvons distinguer quelques formes cliniques d'observations assez fréquentes.

Les états délirants, en dehors des délires infectieux avec fièvre étudiés dans les hôpitaux généraux, se présentent sous la forme d'idées erronées et du syndrome mélancolique et de persécution. Ils sont passagers chez les intoxiqués et chez certains dégénérés. Les aliénés persécutés sont, avec les épileptiques, les malades de beaucoup les plus dangereux. Malgré les apparences de lucidité entière, en dehors de l'idée fixe — qu'il faut rechercher — l'internement du persécuté s'impose formellement surtout s'il est arrivé à la période d'hallucination auditive et de systématisation. Au moment où le délire devient systématisé, l'aliéné précise les dates, les formes, les causes de sa persécution. Le *délire chronique,* de Magnan, comprend une première période de défiance et d'inquiétude : irritabilité, pessimisme, hypocondrie, interprétations délirantes ; une deuxième période d'interprétation délirante, d'hallucinations auditives verbales, phonèmes, sans hallucination de la vue, le plus souvent systématisation ; troisième période d'accusation ; quatrième période de transformation de la personnalité, période des grandeurs et démentielle. On a observé pendant la guerre de 1914-1918 des délires de persécution systématisés, curables, d'où indication d'agir dès la période d'anxiété du début, par le changement de milieu, etc. Le *délire des persécutés-persécuteurs* ou *paranoïa* de Kræpelin se caractérise par une foi absolue du malade en son délire, par la précocité et l'intensité des réactions, par les illusions avec peu d'hallucinations, par l'absence d'affaiblissement intellectuel. La *folie avec conscience* survient chez les héréditaires ou chez les individus porteurs de stigmates de dégénérescence et se manifeste par l'obsession, l'impulsion avec angoisse, etc.

La *confusion mentale*, toxique ou infectieuse, est une vésanie de jeunesse, mais d'épuisement, causée par le surmenage, les émotions, des affections somatiques graves ou par la puerpéralité. On peut la rencontrer dans la manie et la mélancolie, dans la paralysie générale, l'épilepsie, etc. La pathogénie se résume en deux mots : dénutrition cérébrale ou intoxication. Les principaux signes sont : *obnubilation* de la conscience, affaiblissement de l'attention, modifications des perceptions et des associations d'idées, de tous les processus intellectuels, dans la forme simple, tout semble changé au malade qui se trouve dans un état *d'étonnement perpétuel* ; la forme délirante est surtout de l'incohérence avec troubles psycho-sensoriels. Les hallucinations sont mobiles, multiples, souvent professionnelles, parfois terrifiantes ; formes stupides et suraiguës. Guérison complète en quelques mois. Suicide *rare*. *Traitement* par les toniques, sérums, exercice modéré et travail intellectuel facile, l'isolement, l'alitement et l'hydrothérapie, etc. *Dans les intoxications* alcooliques, etc., le terrain de dégénérescence explique, comme toujours, les manifestations psychiques anormales. *La psychose polynévritique* se reconnaît à la parésie, aux douleurs, à l'abolition réflexe, chez des alcooliques atteints d'amnésie antérograde et rétrograde. L'internement des intoxiqués par la morphine, l'éther, l'opium, etc., n'est indiqué que s'il existe des troubles mentaux concomitants (idées de suicide, par exemple). Les états délirants ci-dessus ne s'accompagnent pas de fièvre. Dans les délires des maladies infectieuses, le symptôme fièvre est, au contraire, un bon élément et de diagnostic et de pronostic. Si ces états se prolongent un certain temps après disparition de la fièvre, l'internement peut devenir nécessaire. A Paris, l'Hôtel-Dieu, Lariboisière, admettent cette catégorie de délirants dans des services d'expectation. Les *états pithiatiques et l'hystérie* sont étudiés ailleurs, ainsi que l'épilepsie.

La responsabilité des épileptiques est une question médico-légale des plus difficiles de la pratique médicale : le caractère impulsif, aconscient des actes graves des grands épileptiques, et l'amnésie habituelle font considérer cette responsabilité comme nulle. En clientèle, on rencontre des cas frustes, avec état mental, entre les attaques, assez bon pour entraîner un certain degré de responsabilité. La *paralysie générale* est étudiée ailleurs, à son rang alphabétique On distingue, au point de vue mental pur, les formes expansive, mélancolique, démentielle, médullaire. En pratique, il est intéressant de faire un diagnostic précoce avec : changement de caractère, actes absurdes (achats inconsidérés, etc.), perte de mémoire; avec *paresse* ou *inégalité pupillaire, légère trémulation des lèvres,* étiologie. La place nous manque pour l'étude des malades de clientèle qui vivent sur les frontières de la folie, des névroses traumatiques, de la neurasthénie grave, et des psychopathes constitutionnels, au jugement défectueux, sans esprit de suite, sans caractère, formant la classe *des ratés* et des déséquilibrés. Leur débilité mentale, associée à un certain nombre de stigmates, permet de classer ces demi-malades parmi les demi-responsables.

Les psychoses de guerre ont eu une évolution variable et subordonnée aux tares héréditaires ou individuelles. A signaler la neurasthénie, la névrose de peur et la névrose hystérique surtout.

Les psychoses commotionnelles, qui sont des psychoses émotionnelles, ont abouti à une restauration rapide dans les cas de simple ébranlement cellulaire; mais les hémorragies ont eu des effets graves parfois avec une symptomato-

logie rappelant la paralysie générale et en rapport avec des
troubles neuro-vasculaires sous-pie-mériens. Des manifestations tardives simulent la syringomyélie, etc.

Les formes d'excitation bénéficient souvent du changement brusque de milieu. Les accès aigus peuvent être améliorés en quelques semaines ou en quelques mois. L'isolement, l'alitement, le bain tiède prolongé ou permanent
constituent la base du traitement. On a recours aux hypnotiques, l'opium, surtout utile dans la mélancolie et au déclin
de la manie; le chlorhydrate d'hyoscine, qui est, d'après
Magnan, le spécifique de l'agitation. Il faut commencer par
la dose d'un quart de milligramme et ne pas dépasser
1 milligramme et demi.

<pre>
Chlorhydrate d'hyoscine .   5 centigrammes.
Eau distillée de laurier-
    cerise. . . . .   2 grammes.
Eau distillée   23   —
</pre>

Demi-centi-cube = 1 milligramme.

Le sulfate de duboisine s'emploie à la dose de 1 à 2 milligrammes. La paraldéhyde, à la dose de 4 grammes, rend
service, mais son odeur est fort désagréable. Le sulfonal
agit à la dose de 1 ou 2 grammes. Le chloral ou *les bromures* (3 à 4 gr.) sont aussi d'un emploi courant. Hypneural
à doses assez élevées, mieux accepté et mieux toléré. Alitement. Bains prolongés.

Les états dépressifs sont surtout justiciables de l'hydrothérapie froide, des toniques, sérums artificiel, marin, etc.,
et d'un traitement rigoureux de la dyspepsie, qu'il est de
règle d'observer.

Cette dernière recommandation s'impose encore plus dans
la confusion mentale, qui revêt toujours un caractère d'intoxication. Le repos au lit et les injections de sérum de
Chéron donnent les meilleurs résultats. L'internement n'est
pas indispensable.

Psychiatrie infantile. Idiotie. L'idiot ne doit être confondu ni avec l'imbécile, ni avec l'arriéré, ni avec le débile.
Ceux-ci ne présentent que des lésions psychologiques et
celui-là est atteint anatomiquement. *Etiologie :* alcoolisme;
l'épilepsie et le croisement d'aliénés sont des facteurs étio-

logiques importants. Avant deux ans le diagnostic est délicat : retard de la parole, de la marche, faiblesse des sens, anomalies telles que strabisme, bec-de-lièvre, syndactilie, athétose, nanisme, hypospadias, etc. Le *Traitement* spécifique, au cas de syphilis, ne donne pas grands résultats. Opothérapie thyroïdienne efficace dans le myxœdème. Les méthodes de Séguin, Bourneville, Boyer, permettent un maximum de développement des facultés et des sens. La pédagogie la plus habile est moins efficace que chez l'arriéré ou le débile, qui, eux, peuvent bénéficier de l'éducation scolaire des anormaux.

Parmi les manifestations cérébrales ou vésaniques chez l'enfant, on doit mentionner : l'aphonie transitoire à la suite de la fièvre typhoïde, qui guérit en trois semaines, sans hémiplégie, les délires systématisés (rares), la manie, la mélancolie (suicide possible), la stupeur avec mutisme, les fugues. Le pronostic des états délirants de l'enfance est favorable ; de même les actes aigus, les accidents mentaux des états infectieux sont temporaires et guérissent bien. Cependant si l'hérédité est lourde, ces affections peuvent passer à la chronicité. *Démence précoce* ou *hébéphrénie* des jeunes gens : indifférence, absence d'affectivité, mutisme typique. On peut observer la catatonie dans la démence précoce. *Folie puerpérale :* Dans les deux tiers des cas, survient à la suite de l'accouchement. Manie surtout, durée trois à huit mois. Mélancolie parfois grave, s'observe plutôt à la fin de la grossesse, et l'accouchement peut l'aggraver. *Démence :* affaiblissement intellectuel dû à des lésions cérébrales par athérome ou sénilité chez les vieillards, ou comme forme terminale de la folie : amnésie de fixation antérograde, amnésie de conscience rétrograde, gâtisme, déchéance générale. Bien se garder de désigner la folie par le mot démence, qui est la période terminale de la folie.

Internement des aliénés. — La loi du 30 juin 1838 distingue le placement d'office par l'autorité administrative et le placement volontaire. Les pièces exigées, dans ce dernier cas, sont une demande de placement signée par un ami ou parent, les pièces d'identité pour le signataire et pour le malade ; et, dans les établissements publics, un certificat de résidence (un an au moins pour Paris) et des quittances de loyer. Le certificat, établi sur timbre, doit être légalisé, et il n'est valable que pour quinze jours après la date qu'il porte. C'est *la pièce essentielle de l'internement d'un aliéné* ; il doit contenir des signes aussi nombreux que possible : hallucinations, impulsions, idées de persécution, habitude d'intoxication, attaques, antécédents ; il faut insister sur la *nécessité* de faire traiter le malade dans un établissement spécial (refus d'aliments, idées de suicide ou dangereux pour autrui). A Paris, tous les aliénés passent par Sainte-Anne. Pour ceux qui n'ont pas leur domicile de secours dans la Seine, il est préférable de les adresser à l'hôpital qui dirige sur Sainte-Anne. Les aliénés peuvent être pourvus d'un conseil judiciaire, ce conseil judiciaire laisse le droit de mariage et de testament, mais celui qui en est pourvu ne peut ni plaider, ni transiger, ni recevoir capital mobilier, ni donner décharge, ni aliéner ou grever ses biens d'hypothèques sans l'assistance du conseil. Les biens des aliénés internés, dont l'état est passager, sont gérés par des administrateurs provisoires.

CLASSIFICATION ÉTIOLOGIQUE DE GILBERT BALLET

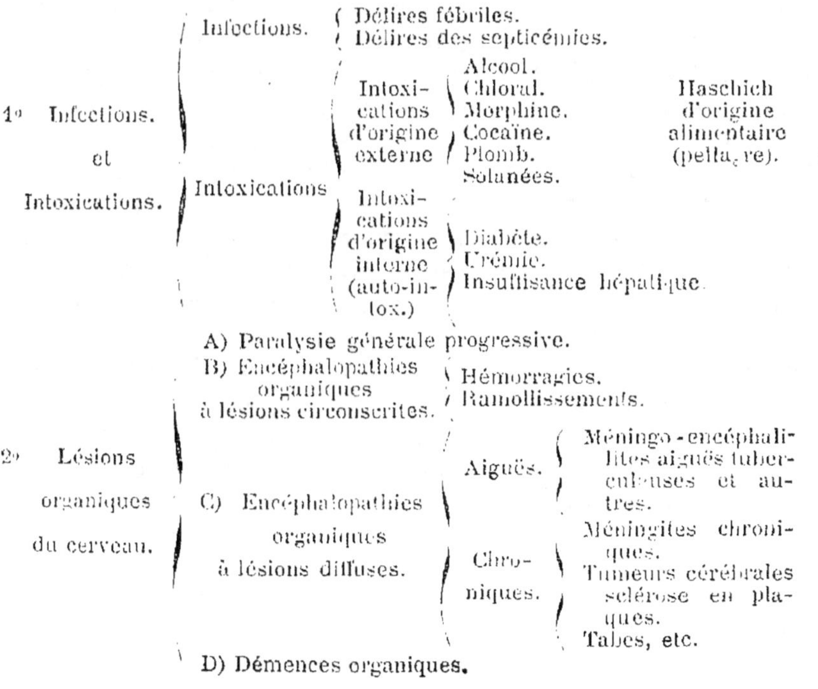

3º Lésions cérébrales congénitales (idiotie).

4º Lésions thyroïdiennes.
- Par insuffisance. { Myxœdème. Crétinisme. }
- Par hyper-fonctionnement. { Goitre exophtalmique }

5º Affections qualifiées névroses.
- Neurasthénie.
- Hystérie.
- Épilepsie ?
- Chorée ?
- Maladie de Parkinson.

6º Psychoses constitutionnelles.

Maladie de Recklinghausen ; neuro-fibro-lipomatose.

MALADIE DU SOMMEIL

La trypanosomiase est surtout répandue sur la côte occidentale d'Afrique. La trypanosoma gambiense est un infusoire flagellé, mobile et ondulant, quatre fois plus long qu'un globule rouge, se multipliant par division longitudinale. Examen direct. L'inoculation au singe aboutit à la maladie du sommeil et à la mort. La transmission se fait par la glossina palpalis ou mouche dont les ailes sont repliées sur le dos comme les lames d'une paire de ciseaux et qui fait, en volant, le bruit spécial qui lui a valu le nom de mouche tsé-tsé. La piqûre est diurne. **Anat. Pathol.** Lésion de méningo-encéphalo-myélite diffuse.

Symptômes. 1re période, après une incubation de 1 à 15 jours : sanguine et fébrile, accès d'un à deux jours, intermittents ; la défervescence se fait la nuit, sans réaction ; la quinine est sans effet; tachycardie, œdèmes; érythème ; durée de quelques mois à plusieurs années. 2e période : nerveuse ou des phénomènes léthargiques : tendance au sommeil, apathie et indifférence en dehors du sommeil, œdème des paupières, ptosis, vertiges, hyperesthésie cutanée, tremblement constant de la langue et des membres supérieurs, engorgement ganglionnaire, coma hypothermique avec ou sans convulsions, durée moyenne 2 à 3 mois ; c'est une méningo-encéphalite ; trypanosomes dans le sang, le liquide céphalo-rachidien et les ganglions pris ; éosinophilie. La forme cérébrale est plus commune dans cette période et moins grave si les signes cérébraux sont plus précoces : alternatives d'agitation et de sommeil; la forme spinale rappelle la myélite; on observe aussi des formes frustes et bénignes. Il est important au point de vue pronostique d'agir de bonne heure, les signes nerveux tardifs étant peu curables.

Diagnostic. Par la bactériologie, la tachycardie, l'adénopathie, l'érythème, la fièvre rebelle à la quinine. La confusion avec le paludisme, la syphilis nerveuse, la paralysie générale et le tabès semble difficile. Le trypanosome se recherche dans le sang à la 1re période; 15 cc. eau citratée, centrifuger 15 minutes, prendre la couche supérieure; à la 2e période recherche dans le liquide céphalo-rachidien. **Traitement,** atoxyl et salvarsan. L'analogie qui existe entre les trypanosomes et le tréponème justifie ce traitement qu'il faut employer à doses élevées et suffisamment répétées : 0,50 à 1 gr. d'atoxyl. Dans quelques cas, émétique. Prophylaxie, surtout pour la journée, la piqûre de la mouche tsé-tsé étant diurne.

MALADIE DE THOMSON

Synonyme. Myotonie congénitale. **Définition.** Spasme musculaire au début des mouvements volontaires et de la contraction lente des muscles. **Etiol.** Héréditaire; familiale; a un début plus souvent tardif (adolescence) que congénital. **Symp. Anat. Pathol.** Fibres musculaires hypertrophiées. Les muscles raidis au début des mouvements volontaires, conservent cette raideur un certain temps; les doigts semblent ne plus pouvoir lâcher un objet qu'ils viennent de serrer; la marche est, au départ, hésitante et difficile. En somme, à l'occasion de chaque mouvement, on observe une hésitation ou une sorte de maladresse. La répétition de ces actes les rend moins hésitants ou moins maladroits; de même le repos. Mais l'émotion, le froid, etc., produisent des effets opposés et aggravent ces signes. Myœdèmes (v. ce mot). La réaction myotonique d'Erb est la secousse électrique prolongée qui suit l'excitation et qui est plus forte au pôle positif qu'au pôle négatif, début vers 8 ans, marche progressive, bon état général.

Diagnostic. Avec les myélites, contractures résistant à l'anesthésie générale et à la bande d'Esmarch; avec le tabès

dorsal ; spasmes continus ; avec la paralysie pseudo-hypertrophique : pas de spasme, réaction électrique diminuée
enfin avec la tétanie dont le spasme est douloureux. **Traitement.** Exercices, massage, hydrothérapie tiède, etc.

MALTE (Fièvre de)

Définition. Maladie protéiforme observée surtout dans
les pays de chèvres et de brebis et causée par le micrococcus melitensis de Bruce. Le lait et les urines des animaux
sont toujours dangereux. La pénétration dans l'organisme
se fait par la voie digestive presque toujours (lait, eau de
puits, légumes crus souillés). L'infection par voie respiratoire ou génitale, ou par inoculation sous-cutanée est
exceptionnelle. Essentiellement polymorphe ; dans la fièvre
ondulante, type habituel avec ascension régulièrement graduelle, on peut observer un envahissement lent avec fièvre.
sueurs, asthénie, algies, grosse rate : température en plateau
pendant 15 à 20 jours, chute en lysis et ascension nouvelle
alternant ainsi plusieurs fois. Les petits signes de la fièvre
de Malte sont : l'arthralgie (15 % des cas), la fétidité des
sueurs, des débâcles de diarrhée, de la desquamation des
extrémités. Formes fébrile, pulmonaire, rhumatismale,
forme avec hémorragie et orchite 1/10e des cas. Pour faire
le diagnostic il faut y penser dans certains états fébriles
vagues, dans les affections pulmonaires ou d'apparence
rhumatismale, et bien entendu, s'il est bu du lait de chèvre.
Le séro-diagnostic permet d'éliminer la fièvre typhoïde et
paludéenne avec un taux de séro-agglutination supérieur à
1 % après le 5e jour. En comparant avec un tube témoin
on peut constater microscopiquement l'éclaircissement net
du liquide après 24 heures. Au-dessous il faut avoir recours
à la lactoculture ou à l'hémoculture. Durée 1 à 3 ans ; mortalité 10 %. Maladie évitable par la prophylaxie bien facile.

MÉDIASTIN (Tumeurs du)

Le médiastin est limité par le sternum en avant, latéra-
lement par les poumons et par la colonne vertébrale en

arrière. **Anat. Pathol. Etiol.** Adénopathie trachéo-bronchique; adénopathie cancéreuse, tuberculeuse, syphilitique, hypertrophie du thymus, tumeurs bénignes, anévrysme de l'aorte, etc. Les tumeurs malignes occupent plutôt le plan antérieur et les adénopathies le plan profond.

Symptômes. Syndrome médiastinal de Dieulafoy, commun à toutes les tumeurs; déformation thoracique (voussure et rétraction), compression des vaisseaux et circulation collatérale avec œdème parfois; compression |de la trachée et des bronches avec diminution du murmure vésiculaire et sonorité conservée; dans quelques cas, cornage; altération des nerfs, pneumogastrique, phrénique, récurrent et sympathique avec signes d'irritation nerveuse ou de paralysie. *Signes fonctionnels* : douleur rétrosternale, angoissante (angine de poitrine), dyspnée (inégalité pupillaire; compression de la veine cave supérieure : cyanose, *œdème en pèlerine*, circulation collatérale entre les deux veines caves par l'épigastrique, la mammaire interne, etc.; compression des veines pulmonaires : hémoptysies, hydrothorax; compression du pneumogastrique : toux, dyspnée, tachycardie, ou bradycardie; compression du récurrent : spasmes de la glotte ou paralysie d'une corde vocale; compression des plexus cardiaque et phrénique : angine de poitrine, hoquet, compression du sympathique : inégalité pupillaire. *Signes physiques* : bronchophonie, matité localisée (*V. Adénopathies*). *Signe de Smith* : souffle stéthoscopique au niveau du manubrium maximum, la tête renversée en arrière. La radioscopie donne une ombre plus grande de médiastin, mais ne saurait remplacer l'examen clinique, surtout pour les petites adénopathies.

Diagnostic. Parfois par un seul signe; pupille contractée, dysphonie, toux coqueluchoïde, douleur et matité rétrosternales; ce diagnostic est souvent très difficile. Dans le goitre plongeant; hypertrophie thyroïdienne. Les tumeurs du plan postérieur profond ne se traduisent pas par des signes respiratoires, vocaux ou pupillaires, par compression des bronches, des récurrents. Dans quelques cas on distingue les tumeurs du médiastin, de l'anévrysme de l'aorte, grâce à l'écartement (en cas d'anévrysme) de deux petites feuilles de papier collées sur la région pulsatile etc. La matité et la toux coqueluchoïde sont souvent les seuls signes bien nets.

Pronostic, grave. **Traitement** des *adénopathies* spécifiques. (*Voir ce mot*). Chirurgie du médiastin postérieur, pour les fibromes, lipomes, kystes. Traitement palliatif pour les néoplasmes malins.

MÉNIÈRE (Maladie de)

Définition. Syndrome observé dans les maladies de l'oreille : otite, sclérose, hypertension labyrinthique, corps étranger. *Traitement* de la cause. Dans le vertige de Ménière à début apoplectiforme, diète lactée une semaine, sulfate de quinine quatre doses par jour de 0,25 cent. de quinine, causant une exaspération des symptômes pendant deux jours, puis atténuation (Gilles de la Tourette), ou faibles doses continuées pendant plusieurs mois, salicylate de soude. *Traitement* de l'artério-sclérose, etc.

MÉNINGITES AIGUES

Du mot grec : μενίγξ, membrane.

On oppose cette classe aux méningites chroniques de la syphilis, de la paralysie générale, de la tuberculose et à l'hémorragie méningée. (*Voir plus loin méningites tuberculeuses et cérébro-spinale*). **Anat. Pathol.** Le plus souvent localisation basilaire ; congestion de la pie-mère, épanchement sous-arachnoïdien (exsudat) ; possibilité de localisation à la convexité et de participation des méninges spinales. **Etiol. Pathog.** Infection microbienne ; causes occasionnelles : traumatismes, lésions de voisinage (oto-rhino-pharynx), maladies générales, compression par le liquide céphalo-rachidien, compressions nerveuses, etc. **Bactériologie :** surtout le pneumocoque, puis streptocoque, staphylocoque et bacilles divers.

Symptômes. *Céphalée intense, vomissements sans effort, constipation opiniâtre*, délire ; hyperesthésie cutanée ; raideur de la nuque, contractures ; strabisme, trismus, grimaces, rire sardonique ; ventre en bateau ; signe de Kernig (*voir Méning. cérébro-spinale*), convulsions surtout chez l'enfant ou soubresauts tendineux ; *myosis* ou inégalité

pupillaire, photophobie ; raie méningitique non caractéristique, respiration et pouls accélérés, fièvre à 40°. Rémissions trompeuses, puis période paralytique avec hémiplégie,
monoplégie ; dilatation pupillaire à cette seconde période ;
pouls parfois à 50 ; refroidissement des extrémités ; torpeur,
coma. La mort est fort fréquente et survient par délire,
asphyxie, convulsions ; guérison possible. Formes primitives, secondaires ; méningite suite d'otite, pneumococcique,
par coli-bacille ; chez les nouveau-nés, strabisme intermittent, mâchonnement, assoupissement alternant avec les
convulsions, durée 3 à 4 jours ; chez les enfants, en général,
photophobie ; délire chez l'adulte ; signes atténués chez le
vieillard au point de vue localisation ; la méningite de la
base est la plus grave et la plus fréquente.

Diagnostic, chez le nouveau-né, avec : sclérose cérébrale,
hémorragie méningée, rachitisme, dentition, vers ; chez les
enfants plus grands, diagnostic avec : céphalée, fièvres
éruptives, pneumonie, hystérie ; chez l'adulte : rhumatisme,
grippe, typhoïde surtout. (Typhoïde avec signes cérébraux ;
méningite à allure typhoïde) : séro-diagnostic, etc. Examen
du liquide : céphalo-rachidien (aspect albumine et sucre),
rechercher le méningo-coque, le pneumocoque, le bacille de
Kock, albumine. Chez le vieillard, la pneumonie et la
méningite sont d'un diagnostic souvent difficile. Ponction
lombaire au-dessous de la 4e et 5e vertèbre lombaire, ligne
biiliaque de Tuffier (enfoncer l'aiguille de 4 à 6 cent.,
adultes ; 1 à 3, enfants). La ponction est médiane ou latérale
à 1 cent. de la ligne médiane en dirigeant l'aiguille de
dehors en dedans ; quand l'aiguille arrive au niveau des
ligaments, elle doit vaincre une certaine résistance pour
avancer. Normal, le liquide céphalo-rachidien ne contient
pas de fibrine, traces d'albumine, peu d'éléments cellulaires.
Ce liquide est très abondant dans les méningites aiguës
(plus de 100 gr.) avec une polynucléose très nette ; moins
abondant dans les méningites aiguës (30 gr.) ; clair dans la
méningite tub., il est troublé dans la cérébro-spinale et
certaines méningites aiguës ; plus de 1 gr, d'albumine dans
la méningite tuberculeuse, davantage dans les méningites
aiguës, 10 %; dans la méningite tuberculeuse les méninges
sont perméables à l'iodure : injection hypodermique de
0,30 ; ensemencement sur sang gelosé (Bezançon). La cyto-

logie donne de la polynucléose, des leucocytes dans la méningite aiguë, des lymphocytes dans la méningite tuberculeuse. Durée 2 à 3 jours dans la forme foudroyante, 8 à 15 jours dans la forme ordinaire, parfois dure 6 à 8 semaines, mort par convulsion, asphyxie, délire aigu. **Traitement.** Surtout prophylactique. Contre la maladie déclarée : révulsion du rachis ; glace sur la tête, bains chauds à 39°, ponction lombaire, injections colloïdales. Urotropine française en instillations rectales (V. fièvre typhoïde) ; parfois traitement syphilitique, etc.

MÉNINGITE CÉRÉBRO-SPINALE ÉPIDÉMIQUE

Maladie épidémique et contagieuse compliquant une rhino-pharyngite spéciale, qui est causée par le méningocoque ou diplocoque intracellulaire de Weichselbaum — frappe surtout les enfants au-dessus de 15 ans, les soldats ; contagion par les sécrétions nasales ou les objets souillés par elles. L'influence des porteurs de germes est considérable. **Anat. Pathol.** Exsudat fibrino-purulent entre l'arachnoïde et la pie-mère, dans la moelle, face postérieure des régions cervicale et lombaire. **Étiologie.** Épidémique, contagieuse. **Bactériologie.** Les méningocoques sont des diplocoques en grains de café, ne prenant pas le Gram, trouvés le plus souvent dans les polynucléaires.

Symptômes. Après un léger coryza et des arthralgies, début brusque par céphalalgie occipito-frontale très vive, fièvre 39 à 40° ; frappe surtout les jeunes gens (fumeurs moins atteints) ; rachialgie lombaire, vomissements, *raideur de la nuque et du tronc, surtout de la nuque (signe précoce)*, contractures, opisthotonos.

Le signe de Kernig est presque constant, et peut persister assez longtemps après la guérison ; on le recherche dans la position assise ou couchée ou même debout pour certaines formes ambulatoires. Il consiste dans l'impossibilité de maintenir le malade assis avec ses membres inférieurs *complètement* étendus, et c'est, en somme, une contracture de flexion, signant une participation des méninges spinales. Dans la position debout les jambes fléchissent quand le corps incliné en avant arrive à l'horizontale. Si enfin, le malade étant couché, on soulève le membre en extension, le genou garde une tendance irrésistible à la flexion. *Signe de Guillain :* réflexe contra-latéral ou flexion de la cuisse opposée sur le bassin quand on fléchit la jambe sur la cuisse et la cuisse sur le bassin. Signe de *Brudzinski :* signe de la nuque, flexion des membres inférieurs en tentant la flexion de la nuque le malade étant couché sur le dos. *Strabisme :* on observe encore dans la méningite cérébro-spinale du strabisme, de la photophobie, de l'hyperesthésie, de l'incohérence ; raie méningitique. L'herpès, s'il existe, est un signe très important. Agitation, délire, coma. Durée 10 à 20 jours, mortalité 30 à 80 % diminuée par la sérothérapie intensive ; syndrome urinaire caractérisé par l'exagération des éliminations. Formes abortive, prolongée, foudroyante (quelques heures), suraiguë (3 ou 4 jours), chronique, fruste. Rechutes. Des complications sont possibles du côté du poumon, du foie, des nerfs. Séquelles les plus fréquentes : surdité, cécité, paralysies, tremblements, idiotie, hydrocéphalie, névralgies, persistance du Kernig, troubles mentaux 25 %. »

Diagnostic. Avec le tétanos (vomissements, céphalalgie, ponction lombaire), avec les maladies aiguës, par l'absence de causes (traumatisme, érysipèle, etc., et ponction lombaire), avec la méningite tuberculeuse par son début brusque, par la raideur de la nuque, l'herpès labial et ponction lombaire. Le liquide de la ponction lombaire vient aisément dans l'aiguille, il est *trouble*, sauf le 1er jour ; le culot est plus foncé, beaucoup de polynucléaires au début, lymphocytes à la fin de la maladie. Diagnostic bactériologique ; albumine, méningocoques (culture, agglutination, ne prennent pas le Gram). Peroxydo-diagnostic positif, coloration brique ou orange, en versant ce liquide céphalo-rachidien dans de l'eau gaïacolée additionnée de III à IV gouttes d'eau oxygénée par c. c. du mélange, puis lymphocytose progressive. Il faut, par la recherche du bacille de Koch, par culture sur sang gelosé ou par cyto-diagnostic de Widal, ou par l'examen de la perméabilité à l'iodure, s'assurer que la méningite cérébro-spinale n'est pas, en même temps, tuberculeuse.

Traitement. On a proposé les inhalations suivantes de

Vincent : iode et gaïacol 20, acide thymique 0,15, alcool 200, pour la prophylaxie ou la guérison des *porteurs de germes*, pyocyanase. Contre la maladie déclarée : lait glacé, vessie de glace, ventouses scarifiées, sangsues, colloïdaux, gaïacol, collargol, iode colloïdal surtout. *Bains très chauds*, bromures, antipyrine, morphine. Les sérums de Flexner ou de Dopter s'obtiennent par immunisation des chevaux d'abord avec des bacilles morts, puis avec des cultures de plus en plus virulentes. Le sérum polyvalent est antiméningo coccique et antiparaméningo coccique. Injection rachidienne lente de 30 à 40 cc., 2ᵉ injection 12 heures après ; 3ᵉ un jour après ; au cas d'injections éloignées, introduire au préalable sous la peau 1 ou 2 cc. de sérum ; après injection le malade doit rester sur le dos en position déclive et tête basse, chlorure de calcium (contre l'anaphylaxie); si le liquide est trop épais lavage de la cavité médullaire, soit au Renger Locke, soit avec du sérum. La mortalité des nourrissons, de 86 % est tombée à 45 %. Les séquelles n'atteignent que 6 % au lieu de 70 %. Le sérum en injections sous-cutanées est complètement inefficace. Doses pour l'enfant même au-dessus d'un an, 15 à 20 ; il faut injecter en quantité suffisante et à doses suffisamment répétées (Dopter).

Méningites spinales. — *Aiguës :* comme causes, toutes injections, suppurations. Comme lésions, pachyméningite ou leptoméningite de la pie-mère et de l'arachnoïde (exsudats ou congestion). Comme symptômes : état général grave, rachialgie, rigidité de la nuque, Kernig, hyperesthésie de la peau, réflexes exagérés, rétention urinaire.

Chroniques. Les formes chroniques n'intéressent que rarement la pie-mère et l'arachnoïde. Les pachyméningites chroniques relèvent de la syphilis, de la tuberculose, de l'alcoolisme. La ponction lombaire est souvent le seul moyen d'arriver au diagnostic certain.

MÉNINGITE TUBERCULEUSE

Définition. Causée par le bacille de Koch. **Anat. Pathol.** Granulations grises sur le trajet des artères

superficielles ; exsudat séro-fibrineux en nappe, ramollissement, hydrocéphalie ; bacilles dans les granulations. **Etiologie.** Surtout de 2 à 7 ans, rare après 30 ans, terrain
adénopathique, foyer tuberculeux, latent, traumatisme,
surmenage, mauvaise hygiène, etc.

Symptômes. Prodromes : changement de caractère
(tristesse), amaigrissement, anorexie, pendant une ou plusieurs semaines, puis *trépied méningitique : céphalée
intense, vomissements sans efforts, constipation opiniâtre*
avec ventre en bateau ; fièvre vespérale. La courbe se relevant vers 38 à 39º au début, s'abaisse ensuite pour s'élever à la fin de la maladie, pouls plus de 100 changeant
avec la position, se ralentit à la période d'état pour redevenir très rapide dans les derniers jours, décubitus en chien
de fusil, la fièvre dissociée avec pouls lent, raie méningitique, puis, peu à peu, convulsions, grincement de dents
et cri hydrencéphalique, rire sardonique, photophobie
myosis, trismus, contractures, raideurs musculaires et de la
nuque surtout ; le signe *de Kernig n'existe qu'au cas de
participation spinale ;* il n'a donc ici aucune valeur diagnostique. Inéglité pupillaire. A l'ophtalmoscope : *tubercules jaunâtres de la choroïde.* On peut observer une
période d'agitation et une période d'oscillations ou d'accal-
mie, une période de dépression, une période de paralysies, d'abord passagères puis permanentes, avec ascension
thermique et accélération du pouls, cri hydrencéphalique,
mort dans le coma ou par convulsions. Chez les petits
enfants, signe de la fontanelle qui fait saillie et signe de
Sicard : gonflement des veines du front et de la tempe. Les
ganglions sont souvent tuméfiés (Lesage) ou disparaissent
brusquement au contraire. Il existe des formes avec localisations méningées partielles de la base ou de la convexité
(symptômes variables avec ces localisations (v. ce mot).

Diagnostic. Liquidel impide ; au lieu des polynucléaires
des méningites aiguës ; lymphocytes ; il y a réaction méningée à partir de 4 à 5 par millimètre cube. Recherche
des bacilles, inoculation au cobaye. Réaction de Wassermann. Le taux des chlorures (normal à 7 gr.), des
cendres (8) est abaissé à 5 et 6 (chlorures) et à 7 (cendres).
L'albumine ne dépasse pas 1 à 2 gr. (moy. 0,18), extrait sec
normal (10 gr.), perméabilité, sucre (Mestrezat). Cette

étude de l'exode non figuré permettrait le diagnostic de M. tub. aussi sûrement que la présence des bacilles de Koch. Chromo-diagnostic. Inoscopie. Inoculation au cobaye. Le séro-diagnostic seul permet le diagnostic avec la typhoïde. dans des cas où, cliniquement, ce diagnostic est impossible. Penser à la syphilis. Diagnostic clinique avec les intoxications, tumeurs cérébrales, l'urémie grave, le paludisme, la fièvre typhoïde et chez l'enfant avec l'hémorragie méningée, les accidents cérébraux des fièvres éruptives avec le méningisme enfin. **Pronostic,** fatal, durée, quelques jours chez les nourrissons, 15 jours ou plus, souvent 3 semaines. Parfois rémissions prolongées. **Traitement.** Au début, essayer le traitement scientifique, les vermifuges, les colloïdaux, la glace; la révulsion est au moins inutile. Bains chauds. Injections de liquides antiseptiques dans les espaces sous-arachnoïdiens (Marfan et Sicard). Pomction lombaire contre la céphalée et les vomissements.

Méralgie paresthésique de Rôth. — Fourmillement, cryesthésie, etc., dans le territoire du fémorocutané.

MIGRAINES

Au millieu d'une bonne santé apparente, accès d'hémicranie, surtout des régions temporale et orbitaire, névralgies des branches méningées du nerf trijumeau. Forme ophtalmique, amblyopie, avec scotome brillant, le malade voit de vraies raies de feu; hémiopie (*voir céphalée*). La migraine s'accompagne de nausées ou de vomissements, de photophobie; migraines rouge (vaso-dilatation) et blanche. Hérédité, arthristisme, etc. Migraine ophtalmoplégique avec paralysie des nerfs oculaires.

MITRALES (Lésions)

(Voir maladies du cœur).

Insuffisance mitrale. — Caractérisée par le reflux du sang du ventricule dans l'oreillette gauche, la valvule ne produisant plus une obturation suffisante de l'orifice. **Anat. Pathol.** Faire pénétrer, par pression, de l'eau dans le ventricule. Quand on comprime celui-ci, si les deux bords libres des deux valves épaissis s'adossent mal et sont insuffisants, l'eau reflue dans l'oreillette; ces deux valves sclérosées ont, parfois, des végétations d'endocardite; l'oreillette est dilatée, les ventricules sont hypertrophiés et les cordages raccourcis. Dans l'insuffisance fonctionnelle (discutée) : pas de lésions. **Étiol. pathog.** Endocardite rhumatismale (loi de Bouillaud) et aussi, moins souvent d'ailleurs : endocardite infectieuse, scarlatine, artériosclérose, rupture valvulaire par effort ou traumatisme.

Symptômes. Début insidieux : période de tolérance et d'hypertrophie compensatrice relativement courte, mais que de bonnes conditions d'hygiène prolongent singulièrement. *Signes fonctionnels* : dyspnée d'efforts, puis accès plus ou moins marqués d'asthme cardiaque, dus à l'œdème, à la gêne de la circulation pulmonaire, à la congestion rénale, pleurale. Apoplexie pulmonaire avec crachats striés de sang rouge, au début, et noirâtre ensuite; parfois infarctus pulmonaires à l'autopsie : foyers comme noirs truffés. Œdème superficiel, profond, généralisé (anasarque). Facies mitral : pommettes, lèvres violacées, teint subictérique. Congestions diverses : foie muscade, foie, rein, cerveau cardiaques avec signes en rapport. *Signes physiques* : inspection et palpation : pointe abaissée, déviée en dehors, voussure, ondulation ventriculaire, frémissement cataire systolique très faible, choc bref, matité en carré par élargissement transversal ; en somme, signes peu marqués pour l'inspection, la percussion et la palpation. *Auscultation* : le souffle caractéristique de l'insuffisance est *systolique, à siège maximum à la pointe, en jet de vapeur,* en bruit de soufflet, parfois en bruit de râpe, de lime. Ce souffle se propage dans l'aisselle et jusque dans le dos; ce signe le distingue de l'insuffisance tricuspide. Dû au reflux du sang du ventricule dans l'oreillette; on le recherche à la pointe (5ᵉ espace gauche) au-dessous et en dehors du mamelon; il est permanent, ce qui le distingue aussi des signes fonctionnels et il s'entend quelque position qu'on fasse prendre au malade. Intermittences vraies (pouls et cœur) ou fausses (pas de pulsation radiale par faux pas du cœur). Examen au sphygmographe : pouls petit, inégal; au cardiographe : sommet arrondi de systole au lieu du plateau avec oscillations. Facies mitral avec teint plus coloré que dans les lésions de l'aorte. Asystolie assez vite avec longue période agonique. Complications : insuffisance tricuspidienne.

Diagnostic. Les souffles anorganiques de l'anémie ou temporaires des fébricitants ne se propagent pas dans l'aisselle; la propagation dans le dos du souffle d'insuffisance mitrale n'existe pas dans la lésion tricuspidienne; les frottements du péricarde et de la plèvre, sans rapport avec le rythme cardiaque, ne peuvent être confondus avec les bruits de la lésion mitrale. Insuffisance fonctionnelle : souffle plus doux, non propagé, avec lésion légère du rein. **Pronostic.** Est subordonné à l'état du myocarde, à la fatigue, au rétrécissement concomitant. **Traitement.** Au début, bromure, iodure, régime et bonne hygiène; si le cœur fléchit, doses cardio-toniques de digitale (intrait Dausse, etc.), spartéine, strophantus Catillon (chez le vieillard surtout), opothérapie biliaire, puis traitement de l'asystolie (*V. ce mot*). Dans la grossesse, accouchement prématuré, dilatation dans l'accouchement, forceps, injection de caféine et d'huile camphrée. On ne peut interdire systématiquement le mariage dans l'insuffisance mitrale.

Rétrécissement. — Orifice auriculo-ventriculaire rétréci. **Anat. Pathol.** Adhérences et soudure des valvules sur leurs bords libres, ces valvules ne laissent plus passer le petit doigt, cordages amincis, oreillette gauche hypertrophiée avec caillots, ventricule atrophié, poumon, rein, foie cardiaques, etc. Dans le rétrécissement pur de Duroziez, l'anneau serait intact (entonnoir fibreux ?) **Étiologie.** Fréquent chez la femme, en dehors du rhumatisme : 95 femmes pour 100 cas de rétrécissement mitral pur, infections, tuberculose; syphilis héréditaire, maladie d'évolution, souvent malformation congénitale ou du 1er âge. Le rétrécissement peut accompagner l'insuffisance suite d'endocardite aiguë et constituer la maladie mitrale. **Symptômes.** *Signes fonctionnels* comme dans l'insuffisance mais avec tendance aux hémorragies, chloro-brightisme; accès angineux dans le rétrécissement mitral des artério-scléroses. *Signes phy-*

siques : choc faible de la pointe parfois, vibrations mitrales de Bard (occlusion des valvules indurées), dilatation transversale de la matité par hypertrophie de l'oreillette gauche (percussion dorsale 8 cent. sur 11); *à la pointe frémissement cataire,* thrill avec sensation tactile particulière pathognomonique ; renforcement *présystolique* (base : lésions aortiques et pulmonaires). Rythme mitral : roulement diastolique, dans le grand silence : bourdonnement par le passage lent du sang à travers l'orifice mitral ; *souffle présystolique* bref, avec éclat du premier bruit causé par le sang chassé par la contraction auriculaire ; à la base du cœur, dans le 2e espace intercostal, au milieu du sternum, dédoublement constant du 2e bruit; on entend une longue et deux brèves, bruit de rappel par défaut de synchronisme des sigmoïdes, aortiques et pulmonaires ; enfin retentissement du 2e bruit pulmonaire. D'après Duroziez le rythme mitral est ainsi figuré : souffle présystolique, petit silence, dédoublement et roulement diastolique : *ffoût, tata, rroû.* Un souffle prolongé de la pointe ou signe de Bouillaud caractérise la maladie mitrale, avec prédominance soit du rétrécissement mitral, soit de l'insuffisance ; le bruit de rappel est rare dans l'artério-sclérose. Le pouls est en général petit, brusque, régulier ; arythmique dans le rétrécissement endocardique, parfois tachycardique dans la maladie de Duroziez et souvent tachycardique dans le rétrécissement des artério-scléreux. Hypotension artérielle maxima et minima. **Diagnostic.** Il suffit d'un des 3 signes du rythme mitral pour caractériser le rétrécissement : pour l'examen, faire marcher le malade ou lui donner la position d'Azoulay (cuisses fléchies, bras élevés). Le faire coucher aussi sur le côté gauche. Dans la lésion tricuspidienne, absence de dédoublement du 2e bruit : foyer maximum à gauche de l'appendice xyphoïde ; diagnostic différentiel avec chlorose, tuberculose, insuffisance aortique et avec le bruit de galop des néphrites. **Pronostic.** Relativement bénin, sauf dans l'artério-sclérose. **Traitement.** Hygiène, toniques, iodures, peu de digitale, sauf dans l'asystolie : strophantus Catillon. Chez les hystériques, chlorotiques et névropathes, traiter les causes. La maladie mitrale, *rétrécissement et insuffisance,* est causée par le rhumatisme ou la scarlatine. Facies mitral (*voir insuffisance*), souffle systolique et présystolique à la pointe ; 2e ton aortique atténué ; accentuation du 2e ton pulmonaire. Rroù ffoù, f (souffle systolique) ta-ta ; foyer à la pointe ; dédoublement à la base. Pouls petit. Traitement de l'insuffisance.

MOELLE (Maladies de la).

(Voir maladies du système nerveux). *Diagnostic* rapide de quelques maladies fréquentes de la moelle : *myélites aiguës* : troubles moteurs : paraplégie. Les monoplégies ont une origine périphérique (névrite, poliomyélite, monoplégies associées de Souques). Troubles sensitifs : douleurs avec sensibilité modifiée, exagération des réflexes ; troubles vaso-moteurs et trophiques : œdème, sudation exagérée. Sphincters intacts. *Myélites chroniques :* mêmes signes mais avec rétention et incontinence de l'urine et des matières. *Syringomyélie :* troubles moteurs : atrophie musculaire, contractures, ataxie, déviations rachidiennes ; troubles sensitifs : anesthésie en manchette ou en gigot des membres supérieurs puis inférieurs, mais dissociation de la sensibilité (sensibilité au tact conservée) ; troubles trophiques : œdèmes, eschares, etc. *Sclérose en plaques :* parésie des membres, démarche spasmodique, cérébelleuse, trépidation épileptoïde, tremblement à l'occasion des mouvements voulus, exagération des réflexes, sensibilité intacte, pas de troubles urinaires ; parole scandée, tremblement de la langue, nystagmus. *Paralysie ascendante* ou aiguë de Landry, évolution en 2 semaines, douleurs, paraplégie, puis parésie des bras, du tronc, etc. ; phénomènes bulbaires. *Poliomyélite infantile :* début brusque, fébrile, avec paralysie étendue et bientôt localisée. *Polynévrites* aiguës : dans les maladies infectieuses et les intoxications généralisées ou limitées à des membres, à des groupes de nerfs, etc, : troubles de motricité, de sensibilité et trophiques. *Tabès : signes* de Westphal, d'Argyll Robertson, de Romberg, paralysie oculaire, douleurs fulgurantes, abolition des réflexes, etc. *Tabès spasmodique* avec marche raide à petits pas sur la pointe des pieds qui semblent collés au sol. *Maladie de Little :* rigidité des membres inférieurs, genoux un peu fléchis, pieds en varus équin, pointe du pied en

dedans. (*V. myélites, tabès et table des matières*). On a indiqué tout récemment un procédé destiné à montrer la participation de la voie pyramidale dans un syndrome complexe : s'il y a clonus pyramidal, les jumeaux sont relâchés et le soléaire est contracté, ce signe persiste en mettant le malade en position ventrale.

Moelle (Quelques lésions de la). — *Moelle cervicale :* paralysie des 4 membres, anesthésie, troubles sphinctériens ; dans la variété cervicale supérieure : hoquet, paralysie du phrénique, troubles de déglutition ; dans la variété inférieure, myosis, rétraction du globe oculaire, troubles respiratoires.

Moelle dorso-lombaire : paraplégie, troubles sphinctériens, anestésie, escarre, pas d'atrophie. Racines : douleurs intercostales, atrophie des muscles du thorax et du ventre ; éruptions voisines du zona.

Moelle sacrée : racines : douleurs des membres inférieurs, paralysie flasque, atrophie musculaire ; moelle : mêmes troubles et en plus troubles génitaux et sphinctériens.

Queue de cheval (Lésions des racines de la) : paraplégie flasque, atrophie précoce des muscles de la jambe et de la cuisse, réflexes abolis « crémastérien excepté », anesthésie du périnée, de l'anus, des organes génitaux, troubles sphinctériens et trophiques.

Comme étiologie des lésions médullaires la plus fréquente à citer : le mal de Pott, le cancer, les kystes, néoplasmes et la syphilis.

MORPHINISME

Définition. Nous ne résumons ici que l'intoxication chronique par la morphine et accompagnée de l'état de besoin. Les doses, très variables — ration d'entretien ou de luxe — sont de 0.30 à 0.50, pouvant atteindre un ou plusieurs grammes. Le morphinomane, au bout de 5 à 8 mois, a un facies terreux, du pyrosis, le ventre ballonné, de l'albumine, il présente des troubles nerveux et nutritifs. La suppression brusque de l'injection de l'alcaloïde provoque de la diarrhée, des vomissements, du collapsus, etc. La suppression lente, sans danger, est, en pratique, inefficace. La suppression brusque n'est pas recommandable, pas plus que la substitution d'un autre toxique à la morphine. Le traitement de choix consiste dans la démorphinisation en 8 jours au moins, 2 ou 3 semaines au plus, avec injections de spartéine selon le procédé décrit dans la 5e édition de notre *vademecum*. Respecter les vomissements et la diarrhée. Bains, sulfonal, bromidia, jus de viande, kola, champagne, glace et surtout repos au lit, surveillance du malade pour déjouer ses ruses.

Morvan (Maladie de). — C'est le panaris analgésique, rappelant la forme trophique de la syringomyélie. Pour beaucoup d'auteurs la maladie de Morvan ne serait même qu'une variété de syringomyélie ou de lèpre. Indolore, mais entraînant la nécrose des os et des tendons.

MORT (Diagnostic de la)

Phlyctènes gazeuses (sèches), avec la flamme d'une bougie (Ott). Procédé d'Icard avec le papier au sous-acétate de plomb, instillations d'éther dans l'œil (Hallium); injection de fluorescéine (Icard); acidification de la pulpe du foie et de la rate (Brismoret et Ambard); oscillomètre de Pachon.

Morve. — Maladie que les solipèdes peuvent transmettre à l'homme. **Etiologie.** Par plaie légère, par jetage nasal. **Bactériologie :** bâtonnet arrondi à ses extrémités; sa toxine est la malléine, utilisée dans le diagnostic en médecine vétérinaire. Cultures· sur pommes de terre : ambrées puis marron. Réaction de Strauss : orchite morveuse du cobaye. **Anat. Pathol.** Pustules dermiques, ulcérations et croûtes du nez, abcès du poumon. *Signes :* début par frisssons, fièvre, arthropathies ou par inflammation lympathique, ganglionnaire, etc., rougeur érysipélateuse de la face avec phlyctènes; vers le 10e jour, pustules, jetage nasal fétide, dysphagie, ulcérations pharyngées, toux, fièvre; jamais d'adénopathie chez l'homme. Mort dans l'adynamie. Diagnostic de la morve aiguë (rhumatisme, fièvre typhoïde, phlébite); de la morve chronique (syphilis, scrofule). Le diagnostic repose sur l'examen bactériologique, le jetage, la notion professionnelle et l'inoculation au cobaye. Injections de napthol camphré ou d'iode. Prophylaxie vétérinaire après épreuve de la malléine.

Muguet. — **Etiologie**. Surtout dans le 1er âge (athrepsie, entérite) ; dans les états cachectiques des vieillards, et à la fin des maladies graves, il est d'un très mauvais pronostic. Importance du terrain et de l'absence de salive dans un état donné. Le saccharomyces ou oïdium albicans en cultures liquides (bouillon) donne un mycelium et des corps ovalaires, se développe en milieu acide par sporulation (chlamydospore). Tantôt épithélial, tantôt intra-dermique. *Signes* : langue vernissée, petits points blancs crémeux, formant des taches laiteuses (lait caillé). Quant le muguet atteint le pharynx, il respecte le pharynx nasal ; l'œsophage, il respecte le cardia ; l'intestin, il est surtout cœcal. **Diagnostic** par l'aspect des plaques, par l'étiologie, le microscope, liqueur de Gram forte, glycérine et bleu de méthylène, la coagulation et la cofixation de Widal. Colonies après cultures de 48 heures. **Traitement.** Alcalins et. s'il y a lieu, eau oxygénée, sublimé, etc. Le muguet est contagieux sur un terrain favorable.

Mutisme. — Cette incapacité de parler, même à voix basse, s'observe dans la surdi-mutité et dans la surdité survenue avant l'adolescence. L'alalie iodopathique des entendants-muets suppose des troubles méningés ou cérébraux. Il faut citer aussi le mutisme des aliénés mélancoliques, des hystériques et des aphasiques moteurs.

Mycosis fongoïde. — C'est la lymphadénie cutanée. On distingue 3 types : type Albert Bazin passant par les phases eczématiforme, lichénoïde, néoplasique, ulcéreuse ; type de Kaposi ou lymphodermie pernicieuse avec nodules de la peau et type Vidal-Brocq avec développement des tumeurs d'emblée.

MYÉLITES

Définition. Myélites diffuses, lésions de la moelle intéressant, sans localisation précise, les substances grise ou blanche. Les poliomyélites (πολιος, gris) se localisent à la substance grise et les leucomyélites à la subtance blanche.

Myélites diffuses, transverse, disséminée, etc.

Myélites aiguës. **Anat. Pathol.** Congestion, ramollissement rouge, jaune, blanc (3e période). **Étiologie.** Surtout chez l'homme. *Toxi-infections*, le froid, traumatisme ; la lésion hémorragique par propagation intervient rarement. On a réalisé expérimentalement les myélites infectieuses (Pott, cancer) avec les microbes et leurs poisons divers : des types différents de myélites peuvent s'observer, avec une même espèce microbienne, expérimentée sur des terrains différents. Propagation par voie sanguine ; et moins souvent, par voie lymphatique, staphylocoques, streptocoques et toxines diverses.

Symptômes. Début par fièvre et frissons, *douleurs en ceinture*, douleurs et fourmillements dans les jambes qui deviennent vite faibles et *paraplégiques* : contractures des membres inférieurs (paraplégie spastique) réflexes, augmentés au début et dans la syphilis, abolis à la fin ; anesthésie au-dessous de la lésion ; rétention d'abord puis incontinence d'urine et des matières fécales ; troubles trophiques et vaso-moteurs, sudoraux, eschares, œdèmes, élévation de la température locale, sueurs abondantes. Mort souvent entre la 2e et la 4e semaine par asphyxie. Forme cilio-spinale, cervicale avec troubles pupillaires, dysphagie, etc., etc. ; cette forme très grave, aboutissant à des accidents bulbaires ; myélite transverse (syphilis), cervico-dorsale, myélite ascendante : *Paralysie de Landry*.

Myélites chroniques. Scoliose, ramollissement ; moelle grisâtre, localisation de myélite transverse, unilatérale, annulaire, péri-épendymaire, ascendante ou descendante.

Symptômes. Troubles de locomotion, jambes lourdes : emploi de la canne, puis, *paraplégie* : réflexes exagérés au début, rétention précédant l'incontinence d'urine, fonctions génésiques abolies ; parfois douleurs, contractures, atrophie ; ni fièvre, ni rachialgie. Durée 6 ans en moyenne. Formes : hémilatérale avec hémi-paraplégie d'un côté, anesthésie de l'autre côté par entrecroisement des faisceaux moteurs au niveau du bulbe ; centrale avec paralysies atrophiques et perte de la contractilité électrique (syringo-myélie).

Diagnostic par la paraplégie et la paralysie des sphincters. **Traitement.** Spécifique souvent : colloïdaux ; révulsifs, huile de croton, cautères. Electrisation galvanique, 10 milliampères, pôle négatif à la moelle (après période aigüe) ; gymnastique méthodique ; toniques ou calmants suivant les cas. Soins rigoureux, coussins à air, matelas d'eau. Escharres : poudre de Lucas-Championnière, air chaud. Dans la rétention d'urine, lavages vésicaux, etc. Eaux de Balaruc et Lamalou.

MYOCARDITES

Myocardite aiguë. — **Définition.** C'est l'inflammation du myocarde, des fibres musculaires et cardiaques. Myocardite diffuse et suppurée (celle-ci très rare). **Anat. pathol.** Cœur mou, décoloré, jaunâtre, feuille morte ; fibres musculaires atrophiées avec disparition des stries transversales de la fibre, noyaux entourés de granulations ; lésions interstitielles avec espaces élargis et corps fusiformes, myoplasiques, cellules embryonnaires, endartérite oblitérante. Abcès du volume d'une tête d'épingle et beaucoup plus gros dans la forme suppurée (embolies). **Etiol. pathog.** Infections, les microbes et leurs toxines attaquant l'endothélium ; hyperthermie et intoxications. La fièvre typhoïde et la diphtérie, ensuite la scarlatine, le rhumatisme, etc., sont les causes déterminantes les plus fréquentes. **Symptômes.** Début insidieux au cours des états infectieux ; 8e jour (pneumonie, scarlatine), 15e jour (typhoïde, etc.). Signes d'excitation d'abord avec dyspnée, palpitations, gêne du cœur ; puis d'asthénie avec cœur douloureux, modification des bruits, choc et *bruits sourds* ; l'un des bruits peut disparaître ; galop diastolique, pouls couplé de Barié, rythme fœtal ou pendulaire par égalisation des deux silences ; embryocardie de Huchard (deux silences égalisés et tachycardie). Formes : syncopale (mort subite), douloureuse (angine de poitrine). Dans la myocardite suppurée, fièvre à grandes oscillations, embolies, etc. **Pronostic** très grave (action nerveuse et des glandes surrénales) un peu moins chez l'enfant, guérison dans la typhoïde, diphtérie (50 o/o des cas), mais l'organe est amoindri. **Diagnostic.** Avec le collapsus de l'adynamie, des perforations intestinales et de l'endocardite ; diagnostic par exclusion, en dehors de la péricardite et de l'endocardite, avec cœur sourd, pouls petit et irrégulier ; l'arythmie n'est pas un signe sûr. Penser à l'insuffisance surrénale aiguë.

Myocardite chronique. — Sclérose dystrophique. Cœur augmenté (500 à 1.000 gr.), ferme, gris pâle ou jaune brun ; athérome des coronaires. Lésions parenchymateuses (vieillards, syphilis), lésions interstitielles ; lésions d'artério-sclérose (sclérose dure, molle, réticulaire, avec dégénérescence granulo-pigmentaire de la cellule musculaire). **Étiologie.** Maladies infectieuses, intoxications, cardiopathies, tuberculose, diabète, suralimentation, traumatisme. **Pathogénie.** Les altérations vasculaires ont aussi une grande importance, mais la sclérose proviendrait de la congestion passive du myocarde et non de l'ischémie (Pasquier) ou dystrophie (Martin, Huchard), ou oblitération artérielle (Brault, Marie), ou sclérose par propagation au tissu conjonctif débutant par de la périartérite (Debove, Juhel-Renoy). **Symptômes.** Hypertension artérielle, 2e bruit aortique éclatant, clangoreux ou en coup de marteau (Huchard), dyspnée du réveil et de la position horizontale. Pouls affaibli, instable, arythmique, contrastant avec l'éréthisme cardiaque. Syndrome de Stokes-Adam (blocage du cœur) ; œdème congestif du poumon, douleur rétrosternale, polyurie, albumine quelquefois, urines rares, foncées. Formes : sténo-cardiaque, arythmique, asystolique, etc. Forme grave : durée moyenne un ou deux ans, mort lente ou subite (embolie, angine de poitrine, œdème du poumon). **Diagnostic** avec pouls irrégulier, cœur sourd sans endocardite, ni péricardite. Le diagnostic est fort difficile dans l'asystolie (renseignements antérieurs utiles). **Traitement.** Iodure, hypotenseurs, bromures, théobromine, strychnine, spartéine, caféine, éther, huile camphrée, digitale. Le strophantus est un bon médicament et son usage peut être prolongé, car il ne s'accumule pas. Hygiène sévère, vie calme, éviter le froid humide. Ni tabac, ni alcool. Régime contre les symptômes toxi-alimentaires. Vittel, Evian, etc.

Myoclonies. — Variétés cliniques assez disparates mais caractérisées par des secousses musculaires cloniques sans déplacement de membres « et sans caractère expressif ou fonctionnel ». Citons la chorée électrique de Henoch-Bergeron, curable (*voir chorée*), véritables secousses électriques, pathogénie discutée ; la chorée fibrillaire de Morvan, à début dans les mollets, à généralisation possible, face respectée ; le paramyoclonus multiplex des émotifs adultes et de pronostic variable, enfin le tic non douloureux de la face, de Trousseau.

Myœdèmes. — Dans les cachexies, intoxications, infections et dans la maladie de Thomsen le pincement ou la percussion vive d'un muscle (grand pectoral, biceps) provoque des contractions idio-musculaires avec gonflement noueux qui s'affaisse par ondulations.

Myopathies. — Atrophies sans lésions nerveuses. Parfois atrophie des fibres et développement du tissu interstitiel. Lésions centrales ou troubles dynamiques. Familiales, infantiles. Signes communs. Pas de contractions fibrillaires, pas de réaction de dégénérescence. Affaiblissement indolore ; démarche du canard ou de roi de comédie, cyphose, taille de guêpe, etc. Atrophie des cuisses, des lombes, extrémités respectées. Hypertrophie musculaire par surcharge graisseuse. Voir atrophies type Leyden-Mœbius, type juvénile d'Erb), Landouzy-Dejerine, etc. *Diagnostic* par l'âge, par la notion familiale ; par la topographie de l'atrophie sans contractions fibrillaires, sans la réaction de dégénérescence. *Traitement.* Electricité, massage, gymnastique, hydrothérapie.

Myotonique (Réaction). — La contraction au pôle positif égale ou surpasse la contraction du pôle négatif.

Myxœdème. — Maladie causée par l'absence du corps thyroïde ou par ses lésions fonctionnelles. L'idiotie myxœdémateuse est caractérisée par l'idiotie (l'atrophie génitale, l'absence de corps thyroïde, l'œdème, des troubles nerveux et généraux). On l'observe surtout à l'époque du sevrage. Myxœdème spontané de l'adulte, plus fréquent chez les femmes (0,10e des cas), œdème persistant, face en pleine lune, faciès hébété, teint cireux, doigts capitonnés, cheveux et peau secs, main en bêche, muqueuses épaissies, torpeur, irritabilité nerveuse ; sensation de froid, température 34°. Le myxœdème post-opératoire ne s'observe que si l'ablation de la glande est totale. Goitre hypertrophié dans le crétinisme endémique. Le myxœdème fruste peut être diagnostiqué à l'aide du syndrome d'Hertoghe : sénilité précoce, troubles gingivo-dentaires, rhinite hypertrophique, hypertrophie des amygdales, végétations adénoïdes, douleurs variables. L'opothérapie thyroïdienne (cornets des bouchers) est efficace dans le myxœdème, si l'on utilise des produits de marque (Fournier, Catillon, etc.). L'opothérapie réussit également dans le rachitisme, l'infantilisme, beaucoup moins dans le myxœdème congénital avec idiotie. On donne un lobe des corps thyroïdes ou de la poudre sous forme de spécialité.

NEPHRITES

Du mot grec : νεφρός, rein.

Néphrites aiguës. — **Définition.** Inflammation rénale, d'origine toxique ou infectieuse, rarement à frigore. **Anat. pathol.** Les lésions dépendent plus de la durée d'action des microbes que de leur nature ; elles ne sont pas électives (anciennes classifications en néphrites catarrhale, parenchymateuse, interstitielle, etc.) ; tous les éléments peuvent être atteints : cellules épithéliales, tubes secréteurs ou excréteurs, tissu conjonctif, vaisseaux ; au milieu de ces lésions inflammatoires diffuses les glomérules contiennent des globules blancs, rouges, un exsudat albumineux ; blocs hyalins secrétés par les tubes contournés, cylindres comprenant ces blocs hyalins, du sérum coagulé et des globules, parfois exsudats colloïdes ; le tissu interstitiel toutefois est peu atteint en pleine période aiguë. on donne comme caractéristiques les cylindres colloïdes et granuleux. Gros reins (300 au lieu de 140 gr.), capsule se décortiquant bien. **Étiologie.** Fréquence augmente avec l'âge. Les causes déterminantes sont les infections, les intoxications et les auto-intoxications. Néphrites cantharidiennes, type toxique:

expérimentales, infectieuses, par toxines (Claude, etc.), scarlatine et dipthérie surtout, puis autres pyrexies. Néphrite de la grossesse, etc. On a distingué d'après la voie suivie par les microbes : les néphrites ascendantes, néphrites descendantes, néphrites mixtes.

Symptômes. — Formes latentes fréquentes. La néphrite aiguë type ressemble à la néphrite scarlatineuse : début par frissons, fièvres, douleurs lombaires avec irradiations, maux de tête, langue rouge sur les bords, saburrale au centre, nausées, vomissements, diarrhée, troubles oculaires (amblyopie), auditifs (surdité), respiratoires (dyspnée), signes d'insuffisance rénale : urines foncées, rares, hématuriques, *albumineuses*, jusqu'à 15 à 20 gr. quelquefois : urée très diminuée, rétention chlorurée également ; *œdème*, mou, blanc, précoce, débutant par paupières et malléoles ; vive tendance *à l'anasarque;* cette généralisation peut gagner les viscères et causer de l'œdème du poumon, de l'épanchement pleural, etc. ; à l'examen microscopique : hématies et variétés hématuriques, [leucocytes, cylindres, microbes. Formes étiologiques, néphrites de la scarlatine, de la pneumonie, de la fièvre typhoïde. **Pronostic.** Souvent guérison, mais résistance moindre, chronicité ou mort par urémie. Bons éléments de pronostic : perméabilité rénale normale, pas de polyurie, pas d'hypertension, pas de bruit de galop; la néphrite scarlatineuse s'observe dans la convalescence, la néphrite typhique dans la 3e semaine de la maladie. Les œdèmes et l'albuminurie sont caractéristiques. **Diagnostic** avec : bronchite, pleurésie, œdèmes cardiaques et hépatiques. Présence dans l'urine de cylindres hématiques granulo-graisseux et épithéliaux. La *néphrite subaiguë* ou parenchymateuse de Bard ne diffère de la précédente que par l'atténuation des symptômes. **Traitement.** Prophylaxie des lésions urinaires, des infections, etc. Ventouses scarifiées lombaires, saignées à la moindre menace d'urémie (dyspnée, etc.), bains chauds ; eau-de-vie allemande, calcium, tannin, sudoraux. Diète hydrique puis eau lactosée. Régime lacté. Dans les néphrites subaiguës provoquer la diurèse; pesée chaque matin, permission de 0,50 cent. de sel par 100 grammes d'urines ou régime chloruré plus rigoureux à la moindre augmentation de poids pouvant annoncer l'œdème. Théobromine, strophantus Catillon, opothérapie rénale ; régime ovolacto-végétarien *avec périodes* sans sel de 3 semaines environ.

Néphrites chroniques. — Nous renvoyons le lecteur aux deux articles : *albuminurie et mal de Bright.* L'étude de toute néphrite comporte l'examen de la perméabilité rénale à l'urée, à l'eau et au sel. On doit aussi et surtout rechercher les rétentions azotée et chlorurée, l'acidité organique. Les néphrites, dont la durée va de quelques mois à plusieurs années, ont été classées de manière assez différente par les auteurs actuèls. Elles résultent soit d'une lésion primitive, soit d'une lésion chronique. En général, on distingue anatomiquement des variétés à prédominance épithéliale et des variétés à prédominance interstitielle ; au point de vue clinique, Widal décrit les néphrites albumineuses simples, hypertensive, azotémique. Castaigne, s'appuyant sur la polyurie plus que sur l'urémie, distingue les variétés suivantes : une néphite chronique *albumineuse simple* caractérisée par une albuminurie permanente, assez bénigne, mais à surveiller, sans imperméabilité au bleu, sans hypertension, etc. ; une néphrite chronique *hydropigène* (ancienne néphrite subaiguë) caractérisée par l'albumine, les œdèmes et les épanchements séreux. Pas de signes cardio-artériels, urines diminuées, denses, avec nombreux cylindres. Perméabilité rénale normale, mais *rétention chlorurée* sans rétention azotée ; une néphrite chronique *hypertensive* de Widal, à prédominance des signes cardio-vasculaires, cœur gros, bruit de galop, 2e bruit aortique claqué. Signe de la temporale, hypertension 23, 25 et plus ; peu d'albumine, perméabilité rénale conservée. Pas de rétention chlorurée et azotée ; hémorragies, grande épistaxis, œdème du poumon ; accidents cardiaques ; une néphrite chonique *hydrurique*, qui est l'ancienne néphrite urémigène. l'urine se rapproche de l'eau et on note de la rétention azotée, etc. Syndrome urinaire, insidieux dans le mal de Bright, urines augmentées, peu albumineuses et peu denses, perméabilité diminuée, rétention azotée constante, chlorurémie, signes cardio-artériels de l'hypertension ; évolution vers l'urémie et l'azotémie, parfois hémorragie cérébrale et dilatation du cœur. Merklen distingue des néphrites simples hypotoniques liées à la débilité du terrain, des néphrites hydrémiques avec hypertension ; perméabilité diminuée à l'eau, perméabilité suffisante aux chlorures et à l'urée ; des néphrites chlorurantes simples sans azotémie, ni élévation de la constante d'Ambard ; des néphrites hydro-chlorurantes avec diminution des perméabilités rénales à l'eau et aux chlorures ; des néphrites azotémiques où la perméabilité à l'urée est seule défaillante ; des néphrites chloro-azotémiques avec diminution de perméabilité aux chlorures et à l'urée, néphrites chloro-azotémiques avec diminution des perméabilités aux chlorures, à l'urée et à l'eau, et enfin des néphrites hydropiques avec œdème permanent et conservation de perméabilités rénales.

L'étude des fonctions rénales domine cette question des néphrites chroniques. La perméabilité rénale se recherche avec le bleu de méthylène ; ce procédé est préférable au dosage de l'urée urinaire, à ce point de vue. Achard et Paisseau ont aussi conseillé l'épreuve de l'azoturie alimentaire ; on donne 20 gr. d'urée dont l'élimination est plus lente au cas d'imperméabilité. Le dosage de l'urée du sang est d'un grand intérêt ; s'il y a rétention azotée, la|moyenne de 0,20 d'urée par litre de sérum peut atteindre 2, 3, 4 gr. Il suffit de prélever 30 cc. de sang avec des ventouses scarifiées pour faire cet examen. Le dosage de l'urée dans le liquide céphalo-rachidien est plus rare. Mais la quantité d'urée du sang doit être comparée à la quantité d'albuminoïdes absorbés : c'est l'indice de rétention uréique de Widal.

La constante urémique d'Ambard est l'état d'équilibre de l'urée dans le sang et les urines. Pour cet examen, il faut fournir le poids approximatif du malade, faire uriner le malade et rejeter cette urine, prélever 30 cc. de sang environ et faire uriner à nouveau une demi-heure après. (Voir Constante d'Ambard.)

Avec 1,50 d'urée, l'indice uréique et le Constante d'Ambard ne sont pas indispensables ; mais avec 0,50 par exemple ces deux procédés peuvent devenir nécessaires. Le pronostic est lié à l'azotémie, dont la recherche est devenue classique. Urée du sang normalement ; 0,15 à 0,50 au-dessous d'un gramme de 0,50 à 1 gramme, c'est un avertissement sérieux ; au-dessus d'un gramme la survie serait d'un an ou deux, au-dessus de 2 gr., c'est une question de mois et une

tion de jours avec 4 ou 5 gr. Le Pr Widal prétend qu'avec
2 gr. d'urée les malades ne vivent guère plus d'un an et
moins encore avec une quantité supérieure à 3 gr. Cette
conclusion est un peu discutée.

La rétention chlorurée se recherche par le dosage du sel
dans l'urine, par la pesée quotidienne qui révèle l'hydratation des tissus (Chauffard et Widal), par l'étude du bilan
des chlorures sachant qu'un litre de lait ingéré contient
1,60 de chlorure de sodium (analyse urinaire). **Traitement.**
Le traitement des néphrites chroniques varie avec chacune
des variétés. Dans la *néphrite albumineuse* simple, la guérison totale est possible par l'hygiène alimentaire, sans régime
sévère, avec l'eau cependant comme unique boisson. Dans
la *néphrite hydropigène*, on traite : l'oligurie par les diurétiques, théobromine ou santhéose et, si le cœur faiblit, par
les cardiotoniques ; les œdèmes, par le régime déchloruré,
pendant un mois, avec aliments variés ; au point de vue de
la teneur en sel par 100 d'aliment le pain déchloruré = 0,70,
la viande 0,10, les salaisons 3 à 5 %! Gelée de viande,
citron, thym, estragon pour remplacer le sel. L'albuminurie
est justiciable de Saint-Nectaire, du chlorure de calcium à
faible dose, du tanin, etc. Dans les *néphrites chroniques
hypertensives :* hypotenseurs, purgatifs, diurétiques, régime
lacto-végétarien et même diète hydrique ; ni alcool, ni café,
ni tabac. Dans les néphrites hydruriques, régime hypoazoté sans viandes, poisson ; œufs, légumes secs ; régime
déchloruré. Dans la classification de Merklen les restric-
tions sur le sel, les boissons, ne sont pas nécessaires dans
les variétés albuminuriques et hypotoniques ; les boissons
sont réduites, le sel et les albuminoïdes diminués dans la
variété hydrémique. Cure de déchloruration dans les 4e et
5e variétés. Dans les néphrites azotémiques, saignées drastiques, diète hydrique, puis régime hypoazoté. Dans les
néphrites hydropiques régime tonique avec restriction
modérée des liquides. Traitement de l'urémie : saignée,
diète hydrique, ponction lombaire, diurétiques, tonicardiaques, éther. Dans plusieurs néphrites, le régime exige
50 calories par kilo de poids au lieu de 30. Menu de Castaigne, sans sel : lait 500, pommes de terre 500, 2 œufs,
viande 400 ; farine 100, riz 100, sucre 50, beurre 40,
légumes verts et fruits. Teissier, de Lyon, préconise le

sérum normal de chèvre aux doses de 10 à 20 gr. *Voir nos
traitements nouveaux en clientèle 5e et 6e éditions.*

NERVEUX (Maladies du système)

Ici, nous considérons l'étude des antécédents héréditaires
surtout, comme absolument capitale.

L'examen individuel porte sur les troubles moteurs :
mouvements (marche, station debout) tics, convulsions,
tremblements, monoplégie, paraplégie, diplégie, hémiplégie ;
sur les syncynésies (mouvements associés des hémiplégies,
p. ex., incoordinations) sur les troubles *réflexes* (*Voir le mot
et la table des matières*), plantaire, cutané, crémastérien,
anal, du tendon rotulien (phénomène du genou), contra-
latéral des adducteurs, réflexes du pied (phénomène du
pied), réflexe du tendon d'Achille ou de Schaffer. Signes de
Babinski (extension au lieu de flexion des orteils, par chatouillement), de Kernig. Le Kernig indique une lésion
méningée : résistance à l'effort portant sur la flexion de la
jambe et de la cuisse, le malade étant couché. Si on lui
commande de s'asseoir dans la manœuvre de Lasègue, les
membres qu'on essaye de soulever, se mettent en flexion.
Troubles de sensibilité générale et spéciale, de sensibilité
sensorielle : anesthésie, hyperesthésie, paresthésie (retard
des sensations de contact, puis de pression), allochirie
(erreur de côté), dysesthésie (engourdissements, fourmillements), névralgie paresseuse de Roth : troubles subjectifs
sans douleur à la pression du nerf fémoro cutané externe.
(Voir ces mots.) Acroparesthésie des extrémités de Schultze :
névralgies, réflexes, etc. ; paralysies oculaires ; nystagmus,
inégalité pupillaire (anisocorie). Rétrécissement du champ
visuel, amblyopie, diplopie, hémianopsie (v. ces mots) ;
troubles vaso-moteurs (v. mal. de Raynaud), érythromélalgie ; troubles sudoraux, thermiques, etc. ; troubles trophiques : zona, arthropathies, eschares, ongles secs, dermographisme. Exploration de l'excitation mécanique, électrique, faradique, galvanique ; unité : milliampère. Réaction
de dégénérescence comportant une série d'examens et non
un seul, utile au pronostic et aussi bon signe des névrites
périphériques et des paralysies radiculaires. Cause d'er-

reur : secousses musculaires; RD totale avec abolition de la faradisation, RD partielle, si la faradisation est diminuée. Dans la galvanisation c'est la *lenteur* de la secousse qui est caractéristique; plus grande amplitude au pôle positif; inversion polaire. Les contractures s'expliquent par une lésion pyramidale, le cerveau n'ayant plus la même action sur le réflexe.

Diagnostic rapide de quelques maladies nerveuses fréquentes (*V. mal. de la moelle*). *Bulbe :* paralysie glossolabiée. Insidieuse, progressive, atrophie musculaire, participation des Vᵉ et Xᵉ paires (masticat. tachych.); ni hémiplégie, ni troubles intellectuels. Syndrome d'Erb. : ptosis; paral. des muscles de la nuque. Syndrome de Weber : paral. du moteur oculaire commun du côté de la lésion ; paralysie opposée. Le signe de Bénédikt est un tremblement s'observant dans les lésions pédonculaires. *Protubérance :* hémiplégie alterne. Syndrome de Millard-Gubler (faisceau pyramidal non encore entre-croisé; nerf facial entre-croisé : moitié de la face). *Cervelet :* Convulsions, opisthotonos; ataxie, vertige cérébelleux. (Voir syndrome cérébelleux). *Cerveau :* Maladies mentales. Importance des stigmates et de l'hérédité. Localisations discutées depuis la théorie de l'aphasie de Marie, qui localise ce trouble dans la zone dite lenticulaire et la zone de Vernicke. Mais, par les coupes en série, les lésions sous-jacentes prouvent qu'il s'agit bien de lésions intéressant ou ayant intéressé les neurones en rapport avec la circonvolution de Broca. La théorie des neurones elle-même, dont le schéma simplifie à merveille l'étude du système nerveux, est battue en brèche. Les acquisitions scientifiques récentes en neurologie, dont la précision semblait se confirmer par les traumatismes, tumeurs, épilepsie jacksonnienne, etc., sont contestées sans grand profit pour ces études et sans preuves bien convaincantes. Les fibres commissurales et tous les divers traits d'union qui relient les groupes de neurones permettent de comprendre les processus de régénération et les voies de suppléance dans plusieurs manifestations cérébrales. Sans vouloir admettre des localisations trop précises ou trop spéciales, il n'en reste pas moins vrai que certaines régions sont incontestablement en rapport avec des fonctions plus spéciales; de même que la moelle, le bulbe et l'axe cérébro-

ques spinal, n'ont pas le rôle fonctionnel du cervelet ou de la capsule interne ; et d'ailleurs, dans le cerveau proprement dit, on peut énumérer quelques centres distincts : membre supérieur : centres moteurs 2/4 moyens des Fª et Pª ; m. inférieur : 1/4 supérieur Fª et Pª et lobule paracentral. Facial inférieur et hypoglosse : 1/4 inf. Fª Pª et opercule rolandique. Centre des mouvements de la face pied de Pª. Centre de la déviation conjuguée de la tête et des yeux : 2e frontale, ou lobule pariétal, ou pli courbe. Centre visuel : face interne des lobes occipitaux. Le centre coordinateur qui agit sur les centres moteurs de la langue siège dans le pied de la 3e F. gauche. Centre de l'écriture pied de 2e F. gauche. Centre auditif verbal 1re temp. gauche (surdité verbale). Centre de la lecture : pli courbe (cécité verbale). Les noyaux d'origine des nerfs crâniens sont aussi des localisations précises et indéniables. *Hémorragie cérébrale :* déviation conjuguée de la tête et des yeux ; hémiplégie. *Ramollissement :* âge (thrombose), affection cardiaque (embolie), aphasie. *Syphilis cérébrale :* par. des n. crâniens, convulsions épileptiformes. *Paralysie générale :* troubles psychiques (idées de grandeur, mémoire défectueuse), trémulation, des lèvres, tremblement fibrillaire de la langue, inégalité pupillaire, etc. *Epilepsie :* stigmates de dégénérescence ; morsure de la langue, ecchymose sous-conjonctivale ; pâleur de la face, cri, écume, amnésie, etc. *Hystérie :* manifestations pithiatiques susceptibles d'être provoquées par suggestion et guéries par persuasion. *Paralysie agitante :* tremblement et rigidité. *Neurasthénie :* fatigue au réveil, asthénie physique et intellectuelle, céphalée en casque, aboulies, phobies, etc. *Méningites :* nous croyons utile de donner ici la composition du liquide céphalorachidien normal, son étude dominant le diagnostic rapide des méningites : ce liquide se forme par sécrétion ou dialyse au niveau des plexus choroïdes. Densité à 15o, 1007. Δ. 0,576, albumine 0.18, urée 0.06, fibrine 0, sucre 0,53, chlorures 7.32, extrait sec 10.90, matières organiques 2.20, cendres 8.80, carbonates 1.25, cholestérine 0.007 à 0.001. L'étude du liquide céphalo-rachidien (urée, etc.), devient des plus importantes. Il y a lieu de rechercher le sucre, l'albumine. Pour trouver l'albumine, on prend un centimètre cube de liquide, 2/10e de centimètre cube d'acide nitrique, on attend cinq minutes et on contrôle avec l'échelle dosimétrique de Marcel Bloch. Méningite *tuberculeuse* : liquide clair, lymphocytes, chlorures 5 et 6, cendres moins de 8, albumine 1 et 2 gr., extrait normal, perméabilité aux nitrates plus grande. Méningite *cérébro-spinale* : liquide trouble avec polynucléose (polynucléose s'observe dans toutes les M. aiguës), chlorures entre 6 et 7, chiffre des cendres non abaissé. D'après Mestrezat, le taux des chlorures, des cendres, de l'albumine, de l'extrait, sont aussi caractéristiques de M. bacillaire que la présence du bacille dans le culot du liquide centrifugé. Autres signes des méningites : *Méningites aiguës* : évolution rapide, trépied classique ; céphalée intense, vomissements sans efforts, constipation opiniâtre, Kernig, strabisme, convulsions, délire, etc. *Cérébro-spinale* : début brusque, raideur de la nuque ; Kernig constant. *Tuberculeuse* : évolution plus lente, trépied méningitique, Kernig rare (participation spinale), ventre en bateau, position en chien de fusil.

NEURASTÉHNIE

Synonymie. Maladie de Beard ; irritation spinale ; névralgie générale. **Définition.** Névrose, essentiellement variable avec chaque cas, mais cependant caractérisée par certains stigmates et surtout par *l'asthénie* physique, psychique et morale. **Etiologie.** C'est la maladie des *surmenés*, des épuisés, insuffisants ou inhibés. Elle dépend plutôt d'un état émotionnel et de l'angoisse qui accompagne le surmenage. Professions libérales, hommes surtout, excès divers intellectuels, physiques, génitaux, secousse morale ; infection (grippes, syphilis, typhoïde), intoxications, auto-intoxications (cholémie). Traumatisme. Hérédité et terrain arthritique. **Pathogénie :** fatigue nerveuse diminuant la tonicité musculaire, la sécrétion glandulaire avec conscience pénible de cet état physique (Fleury). Névrose gastrique, gastro-entéroptose, péritonite adhésive avec rachialgie, auto-intoxication digestive, hépatique, glandulaire.

Symptômes. Fatigue au réveil ; *céphalée en casque*, vertiges, douleurs variées, émotivité ; *asthénie ou dépression* *caractéristique;* tics, topoalgies, rachialgie cervicale, lombaire, sacrée (plaque sacrée) ; épuisement rapide par asthénie musculaire ; disparition du réflexe crémastérien ; insomnie fort pénible ; spermatorrhée ; entéroptose de Glénard ; hypertension, rarement hypotension ; troubles vaso-moteurs : palpitations ; atonie gastro-intestinale fréquente, aprosexie (difficulté de fixer l'attention); aboulie, phobie, amnésie, troubles génitaux, psychopathie urinaire, etc. Peut exister à la puberté, de 13 à 18 ans par croissance, surmenage, convalescence d'état grave, troubles de menstruation. Formes cébrasthénique et myélasthénique. Formes de Pitres : cérébrale, spinale, névralgique, cardialgique, gastro-intestinale, générale. **Pronostic.** Variable avec la cause et le terrain.

Diagnostic. Principaux stigmates : asthénie, céphalée, rachialgie, insomnie, atonie gastro-intestinale. Diagnostic différentiel avec la paralysie générale au début (embarras de la parole), l'hypocondrie, le tabès, la syphilis (céphalée), vertige de Ménière. **Traitement.** Repos, retour à la vie simple, douches, massages, thérapeutique méthodique, électricité statique. Régime et traitement de l'entéroptose et des diverses ptoses. des maladies annexielles de la femme ; anti-dyspeptiques sans alcool, vin rouge, tabac ; prescrire selon les cas : glycéros, kola, strychnine, sérum artificiel ou marin ; quelquefois réminéralisation après analyses d'urines ; dans les cas graves, alitement continu de Weir-Mitchell pendant deux à trois semaines. L'isolement et une cure de repos peuvent être nécessaires. Après ce repos de durée variable, rééducation de la raison, petits travaux progressifs : pédagogie psychologique qui, d'après Déjerine, suffit le plus souvent.

D'après cet auteur, le raisonnement ne suffit pas, il faut faire intervenir un élément émotif qui se retrouve très souvent dans l'étiologie (*Voir les traitements nouveaux de l'auteur 5e édit. et dans ce livre le mot psychothérapie*).

Dans le traitement de la neurasthénie, les divergences de traitement se ressentent des divergences théoriques. Pour les uns la neurasthénie est un état organique et physique judiciable des moyens psychiques ; pour d'autres c'est un état psychique ne relevant que de la psychothérapie. On concilie les deux thèses en les combinant. Certains neuras-

théniques sont curables par la psychothérapie, d'autres par
les moyens physiques, le plus grand nombre par l'ensemble
de ces moyens ; et quelques autres enfin restent incurables
par faiblesse ou défectuosité organique. On a voulu faire
jouer à la neurasthénie un rôle exclusif dans la genèse des
dyspepsies (V. à ce sujet les mots dyspepsies, atonie gastrique, gastro-névroses, etc.).

Traiter les symptômes avec toute la discrétion thérapeutique possible. Les médicaments doivent simplement secon-
der la psychothérapie. Dans la neurasthénie fonctionnelle
moyenne une cure thermale de six semaines environ
(Pougues, etc.) agit par changement de milieu, action de
l'eau sur les fonctions digestives et les glandes endocrines,
par l'hydrothérapie et le massage, enfin par la psychothérapie avec rééducation mentale.

NÉVRALGIES

Définition. Syndrome douloureux pouvant s'accompagner de troubles moteurs, vaso-moteurs, sécrétoires ou
trophiques. **Etiologie.** Anémie, chlorose, diabète, rhumatisme, goutte, syphilis, tabès, traumatisme, compression,
froid, surtout le froid humide. Hérédité neuro-arthritique.

Névralgie faciale. — Ou plus exactement du trijumeau ; une des plus communes ; aux causes ci-dessus, il
faut ajouter la carie dentaire, importante en pratique ; il ne
faut jamais négliger sa recherche attentive (stypage, examen
direct). Points de Valleix (plan osseux, bifurcation nerveuse,
arborisation terminale, pénétration dans l'aponévrose) à
l'émergence du tronc, au niveau du bouquet terminal sous-
orbitaire ; pour la branche *ophtalmique*, qui est le plus
souvent intéressée, point sus-orbitaire, point palpébral,
point nasal ; pour le *maxillaire supérieur :* points sous-
obitaire, malaire et dentaire ; *pour le maxillaire* inférieur
points mentonnier, temporal, pariétal, dentaire, lingual.
Quelques troubles sensoriels, vaso-moteurs et trophiques :
glaucome auriculaire, surdité névralgique, œil injecté et
larmoyant (opht.), sécrétion nasale abondante (max. supér.),
salivation (max. infér.), zona. Les douleurs peuvent survenir

en accès d'un quart d'heure à une heure). Il peut n'exister qu'un accès ou, au contraire, les accès moins bénins se multiplient et vont jusqu'à la névralgie épileptiforme, jusqu'au tic douloureux de la face conduisant au suicide.

Diagnostic, avec la migraine (points de Valleix) et l'arthrite temporo-maxillaire. Diagnostic de la cause, essentiel : grippe, goutte, syphilis, diabète, lésions de l'œil, de l'oreille, du nez et des dents. Parfois lésions cérébrales (hémiplégie et paralysie concomitantes). **Traitement.** Dans la névralgie essentielle (après 40 ans), Sicard conseille des injections locales-neurolytiques au point d'élection avec glycérine phéniquée à 30 % pour les trous larges, et l'alcool mentho-novococaïné (20 cc., 0,40, 0,02) pour les canaux et trous étroits. Antipyrine, morphine, extrait thébaïque à dose croissante et décroissante (Charcot), bromhydrate de quinine, aconit ; électricité ; injections locales, révulsion. Traitement de la syphilis ou de la cause. **Synonymie :** mal de Fothergill.

Névralgie intercostale. — Causes habituelles des névralgies ; ensuite lésions de la plèvre, des côtes, du rachis, anévrismes de l'aorte ; névralgies réflexes (utérus, estomac). S'observe surtout chez la femme (anémie, nervosisme, lactation, etc.). *Symptômes.* Nerfs atteints surtout de la 5e à la 8e paire. Douleur continue unilatérale et à gauche le plus souvent ; trois points d'élection : sternal (perforant antér.), vertébral (apophysaire) et moyen (perforant latéral). Les deux premiers sont les plus fréquents ; calmés par une forte pression ; irradiations diverses. Bilatérale, intense ; continue, elle fait penser au cancer ou au mal de Pott. *Diagnostic,* avec fracture, périotiste, pleurodynie (douleurs diffuses), név. du diaphragme ; le diagnostic de la cause est important. Récidives fréquentes. *Traitement.* Ventouses scarifiées, vésicatoires volants, baumes analgésiques, compression, pulvérisations, électrisation.

Névralgie phrénique. — *Etiologie spéciale :* pleurésie diaphragmatique, affections hépatiques, lésions de l'aorte, péricardites et autres pleurésies. Points caractéristiques ; au cou (scalène antérieur), à la partie interne des espaces intercostaux, au bouton diaphragmatique de Gueneau de Mussy, au niveau des insertions du diaphragme sur les côtes (10e) ; douleurs d'épaule ; fourmillement de la main. *Névralgie des plexus :* variétés : cervico-occipitale (point occipital), cervico-brachiale (points épitrochléen, cubito-carpien) ; autres variétés : lombaire, lombo-abdominale (points iliaque, inguinal, testiculaire) ; fémorocutanée (point épine iliaque supérieure) ; crurale (point inguinal).

Névralgie sciatique. — Syndrome douloureux atteignant les membres inférieurs suivant le trajet du nerf sciatique. C'est la névralgie la plus commune. **Anat. Pathol.** Troubles dynamiques sans lésions organiques, ou névrites. **Etiologie.** Prédisposition diathésique (goutte, diabète, rhumatisme. Infection (syphilis, paludisme, auto-infection). Parfois causes centrales (méninges, moelle) ou réflexes (affection génito-urinaire). Causes locales : froid humide, compression, traumatisme, tumeurs ; très fréquente dans la guerre 1914-1918. **Symptômes.** La névralgie sciatique, en général unilatérale, se traduit par des douleurs localisées et des douleurs irradiées.

Les *points douloureux de Valleix* (on en a décrit 21) suivent le trajet du nerf. Le point sacro-iliaque, derrière le trochanter, est constant. Points lombaire, trochantérien, fessier, fémoral, poplité, rotulien, péronier, malléollaire externe. Irradiations aux lombes et aux organes génitaux. *Signe de Lasègue :* douleur sciatique en soulevant en masse et en essayant de le fléchir vers le bassin le membre bien étendu. Douleur à peu près nulle avec la jambe fléchie sur la cuisse et la cuisse fléchie sur le bassin. *Signe de Bonnet :* la jambe étant fléchie, l'adduction est douloureuse et non l'abduction. *Signe de Bondet :* abaissement du pli fessier. *Signe de Sicard,* de l'ascension talonnière ou discordance talonnière. Autres petits signes : contractions fibrillaires, clonus des muscles fessiers, affaissement plantaire ; différence de température des deux membres (plus basse du côté malade), etc. Pour dépister les simulateurs, *Signe de Neri :* Le malade le dos tourné fait de la gymnastique suédoise, le véritable sciatalgique limite sa flexion et prend l'attitude « du génie de la Bastille ». *Signe de Carrière :* flexion symétrique des genoux, le simulateur raidit le membre supposé malade. Dans les sciatiques graves, atrophie musculaire, parfois précoce, peau lustrée des Anglais, troubles trophiques (éruptions, érythèmes), troubles vaso-moteurs ; contractilité faradique diminuée. Abolition des réflexes rétromalléolaire et achilléen. Parfois scoliose croisée ou homologue (cont. des muscles du côté malade). Marche sur le talon, pied en équerre ; souvent le malade se penche du côté sain (Charcot). Le malade s'assied sur la fesse non atteinte. Sciatique permanente (sciatique très ancienne). Formes : sciatique spasmodique de Brissaud avec exagération des réflexes ;. sciatique hystérique ; sciatique névritique.

Diagnostic, avec coxalgie (point de Valleix de la sciatique), arthrite, rhumatisme. La sciatique double doit faire penser au diabète, à la tuberculose, à une. compression pelvienne. Durée moyenne : un à deux mois. Rechutes fréquentes. Paralysies amyotrophiques possibles. S'il y a névrite, durée indéterminée, scoliose, etc. **Traitement.** Repos dans une gouttière ; jambes en flexion légère. Révulsion. Stypage, frictions étendues, massage mécanique, eau très chaude, injections locales diverses ; injections épidurales ou sacro-coccygiennes, anesthésiques ; injections juxtanerveuses, à l'alcool pour les formes à douleurs paroxystiques (Sicard). Comme moyens héroïques : morphine, aspirine, pyramidon, hypneural, bleu de méthylène. Bains sulfureux, air chaud jusqu'à rubéfaction. Traitement des cas rebelles par les courants galvaniques et la haute fréquence. Electro-ionisation avec quinine et salicylate. Boues, bains de sable. Traitement thermal : Aix, etc.

NÉVRITES

Définition. Inflammations primitives et spontanées des nerfs périphériques. **Anat. Pathol.** Altérations des cylindres axes, segmentation de leur gaine de myéline, multiplication du noyau ; atrophie du bout périphérique, après section, sclérose dans la névrite chronique. Ces lésions microscopiques s'étudient avec l'acide osmique à 1 °/₀ (coloration noire de la myéline).

Elles rappellent la dégénérescence Wallerienne et s'accompagnent de troubles trophiques, musculaires (atrophie), etc., etc. Elles ont une étiologie locale (névrite périphérique ou générale (polynévrites). Elles peuvent être secondaires aux maladies du système nerveux.

Elles s'accompagnent de troubles de sensibilité, de motricité, de troubles trophiques et parfois de troubles organiques ; leur pathogénie est discutée : toxi-infection.

Les névrites périphériques ont des causes locales : traumatisme, compression, phlegmons, froid, gelures, brûlures, caustiques.

Elles causent des fourmillements, des troubles de sensibilité, des douleurs vives, irradiées, des troubles trophiques ; les lésions peuvent être ascendantes vers la racine.

D'après Déjerine, le syndrome d'irritation serait caractérisé par la parésie, de l'affaiblissement des réflexes, de la douleur spontanée, hyperesthésie, atrophie musculaire rapide, troubles trophiques, prédominaux des signes sensitifs et des troubles trophiques. *Indications :* dégager le nerf. Eau froide. Bains. Galvanisation.

Signes de compression : signes moteurs (paralysie avec toxicité conservée et persistance de la douleur à la pression. Indications opératoires : libérer le nerf. *Signes d'interruption,* surtout moteurs : paralysie complète ; abolition des réflexes ; réaction de dégénérescence complète ; atrophie. *Indications :* réséquer les tissus indurés, opérer bout à bout. *Signes de restauration* commençant par la sensibilité, puis la sensibilité musculaire revient ensuite ; le tonus enfin ; plus tard les réflexes. Le signe du fourmillement de Tinel serait d'un pronostic favorable et annoncerait la restauration nerveuse. Le signe doit être précoce pour avoir toute sa valeur.

Névrite ou Polynévrite alcoolique. — Débute par des douleurs nocturnes et la paralysie de l'extenseur propre du gros orteil, de l'extenseur commun et des péroniers ; l'atrophie musculaire s'installe en un mois, mais la réaction de dégénérescence n'est pas complète. Steppage par paralysie, le pied frappant le sol la pointe la première ; parfois pseudotabès alcoolique. Pas de signe d'Argyll Robertson (voir tabès), mais pupille paresseuse, inégale.

Les troubles moteurs sont abolis dans le décubitus horizontal. Hyperesthésie suivie ultérieurement d'anesthésie ; rétraction tendineuse ; troubles oculaires. Hallucinations et troubles psychiques. La guérison exige plusieurs années et la suppression absolue des boissons.

Dans les névrites arsenicales on note de la paralysie chiropodale des petits muscles des mains et des pieds.

Les névrites ou polynévrites des cancéreux sont fort nombreuses à l'autopsie mais présentent peu de signes cliniques.

Les névrites diabétiques s'accompagnent souvent d'abolition des réflexes : sciatique, paralysie et ataxie.

Les névrites ou polynévrites infectieuses s'observent surtout dans la fièvre typhoïde et la grippe, dans la diphtérie, la variole, le paludisme, la puerpéralité ; il existe des formes limitées aux membres inférieurs avec paraplégie rappelant la polynévrite alcoolique, parfois aux muscles extenseurs des membres supérieurs ; des formes généralisées frappant tous les membres sans participation des nerfs bulbaires mais dont la guérison est assez fréquente, au bout de 4 à 5 mois.

La paralysie suraiguë est une forme rapide se terminant en moins d'une semaine, la mort survenant par accidents bulbaires. Les douleurs sont très vives surtout au début.

Les névrites mercurielles portent sur les fléchisseurs et les extenseurs.

La névrite optique s'accompagne d'amblyopie pour le vert ; due à un scotome central.

La névrite ou polynévrite saturnine. — Atteint en premier lieu l'extenseur commun des doigts ; le médius et l'annulaire sont fléchis, l'index et le petit doigt *font les cornes*. La paralysie frappe ensuite les autres extenseurs et la main tombe, les doigts sont à demi fléchis. Le long supinateur est toujours indemne, ce muscle se contracte sous l'influence de l'effort opposé aux tractions faites sur l'avant-bras fléchi et en supination le pouce conserve quelques mouvements. On a distingué les types supérieurs brachial, le type Aran-Duchenne et le type inférieur ou péronier (extenseur commun des orteils et extenseur propre du gros orteil). On observe des formes limitées et une forme aiguë diffuse un peu moins souvent mortelle que la forme aiguë. Parfois amblyopie, aphonie, etc.

Diagnostic. Les polynévrites peuvent être confondues avec des névralgies, des paralysies spinales (exagération des réflexes), avec les poliomyélites (sensibilité conservée, réactions électriques nulles, arrêt de développement des membres), avec les myélites (escarres, troubles du côté du sphincter, anesthésie).

Traitement. Suppression de l'intoxication ou traitement de la cause ; traitement des douleurs et troubles divers (Voir névralgies). Repos en bonne position ; anesthésiques. bains chauds ; au retour de la mobilité, mouvements passifs, massages, douches-massages, électricité. Toniques dans la convalescence. Eaux d'Aix, de Néris, etc. (*Voir poliomyélite*).

Nodosités de Bouchard. — En rapport avec la cholémie, le rhumatisme biliaire ou la dilatation d'estomac. a siège sur les articulations des phalanges et des phalangines.

Noma. — Gangrène buccale (*Voir stomatites*).

OBÉSITÉ

(Du mot latin : *obesus*, gras).

Synonymie. Polysarcie, adipose. Appartient au groupe de la trilogie dystrophique. **Définition.** L'obésité est l'excès de réserves nutritives, par exagération pathologique d'un processus normal et du développement d'un tissu adipeux (Carnot). **Anat. Pathol.** Plus de 15 % de graisse ; accumulation dans le tissu sous-cutané, surtout du ventre, de la région lombaire, et dans le mésentère, l'épiploon, etc. Le foie est très gras, la graisse fixe se dépose dans les tissus et dans le foie ; graisse circulante du sang 4 % environ au lieu de 2 % (lipémie physiologique). Infiltration graisseuse du cœur, sclérose de l'aorte et des coronaires. **Etiologie.** Hérédité 50 %, *arthritisme* et rhumatisme, goutte, asthme, gravelle, diabète (dans l'ordre d'importance), vie sédentaire, fautes alimentaires, dyspepsies, altération des glandes endocrines, des glandes génitales (ménopause, eunuques), thyroïdiennes ; tuberculose, alcoolisme, professions prédisposantes ; plus fréquente chez la femme que chez l'homme. **Pathogénie.** Surnutrition (Maurel), ralentissement de la nutrition (Bouchard), théorie trophonévrotique, insuffisance glandulo-vasculaire sanguine (Enriquez). Lipases à l'étude (ferment saponifiant du sang) ; origine exogène (alimentaire), endogène (troubles de nutrition). Le métabolisme des graisses est admis ainsi que la transformation réciproque des hydrocarbones et des albuminoïdes.

Symptômes. L'obésité arthritique ordinaire s'affirme dès le jeune âge par l'aspect et par un poids anormal ; dyspnée au moindre effort, tension artérielle abaissée ou variable, on sent mal le choc apexien, les bruits du cœur sont assourdis, teint pâle ou coloré, urines rares, glycosurie, hypoazoturie (se défier de l'urémie), dermatoses, anthrax, migraines, stérilité. L'hémoglobine du sang est augmentée, les hématies sont moins nombreuses. Si l'obésité est associée à la goutte, au diabète, etc., l'albuminurie est fréquente ; l'obésité de la tuberculose floride s'accompagne souvent d'hémoptysies et de pneumonies congestives. On distingue une variété atonique plus grave (assimilation très insuffisante des graisses) et encore de nombreuses variétés étiologiques. Les complications les plus communes sont : cardiaques (dégénérescence graisseuse), pulmonaires (graves), rénales, etc., etc. Chez l'enfant, la véritable obésité se manifeste dès le sevrage (Comby), mais on l'observe surtout vers 6 ou 7 ans.

Diagnostic. Adiposes partielles ; adipose douloureuse ou maladie de Dercum (face et extrémités non lipomateuses), myxœdème ; anasarque. Diagnostic étiologique. Obésité alimentaire 50 %, cardiaque, glandulaire, thyroïdienne, hypophysaire, nerveuse ; obésité du diabète, de la goutte. Pesées, segments et tables de Bouchard, de Quetelet ; méthode des trois indices de Gautrelet. Spirométrie discutée. Il y aurait obésité *théoriquement*, quand le poids du corps excède de

1/10 le poids normal. On a voulu distinguer des degrés d obésité de 3 à 5/10, de 5 à 7/10, de plus de 7/10. **Pronostic.** L'obésité bien nette, aboutit à la mort vers la 40e année. *Le Pronostic* dépend de la dégénérescence plus que de la surcharge graisseuse. **Traitement.** Quel que soit le traitement employé, établir la courbe des poids successifs. Chez l'enfant, l'opothérapie thyroïdienne, les régimes de réduction des recettes et d'accroissement des dépenses peuvent donner de bons résultats. Chez l'adulte, il faut « du courage soit pour se préserver, soit pour se guérir de l'obésité ». L'éducation alimentaire, secondée par quelques agents physiques, constitue le fond de la thérapeutique de l'obésité. Pour l'alimentation, suppression plus ou moins complète des féculents, sucre, corps gras, pâtes alimentaires. Permettre la viande, les légumes verts, les œufs. Les formules de calorimétrie de Boas et Labbé (1,200 à 1,400 calories) sont théoriques ainsi que les 3 degrés de Noorden allant de 1000 à 2000 calories : le régime des repas multipliés de Robin, pour diminuer l'appétit, ne traite pas la cause de l'obésité et n'en prévient point le retour. En résumé, aucun régime n'est applicable à tous les obèses. En dehors de la méthode mathématique basée sur le calcul calorimétrique, on admet plutôt la méthode clinique avec ration se rapprochant de celle du poids que devrait avoir l'obèse, soit en moyenne 17 à 23 calories par kilogr. au lieu de 35 calories. L'amaigrissement doit être obtenu sans diminuer les masses musculaires. C'est pour cela qu'on ne supprimera pas les albuminoïdes ; on dosera l'élimination de l'urée (0,10 à 0,30, pas plus), on augmentera les boissons s'il y a moins de 15 à 20 gr. d'urine par kilo du poids du malade ; éviter l'asthénie et viser à obtenir « l'état de bien être » avec une courbe descendante de pesées successives. On diminue la boulimie par quelques aliments pris 'avant les repas ou grâce à des pilules de jusquiame, valériane, ipéca (0,03). Dans la forme atonique, donner moins de liquides. Chez les femmes, les préoccupations esthétiques commandent quelques soins contre la flaccidité de la peau, après traitement : l'hydrothérapie chaude et froide, massage ou plutôt pinçage de la peau, frictions ; ceinture abdominale au début. Il est admis de ne pas trop réduire les liquides (coliques néphrétiques par régime sec) et dans le diabète de ne pas les réduire du tout ; dans les cardiopathies, avec beaucoup de doigté, régime d'Œrtel ; iode dans l'artério-sclérose ; dans la goutte, régime mixte, sans excès d'azotes ou d'hydrates ; avec n'importe quel régime, et par crainte de tuberculose, une perte de 1 kilog. par semaine semble suffire. Opothérapie surveillée ; thyroïde, hypophyse, glandes génitales mais pas de surrénales. Mécanothérapie, exercice, massages, bains de vapeur, de lumière (Dowsing), Brides-Châtel-Guyon, Vichy, Pougues s'il y a plutôt un peu d'affaiblissement. Cures de Guelpa de 3 jours ; autres médicaments discutables, iodures, alcalins, etc. Médication thyroïdienne dans quelques cas seulement et non sans prudence. Enfin, exercice électriquement provoqué (Bergonié) et hydrothérapie. Chez l'enfant, le régime réussit bien en réduisant l'alimentation (les recettes) et en augmentant les dépenses (exercice, etc.). Éviter surtout le pain, les sucreries, les gâteaux. La thyroïdine est mieux supportée par les enfants que par l'adulte. Station : Brides. Obésité atonique : Pougues.

OCCLUSION INTESTINALE ET OBSTRUCTION

Synonymie. Colique de miserere, étranglement interne, iléus. **Définition.** Arrêt des matières dans l'intestin et de causes multiples. **Étio. Anat. Pathol.** Adhérences et brides péritonéales, étranglement herniaire, volvulus (torsion des anses), invagination (par pénétration de deux portions intestinales), rétrécissement cicatriciel ou néoplasique, paralysie, spasme, obstruction intestinale par calculs, scybales, etc. En général, invagination chez l'enfant, étranglement interne chez l'adulte, volvulus chez le vieillard.

Symptômes. *Douleur vive, hoquet, vomissements* alimentaires bilieux, puis fécaloïdes ; le second jour ventre ballonné ; *suppression des selles et des gaz ;* mouvements péristaltiques intestinaux. Le signe de Wahl est le développement d'une anse étranglée ou tordue, appréciable par la vue, la percussion et la palpation. Température plutôt basse, mort brusque dans le collapsus en 2 ou 3 jours.

Pouls petit, urines rares, facies angoissés. L'invagination s'observe surtout chez les enfants en bas âge ; une portion d'intestin pénètre dans la portion suivante, c'est l'occlusion habituelle des enfants au-dessous de 3 ou 4 ans ; douleur brusque, vomissements et 2 heures après diarrhée sanguinolente, parfois tumeur gauche. Dans la seconde enfance, il y a souvent de la constipation, et une péritonite éclate en 6 ou 8 jours. L'occlusion chronique est caractérisée par des selles rares, hebdomadaires par exemple, ovillées ou sanguinolentes, ou diarrhéiques, elle peut se transformer en occlusion aiguë. L'occlusion chronique est causée par des néoplasmes ou des sténoses cicatricielles, constipation, douleur, météorisme. *Diagnostic différentiel* avec la péritonite : vomissements porracés, fièvre ; avec la hernie étranglée, invagination : sang, pus, etc. ; le volvulus (torsion de l'intestin sur le pédicule mésentérique, début subit) ; une tumeur (alternatives de diarrhée et de constipation) ; avec obstruction stercorale (constipation habituelle ; masse pâteuse, non douloureuse, dans la fosse iliaque droite) ; l'appendicite, la hernie étranglée, la péritonite. Si le gros intestin est pris, les signes sont moins précoces et moins accusés ; il ne peut contenir 2 litres de liquide. Si c'est l'intestin grêle : indican et phénol en quantité dans les urines. ballonnement souvent ombilical avec dépression, coliques. Rechercher les lithiases hépatiques et néphrétiques, les affections pelviennes, les empoisonnements. Forme chronique avec phénomènes intermittents. Syndromes de Kœnig (péristaltisme, borborygmes). Syndromes de Mathieu (sensation de flot, matité mobilisable).

Diagnostic. D'après le signe de Laugier : localisation du météorisme et affaiblissement de la portion intestinale située en-dessous de la lésion ; flancs élargis si le gros intestin est en jeu ; flancs aplatis s'il s'agit de l'intestin grêle. Signe de Bouveret : cœcum non dilaté, occlusion de l'intestin grêle ; cœcum dilaté, occlusion du gros intestin. Le volvulus siège souvent à l'S iliaque et donne le signe de Wahl. Saillie au-dessus du point d'occlusion, ascite avec occlusion du grêle (Gongolph), indicanuré, oligurie (Carter et Jaffé). Une sonde ne pénètre pas et un lavement d'un litre ne peut être conservé par le malade. Le météorisme à siège ombilical révèle une obstruction de l'iléon. Examiner le rectum (tumeurs etc.) **Traitement.** Pendant 12 heures essayer : lavements d'huile dans la position de Trendelenburg, lavements d'eau de Seltz ; dans l'occlusion chronique, belladone (4 pilules de trois centig. à 6 heures d'intervalle) (Fiessinger), ricin ; lavement électrique de Boudet 10 à 30 milliampères, eau salée et 1 électrode dans le rectum, l'autre sur l'abdomen, 1/4 d'heure ; essayer une seconde séance 6 à 8 heures après ; laparotomie le second jour ; glace. *Traitement* chirurgical sans attendre les vomissements fécaloïdes. Laparotomie médiane ; anus contre nature chez les vieillards et débilités.

ŒDÈMES

Les œdèmes d'origine cardiaque ou rénale sont justiciables du repos, de la réduction des liquides, du régime déchloruré, des cardiotoniques, diurétiques, purgatifs, et dans quelques cas, de l'action locale (massage, mouchetures). L'*Étiologie* et la *Pathogénie* sont décrites au cours de ce livre. L'œdème nous apparaît comme un moyen de défense contre l'auto-intoxication chlorurée ou autre, les éléments nuisibles restant immobilisés dans les tissus jusqu'à ce que le rein soit en état de les éliminer (Debove) (*V. aussi œdème de la glotte.*) On admet actuellement la théorie de la rétention des chlorures, du bicarbonate de soude, etc. A citer simplement ici l'œdème aigu angio-neurotique de Quincke.

Œdème aigu du poumon. Définition, Syndrome caractérisé par un trouble de l'innervation vaso-motrice du poumon avec exsudation séreuse ou séro-sanguinolente abondante, à début très rapide, à marche envahissante, à caractère asphyxiant (Grasset). **Anat. Pathol.** Le poumon crépite sous le doigt, ne descend pas au fond d'un verre d'eau ; à l'examen hystologique : hydropisie alvéolaire avec albumine et leucocytes, mais peu d'hématies. **Étiologie.** Aortites, néphrites scléreuses ; parfois intoxications, infections (grippe, typhoïde, pneumonie, rhumatisme), ou accidents gravido cardiaques ; œdème de cause mécanique et à vacuo plus rare. **Pathogénie.** Dans les cardiopathies artérielles, défaut d'équilibre entre les ventricules (Welsch) ; on a aussi invoqué des troubles d'innervation, d'auto-intoxication, d'hypersécrétion surrénale etc.

Symptômes. Début subit, cas de médecine d'urgence chez une femme enceinte, un aortique, un brightique ou peu après une ponction aspiratrice. Dyspnée, orthopnée avec toux impérieuse, expectoration saumon et mousseuse, rosée, extrèmement abondante ; pas de fièvre, de point de côté ; angoisse, asphyxie. Râles fins mais avec sonorité normale ou exagérée, surtout par emphysème des parties supérieures du thorax. Pouls fort, mais l'asystolie peut se produire si on n'intervient à temps. L'accès dure de quelques minutes à quelques heures ; mort par asphyxie en une demi-heure dans la forme foudroyante. L'œdème aigu est souvent brightique ou consécutif à la thoracentèse ; il est moins grave. Dans l'œdème broncho-plégique, asystolie aiguë sans expectoration par insuffisance des bronches et avec hypotension.

Diagnostic, par la dyspnée forte et brusque et par l'expectoration albumineuse, mousse saumonée ; diagnostic avec pneumonie, pleurésie, maladies cardio-aortiques (point de côté ou fièvre). Avec pseudo-asthme, urémie, pas d'expectoration rosée ; penser cependant à la possibilité d'une pneumonie chez les brigtiques, cardiaques, etc. Dans l'embolie pulmonaire : phlébite, lesions du cœur droit et pas d'expectoration. **Traitement.** Pour diminuer le travail du ventricule droit, saignée de 300 gr. qui, seule, peut sauver le malade ; injections d'éther, caféine, huile camphrée, ensuite ventouses scarifiées, acétate d'ammoniaque. Todd, strychnine, spartéine, strophantus Catillon, éviter l'iodure ; pas de morphine, déconseillée par les classiques, ou doses infinitésimales. Analyse d'urines.

ŒSOPHAGE (maladies de l')

Cathétérisme avec sondes munies à l'extrémité d'une boule d'ivoire de 18 millim. au maximum. L'introduction en est facile après repérage de l'épiglotte ; on compte 0,15 cent. de l'arcade dentaire à l'extrémité supérieure de l'œsophage, celui-ci ayant 25 cent. : 5 cm. pour la partie cervicale, 17 pour la partie thoracique et 3 pour la partie abdominale ; soit 0,40 c. jusqu'au siège du cardia. Procéder avec douceur et changer d'olive. La radioscopie au bismuth complète cet examen ; se rappeler qu'il y a un écart normal de 8 à 10 secondes entre les 2 bruits œsophagiens de déglutition et de traversée du cardia. L'œsophagoscopie n'est pas un procédé d'examen courant dans la pratique médicale ordinaire.

Diagnostic rapide : œsophagites ; dysphagie, douleur, commémoratifs ; spasme : dysphagie subite cédant à la pression douce de la sonde pendant une ou deux minutes ; cancer : dysphagie progressive, âge, raucité de la voix, adénopathie possible, salive sanieuse, amaigrissement. Ulcère : diagnostic par œsophagoscopie.

Rétrécissement. Diagnostic, par le cathétérisme et diagnostic différentiel par l'absence des signes du spasme, de l'œsophagite et du cancer (V. cancer).

Rétrécissement et sténoses de l'œsophage. — Le plus souvent cicatriciel, de cause interne par œsophagites, ou externe par caustiques, plaies, etc. *Anat. Pathol.* Formes épithéliale et calleuse (couche musc. atteinte) ; variétés : tubulaires, annulaires, totales. Dilatation œsophagienne au-dessus du rétrécissement (dilatation ampullaire), calibre diminué au-dessous. Le rétrécissement causé par les caustiques a son siège dans le tiers supérieur de l'œsophage, il est de cause tuberculeuse et il a plutôt son siège près du cardia. *Symptômes.* Dysphagie, pseudo-vomissements, rejet immédiat d'aliments non digérés, par petites quantités ; signes progressifs jusqu'à émaciation complète et mort. Cathétérisme prudent (olive de 10 mill. de diamètre) (*voir plus haut*), radioscopie au bismuth (p. ex. un cachet) s'arrête au niveau du rétrécissement ; percussion, auscultation : second bruit du bol alimentaire retardé, œsophagoscopie.

Diagnostic différentiel : syphilis, ulcère (hématémèse, douleur d'hyperchlorhydrie au moment de l'évacuation du bol alimentaire dans le duodénum), traumatisme, caustiques, cancer, spasme œsophagien. **Traitement** par la dilatation, le tubage œsophagien après injections de thio-

samine; traitement chirurgical (œsophagotomie interne ou
externe ou gastrotomie).

Spasmes de l'œsophage; œsophagisme.
Définition : obstruction plus ou moins complète et durable
de l'œsophage. *Anat. Pathol*, hypertrophie de la muqueuse,
diverticule. *Symptômes*. Dysphagie brusque, parfois élective,
douleur plus ou moins intense accompagnée de spasme
respiratoire; sensation de boule avec ou sans vomissements.
L'œsophagisme essentiel, rare chez l'enfant, s'observe vers
la vingtième année à la suite d'une cause nerveuse; les
variétés réflexes et symptomatiques sont causées par la
tuberculose, le cancer, l'ulcère, les troubles utérins, les
intoxications, les infections, ptoses, vers intestinaux, etc.
Pronostic, sauf dans certains spasmes symptomatiques, est
bénin; les cas de spasmes permanents sont rares. *Diagnostic* par le caractère subit de la dysphagie cédant à la pression de la sonde passée sans violence pendant 1 ou 2 minutes. Ne pas oublier que le spasme œsophagien peut
exister dans tous les cancers de l'estomac et non pas seulement dans le cancer juxta-cardiaque. *Traitement*. Cathétérisme méthodique; psychothérapie; hydrothérapie, eau
chloroformée, stovaïne, bromures, valériane, etc.

Oligurie. S'observe dans les maladies fébriles, la péritonite, l'occlusion intestinale, la néphrite aiguë; après
l'application d'un vésicatoire. Elle peut aller jusqu'à l'anurie par tumeur ou par calcul rénal. (*Voir anurie.*)

Oosporoses ou **Nocardoses cutanées.** Mycoses dues aux parasites du genre oospora (Roger). Ces
parasites sont, en cultures, filamenteux et sporulés.

Ophtalmoplégie nucléaire. Ces paralysies parcellaires se diagnostiquent par la bilatéralité des lésions,
l'intégrité de la musculature de l'œil, mais surtout par
l'étiologie, les commémoratifs, le mode de début et la
marche de la maladie. L'ophtalmoplégie nucléaire est un
signe de polio-encéphalite supérieure. On peut l'observer
dans les maladies infectieuses, les intoxications, etc.

Openheim (maladie d'). Myatonie congénitale caractérisée par une atonie symétrique généralisée ou limitée avec prédominance aux jambes et avec intégrité des nerfs crâniens.

Opsonine (de οψονεω, je prépare). D'après Wright, substances bactéricides solubles contenues dans le sérum normal ou dans un sérum immunisé. Elles *prépareraient* les microbes à l'action des phagocytes ou activeraient l'intervention des phagocytes. Le pouvoir opsonique, l'indice opsonique se recherchent avec un mélange à parties égales de sérum (variable), d'émulsion microbienne et de leucocytes (constants). Si 100 leucocytes ont phagocyté 300 microbes, le pouvoir opsonique est égal à 1 ; avec un chiffre double ou moitié moindre, on aurait un indice opsonique de 2 ou de 0,50.

Opsiurie. — (οψίς, qui se fait tard). L'élimination urinaire maxima se produit normalement demi-heure à 3/4 d'heure après le repas ; élimination minima 4 heures après ce même repas. Dans l'opsiurie, il y a un retard de plusieurs heures pour l'élimination maxima.

Orchites. *Voir Blennorragie et Oreillons.*

OREILLONS

Définition. Inflammation parotidienne, épidémique et très contagieuse. **Anat. Pathol.** Congestion des glandes parotides, inflammation interstitielle et parenchymateuse du testicule, etc. **Etiol. bactér.** Diplocoque remontant de la bouche vers la parotide par le canal de Sténon (Laveran, Catrin, Claisse), se colorant par les procédés habituels, ne prenant pas le Gram. Inoculation aux animaux négative, contagion surtout directe, par poussées depuis la période d'incubation jusqu'à la fin de la convalescence ; immunité, maladie scolaire. Très rare après 40 ans.

Symptômes. Incubation 2 à 3 semaines environ ; invasion : 2 à 3 jours ; parfois prodromes : fièvre, céphalée, douleurs vives de l'oreille, irradiées, exagérées par les mouvements de mastication, embarras gastrique ; angine érythémateuse légère ; tuméfaction : d'abord unilatérale, puis l'autre parotide se prend (2 à 3 jours); aspect de poire ou de pleine lune si elle est bilatérale (9/10), fièvre, quelquefois participation de la glande sous-maxillaire; durée une semaine environ. (Stomatite, angine ourlienne, l'orifice du canal est enflammé). La fièvre tombe au bout de 5 jours environ. Très fréquemment : orchite ourlienne sans participation du cordon, vers le 7e ou 8e jour, presque toujours unilatérale. Si elle est double : atrophie testiculaire habituelle. Rare chez l'enfant, l'orchite ourlienne est notée dans un dixième des cas environ. Les orchites et les réactions méningées ont été particulièrement fréquentes dans les épidémies d'oreillons survenues pendant la grande guerre. L'ovarite, chez la femme, est exceptionnelle. La pancréatite peut faire penser à une péritonite. Les autres localisations prostatiques, urétrales, etc., sont beaucoup plus rares. Complications : albuminurie (Bright), polynévrite, endocardites, dacryocystites, surdité persistante, méningite ourlienne curable.

Diagnostic, avec les parotidites, adénites, etc., par la bilatéralité et la notion épidémique, par l'orchite, etc. Au cas d'adénites (dures, localisées), rechercher les lésions buccales ou pharyngées. Cytologie parotidienne (Sicard, Dopter) surtout au cas de symptômes méningés : les éléments cellulaires (polynucléaires au début) caractérisant la variété ourlienne du liquide de la parotide. Si la glande sous-maxillaire est prise, la résolution rapide précise le diagnostic. L'orchite d'emblée se diagnostique par la notion épidémique. **Traitement.** Lavages de bouche, liniments calmants, médicaments de la douleur et de la fièvre. Repos complet; applications humides permanentes sur les parotides et sur les bourses, s'il y a lieu. Insister sur le régime lacté pendant 3 jours, lacto-végétarien pendant 6 à 8 jours. Orchite : bains, cataplasmes, pommade avec salicylate de méthyle, gaïacol; pilocarpine; sangsues; morphine. Contre l'atrophie testiculaire : courants continus. Désinfection obligatoire, mais assez illusoire ; bains. Isolement scolaire de 3 semaines environ,

Orthopnée (V. maladies de l'appareil respiratoire).

Ostéo-arthropathie hypertrophiante pneumique.—Variété de rhumatisme chronique, à début par les phalangettes, à caractère progressif. Phalangettes déformées, doigts en baguettes de tambour, pouces en battants de cloche, ongles bombés en verres de montre; déformation du poignet et du coup-de-pied. Arthralgies et névralgies diverses (*V. Rhumatisme*).

Othématome. — Petite tumeur sanguine du pavillon de l'oreille, s'observe en aliénation mentale et surtout chez les paralytiques généraux.

OSTÉOMALACIE

Etymologie. — De ὄστεον, os; μαλακος, mou. **Définition.** Ramollissement osseux par décalcification. **Anat. Pathol.** L'os se laisse couper au couteau; au microscope, peu de sels calcaires; les déformations, par flexibilité des os, portent surtout sur les membres inférieurs, le bassin prend la forme du trèfle; les courbures vertébrales sont exagérées, les fractures nombreuses. **Pathogénie.** C'est un acide lactique ou de fermentation qui produirait la décalcification. A citer aussi les théories par troubles trophiques ou par troubles de sécrétion glandulaire. **Etiologie.** Age adulte, femmes après grossesses répétées, misère physiologique. Sénilité.

Symptômes. Douleurs ischiatiques du rachis, des membres, exagérées par les mouvements et la pression; déformations, démarche spéciale par parésie du psoas iliaque, thorax déformé. Secousses fibrillaires, exagérations des réflexes; hyperesthésie; palpitations; dyspnée; troubles de menstruation; fractures spontanées fréquentes; urines riches en phosphates et albumose. L'ostéomalacie sénile provoque aussi des déformations : cyphose, scoliose, etc., on note des points douloureux sur les côtes, le sternum, les apophyses épineuses; l'espace costo-iliaque est diminué; signe de Latsko : contraction de défense des adducteurs, en écartant brusquement les cuisses. Durée 2 ans en moyenne sauf chez les vieillards, dure quelquefois 5 à 10 ans, mort par cachexie ou complications. Complications : broncho-pneumonie, néphrite interstitielle.

Diagnostic. Rachitisme; les épiphyses sont grosses, pas de fractures, déformations différentes. Le diagnostic avec la syphilis est difficile (pas de déformations). La myélite et le mal de Pott sont faciles à distinguer. **Traitement.** Prophylaxie; éviter les grossesses multiples, accouchement prématuré; phosphore et phosphates; alimentation phosphatée, régime de Ferrier; adrénaline. Castration ovarienne. Hygiène.

OXALURIE

L'acide oxalique existe, dans l'urine, à l'état de combinaison à la dose normale de 0,02; il y a oxalurie avec 0,70 si l'alimentation n'est pas trop riche en oseille, tomate, sucre et si l'hématose n'est pas troublée. L'oxalémie est la présence d'acide oxalique dans le sang, au-dessus de 0,01.

Étiologie. Aliments riches en nucléine, abus des épices, des vins généreux. Les opiacés, belladonés, les citrates, la théobromine l'augmentent; les alcalins la diminuent. Constante dans le diabète, fréquente dans la goutte, l'obésité, le rhumatisme, la tuberculose. Intoxication aiguë avec 2 gr. de sel d'oseille. L'oxalurie se recherche au microscope, cristaux en formes d'enveloppe de lettre, tétragonales ou diverses. Dosage : ébulition avec 10 % de HCl, filtrer, traiter par 10 % de phosphotungstate de soude (précipitation complète), filtrer. Neutralisation à l'ammoniaque : ajouter du chlorure de calcium, quelques gouttes d'acide acétique. Repos d'une journée environ, dosage par la réduction du permanganate. L'oxalémie se recherche par la même méthode ou avec le molybdate d'ammoniaque. Action neuro-musculaire. Hypotension artérielle; il s'agirait sans doute d'une décalcification favorisée par l'acide oxalique.

Symptômes. Vomissements, diarrhée, phénomènes nerveux, asthénie musculaire ou contractures, hyperesthésie, fourmillements, paralysies, collapsus, hypotension, oligurie. La maladie de Bird est l'oxalémie chronique avec hypotension, diminution d'acide urique et du rapport azoturique, augmentation de la chaux urinaire, névralgies, migraines, dyspepsies, cœlialgies, constipation, calculs; douleurs digitales, scapulaires, vertébrales, dyspnée légère. On peut observer l'oxalémie dans l'asthme, l'eczéma, le psoriasis, etc. **Traitement.** Suppression de : oseille, épices, cacao, rhubarbe et aliments riches en nucléine (abats, etc.). Prescrire les alcalins; urotropine, chlorure de calcium, citrate de magnésie, acide phosphorique et phosphates, purgatifs.

Ozène. — (de οξειν; sentir mauvais). *Rhinite atrophique*, d'odeur repoussante; atrophie des glandes, de la muqueuse et des cornets. Prédisposition du sexe féminin, caractère héréditaire et familial, contagion possible; terrain syphilitique ou scrofuleux. Début vers la 10e année. La muqueuse est décolorée, sèche, recouverte de croûtes verdâtres, les cavités nasales se trouvent élargies par l'atrophie des cornets. Cet élargissement permet de voir le pharynx. On n'admet pas la transformation de la rhinite hypertrophique en ozène. Fétidité du nez. Anosmie. Ozène laryngo-trachéal avec voix rauque. *Diagnostic* avec la syphilis (pas d'atrophie, rétrécissement des fosses nasales), avec écoulement de pus de l'empyème du sinus (pas de croûtes). *Traitement.* Nombreux et variés. Lavages fréquents, irrigations abondantes. Injections sous-muqueuses de paraffine sous la muqueuse des cornets inférieurs, etc. Sérum de Roux, glycérine iodée à 1 p. 10, nitrate 1 p. 50. Soins de propreté, agents locaux à modificateurs et traitement général.

Pachyméningite : *cérébrale hémorragique*, avec céphalée intense et troubles vésaniques; provoque souvent un ictus apoplectique par hématome.

Pachyméningite cervicale hypertrophique : syndrome de Charcot-Joffroy considéré actuellement comme un début de syringomyélie; les formes syphilitiques ou tuberculeuses sont plus douloureuses que la syringomyélie et ne présentent pas, comme cette dernière, les signes de dissociation de sensibilité.

Pallesthésie. — Sensibilité osseuse.

PALPITATIONS

Définition. Battements du cœur exagérés, perçus par le malade, survenant par excès, pénibles et douloureux ; à distinguer des tachycardies. **Etiologie. Pathogénie.** Produites par excitations du grand sympathique. On les explique par des extra-systoles ou contractions prématurées empêchant la contraction complète qui suit. Trop artificiellement distinguées actuellement en palpitations sympathiques (vers intestinaux, onanisme, ménopause, émotion, colère, tuberculose au début, dyspepsie) et en palpitations symptomatiques des maladies du cœur, des épanchements ou tumeurs ; autres causes : intoxications (tabac), artério-sclérose, chlorose, anémie, palpitations de croissance, action réflexe gastro-intestinale fréquente ; des névroses, entéroptose, etc. **Signes et Diagnostic.** Pouls rapide, plus de 120, sensation douloureuse plus ou moins aiguë perçue par le malade, n'ayant pas, par elle-même, une grande valeur diagnostique à cause du système nerveux et des interprétations du malade. Le pouls est régulier ou arythmique. Le diagnostic étiologique présente surtout de l'intérêt : la dyspepsie et les névroses revendiquent la plupart des cas de palpitations. On recherchera si elles sont physiologiques (digestives, après effort, excès génitaux, arthritiques, etc.), d'origine toxique (tabac, café thé, Basedow) ou réflexe (affections de l'intestin et de l'utérus), ou si elles ont pour cause la convalescence de la tuberculose, de l'anémie, des lésions cardiaques ou artérielles. En pratique, *si le cœur est normal* et que l'émotivité ou une intoxication ne les expliquent pas, les palpitations ont presque toujours une *origine digestive*. Chez l'enfant, en dehors de la dilatation d'estomac et des névroses, le rachitisme, l'onanisme et la croissance peuvent provoquer des palpitations. **Traitement.** Chez l'enfant, à la croissance, repos physique et cérébral ; gymnastique méthodique de la respiration et des membres supérieurs pour prévenir l'hypertrophie apparente du cœur par développement trop lent du thorax ; régime : chez l'adulte, traitement des dyspepsies, du nervosisme ou des autres causes moins fréquentes ;

glace localement, bromhydrate de quinine et digitale si le
cœur est en jeu ; strophantus dans les palpitations persistantes (Barié), bromures et sédatifs : valériane, aconit, cratœgine, veratrum viride (XX gouttes). Régime, hygiène,
hydrothérapie tiède. Pas de tabac, de café, pas d'alcool.

PALUDISME

Du mot palus, marais.

Synonymie. Malaria. **Définition.** Maladie causée par
l'hématozoaire de Laveran. **Anat. Pathol.** Le nombre des
globules est très diminué, l'action de l'hématozoaire se
portant sur eux ; l'hémoglobine altérée forme deux pigments
qui sont des déchets d'hématies, le pigment ocre coloré en
bleu par le ferro-cyanure de potassium (commun aux cirrhoses, dispositions en amas intra-cellulaires) ; le pigment
mélanique, spécifique de la mélanémie (mélanémie intermittente, par accès). Ce pigment, qui ne donne pas comme
le premier la réaction des sels de fer, est intra-vasculaire ;
il produit la mélanose par encombrement des capillaires.
La présence du pigment mélanique dans le sang est caractéristique du paludisme (sclérose ocreuse). Le sang ne contient qu'un million d'hématies plus ou moins modifiées. On
observe aussi des congestions et hypérémies phlegmasiques
des organes, rate, foie, méninges, pouvant aller jusqu'aux
lésions parapaludéennes de Catrin. Dans le paludisme chronique, hypersplénie ; hépatite. **Etiologie. Pathogénie.**
Bactériologie. L'hématozoaire est d'abord un corps ami-
boïde, simple gouttelette hyaline ne dépassant guère le
volume d'un globule rouge, se fixant sur les hématies dans
le premier stade endocellulaire, pénétrant ensuite par ses
pseudopodes dans le globule ; entièrement développé, l'hématozoaire est un corps sphérique qui va se segmenter en
framboise ou marguerite (sporocytes) pour donner de nouveaux corps amiboïdes par ses flagella ou éléments mâles
de Laveran. Variétés : au microscope on ne voit que le
corps sphérique dans les hématies, mais les corps flagellés
apparaissent au bout de vingt à trente minutes, en crois-

sant, en rosace, etc. ; sur 700 cas, on observe environ 400 fois des corps sphériques, 107 fois en croissant, 100 fois avec flagella.

Examen avant l'accès et le malade n'ayant pas pris de quinine. Sang sur lame, alcool absolu quinze minutes, colorer au bleu de Manson pendant quinze secondes (2 gr. de bleu pour 100 de solution bouillante de borax à 5 °/₀), mettre dans le tanin à 6 °/₀ pendant deux minutes ; laver et sécher ; plasmodium vivax de la fièvre tierce bénigne, en forme de mûre : bleu du protoplasma, pigment, chromatine rouge) ; plasmodium falciparum (dans une couche épaisse) : pigment noir central et forme d'une marguerite et corps en croissant, fièvre quotidienne, fièvre maligne. Enfin le paludisme malariæ de la fièvre quarte, mouvements amiboïdes lents, marguerite avec 6 ou 8 merozoïdes, pas de corps en croissant.

D'après Laveran, il n'existe qu'une espèce d'hématozoaire : l'hémamœba malariæ non transmissible par contagion, mais par inoculation à l'homme. D'après Galle, il existerait plusieurs variétés d'hématozoaires en rapport avec les divers types cliniques : psalmodium malariæ pour la fièvre quarte, le psalmodium vivax plus rare, pour la fièvre tierce et le psalmodium falciparum pour la fièvre quotidienne (83 °/₀ en Macédoine). La chaleur, l'humidité, le sol. l'eau, l'air, l'oxyde de carbone entrent pour une part dans l'étiologie, mais ce sont les moustiques anophèles qui transmettent le paludisme, surtout au printemps et à l'automne. le matin ou le soir. Pas d'acclimation, pas d'immunité. L'anophèle (bifurcatus), maculipennis, claviger) se tient obliquement la tête en bas, pour piquer perpendiculairement à la peau. Le culex se tient parallèment au plan sur lequel il repose. Il cause le paludisme par sa piqûre ou par ses œufs dans l'eau de boisson. La schizogonie (division est le cycle évolutif asexué chez l'homme. Avec production de mézoïtes, la sporogonie est l'évolution dans l'estomac de l'anophèle ; ce cycle est sexué, avec production de macrogamète et de microgamète, fécondation par pénétration du second dans le premier ; les cocystes, par leur rupture. donnent les sporozoïtes qui passeront dans les glandes salivaires de l'anophèle et dans le sang de l'homme par la piqûre du moustique. L'hématozoaire enfin n'est pathogène que pour l'homme. Comme pathogénie des variétés, Golgi soutient que le type de fièvre est déterminé par la durée d'évolution des corps, en rosace. Les principaux foyers en France sont dans le midi, les Landes, la Camargue ; dans le centre, la Sologne ; à l'ouest, les Charentes. En Europe, Espagne, Italie, Grèce ; en Amérique, Colombie, Mexique, Brésil, etc. En Asie, Cochinchine, aux Indes, en Perse, et dans la guerre de 1914 en Serbie, à Salonique, etc.

Symptômes. *Signes principaux* et communs avec variétés paludiques : anémie, hypersplénie et fièvre précédée et accompagnée de malaises variables. Incubation de six jours minimum à quelques semaines, moyenne 20 à 22 fois. On distingue des fièvres intermittentes, rémittentes, pernicieuses et larvées, pouvant aboutir à la cachexie palustre. *Fièvre intermittente* : accès avec progression croissante et décroissante de la *fièvre, frissons,* malaises divers ; stade de froid (chair de poule) pendant une ou deux heures ; stade de *chaleur,* une ou deux heures ; stade de *sueurs,* de deux à quatre heures. L'intervalle des accès est caractéristique : types quotidiens, *tierce, quarte* et plus rarement fièvre quintane, sextane, etc. Les fièvres redoublées avec fièvre double tierce sont plus rares ; les accès, quoique quotidiens, se ressemblent tous les trois jours ou fièvre double quarte (deux jours de fièvre, un jour d'apyrexie, quatrième jour semblable au premier ; fièvres doubles moins fréquentes deux accès par jour). Les fièvres quotidienne et tierce sont les plus fréquentes ; il existe des variétés dites anticipante ou retardante, guérison habituelle après quelques semaines ou après récidives. Quelquefois accès pernicieux. *Fièvres rémittentes continues :* aiguës, coupées par des périodes sans fièvres endémiques (pays chauds et midi), épidémiques ; variété solitaire, non accompagnée ; formes pernicieuses gastro-bilieuses, typho-palustres, hémoglobinurique de Madagascar (on l'observe aussi ailleurs), avec destruction des globules, massive et brusque, formes *algide, choleriforme, diaphorétique.* Les formes pernicieuses ne sont que l'aggravation des formes ordinaires. La *cachexie* aiguë s'accompagne d'hydropisie, hémorragies, gangrènes suppurées ; la cachexie chronique, d'anémie et d'hypersplénie, de lésions pulmonaires, d'hémorragies rétiniennes. Au cas de paludisme tierce à plasmodium vivax contracté

au cours de la saison estivo-automnale, les accès rechutent
en fin de saison, s'espacent et reprennent en mars, avril et
mai pour s'atténuer à ce moment et disparaître au cas de
tierce maligne à psalmodium précoce, contractée dans la
même saison ; les accès de rechutes s'observent pendant le
reste de la saison estivo-automnale ainsi que pendant les
mois de décembre, janvier et février suivants. Ils s'atténuent
à partir de mars-avril et peuvent disparaître définitivement.
Les formes frustes se manifestent par de la diarrhée, des
dermatoses, de l'asthénie, des symptômes rhumatismaux
inexpliqués, des névralgies guéries par la quinine. Depuis
la guerre, nous devons nous attacher à dépister le paludisme
fruste. Chez le nourrisson, ni frissons, ni sueurs ; fièvre,
vomissements, convulsions, teint terreux, épreuves de quinine pendant trois jours. Complications : hépatites, néphrites, hémoglobinurie, pneumonie et broncho-pneumonie,
névrites (Dopter), maladie de Raynaud, paralysies, aortite
pulmonaire de Lancereaux ; syndrome dysentériforme, cérébelleux, rupture de la rate ; accès algides, etc. Associations
microbiennes : typhoïde et malarienne ; antagonisme de la
tuberculose et du paludisme (fin 1912). La tuberculose
réapparait dans les régions où le paludisme a disparu. **Diagnostic.** Les signes cliniques, les données du microscope
et la courbe de température, sans compter l'injection de
quinine au début de l'accès avec 37º 4 de température au
maximum ; toutes ces données réunies facilitent le diagnostic. **Pronostic.** Les accès comateux sont moins graves que
les accès algides ; le pronostic dépend du germe, de la
résistance, du milieu du traitement.

Traitement. De choix, chlorhydrate de quinine et en
injection sous-cutanée (0,50), formiate de quinine. Dose
double par la bouche, quadruple en lavement. Au-dessous de
deux ans, carbonate neutre de quinine 0,10 cent. par année
d'âge, ensuite doses de l'adulte 1 à 3 gr. Dans la variété
intermittente, la quinine sept heures avant l'accès. Le *traitement* discontinu de Laveran, ou méthode des traitements
successifs, comprend des doses moindres de 0,70 cent.
environ pendant trois jours avec trois jours de repos.
Extrait de quinquina, noix vomique. Opothérapie : rate,
moelle osseuse, bons résultats au bout de quelques semaines.
Hydrothérapie, repos, etc. Cachexie : fer arsenic. Contre les

congestions viscérales se défier de la saignée locale, qui augmente l'anémie, et préférer les compresses imbibées d'eaux salines. Bourboule. Hygiène alimentaire, pas d'hydrothérapie. Les opérations chirurgicales réveillent le paludisme. Dans le paludisme chronique, traitement discontinu, salvarsan, fer, petites doses de 0,10 d'oxalate ou une cuillerée de sirop de iodure de fer au cas d'engorgement ganglionnaire, etc. Prophylaxie : assainissement des marais (boîtes, filets, balais, moustiquaires), protection contre les piqûres de moustiques, etc. L'emploi préventif de la quinine, discuté, a été conseillé à nouveau pendant la guerre (0.25 par jour). Il est bon de se rappeler quelques signes d'intoxication quinique : gastralgie, vomissements, érythèmes, délire, vertige auriculaire et amblyopie. La quinine, dans la grossesse avec paludisme, ne provoquerait pas l'avortement. Les paludiques avec hépatisme iront surtout à Vichy, les gastropathes et les déminéralisés à Pougues.

PANCRÉAS (Maladies du)

Anomalies : agénésie, hypergénésie, aplasie des adolescents avec syndrome pancréatique évoluant en 3 ans; hernies du pancréas : *Traumatismes.* Plaies et ruptures : *hémorragies* primitives ou secondaires, à début brusque, à l'angle droit des colons, douleurs violentes; le malade se roule sur son lit (Thiroloix), vomissements et météorisme simulant l'occlusion, signe de Guinard : induration profonde faisant croire à une tumeur, cachexie très précoce. En dehors de quelques cas, trop rares pour être de médecine courante, on peut résumer cet article en : maladies inflammatoires ou lithiasiques, cancer et insuffisance pancréatique.

Cancer : le diagnostic par le syndrome hépatique de Tripier-Bar-Pic avec vésicule dilatée et surtout par l'ictère progressif foncé, noir même, aboutissant sans aucune rémission, à la cachexie (1).

Pancréatites. Les pancréatites *aiguës* sont diagnostiquées

(1) Cancer de la tête (pancréatico-biliaire) : troubles digestifs, stéarrhée, azotorrhée, amylase diminuée; C. du corps (pancréatico-solaire) : douleurs; C. de la queue, plus rare et souvent confondu avec tumeurs de la rate.

surtout par le chirurgien car le drame pancréatique de
Dieulafoy des P. traumatiques avec douleur intense, faciès
terreux, mort rapide et douleurs, hoquets, vomissements
des pancréatites des états infectieux, font rarement penser
au pancréas. Les pancréatites *chroniques* sont, au contraire.
très intéressantes ; on commence à les mieux connaitre.
L'insuffisance pancréatique, le diabète pancréatique, le rôle
du pancréas dans certaines dyspepsies méritent notre attention. Le suc pancréatique par la trypsine, l'amylase et la
lypase, etc., concourt à la digestion des albuminoïdes, des
amylacés et des graisses ; on prétend que les glandes duo-
dénales produisent une secrétine et de l'entérokinase
excitant la sécrétion ou l'action du suc pancréatique. La
suppression de ce dernier entraine l'anorexie, le dégoût des
corps gras, des douleurs au niveau de l'épigastre et un peu
à droite, des digestions insuffisantes et trop rapides avec
diarrhée 4 heures après le repas, avec graisses dans l'urine.
dans le sang, ou dans les selles (stéarrhée). Les selles
graisseuses sont couleur ardoise ou mastic ; un fragment
graisseux examiné fond par la chaleur, se dissout dans l'éther.
tache le papier buvard. Avec la rétention biliaire associée.
90 % des graisses de l'alimentation inutilisées, 2/3 des
graisses non digérées ; cette stéarrhée perd sa valeur avec
l'ictère. Glycosurie, cachexie et symptôme d'emprunt par les
organes voisins.

L'insuffisance pancréatique se recherche par des procédés qui seraient théoriquement très scientifiques, mais
l'action du suc gastrique et des glandes de Brunner en
réduit singulièrement l'intérêt pratique au point de vue du
pancréas seul. *Épreuve au glutoïd de Salhi* : capsules de
gélatine rendues inattaquables par le formol ou suc gastrique, mais pouvant être digérées par le suc pancréatique :
on emploie l'iodoforme (iode dans la salive), le bleu de
méthylène (urines colorées) ; le salol (acide salicylique, donne
avec le perchlorure de fer, dans l'urine une coloration violette). *Épreuve des noyaux de Schmidt* : viande crue dans
des petits sacs de gaze de soie, en cachets, non digérés
avec une digestion de 6 heures au moins, prouveraient la
suppression de l'action pancréatique. *Réaction de Camidge* :
recherche d'une ozazone cristallisée en traitant l'urine par
Hcl., carbonate de plomb et **phénylhydrazine** en solution

acétique. Théoriquement toujours, on distingue l'action isolée de la bile et du suc pancréatique par l'épreuve des 3 cachets de carmin et l'absence du suc pancréatique par la rapidité de la digestion, par la réaction neutre des selles, leur teneur en eau, en graisse (2/3) et en azote. Les signes d'insuffisance et procédés d'examen permettent l'étude des *pancréatites chroniques* qu'on observe dans la tuberculose, la syphilis et la lithiase biliaire, avec obstruction des canaux. Il s'agit de sclérose, de lithiase, de stéatose, d'atrophie. *Le syndrome pancréatique* avec *stéarrhée, glycosurie* et *amaigrissement* caractéristique, se retrouve dans la pancréatite chronique comme dans toutes les maladies du pancréas (syndrome de Déjardin de la zone pancréatico-cholédoque). *Signe du diabète pancréatique (v. diabète)* : polyurie, soif et appétit exagérés; élimination considérable d'urée et de sucre, amaigrissement, cachexie en quelques mois. *Kystes du pancréas : signe* de compression et névralgie cœliaque de Friedreich. **Traitement.** Les premiers signes d'insuffisance pancréatique légitiment l'opothérapie dont on trouvera tous les progrès annuels dans le livre du même auteur : *Traitements nouveaux en clientèle.*

PARALYSIES

Du mot grec : παραλυειν.

On décrit dans les paralysies *l'hémiplégie, la paraplégie,* habituellement des membres inférieurs, mais on admet une paraplégie brachiale et les monoplégies corticales ou périphériques limitées à un groupe musculaire. Les lois générales et principales qui dominent la fonction motrice et par suite l'étude des paralysies sont les suivantes d'après Grasset : 1re loi : double entre-croisement des voies sensitivo-motrices, d'un côté à l'autre. 2e : les nerfs moteurs sont articulo-moteurs et correspondent à des centres articulo-moteurs supranucléaires. 3e : toute action de contraction musculaire (raccourcissement) s'accompagne d'une action de relâchement des muscles antagonistes. Enfin, 4e : une action motrice automatique vient s'ajouter à l'action motrice volontaire et peut, dans le repos, se produire seule, ce qui constitue le tonus musculaire.

PARALYSIE AGITANTE

Synonyme. Maladie de Parkinson. **Définition.** Syndrome caractérisé surtout par du tremblement et de la raideur des muscles. Autrefois considérée comme névrose, aujourdhui on sait que c'est une affection organique par irritation de voisinage du faisceau pyramidal et à point de départ dans le locus niger. **Etiologie.** Hérédité et causes occasionnelles nerveuses ou traumatiques; s'observe, en général, après quarante ans. **Anat. Pathol.** Lésions variées dans les cordons postérieurs; et pour Brissaud : lésions des régions sous-thalamiques ou pédonculaires. On admet actuellement qu'il s'agit de lésions de la base du cerveau ou du locus niger, petite masse cellulaire aplatie, située au-dessus du pédoncule cérébral; dystrophie thyroïdienne.

Symptômes. *Rigidité musculaire* : le malade a l'air *soudé*, se tourne tout d'une pièce, bras collés au corps (contracture), visage impassible (figé); démarche saccadée, impulsive; parfois le malade semble courir après son centre de gravité, rétropulsion (signe de Pierret), latéropulsion, chute facile : *tremblement* (5 à 6 oscillations par seconde) exagéré avant les mouvements volontaires, arrêté pendant ces mouvements et reprenant pendant le repos; ce tremblement est plus fort aux extrémités, il commence par les membres supérieurs, les doigts, surtout à gauche, semblent vouloir faire une cigarette, ou émietter du pain, ou filer de la laine; le tremblement cesse dans le sommeil et même par la trépidation d'un véhicule (chemin de fer, etc.) Signe de Babinski; réflexes exagérés, facies Parkinsonnien, masque figé, yeux grands ouverts, front plissé comme par la frayeur. Troubles sensoriels, impatience musculaire, sensation de chaleur, ecchymoses spontanées, déformations, etc., mais ni troubles trophiques, ni troubles des réflexes. Etat mental mélancolique avec asthénie marquée, caractère irritable, la mémoire et l'intelligence sont toutefois conservées. **Pronostic.** Durée 8 à 20 ans; mort par cachexie ou affection intercurrente.

Diagnostic, avec la sclérose en plaques (nystagmus,

parole scandée, tremblement plus ample); avec le tremblement mercuriel, hystérique, alcoolique, sénile (ni rigidité, ni masque impassible), enfin avec l'hémi-paralysie agitante post-hémiplégique qui ne débute pas par un ictus et peut dépendre d'une tumeur de la région pédonculaire ou sous-thalamique, siège également des lésions inconnues de la maladie de Parkinson (d'après Brissaud). **Traitement.** Bromures, arsenic, bromhydrate de scopolamine, gelsemium, opothérapie parathyroïdienne, fauteuil trépidant, psychothérapie, rééducation musculaire.

Paralysies alternes. — Hémiplégie croisée avec paralysie des nerfs crâniens relevant d'une lésion bulbo pro-tubérantielle. A citer le syndrome Millard-Gübler (*voir ce mot*), le syndrome de Raymond et Cestan avec paralysie des mouvements de latéralité, à prédominance d'un côté; la paralysie du moteur oculaire externe avec hémiplégie croisée.

PARALYSIE ASCENDANTE AIGUE

Définition. La paralysie ascendante aigüe ou *maladie de Landry* est une myélite aigüe à marche rapide et ascendante. **Etiologie,** maladie infectieuse, variole, grippe, etc,; syphilis.

Symptômes. Brusquement, à la fin d'un état infectieux ou après quelques prodromes (*malaises, algies, fièvre*), s'installe la paralysie flasque. Elle a pour caractère patho-gnomonique de partir des extrémités pour s'étendre aux parties supérieures du corps. En deux jours la paralysie est complète aux membres inférieurs; elle s'accompagne de céphalée, rachialgie, crampes, fièvre 39 à 40, les réflexes sont abolis. La paralysie en 5, 8, 10 jours gagne les membres supérieurs, le cou, la nuque (la tête tombante); puis se manifestent les troubles bulbaires (troubles de respiration, déglutition, troubles cardiaques), mort par asphyxie en 10 jours en moyenne. Paralysie bulbaire asthénique. Réaction myasthénique; pas de tétanisation faradique; signe d'Erb. Les noyaux médullaires sont pris de bas en haut jusqu'au bulbe. L'étiologie et le mode ascendant, à point de départ

périphérique, distinguent la paralysie de Landry des accidents de compression médullaire. Les troubles sphinctériens n'ont pas de valeur diagnostique. On observe enfin la
constipation par paralysie des muscles de l'abdomen.

PARALYSIE FACIALE

Définition. La paralysie faciale se distingue en paralysie
du type cérébral et en paralysie périphérique. La première
est supra-nucléaire; dans la seconde la lésion siège au-dessous du noyau de la 7e paire. **Etiologie.** Causes générales :
maladies infectieuses, surtout syphilis et diphtérie; causes
locales : traumatismes, tumeurs, maladies de l'oreille, de la
parotide, refroidissement sur terrain nerveux. **Pathogénie.**
C'est une névrite dégénérative plutôt qu'un étranglement
du nerf dans l'aqueduc de Fallope.

Symptômes. Les signes communs à toute paralysie
faciale sont les suivants : asymétrie de la face qu'exagère la
parole et encore mieux le rire; bouche déviée du côté sain;
difficulté de prononcer les labiales, de siffler, joues
flasques, une aile du nez est paralysée, les plis ou rides
sont effacés du côté paralysé. D'autres signes permettent de
déterminer la hauteur de la lésion du nerf. Dans la paralysie de *type cérébral*, la paralysie porte sur le facial inférieur et très peu sur le facial supérieur. La participation de
ce dernier noyau, quoique faible, est indiquée par le *signe
de Revilliod* : un hémiplégique peut fermer les deux yeux
ou l'œil sain mais ne peut fermer isolément l'œil malade.
C'est un signe du début, car, plus tard, la paralysie faciale
de cette origine se localise au facial inférieur.

Dans la paralysie *du type périphérique*, le facial supérieur et le facial inférieur sont pris tous les deux, le
malade se trouve dans l'impossibilité de fermer l'œil
(ouvert par action du muscle releveur de la paupière). *Le
signe de Charles Bell* caractérise la réaction de dégénérescence de l'orbiculaire : c'est la rotation en haut et en dehors
du globe oculaire quand on commande au malade de fermer
les yeux. On note de l'épiphora (larmes sur les joues) par
paralysie du muscle de Horner; clignement impossible et

signes habituels ci-dessus de toute paralysie faciale. Il existe un retard de 2 à 3 minutes dans la sudation par injection de pilocarpine : c'est le signe de Straus.

La paralysie faciale d'origine pédonculaire frappe tout le facial. Le syndrome de Weber est caractérisé par une hémiplégie avec paralysie faciale du même côté et paralysie du moteur oculaire commun du côté opposé. Dans le syndrome de Millard-Gübler s'ajoute une paralysie des membres du côté opposé.

Si la lésion siège sur le côté du bulbe ou sur le trajet du nerf facial où il est accolé au nerf auditif et à l'intermédiaire de Wrisberg, il existe du vertige et des troubles auditifs.

Trajet intra-pétreux. La paralysie des muscles du pavillon de l'oreille indique que la lésion existe au-dessus du trou stylo-mastoïdien. La suppression du goût, la sécheresse de la bouche indiquent qu'elle siège entre la corde du tympan et le ganglion géniculé. La déviation de la luette et la perception pénible des sons forts révèlent une lésion du ganglion géniculé. La *paralysie* faciale *double*, rare, s'observe dans les polynévrites infectieuses et la fracture double du rocher.

Les formes de paralysie faciale varient aussi avec les degrés de contractilité électrique et la réaction de dégénérescence ; les contractures secondaires sont possibles dans le type périphérique.

Diagnostic. Dans la paralysie d'origine cérébrale le facial supérieur est respecté ; l'occlusion des yeux est donc possible si la lésion siège au-dessus des couches optiques ; pas de signe de Straus.

Pronostic. La paralysie faciale des nouveau-nés guérit très vite. La forme à frigore légère, avec réactions électriques normales, guérit en 2 ou 3 semaines ; la forme moyenne a une durée double ; l'excitabilité électrique du nerf est diminuée et la réaction de la dégénérescence s'observe dans le muscle après la seconde semaine. La forme grave correspond à une lésion irrémédiable du nerf.

Traitement de la cause (lésions du rocher de l'oreille, de la parotide, etc.). Révulsion, liniments, excitants, vésicatoire ; strychnine, électrothérapie, galvanisation à courant faible, puis faradisation.

PARALYSIE GÉNÉRALE

Définition. C'est une méningo-encéphalite diffuse, chronique et progressive. **Anat. Pathol.** Adhérences de la pie-mère, épaississement des méninges, trainées opalescentes sur l'arachnoïde et la pie-mère ; épendyme chagriné (langue de chat), altérations des vaisseaux et des éléments nerveux : cellules et névroglie ; atrophie des cellules pyramidales et des fibres à myéline. Les branches terminales des nerfs périphériques sont dégénérées. **Etiologie.** Age moyen mais aussi forme juvénile, hérédité, surmenage intellectuel, alcool, et, très souvent, plusieurs de ces causes associées ; mais ces causes, toxiques ou infectieuses, ne causent la paralysie générale que chez les syphilitiques.

Symptômes. Changement de caractère ; amnésie, actes délictueux ou absurdes, maladresse dans les mouvements ; hésitation dans la parole, alternatives de dépression et de gaieté puérile, états délirants divers, idées optimistes, etc. ; troubles somatiques : incoordination, démarche titubante, *inégalité pupillaire*, pupilles paresseuses à la lumière ; parfois réaction pupillaire paradoxale ; dilatation au moment où s'ouvrent les yeux (Piltz). Décoloration spéciale de la pupille. Tremblement (de 6 à 8 oscillations) disparaissant au repos ; *tremblement fibrillaire* ou vermiculaire de la langue, ou mouvement de trombone de Magnan, *parole* traînante, *embarrassée*, avec trémulation des lèvres, achoppement des syllabes de Kussmaül (mots classiques : *artilleur de l'artillerie, constitutionnellement, incompatibilité, Nabuchodonosor*). Les linguales et les labiales sont d'abord intéressées puis survient le chevrotement dans l'émission des voyelles. Ecriture irrégulière, tremblante, avec oubli des mots (agraphologie de Dupré) ; sensibilité diminuée ; *signe* de Biernacki : cubital insensible ; réflexes exagérés ; othématomes (ecchymose traumatique ou trouble trophique), sens pervertis ; mâchonnement, attaques apoplectiformes, épileptiformes, troubles trophiques : escarres, etc. ; déchéance complète, gâtisme.

La paralysie générale évolue en 3 périodes. La première est dite préparalytique ou médico-légale à cause des actes inconsidérés, délictueux commis par ces malades ; dans la période d'état s'affirment les troubles moteurs, incoordination, tremblement, trouble de la parole, de la sensibilité (agueusie, absorption de substances dégoûtantes et non comestibles, réflexes exagérés). Délire expressif avec folie des grandeurs ou dépressif avec mélancolie ; délires toujours incohérents et des plus variables.

La période terminale cachectique se termine par le gâtisme, le marasme avec escarres, attaques apoplèctiformes, parfois méningo-encéphalite.

Débutant en moyenne 15 à 20 ans, après le chancre, la paralysie générale dure environ 3 à 4 ans, quelquefois 10 ans et plus, quelquefois moins. La variété dite expansive est sujette à des temps d'arrêt. Au contraire, les variétés dites à ictus sont plus rapides.

Diagnostic. Avec le tabès, la neurasthénie (au début de P. G.), la syphilis générale, la sclérose en plaques (parole scandée, nystagmus), etc. Utilité de l'examen du liquide céphalo-rachidien et du fond de l'œil.

L'albumo-diagnostic de Widal, Ravaud et Sicard est souvent nécessaire : albumine ; lymphocytose, quelquefois polynucléaires. Noguchi a retrouvé le tréponème dans le cerveau des paralytiques généraux.

Traitement. Régime, surveillance, bains chauds, jamais de bains froids, etc. Traitement antisyphilitique moins discuté, à essayer au début. Arsénobenzol. Pas d'iodure.

PARALYSIE GLOSSO-LABIO-PHARYNGO LARYNGÉE

Définition. Syndrome provoqué par l'atrophie des noyaux bulbaires du facial, du pneumogastrique et de l'hypoglosse. **Anat. Pathol.** Lésions des cellules et des nerfs, granulations pigmentaires des cellules qui perdent leur prolongement et leur forme ; sclérose de la substance blanche des pyramides bulbaires ; atrophies musculaires. **Étiologie.** Froid, infection, surmenage professionnel ; complique la sclérose latérale amyotrophique rattachée à l'atrophie musculaire progressive pour quelques auteurs (Déjerine), le goitre ; âge adulte, plus commune chez l'homme, etc.

Symptômes, prodomiques : difficulté de la parole, du sifflement. Paralysie de la langue, trouble de phonation, *dysarthrie* (troubles portant sur la motilité des organes phonateurs et non sur le langage intérieur) commençant par voyelle i et consonnes l. t. d. g ; plus tard, avec paralysie des lèvres, altération des voyelles o, u, des consonnes m. f, v, voyelle à la dernière. Premier temps de la déglutition paralysé ; avec la paralysie du voile du palais, le second temps de déglutition l'est également ; la méthode de Hartmann permet de mesurer avec le manomètre la résistance du palais ; la voix est nasonnée ; paralysie de l'orbiculaire des lèvres et des muscles carré, triangulaire et houppe du menton ; paralysie des ptérygoïdiens et des masséters, abolition des mouvements de déduction, perte du réflexe laryngo-pharyngien ; aphonie par paralysie du larynx, accès de suffocation ; troubles sensoriels, mais non intellectuels, tendance aux syncopes ; marche progressive en 18 mois à 3 ans environ. Les formes lentes durent 5 ou 6 ans. Tachycardie (noyau du spinal) à la fin de la maladie. Mort, par coma, broncho-pneumonie, asphyxie. La forme infantile est une polyencéphalite totale.

Diagnostic, avec les lésions du bulbe, avec les tumeurs, la paralysie pseudo-bulbaire. **Traitement.** Picrotoxine. Électricté. Alimentation artificielle à l'aide de la sonde.

Paralysie de Landry. (*Voir paralysie ascendante aiguë.*)

Paralysie des nerfs moteurs de l'œil. - Par ordre de fréquence : moteur oculaire commun, moteur oculaire externe et pathétique. **Etiologie.** Polynévrites toxiques ou infectieuses ; diabète, diphtérie (ocul. ext.), syphilis (ocul. commun) ; affections cérébrales ; fractures, anévrismes, tumeurs, méningite, etc.

La réaction de Wassermann montre qu'il s'agit souvent de syphilis avec participation méningée.

Symptômes. *Paralysie du moteur oculaire commun.* La 3e paire commande les muscles suivants : le droit interne qui porte la pupille en haut et légèrement en dedans ; le droit inférieur (action opposée) ; le petit oblique (qui porte la pupille en haut et en dehors avec un mouvement léger de rotation) : le releveur de la paupière. Dans la paralysie du moteur oculaire commun, tous ces muscles se trouvent atteints; le droit externe (VIe paire) et le grand oblique (IVe paire) sont respectés. On note donc du ptosis, de la mydriase, de la diplopie et du strabisme. La paralysie est incomplète si la pupille suit celle de l'autre œil même avec difficulté. La diplopie croisée est un signe important. Pour l'œil droit, l'image est déviée en dehors à gauche de celle que perçoit l'œil gauche (paralysie d'un adducteur). Dans la diplopie homonyme, l'œil droit dévié en dedans voit l'image à droite; de celle que perçoit l'œil gauche (paralysie d'un abducteur) on se sert d'un verre rouge pour l'examen dans la chambre obscure, source lumineuse à 1 et 3 mètres. Dans la diplopie croisée, si les images se rapprochent à gauche et s'écartent à droite, il s'agit de paralysie externe de l'œil droit.

Paralysie du moteur oculaire externe (VIe paire). La VIe paire innerve le droit externe qui porte la pupille en dehors. On note donc du strabisme interne et de la diplopie homonyme.

Paralysie du pathétique (IVe paire). La IVe paire innerve le grand oblique qui porte la pupille en bas et en dehors et qui est, en outre, légèrement rotateur. On note donc du strabisme convergent et vertical et de la diplopie.

Les ophtalmoplégies nucléaires (*Voir ce mot*) sont produites par les lésions des noyaux bulbaires.

Les paralysies associées sont en rapport avec des lésions des centres de coordination.

La recherche du strabisme est simple. Le malade doit regarder droit devant lui; sa pupille se dévie du côté opposé à la lésion du muscle.

La diplopie ou perception des deux images s'explique par la formation de l'image dans l'œil malade, soit au-dessus, soit au-dessous de la macula, l'image de l'œil se formant au niveau de la macula. La diplopie homonyme ou paralysie d'un abducteur, du droit externe, donne une image qui reste du côté de l'œil dévié en dedans; la diplopie hétéronyme ou croisé, ou paralysie d'un adducteur, du moteur oculaire commun, donne une image qui, pour l'œil dévié en dehors, est perçue du côté opposé.

L'examen se fait dans une chambre sombre avec une

lumière placée à environ trois mètres. On place un verre de couleur devant l'un des yeux, le gauche par exemple ; dans la diplopie homonyme l'image est vue en rouge à gauche de l'autre image ; elle est vue en rouge, à droite, dans la diplopie croisée.

Pronostic. Le pronostic des paralysies des nerfs moteurs de l'œil est variable. Celles qui sont causées par une intoxication curable ou par la syphilis sont évidemment moins graves que celles qui sont causées par une tumeur.

Diagnostic, en général sans difficulté (examen au verre rouge).

L'hystérie et le strabisme congénital sont aisément éliminés. Le diagnostic du siège des lésions est plus délicat ainsi que le diagnostic étiologique. La syphilis est le plus souvent en cause ; viennent ensuite les polynévrites.

Il ne faut pas oublier que l'écartement des images augmente dans la diplopie homonyme du côté de l'œil malade : le contraire se produit pour la diplopie croisée. C'est un détail pratiquement utile.

Traitement. Verres correcteurs prismatiques ; électricité à courant faible ; traiter la cause et opérer le strabisme congénital.

Paralysies de quelques nerfs périphériques. — Nous ne résumerons que les plus fréquentes : la paralysie du nerf crural, du nerf cubital, du nerf médian, du plexus brachial et du nerf radial.

Le nerf *crural* est le nerf extenseur de la jambe ; cette fonction est abolie par paralysie des muscles suivants : quadriceps fémoral, muscles cutanés, couturier et adducteur moyen.

Dans les paralysies du nerf *cubital*, les muscles de l'éminence hypothénar sont paralysés et les mouvements du petit doigt abolis : paralysie de l'adducteur du pouce ; griffe des interosseux et des deux derniers lombricaux : extension des premières phalanges et flexion des deux dernières, médius et index respectés. Le pouce n'est plus commandé par l'adducteur (extens.).

Pour les paralysies du nerf *médian* il faut bien se souvenir de l'action des muscles soumis à son action. Il innerve tous les muscles fléchisseurs et pronateurs à l'exception du cubital antérieur, des deux faisceaux internes du fléchisseur profond des doigts, de l'adducteur du pouce et d'une partie du court fléchisseur. Dans la paralysie se trouvent donc frappés, à la main, les muscles de l'éminence thénar (adducteur du pouce et partie du court fléchisseur excepté) et les palmaires, le rond pronateur, le fléchisseur commun superficiel, la partie externe du fléchisseur profond, le fléchisseur propre et le court abducteur. Griffe médiane : 2e et 3e phalanges de l'index et du médius étendues, premières fléchies par action des interosseux, 2e phalanges étendues, 1re et 3e demi-fléchies. *Main de singe,* le pouce regarde en avant sans opposition et se rapproche de l'index par action de l'adducteur. Le diagnostic peut être difficile dans la paralysie des fléchisseurs surtout, car l'attiude de la main est peu changée.

Il est inutile d'insister sur les causes de ces paralysies qui sont fréquemment des compressions ou des polynévrites toxi-infectieuses.

Les paralysies du plexus brachial sont causées par les traumatismes, les luxations, fractures, tractions exagérées, etc., etc. On tend à faire jouer un rôle moins important à la compression qu'à la rupture ou l'élongation des racines. Les névrites infectieuses, les tumeurs, etc., sont des notions étiologiques, moins fréquentes que pour les paralysies décrites ci-dessus. Les origines du plexus brachial sont les Ve, VIe, VIIe, VIIIe racines cervicales et la 1re dorsale. L'excitation du point d'Erb à la région sus-claviculaire correspond à la naissance des 5e et 6e cervicales, entre les scalènes, au niveau de la 6e vertèbre cervicale; il commande les muscles suivants : deltoïde, biceps, brachial antérieur et long supinateur. Des mêmes racines dépendent encore le grand pectoral, le grand rond, le grand dentelé, le grand dorsal, le sous-épineux et le rhomboïde. A la VIIe racine cervicale répondent les muscles du membre supérieur innervés par le radial et une partie du grand pectoral et du grand dorsal. Aux deux dernières racines du plexus, VIIe cervicale et 1re dorsale, répondent les muscles innervés par le cubital et le médian.

Dans toutes les paralysies du plexus brachial, la contractilité est diminuée dans les formes légères et la réaction de dégénérescence existe dans les formes graves. L'atrophie musculaire et les troubles trophiques sont variables. Il est assez rare que la paralysie frappe toutes les racines du plexus ; si elle est totale elle se traduit par l'impotence absolue du membre supérieur et par des phénomènes oculo-pupillaires : myosis, rétraction du globe oculaire, ptosis, etc.

Dans la paralysie du plexus proprement dit, tous les muscles du membre supérieur et tous ceux qui sont innervés par les collatérales du plexus sont frappés. Les paralysies incomplètes intéressent plus ou moins les X supérieur ou inférieur et l'Y moyen.

On distingue les paralysies radiculaires partielles en paralysie radiculaire supérieure, et en paralysie radiculaire inférieure. La première, type *Duchenne-Erb*, répond à la lésion des Ve et VIe racines cervicales (voir le point d'Erb, même article). Dans cette forme, les mouvements d'élévation et d'abduction du bras sont abolis, les mouvements de supination de l'avant-bras sont supprimés ; le bras pend, inerte, accolé au tronc, en rotation en dedans ; c'est ce qui s'observe dans la paralysie obstétricale ; bandes anesthésiques, douleurs inconstantes. La paralysie radiculaire inférieure, type *Déjerine-Klumpke* répond à la lésion des VIIe, VIIIe cervicales et à la 1re dorsale et frappe les muscles innervés par le radial (sauf le long supinateur), le cubital et le médian. Les mouvements du pouce et du petit doigt sont impossibles ; pour les autres doigts, la 1re phalange seule est mobile par action de l'extenseur commun. Parfois main de prédicateur. Le syndrome oculo-pupillaire est constant : myosis, rétrécissement de l'orifice palpébral, rétraction du globe oculaire. **Pronostic.** Variable.

Diagnostic. Paralysies bilatérales : avec les névrites infectieuses (celles-ci atteignent surtout les extenseurs de l'avant-bras) ; les atrophies musculaires et la syringomyélie s'en distinguent par leur début moins brusque et l'absence de paralysie vraie. Le syndrome oculaire précise le type inférieur. **Traitement.** Électricité, frictions stimulantes, massage.

La paralysie radiale est la plus souvent provoquée par une compression du coude. Les injections d'éther ont pu déterminer cette paralysie. Les traumatismes de guerre ont causé un nombre considérable de paralysies radiales. Elle frappe le muscle triceps et les extenseurs : extenseur commun, extenseurs de l'index, du pouce et du petit doigt, cubital postérieur, supinateur. La main tombe à angle droit sur l'avant-bras, les doigts sont demi-fléchis. L'extension est impossible. La saillie du long supinateur n'existe pas si l'avant-bras, étant en demi-flexion et en demi-pronation, l'on commande au malade d'augmenter la flexion, tandis qu'on retient son avant-bras. Ce signe fait défaut dans la paralysie saturnine. Les dernières phalanges sont paralysées (extenseurs), le pouce ne peut être ni écarté, ni étendu. Le bras étant en extension sur un plan rigide pour supprimer l'action du biceps, la supination est impossible.

La *griffe radiale* peut aboutir à la tumeur dorsale du carpe, trouble trophique. *La paralysie des béquilles* guérit rapidement, elle est due à une compression à siège très élevé sur le trajet du nerf radial. La paralysie radiale qui se produit, pendant le sommeil, tête appuyée sur le bras, ne dure que 15 à 20 jours ; de durée courte aussi est la paralysie des béquilles.

Des formes plus sérieuses durent huit à dix semaines. Dans l'hystérie, fléchisseurs pris, anesthésie en manchette. Dans la paralysie saturnine, troubles bilatéraux, intégrité du long supinateur. *Traitement.* Electricité. (*Voir saturnisme*).

Le syndrome de paralysie *pseudo-bulbaire* s'observe dans quelques cas d'hémiplégie double et frappe les muscles du larynx, de la langue, des lèvres. On note des accès de suffocation, des troubles de phonation, de déglutition, de langage.

Pour la paralysie spinale infantile (*Voir poliomyélite*).

Paramyoclonus multiplex (des mots grecs : παρα, déviation ; μυος, muscle, κλονος, contraction). — Maladie de l'âge adulte, caractérisée par de véritables secousses électriques, 10 à 50 par minute ; elles sont bilatérales, se produisent dans des points limités ou dans la totalité des membres. L'émotion les augmente. Motricité et sensibilité normales. Cette affection, en général bénigne, est produite par un choc moral chez un émotif.

Paraphasie. — L'articulation des mots est possible mais le malade les détourne de leur sens ; il invente même et c'est la *jargonaphasie*; ces deux variétés de troubles du langage s'associent à l'aphasie sensorielle.

Paraplégie. — *Définition*. Paralysie musculaire des deux membres inférieurs (diplégie). *Étiologie*. Les intoxications et les infections dominent cette étiologie. Autres causes : compression (mal. de Pott, cancer) ; hématomyélie (décompression brusque, traumatisme indirect de guerre, etc., etc.) ; traumatismes directs ; tumeurs ; paralysie fonctionnelle (syphilis, paralysie spinale spasmodique d'Erb). Origine cérébrale, musculaire, spinale, névritique. *Symptômes* et *Diagnostic*. La paraplégie est de cause cérébrale dans les encéphalites infantiles, dans la maladie de Little, dans les tumeurs (syndrome néoplasique). Elle est spasmodique, avec troubles sphinctériens, parfois flasque (compression de la queue de cheval) quand elle a une origine spinale. Elle est flasque et totale, avec réflexes et sensibilité abolis dans les formes traumatiques. Elle est spasmodique dans les scléroses, les poliomyélites, dans la période tardive de l'atrophie musculaire et de la maladie de Friedreich.

Paraplégie complète et flasque dans les myélites aiguës ; spasmodique sans troubles sphinctériens ou trophiques de la myélite transverse. Ensellure, steppage, pas de troubles sphinctériens ou de sensibilité dans la paraplégie de cause musculaire, à la fin des myopathies. Enfin dans la paraplégie de cause névritique ou polynévritique : steppage, réflexes très diminués, sphincters respectés, hyperesthésie (extenseurs des orteils et du pied). Réaction de Wassermann et recherche de la lymphocytose qui exprime une réaction méningée chronique ou syphilitique.

Parasites intestinaux. — Rappelons que les nématodes comprennent les lombricoïdes et les oxyures (*voir ces mots*). L'ankylostome représente la classe des strongylidés, on doit le rechercher chez les mineurs atteints d'anémie grave par examen microscopique des œufs. L'ankylostome habite le duodénum et les deux premiers tiers du jéjunum. Le mâle a 8-10 millim., la femelle est plus grande.

Le trichocéphale dispar est un entozoaire à forme de

fouet capillaire, ayant 6 cent. en moyenne de longueur totale. Les hémorragies occultes de l'intestin commandent la recherche des œufs (*voir Ténias*).

Parasites du sang. — Hématozoaires du paludisme (voir ce mot). Le spirochète d'Obermeier de la fièvre récurrente se présente sous la forme de spirilles de 20 à 40 μ mobiles et se colorant par la fuchsine. Voir à *maladie du sommeil* le trypanosoma gambiense. Enfin les embryons de filaire vivant au milieu des globules rouges produisent l'éléphantiasis des Arabes.

Les microbes ne se montrent dans le sang qu'à la période tardive des maladies infectieuses.

Parasyphilis. Les accidents para-syphilitiques ou quaternaires supposent une syphilis antérieure. Les nouveaux procédés d'études ont permis de retrouver l'agent spécifique, dans un certain nombre de cas, au cours des maladies considérées jusqu'ici comme para-syphilitiques. De ce nombre sont : le tabès, la paralysie générale, l'anévrisme de l'aorte, etc.

Paresthésies. Les paresthésies sont des anomalies objectives de la sensibilité par opposition aux dysesthésies qui sont subjectives. Ce sont des retards (tabès, névrites), erreurs d'interprétation ou de localisation des perceptions. L'erreur de localisation peut aller jusqu'à une région importante. L'allochirie est une erreur de côté.

Parkinson (maladie de). Voir *Paralysie agitante*.

Parosmie. Perversions des sensations olfactives distinctes des hallucinations de l'odorat et s'observant dans le tabès et l'hystérie.

Parotidites. Penser aux parotidites toxiques (saturnisme, hydrargyrisme), à la parotidite gangréneuse du diabète, aux bubons scarlatineux; l'adénite préauriculaire est plus superficielle et présente un aspect extérieur tout différent. Les oreillons sont d'un diagnostic facile quand les glandes sont prises de chaque côté et qu'on a, en outre, la notion épidémiologique.

PEAU (Maladies de la)

Willan distingue des lésions primitives : macules ou taches, squames, vésicules, bulles, pustules (pus), papules (lésion saillante), tubercule ou tubérosités, tumeurs, hyper-trophies et atrophies des lésions secondaires : excoriations, ulcérations, fissures ou raghades, croûtes et cicatrices. **Étiologie.** Gaucher décrit 6 classes : 1º les agents trau matiques non parasitaires (substances irritantes, froid, rayons solaires, etc.); 2º les parasites ; 3º les aliments, les médicaments ; 4º les auto-intoxications, les diathèses, l'ar-thritisme ; 5º les maladies ou les troubles du système ner-veux ; 6º les vices de conformation ou dermatoses congéni-tales. Ces causes peuvent produire des effets différent suivant le terrain général et local ou cutané. D'après Milian beaucoup de dermatoses d'origine obscure appartiennent à la tuberculose. En pratique, il faut admettre une prédispo-sition diathésique et des causes toxiques (prurigos, stro-phulus, etc.). C'est dire l'importance du traitement du neuro-arthritisme et du régime.

Voici quelques indications générales communes aux der-matoses : laxatifs et diurétiques, lait, levure de bière, anti-staphylococcine, bouillons lactiques, antiseptiques intesti-naux; eau de Vichy pour modifier la nutrition. Viandes permises : toutes les viandes blanches et même rouges si elles sont bien cuites et fraiches; viandes défendues : gibier, canard, charcuterie, bouillon gras, sauces et mets épicés. Légumes permis : tous, sauf l'oseille, le chou, la tomate et la salade. Pas de poissons de mer, pas de coqui-lages, pas de fromages faits, pas de fraises, ni vin pur, ni alcool, ni thé, ni café. Les fruits sont habituellement auto-risés. Manger lentement, bien mastiquer. Surveiller cer-tains médicaments : balsamiques, antipyrine, quinine, etc. Parmi les médicaments les plus utilisés, citons l'oxyde de zinc, l'ichtyol, le soufre dont l'action inexpliquée est sou-vent très nette, l'huile de cade, la teinture d'iode, etc. Se défier des vaseline acides et irritantes. Il est souvent utile, dans les formules habituellement complexes, de la derma-tologie, de commencer par des doses faibles de médica-ments actifs qu'on augmente peu à peu, suivant réactions individuelles.

Parmi les idées relativement nouvelles sur les maladies de la peau, citons : le groupement de l'érythème induré de Bazin et du lichen scrofulosorum dans les tuberculides, dont l'importance s'étend de plus en plus (à ce sujet, les érythèmes et les chéloïdes sont plus discutés): le xanthélasma serait dû à une augmentation de cholestérine dans le sérum sanguin, comparé au tophus des goutteux. L'herpès de la grossesse est amélioré par le sérum de femme enceinte normale. Importance des mycoses, des sporotrichoses, nocardoses, actinomycoses : expériences de Stengel avec le contenu de dents cariées. Le grattage méthodique de Jacquet est un nouvel élément de diagnostic; la curette d'exploration doit être maniée sans violence; il ne faut ni écorcher, ni faire saigner, la biopsie est ainsi pratiquée suivant des plans parallèles à la surface cutanée. On utilise de plus en plus l'acide carbonique neigeux : angiomes, verrues, lupus; les vaccins avec contrôle de l'index opsonique (?) dans l'acné, le furoncle, etc.; l'air chaud dans les gangrènes, la photothérapie de Finsen; la lampe de Kromayer à vapeur de mercure et quartz, riche en rayons violets : acné, eczéma rebelle et psoriasis. Enfin, Jacquet recommande le massage plastique, mais un massage vrai, non pseudo-magnétique, avec pression à coups serrés de tous les tissus, pétrissage graduel, « après entrainement; et, en ce jours, aller jusqu'au bout de sa force ». Quand la peau est irritée et la barrière épidermique rompue dans l'eczéma, dans les éruptions dues à des infections cutanées, dans les dermites et pyodermites de cause diverse (gale, profession, etc.), il faut éviter les anciennes formules dermatologiques les plus brillantes, s'en tenir à l'eau bouillie et à la rigueur à la pâte de Lassar (oxyde de zinc, amidon, lanoline et vaseline à parties égales). Enfin il semble que le traitement général des dermatoses bénéficie très souvent du traitement thyroïdien à petites doses (0,03) suffisamment prolongées.

Diagnostic rapide de quelques maladies. L'examen nécessite l'emploi de moyens variés : loupe, grattage, piqûre, papier à cigarette pour révéler les enduits graisseux; vitro-pression avec un verre de montre permettant de mieux distinguer une lésion, p. ex. un nodule masqué par la coloration rouge. *Acné* : papules développées au niveau des follicules sébacées (infections par cocci-pyogènes) ou pilaires, rouges, du volume d'une tête d'épingle à une lentille, ou taches rosées plus ou moins larges. Les syphilides papuleuses ou pustuleuses sont cuivrées, non prurigineuses et ne suppurent jamais ; leur marche est plus aïguë que celle de l'acné inflammatoire. Les préparations soufrées, bien maniées, sont parmi les meilleures. *Alopécie :* chute des cheveux due à une maladie générale ou du cuir chevelu, ou à une cause mécanique. *Angiomes :* nœvi sanguins, télangectiasies cutanées; dermatoses vasculaires dont les dernières portent sur les capillaires. *Dermatoneuroses :* affection dépendant d'une modification du système nerveux : prurits, prurigos, etc. *Ecthyma :* pustules isolées, reposant sur base inflammée avec tendance à s'étendre excentriquement par inoculation intradermique; en même temps, se développe, au centre, une croûte brunâtre; 1er jour, rougeur; 2e jour, papule; 3e jour, vésicule trouble (purulence précoce, pustule du volume d'une tête d'épingle, aréole rouge); 11e jour, croûte centrale entourée d'un liseré blanc. Sièges : fesses et membres surtout. Isolement; survient chez les débilités et cachectiques. *Eczéma :* caractérisé par une rougeur sur laquelle apparaissent des *vésicules* acuminées qui donneront lieu à la formation de croûtes ou de squames. Rougeur, douleur, chaleur, irritabilité cutanée et diathèse elles sont les signes essentiels de l'eczéma. Les vésicules d'herpès sont plus grosses et ne desquament pas ; la gale se diagnostique par ses sillons et son siège. L'eau bouillie convient aux formes aiguës, l'huile de cade aux formes chroniques (oxyde de zinc, calomel, etc.). *Éléphantiasis :* maladie de la peau et du tissu sous-cutané avec hypertrophie considérable. *Épithélioma :* prolifération cancéreuse, survenant à un âge plutôt avancé, avec tendance à l'ulcération, signes qui font défaut dans les verrues, l'acné, etc. *Érythèmes :* taches congestives s'effaçant par la pression des doigts. Principales variétés : *Érythème* scarlatiniforme, polymorphe (2 à 10 semaines, tuberculose fréquente. traitement de Milnes, v. scarlatine), papulo-vésiculo-bulleux ; *Érythème* noueux avec douleurs, arthralgies, etc.; *Érythème* pernio ou engelures, etc. *Gale :* incubation d'une à deux semaines. Sillons caractéristiques, vésicules perlées, éruption prurigineuse, polymorphe, plis de flexion, espaces interdigitaux, à la face antérieure des poignets, aux aisselles ; chez la femme : seins surtout ; intégrité de la face ; chez l'enfant, pustulettes disséminées, plus nombreuses aux mains et aux pieds et accompagnées des lésions de grattage. Frotte ; traitement de Milian. *Herpès* : vésicules volumineuses et arrondies, croûtes jaunes ou brunes, sensation de brûlure, solution alcoolique de résorcine à 2 %. *Impétigo* : croûtes jaunâtres, melliformes qui s'étendent par auto-inoculation ; guérison sans cicatrice ; origine microbienne ; au cas de diagnostic douteux après plusieurs semaines, penser à l'eczéma et au lupus, traitement abortif par l'alcool, eau d'Alibour dédoublée, pommade jaune au 400 de Darier. *Lentigo* : petites taches bien limitées : les éphélides et le chloasma ont, avec le lentigo, bien des points communs et le même traitement. *Lichen* : papules solides, brillantes à leur extrémité, planes, polygonales et prurigineuses : traitement général, douches, bains chauds. arsenic. *Lupus* : caractérisé par de petits tubercules superficiels, spécifiques, situés au-dessous de l'épiderme et visibles par transparence ; le nodule de 1 à 3 mill. est couleur gelée de pomme ou sucre d'orge à la vitro-pression ; orange ou gris-jaune, en piquant l'épiderme, l'extrémité de l'aiguille peut être remuée dans une petite cavité molle : scarifications linéaires, finsenthérapie. *Pelade :* plaques glabres, lisses, cheveux en massue, en point d'exclamation, décolorés à la base. Non contagieuse, opinion du Conseil d'hygiène encore discutable ; traitement par l'alcool camphré, l'iode, lotion de Besnier. C'est une mue pilaire provoquée par des excitations parties d'un point quelconque de l'organisme : lésion dentaire, excitations provenant du nez, de l'intestin ; les cheveux ne sont pas décolorés et repoussent plus vite dans les fièvres éruptives ; l'alopécie en aire traumatique ne dure que 5 à 6 semaines. Dans les teignes, les cheveux sont ras, en îlots (grosses spores) ou ressemblent à une barbe mal rasée (teigne tondante à petites spores) ; la faveuse se reconnaît à ses godets. *Pemphigus* : caractérisé par l'éruption de bulles volumineuses ou grosses au moins comme des lentilles et remplies d'un liquide opalin ou louche. Médication : repos nerveux, traitement général, quinine, liniment oléo-calcaire camphré. Le *pemphigus syphilitique* existe au moment de la naissance, siège aux régions palmaire et plantaire et s'accompagne le plus souvent de coryza. Le *pemphigus contagiosus*, causé par divers microbes, se comporte comme un impétigo ordinaire ; il disparaît en 3 ou 4 semaines, sans cicatrices ; mais il peut aboutir à l'ulcère et au sphacèle dans les maladies qu'il complique. *Pityriasis* : caractérisé par une desquamation furfuracée, sans papules, par sa coloration, par le signe du coup d'ongle ; se distingue du psoriasis et de l'eczéma séborrhéique en ce que le premier a des squames épaisses, nacrées et reposant sur fond rouge et le second a des squames grosses et arrondies. Le *pityriasis rosé de Gibert*, médaillons de 3 à 6 cent. débute par le thorax et gagne les membres en respectant d'ordinaire les poignets, les jambes et la tête. Bénin, dure quelques semaines. Bains d'amidon ; poudres inertes. Le *pityriasis rubra de Hébra*, plus grave, est caractérisé par des placards squameux secs, de couleur rouge vif, aboutissant à des symptômes de cachexie. Le *pityriasis rubra-pilaire* accompagne souvent le pityriasis gras du cuir chevelu et la rougeur desquamative de la face ; il affecte surtout le dos des phalanges ; il est centré par les poils et les faces plantaire et palmaire symétriques présentent des lésions exfoliantes. Oxyde de zinc, acide salicylique, mercure, etc, *Poux :* ne pas confondre les lentes adhérant fortement au cheveu par un anneau chitineux avec les grains moins adhérents de l'eczéma séborrhéique. Penser aux pédiculoses chez les lymphatiques impétigineux avec adénite du cou. *Prurigo :* dermatoneurose de défense caractérisée par des papules isolées (plutôt agglomérées dans le lichen) et par un prurit variable. Bénin s'il est parasitaire, grave chez les débilités (diabétiques, hépatiques et rénaux), chez les alcooliques et vieillards. *Psoriasis :* caractérisé par des taches recouvrant les squames sèches d'un blanc nacré, assez adhérentes : la peau n'est pas croûtée et supporte un traitement actif. Huile de cade la nuit, bains le matin et pommade à l'oxyde de zinc le jour, arsenic à l'intérieur. *Purpura :* névrose de coagulation du sang caractérisée par les hémorragies de la peau (rupture de capillaires), pétéchies ou ecchymoses spontanées, rouges au début, puis violacées, bleuâtres, verdâtres, jaunâtres, ne disparaissant pas à la pression sur les muqueuses : vésicules hémorragiques et hémorragies diverses. Importance du foie : très souvent secondaire des maladies infectieuses et des affections cachectisantes, injections de sérum de cheval, d'ergotine, jus de citron. *Purpura* : primitif ou idiopathique chez les fillettes; rhumathoïde (péliose rhumatismale). *Purpura hémorragique apyrétique ou mal de Werlhof* : ecchymoses étendues, épistaxis et hémorragies des muqueuses gingivales, intestinales. Durée, environ 15 jours. *Séborrhée* : anomalies de secrétion des glandes sébacées ou sudoripares, désinfection locale à l'éther, à l'alcool, massages, préparations soufrées. *Strophulus* : papules rouges ou blanches, arrondies, prurigineuses. *Sycosis* : folliculites du visage, de la barbe, etc. Penser à la gale, aux poux, mycoses, à la syphilis. *Teignes : T. faveuses* : décoloration des cheveux sur 1 centim.; godets jaunes soufre, odeur de souris ou d'urine de chat. Examen microscopique à la solution de potasse à 40 %: on reconnaît l'achorion dans le cheveu transparent. *Teigne tondante* : à petites spores (microsporon Audouini), aspect de barbe mal rasée, poussières grisâtres, grandes plaques, disparaît vers 15 ans. *Teignes à grosses spores* : (trichophyton). Petites plaques, petits îlots de cheveux malades, au milieu de cheveux sains, signes concomitants d'herpès circiné et de pityriasis. Traitement des teignes : radiothérapie pour le cuir chevelu, iode, pommade mercurielle pour la barbe, la peau et les ongles. *Urticaire :* toxidermie caractérisée par de larges papules, aplaties, blanches au milieu et rose autour, apparaissant avec une grande rapidité et disparaissant de même, c'est une réaction de défense de la peau probablement anaphylactique (v. anaphylaxie). *Verrues :* Papillomes contagieux et parasitaires. *Vitiligo :* taches blanches, nettement circonscrites et entourées d'une zone hyperchromique. *Xanthome :* tache jaunâtre des paupières succédant à une tache congestive qui passe souvent inaperçue. *Zona :* éruption herpétique ayant une disposition métamérique (théorie nouvelle) ou en rapport avec la topographie d'un nerf (conception classique). Acide picrique au début, oxycyanure, etc.

Pédoncules cérébraux (Lésions des). — Syndrome caractérisé par une hémiplégie croisée des membres et une paralysie du même côté du moteur oculaire commun. Parfois hémianesthésie. Comme causes à citer, la syphilis, l'artério-sclérose, les tumeurs, les traumatismes. Il s'agit en général d'un ramollissement par thrombose des artérioles du type terminal venant des cérébrales postérieures ou d'hémorragie avec ictus. Si le foyer siège à l'étage supérieur les signes ne sont pas caractéristiques : hémianesthésie avec paralysie croisée du moteur oculaire commun ; hémiparésie, hémiataxie, pas d'hémiplégie vraie. Si le foyer siège à l'étage inférieur, syndrome de Weber caractéristique ; hémiplégie totale et paralysie totale de la troisième paire. Pronostic grave, un peu moins réservé quand la syphilis est en cause.

Pellagre. — *Déf. Etiol.* Causée par le maïs sain ou parasité, mais aussi par l'alcoolisme et les aliments avariés. C'est une maladie de misère (Nicolas et Montot) qu'on rencontre surtout dans les Landes, les Pyrénées, etc. *Bactériol.* Shizomycète bacillaire, verdet du maïs. *Symptômes.* Erythème de la face dorsale des mains ; les deux dernières phalanges sont respectées. Peut avoir d'autres localisations : au bout de dix à vingt jours, desquamation, laissant à la peau un aspect luisant, pelure d'oignon. Les manchettes pellagreuses sont d'un gris sale. Cet érythème s'accompagne de symptômes digestifs et d'asthénie.

Les mains restent sèches, ridées, brunâtres, comparables aux pattes d'oies : ce sont les mains *ansérines*. Ce syndrome apparaît au printemps pendant plusieurs années et fait place après trois ou quatre ans aux troubles digestifs et nerveux. Ces derniers aboutissent parfois à la paraplégie spasmodique. La pellagre dure de quelques mois à dix, quinze ans et plus. Elle se termine soit par de la cachexie démentielle, soit par une sorte de typhus pellagreux. *Diagnostic*, avec l'érythème solaire : celui-ci ne présente pas de troubles généraux ; avec l'eczéma, mais l'érythème de la pellagre n'est jamais suintant. A l'autopsie des pellagreux on trouve une sclérose des cordons antéro-latéraux et postérieurs ; les racines postérieures et la zone de Lissauer sont respectées. *Traitement*, alimentation saine, hygiène, toniques.

Peliose rhumatismale. — Le purpura rhumatoïde est causé par un état infectieux antérieur (angine) ou par surmenage ou choc nerveux, caractérisé par des arthralgies, surtout des articulations du genou et du cou-de-pied, par un exanthème plus marqué à la cuisse et à la jambe et par quelques troubles digestifs. Évolue plutôt au printemps ; durée : d'une à plusieurs semaines. Le traitement comprend les salycilés, les infusions chaudes et le repos.

Peptonurie. — S'observe dans les suppurations osseuses, la phtisie, la pneumonie, le rhumatisme ; dans le diabète peptonurique de Quinquaud.

Le coagulum obtenu avec l'urine chauffée éloigne toute idée d'albumosurie ou de peptonurie. Celle-ci se reconnaît à la coloration bleue violacée de la réaction du biuret ; parties égales d'urine (filtrée *après ébullition*, pour éliminer l'albumine) et de lessive caustique de soude à 30 % ; ajouter quelques gouttes d'une solution de sulfate de cuivre à 1 %.

Péricarde (*hémo, hydro-pyo-pneumo*). Épanchement dans le péricarde, de sang, de liquides, de gaz et de pus ; bruit de moulin fréquent dans les traumatismes, tympanisme mobile.

PÉRICARDITES

Affection plutôt rare en clientèle.

Péricardites aiguës. — **Définition.** Inflammation de la séreuse qui enveloppe le cœur, avec ou sans épanchement. **Anat. Pathol.** Fausse membrane épaisse, séreuse surtout : le feuillet viscéral devient : papillaire, mamelonné (langue de chat, tartines de beurre brusquement séparées). Dans la péricardite à épanchement, le liquide atteint en moyenne 3 à 400 gr. ; il est séro-fibrineux (rhumatisme), hémorragique (tuberculose), purulent (infections, érysipèle, etc.). La péricardite tuberculeuse revêt la forme granulique ou la forme avec épanchement hémorragique très abondant, elle aboutit souvent à la symphyse. Au point de vue histologique la couche profonde est fibreuse, la couche endothéliale renferme les follicules tuberculeux : bacilles rares dans la couche fibrineuse. Dans la péricardite sèche, mêmes fausses membranes, très peu de liquide citrin. **Etiologie.** Rarement primitive (froid, contusion), secondaire causée par le *rhumatisme* (à partir du quatrième jour et dans les deux premières semaines) ou encore par la tuberculose, enfin par les affections pleuro-pulmonaires, la pneumonie, l'érysipèle, les fièvres infectieuses, scarlatine, les intoxications, le mal de Bright, etc. **Pathogénie.** Les microbes, dans la péricardite à frigore ou d'origine infectieuse, pénètrent par plaie, vaisseaux sanguins ou lymphatiques (tuberc.) ; dans le brightisme : théorie microbienne, localisation de l'œdème ou par toxines (péric. urémique).

Symptômes. *Signes fonctionnels :* Début brusque (par frissons, fièvre, douleur, angoisse) ou insidieux (rhumatisme, douleur précordiale avec irradiations épigastriques, scapulaires, augmentant par pression épigastrique ou *phrénique* (1/3), interne, claviculaire); dyspnée surtout au cas d'épanchement, soulagée par la position assise ; battements du cœur diminués, syncope, dysphagie (par gêne de l'œsophage); phénomènes nerveux. *Symptômes physiques.* La voussure n'existe qu'avec un épanchement de 400 gr. au moins. Percussion : *matité en brioche,* abaissée, élargie, ou avec 400 gr. au moins, encoche de Sibson par superposition du poumon gauche sur la ligne gauche, dont le sommet va jusqu'aux vaisseaux. A la palpation, *signe de Raynaud :* diminution et ascension lente du choc de la pointe. *Signe de Traube :* la matité descend au-dessous du choc de la pointe. *Signe d'Ebstein :* matité déborde le bord droit du sternum ; dyspnée par myocardite. *Signe de Pins :* disparition des symptômes pleuro-pleurétiques en position génupectorale. Avant l'épanchement et au-dessus de lui, bruit de frottement. Auscultation : le *frottement péricardique* qui caractérise la péricardite sèche est rythmé, mésosystolique, ne se propage pas à l'aisselle, peut simuler le bruit de galop ; son maximum est dans la troisième espace ; c'est un bruit de froissement, de frou-frou, de râpe, de cuir neuf, exagéré dans la position assise et par pression du stéthoscope (le rechercher pendant une inspiration forcée) (Reynaud), sans rapport exact ni avec le bruit systolique, ni

avec le bruit diastolique ; cet asynchronisme est caractéristique. *Signe de Kussmaül :* pouls paradoxal, petit (160, 120),
arythmique ; suppression des quelques pulsations radiales
pendant *l'inspiration ;* faux pouls veineux par distension
jugulaire ; la stase veineuse s'explique par le surmenage des
oreillettes qui subissent un excès de pression en raison de
la distension insuffisante du péricarde enflammé. Variétés :
purulente (enfants surtout, infections) avec signes généraux
très graves ; hémorragiques (tuberculose) : grave également,
les deux pouvant tuer par syncope ou asphyxie ; brightique :
sèche ou insidieuse. Dans la tuberculose on observe aussi
les variétés sèches, adhésives. **Pronostic.** Le pronostic de
la péricardite séro-fibrineuse est bénin ; durée deux à trois
semaines, mort possible en quelques jours, mais rare.

Diagnostic. *Péricardite sèche : Le bruit de frottement,*
signe capital, doit être distingué du bruit de galop, du frottement de la pleurésie sèche (rythmé par la respiration),
des lésions valvulaires (inspiration forcée les atténuant,
position penchée ne les modifiant pas). *Péricardite avec
épanchement :* matité en brioche, radioscopie ; ombre
arrondie parfois en brioche, fixité du diaphragme. *Signe de
Traube* (hypertrophie, dilatation). Diagnostic. Avec l'hydro-
péricarde (pas de frottement), l'hémopéricarde (signe d'hémorragie interne), le pneumo-péricarde (bruit de moulin ou
de roue hydraulique), enfin avec l'épanchement pleurétique.
La péricardite est fréquente dans le rhumatisme, avec ou
sans épanchement ; elle s'améliore en général au bout d'une
semaine, mais un épanchement purulent assombrit le pronostic. Ne pas oublier que le cœur bat au-dessus de la
ligne de matité. Retenir aussi, pour le diagnostic, la
manœuvre de Pins : les signes pseudo-pleurétiques disparaissent par la position génu-pectorale, au bout de deux à
trois minutes environ. **Traitement.** Révulsifs, toniques,
colloïdaux, strophantus, digitale de marque à petites
doses. etc. ; diurétiques ; chez l'enfant glace en permanence,
ventouses scarifiées, huile camphrée, éther, théobromine,
régime déchloruré. La paracentèse, moins utile que la thoracentèse, est indiquée avec un pouls filiforme irrégulier
et des menaces de suffocation au moindre mouvement. Lieu
d'élection pour l'adulte : cinquième espace intercostal, à
6 centimètres du bord gauche du sternum : enfoncer l'ai-

guille d'un centimètre et la faire basculer pour éviter le
cœur ; lieu d'élection chez l'enfant, quatrième espace à
4 centimètres du sternum. Ponction exploratrice, un centimètre au-dessous de la limite inférieure de la matité. Ponction épigastrique de Marfan : le malade est à moitié assis,
ponctionner sur la ligne médiane, au-dessous de l'appendice xyphoïde, pris comme point de repère ; le trocart,
dirigé de bas en haut, doit raser la face postérieure et pénè-
trer de 6 centimètres environ (adultes) ; on relève le
malade tout doucement, ne pas négliger l'injection d'huile
camphrée ou de spartéine avant de ponctionner le péricarde
(Chauffard).

Péricardites chroniques. — Synonyme. Symphyse du péricarde. **Définition.** Adhérence généralisée de
deux feuillets du péricarde. **Anat. pathol.** L'adhérence est
telle qu'il est impossible de séparer les feuillets ; cœur
ankylosé par réduction de la cavité péricardique ; parfois
calcification : os du cœur ; participation du médiastin :
médiastinite calleuse. Parfois cirrhose cardiaque, foie glacé
si la péri-hépatite domine. Histologiquement, tissu fibreux,
dégénérescece myocardique. Foie cardiaque ou foie cardio-
tuberculeux. **Étiologie.** Surtout péricardite rhumatismale
et tuberculeuse ; péricardite cancéreuse ; artério-sclérose ;
causes de voisinage (maladies de l'aorte et du médiastin).

Symptômes. Nombreux, infidèles, peu caractéristiques
et plus médiastinaux que péricardiques proprement dits.
Signe de Broadbent : rétraction systolique de la région de
la pointe. *Signe de Jaccoud :* roulis de la région précordiale.
Signe de Wenckebach : immobilité de la partie inférieure
du sternum pendant l'inspiration. *Signe de Weil :* fixité de
la figure de matité ; c'est un meilleur signe que la fixité de
la pointe du cœur à la percussion ; *pour Cassaël :* cette
fixité et le choc de la pointe dans l'angle inférieur gauche
de matité seraient bien caractéristiques. Auscultation :
bruits diminués ou retentissement métallique de ces bruits
par adhérence, insuffisances fonctionnelles aortiques et
mitrales fréquentes, surtout chez les enfants. Réseau veineux précordial. *Signe de Friedreich :* collapsus veineux,
diastolique, gonflement inspiratoire et affaissement brusque
des jugulaires avec inspiration du sang veineux et pâleur

du visage au moment de la diastole. *Signe de Kussmaül :* pouls filiforme et paradoxal des péricardites. Radioscopie : fixité de l'ombre du cœur. Autres signes : *signe de William :* diminution de la saillIe inspiratoire ; *signe de Hein-Kreysig :* dépression systolique des espaces intercostaux. Réflexe d'Abram, la matité diminue après percussion (discuté). Les signes fonctionnels sont : la dyspnée, les palpitations, les congestions diverses, l'asystolie. Chez l'enfant, la symphyse peut simuler une tuberculose pleuro-péritonéale ou une cirrhose. Évolution lente vers la mort par asystolie, thrombose, angine de poitrine et tuberculose. **Pronostic.** Grave ; mort par asystolie ou cachexie ; on observe aussi la symphyse un peu avant la mort par endocardite chronique infantile. **Diagnostic** difficile ; surveiller les péricardites : rechercher les meilleurs signes, fixité de la pointe du cœur à la percussion et surtout fixité de la ligne de matité dans l'asystolie à prédominance hépatique ; rétraction systolique de la région de la pointe. **Traitement** prophylactique par repos, révulsion, iodure de sodium ; dans la symphyse déclarée, médication de l'asystolie.

Périgastrites. — Les diagnostics des périgastrites cancéreuses et des périgastrites adhésives non suppurées de l'ulcère sont très difficiles. Par la palpation on reconnait un plastron épigastrique dans la périgastrite antérieure, mais cette variété est moins fréquente que les périgastrites postérieures gastro-pancréatiques ou gastro-hépatiques.

Périnéphrite. Définition. Inflammation de la capsule cellulo-graisseuse du rein. Le tissus cellulo-adipeux périrénal s'épaissit de plusieurs centimètres autour du bassinet. *Anat. Pathol.* Scléro-adipomateuse, la périnéphrite est plus commune à droite. Le pus est de nature très variable et contient des microbes (anaérobies, etc.) *Etiologie.* Froid. Lésions du rein, infections et suppurations voisines ou infections générales de préférence chez un adulte encore jeune mais affaibli. *Symptômes.* Début brusque avec frissons, fièvre, douleur lombaire, troubles digestifs ; voussure lombaire ; tumeur très douloureuse au palper au bout de quelques semaines seulement, souvent terminaison par abcès en bouton de chemise, réductible à la pression, pouvant venir fuser vers le triangle de J. L. Petit. Durée : un à plusieurs mois. *Pronostic*. Sérieux dans la tuberculose et chez les urinaires, moins grave dans la périnéphrite primaire des jeunes. *Diagnostic* : très difficile : éliminer le lumbago, la coxalgie, les abcès vertébraux, pelviens, péri-cœcaux, les hernies. Dans la pyonéphrose, la tumeur est mobile et plus limitée. *Traitement* chirurgical.

PÉRITONITES

Péritonites aigües. Définition. Inflammations aiguës de la séreuse péritonéale. **Anat. Pathol.** Séreuse dépolie ; intestin congestionné, dépôt fibrineux et, si la forme n'est pas trop aigüe, adhérence ; pus, dilatation des anses intestinales. **Etiologie.** Traumatismes, froid, propagation d'infection des organes voisins, perforation et infections microbiennes, surtout du streptocoque, du pneumocoque, du colibacille et des anaérobies. **Pathogénie.** Les bactéries pathogènes arrivent à la séreuse par voie sanguine, lymphatique ou par pénétration directe (plaie, perforation).

Symptômes. Début solennel, douleur intense, spontanée ou douleur provoquée, (au doigt ou par pression des draps et des couvertures du lit) tout l'abdomen est sensible : il est ballonné, dur par paralysie intestinale ; la douleur a un début périombilical, puis peut se généraliser avec point électif au niveau de l'organe lésé. Vomissements *porracés*, constipation, hoquet du début et de la fin ; dysurie, fièvre 40° (sauf perforation). *Pouls petit* 130 ; facies péritonéal, exprimant l'angoisse du malade, langue rouge, intelligence intacte. La péritonite asthénique, plus insidieuse, à symptômes moins graves, se montre chez les sujets déjà fatigués (typhiques, cancéreux). Evolue en quelques jours vers le délire, le collapsus, la mort avec abaissement de la température ou la chronicité, ou la guérison par enkystement.

La forme aigüe franche dure une semaine environ, parfois moins, la forme subaigüe est parfois longue, elle se termine par abcès ou aboutit à la chronicité et guérit souvent. La péritonite puerpérale éclate dans la première semaine qui suit l'accouchement ; elle est d'origine streptococcique. La péritonite des enfants peut guérir par issue du pus au dehors, mais cette péritonite des enfants, souvent peu fébrile est grave. Les péritonites aiguës primitives sont en général d'origine pneumococcique et se localisent assez fréquemment.

Diagnostic. C'est la douleur provoquée qui constitue le meilleur élément du diagnostic. Le diagnostic doit être précoce et il faut éliminer les coliques appendiculaires, hépatiques, salpingiennes, néphrétiques (bon état général, pas de fièvre); l'étranglement interne (coliques par crises, absence de gaz, vomissement fécaloïdes) : les coliques de plomb (apyrexie, ventre rétracté, liseré saturnin, pression large non douloureuse, plutôt agréable au malade); la rupture d'un kyste. Le diagnostic bactériologique est rarement fait. Cyto-diagnostic avec polynucléose des infections aiguës. La péritonite par perforation se diagnostique par la localisation de la douleur qui est très vive, par la rétraction dure de la paroi abdominale et par l'apparition des autres signes péritonéaux à la fin du premier jour.

Traitement. Position de Fowler mi-assis ; 10 à 12 sangsues, glace, champagne, diète, colloïdaux, sérums, éther, strychnine. L'intervention chirurgicale précoce est toujours indiquée. Curetage de l'utérus dans la péritonite perpuérale. Prophylaxie par surveillance de l'alimentation chez l'enfant, par antisepsie des organes génitaux; surtout après un accouchement ou blennorragie; par immobilisation de l'intestin dans les perforations typhiques, par soins méticuleux des plaies de l'abdomen.

Péritonites chroniques. Définition. Inflammations chroniques de la séreuse péritonéale. **Anat. Pathol.** Les formes généralisées se traduisent par des épanchements et ensuite par des néo-membranes. Les formes localisées produisent des adhérences fibreuses autour du foie, de la vésicule, de l'appendice, du cancer de l'estomac, de l'utérus, etc. La péritonite tuberculeuse se caractérise anatomiquement par des granulations miliaires ou des tubercules, par un liquide citrin, des adhérences et fausses membranes et par une variété fibro-adhésive épiploïque. Forme ascitique, caséeuse et fibreuse.

Etiologie. La péritonite tuberculeuse est la plus fréquente des péritonites chroniques. Le bacille pénètre par voie sanguine (granulie) ou lymphatique. Influence des coups, des lésions de voisinage, des causes débilitantes ; âge ordinaire : 7 à 20 ans. Les kystes, les cancers et l'artério-sclérose peuvent causer la péritonite chronique.

Symptômes. Les péritonites chroniques non tuberculeuses ne se traduisent que par des troubles digestifs et l'ascite ; il faut donc rechercher les causes probables : syphilis, cirrhose concomitante et s'assurer qu'il ne s'agit pas d'une péritonite tuberculeuse (*voir plus loin*). Les péritonites chroniques locales sont très difficiles à diagnostiquer ainsi que nous l'avons dit déjà à propos des *périgastrites* qui sont des péritonites adhésives d'origine gastrique. Paviot insiste sur la péritonite adhésive d'origine vésiculaire, très souvent confondue avec la dyspepsie nerveuse et le gastro-entéroptose. Cette péritonite serait la « cause la plus fréquente de la prétendue colite muco-membraneuse et de la constipation par les coudures, les brides et les altérations de la paroi qu'elle laisse sur l'intestin. Cette localisation péritonéale ne se traduit que par la douleur.

On observe la *péritonite tuberculeuse* aigüe dans la granulie, soit une forme miliaire particulière au péritoine, soit la forme pleuro-péritonéale. Chronique, elle présente un état général sérieux, parfois typhique, avec ascite, météorisme, peau sèche et rugueuse. Elle revêt : 1º la forme *ascitique*, ascite essentielle des jeunes filles qui guérit une fois sur deux. La fièvre ne se montre que pendant les premiers jours, l'ascite est le seul symptôme guérissant d'ailleurs assez souvent au bout de deux mois environ ; 2º la forme *fibro-caséeuse* commune : peau lisse, tendue, zones alternées de matité et de sonorité (matité en damier) ; gâteaux péritonéaux surtout près de l'ombilic, frottements (crépitation neigeuse ou d'amidon) ; fièvre vespérale, amaigrissement, phlegmatia, cachexie, hecticité ; ouverture à la peau plus fréquente chez l'enfant, variété ulcéreuse et caséeuse ; 3º la forme *fibro-adhésive* : ventre en bateau, adhérences, l'évolution aboutit aux œdèmes par compression et à l'occlusion. On distingue des formes localisées et des formes aigües (variétés granulique ou pseudo-appendiculaire).

Pronostic : variable avec l'état général, l'âge, la localisation et les complications : compression, généralisation et suppuration. La granulie péritonéale dure de quelques semaines à trois mois ; les formes caséeuses peuvent se maintenir pendant un ou deux ans.

Diagnostic. Avec les péritonites simples ou cancéreuses (inoscopie, inoculations aux cobayes ; examen chimique, cytologique ; épreuve biologique : oculo-réaction, etc.)

Traitement. On a conseillé l'intervention chirurgicale (sidération solaire) surtout chez les enfants. Les décès après laparotomie nous ont paru plus nombreux que par le traitement médical ; la péritonite tuberculeuse peut guérir par le traitement général, la révulsion, les ponctions suivies d'injection de sérum, d'eau chaude, d'oxygène.

Le repos au lit, la révulsion et surtout l'héliothérapie méritent quelque confiance ; l'héliothérapie est active avec une température de 30° au moins et de 40° en moyenne ; cure d'air de jour et de nuit.

Perlèche. — Impétigo à siège à la commissure des lèvres, d'un diagnostic parfois difficile avec les lésions syphilitiques de même apparence et de même localisation.

Bien veiller à l'hygiène des enfants ; attouchements à la teinture d'iode, à l'eau d'Alibour, au nitrate d'argent à 0,20 p. 10.

Perméabilité pleurale. — La perméabilité de dehors en dedans est recherchée dans le liquide de l'épanchement pleural, après l'injection sous la peau de bleu de méthylène ou de salicylate de soude. Cette perméabilité s'atténue avec la diminution de l'épanchement. La perméabilité pleurale de dedans en dehors s'étudie en injectant dans la plèvre le bleu ou le salicylate et en examinant les urines, cette perméabilité est diminuée dans les pleurésies purulentes et tuberculeuses. (Voir *pleurésies*).

Perméabilité rénale. — Voir *néphrites et maladies des reins.*

Pernicieuses (Fièvres). — Voir *paludisme.*

Peroxydo-diagnostic. — Les peroxydases sont liées à la présence des leucocytes polynucléaires. On peut déceler leur présence dans le liquide céphalo-rachidien, les pus, les liquides d'épanchements, dans l'urine, etc. par le procédé de Bourquelot.

C'est la réaction qui se produit, grâce aux peroxydases, par décomposition de l'eau oxygénée et oxydation du gaïacol. Il faut éviter toute trace de sang dans le liquide à examiner.

On emploie parties égales de ce liquide et d'une solution aqueuse de gaïacol à 1 %.

Si l'on ajoute 3 à 4 gouttes d'eau oxygénée par centimètre cube, la coloration jaune (réaction faible) ou rouge (réaction forte) se produit en 3 ou 4 minutes, et le liquide étudié contient des peroxydases.

PESTE

Définition. — Maladie épidémique causée par le bacille de Yersin. **Anat. Pathol.** Bubons caractéristiques ; hypertrophie de la rate, congestion des séreuses. **Bactériologie.** Bacille virulent pendant plusieurs semaines, court, à bouts arrondis et se colorant aisément par la thionine phéniquée, le centre restant plus clair ; ne prend pas le Gram. Cultures dans une solution de peptone gélatinée à 2 %, (liquide clair, à grumeaux sur les parois et le fond du tube), inactivées par le soleil et la chaleur à 100°. Le bacille se rencontre dans les bubons. On peut le trouver aussi dans les urines, les matières fécales, l'expectoration. **Etiologie :** Endémique dans l'Asie et l'Inde ; introduction du microbe par la peau surtout (puces), par les appareils de respiration ou de digestion. Le rat est vecteur de la peste. Influence du froid humide, de l'hygiène défectueuse.

Symptômes. Incubation de 5 jours ; frissons, vomissements, douleurs épigastriques, fièvre à 40° continue, s'exagérant à chaque poussée de bubons et atteignant 42° à la mort. *Bubons* caractéristiques (75 %) au 2e jour, dans l'aine souvent (ganglions verticaux), mais pouvant siéger dans les organes profonds ; grosseur d'une noix ; pus jaunâtre ; induration dans les cas graves ; *phlyctènes*, pétéchies ; rate : hypertrophiée ; langue à pointe et bords sains (1). For-

____

(1) On est frappé avant tout par l'érythème pucique couvrant le corps et en particulier les membres inférieurs.

mes septicémique (la plus virulente), pneumonique (mortelle le 3e jour), intestinale, bubonique. **Pronostic** grave ; mort 2/3 des cas chez les indigènes ; 1/3 européens. Les bubons cervicaux sont plus graves que les bubons inguinaux. La forme commune dure une semaine environ.

Diagnostic. Par la notion épidémique et par la recherche du bacille (zone péribubonique), aussi par les inoculations et le séro-diagnostic. **Traitement.** Prophylaxie par cordon sanitaire, quarantaine des navires avec leur dératisation, isolement ; enfouissement des cadavres qu'on recouvre de chaux vive, destruction des rats, puces, etc., sérum préventif (pour 15 jours). Le vaccin de Haffkine, (immunité de quelques années), utilise des bacilles tués à 70°, 5 c. c, en injection sous-cutanée. Préventivement aussi sérum Yersin 15 c. c. et 15 jours d'immunité. Le sérum de Yersin, préventif et curatif, est obtenu par injections intraveineuses de bacilles tués, puis de bacilles vivants ; 20 à 30 cc. première injection intra-veineuse ; dans les formes bénignes : 20 cc. en injections hypodermiques ; stimulants, abcès de fixation ; cautérisation des bubons au thermocautère, pansements et bains (1).

Phénomène de Pfeiffer. — D'ordre général, utilisé dans le séro-diagnostic de Widal, il est encore utilisé pour le choléra, etc. Groupement microbien par les agglutinines.

Le bacille, qu'on croit pouvoir être cholérique, est injecté dans le péritoine d'un cobaye immunisé par une série d'injections croissantes de bacilles atténués ou d'un sérum antichlolérique. On examine au microscope une goutte d'exsudat péritonéal prélevé une demi-heure plus tard. Les microbes au lieu de se montrer mobiles et allongés s'immobilisent, s'arrondissent, se groupent et semblent se dissoudre dans le liquide examiné.

Pharyngite chronique. — *Définition.* Nous ne comprenons sous cette dénomination qu'un état d'hypertrophie lymphatique ou des follicules clos du pharynx chez les prédisposés (sinusites, coryza, irritants divers).

Aussi l'observe-t-on associée aux végétations adénoïdes

(1) La sérothérapie intraveineuse abaisse la mortalité de 30 à 2 °/₀. — Importance récemment démontrée de l'hémoculture dans les formes mal caractérisées et ambulatoires.

et à l'hypertrophie des amygdales, surtout chez les enfants. Chez eux, le diagnostic de la toux pharyngée doit être fait avec la toux de bronchite, d'adénopathie, de coqueluche. Chez l'adulte, la confusion de la pharyngite avec une autre maladie n'est possible qu'avec des troubles fonctionnels névropathiques. Dans la pharyngite folliculaire hypertrophique, les granulations jaunes ou roses sont visibles en arrière et le long du pilier postérieur; en examinant avec l'abaisse-langue on peut apercevoir les bourrelets latéraux qu'elles forment parfois (faux piliers). La douleur à la déglutition se propage à l'oreille et détermine une toux amygdalienne, des « râclements » et des picotements de gorge d'une gravité évidente pour certaines professions (orateurs, chanteurs, professeurs).

Le traitement de la pharyngite de l'enfant est celui du tempérament lymphatique et des affections chronique de l'oto-rhino-pharynx. Cautérisations, glycérine iodée au 50ᵉ, collutoire iodo-ioduré (iode 0 gr. 10 ; KI 0 gr. 50 ; glycérine 15 gr.). Chez l'adulte, il faut conseiller la suppression du tabac, de l'alcool ; d'éviter le froid, la poussière. Bains de bouche avec du phénosalyl. Badigeonnages de glycérine iodée au 1/3, décapage de la muqueuse (Ruault) à la brosse dure tous les 10 jours. Galvanocautère. Eaux sulfureuses. Traitement du lymphatisme, de l'arthritisme, de la névropathie. La pharyngite chronique diffuse, souvent associée à la précédente, comporte la même hygiène prophylactique et la même thérapeutique.

Pharynx (syphilis du). Le chancre de la syphilis *bucco-pharyngée* siège aux lèvres le plus souvent, puis à la langue, à l'amygdale ; les autres points sont moins souvent intéressés. Il présente les caractères ordinaires d'érosion, d'induration et d'adénopathie et dure un ou deux mois. Le diagnostic du chancre amygdalien doit être fait avec les angines et amygdalites ; le chancre lingual peut être confondu avec une ulcération dentaire, etc. Les plaques muqueuses de la maladie sont en général opalines, érosives ; on les distingue assez bien des stomatites, herpès, aphtes, etc. Les gommes tertiaires plus tardives peuvent se localiser aux lèvres, à l'amygdale, au pharynx et s'ulcérer. Le syphilome diffus a une tendance à la sclérose, le syphilome en nappe s'ulcère ou se sclérose. Le cancer de la langue se différencie de la gomme de la langue par l'âge, la douleur, le retentissement ganglionnaire ; il saigne aisément quand il est ulcéré ; le traitement spécifique et la biopsie sont souvent nécessaires.

Pharynx (Tuberculose du). — Les ulcérations tuberculeuses frappent la langue, les lèvres, le palais. A la langue, elles sont douloureuses, débutent par une plaie arrondie (avec granulations jaunes) et forment en s'ulcérant une cavité à fond inégal, à bords taillés à pic. Le chancre syphilitique est moins sensible, repose sur une base indurée, s'accompagne de poly-adénite non douloureuse et se cicatrise plus vite. On peut observer des abcès froids à la langue qu'il y a lieu de différencier avec un kyste ou une manifestation syphilitique. Les ulcérations du voile du palais, de la paroi pharyngée sont plus ou moins grisâtres, avec muco-pus. Cette tuberculose bucco-pharyngée peut provoquer des signes fonctionnels variables : salivation exagérée, déglutition pénible, etc. Le cancer et la syphilis sont en général assez aisément distingués de ces localisations tuberculeuses ; il est parfois indispensable d'avoir recours aux épreuves de réaction tuberculeuse et à la réaction de Wassermann.

Le lupus débute par une petite plaque d'un rouge violet qui devient ensuite d'un rouge plus vif ; peu ou pas d'adénopathie, évolution lente avec quelques troubles de déglutition et mastication. Il existe presque toujours du lupus de la face en même temps.

Les angines tuberculeuses aboutissent à la mort en un mois environ, sont très douloureuses et entraînent les symptômes généraux graves de la granulie.

PHLEGMATIA ALBA DOLENS

Définition. Phlébite infectieuse des membres inférieurs par thrombose, avec prédilection pour la veine fémorale. **Anat. Pathol.** La lésion de la veine est primitive, comme l'avait admis Cruveillier, et microbienne ; endothélium détruit, vaisseaux envahis par des cellules embryonnaires, caillot fibrineux qui se résorbe, devient purulent ou se fragmente et cause des embolies ; le caillot peut s'allonger en battant de cloche ; les embolies sont primitives, parfois microbiennes elles-mêmes (Widal). Œdème. **Etiologie.** Maladies infectieuses, chirurgicales ou obstétricales. **Pathogénie.** Le caillot, en se développant, atteint le point de réunion des deux veines et son extrémité, battue par le courant sanguin, se détache en formant des embolies totales ou multiples. **Symptômes.** Le début réel se manifeste par des signes locaux et généraux : fourmis et crampes dans les jambes, frissons et fièvre. Le début est apparent et s'affirme par le trépied phlébitique : *cordon, douleur, œdème* blanc. Dans la période préoblitérante, la douleur est peu marquée ; parfois subite avec siège au pli inguinal, au creux poplité, sur le mollet. Œdème blanc, lisse, douloureux ; il peut débuter par la cuisse (phlébite puerpérale) : godets, arborisations veineuses. Fièvre locale. L'hyperesthésie peut être très marquée. Troubles sensitifs et trophiques par névrites : eschares ; pied bot. **Pronostic** 3 à 6 semaines ; guérison fréquente ou chronicité ; grave après l'accouchement : *embolie cardiaque ou pulmonaire.*

Diagnostic. Chez les accouchées, de la 2e à la 6e semaine, et chez les variqueux la fièvre et une légère douleur permettent de faire le diagnostic, à défaut du trépied phlébitique. La phlébite typhique est une complication de la fin du premier mois de la maladie. La phlébite cancéreuse de Trousseau est classique. Il est important après l'accouchement, de dépister la phlébite pelvienne. **Traitement.** Le diagnostic doit être précoce pour imposer à temps l'immobilisation nécessaire soit dans une gouttière, soit sur un lit mécanique. Le malade ne doit même pas s'asseoir dans son lit. Médication anti-infectieuse et liniments calmants. Pas de sel. Lait. Pour Cornil et Vaquez le caillot étant organisé dès le 12e jour, on pourrait commencer à cette époque la mobilisation dans le lit ; il est prudent d'immobiliser 25 jours au moins après la dernière élévation de température soit le délai enseigné d'environ 40 jours au total. Cure : Bagnoles-de-l'Orne.

Phlorizdique (Glycosurie). — L'injection de cinq milligrammes de phloridzine dans de l'eau distillée détermine de la glycosurie, sans excès de sucre dans le sang. Cette glycosurie sans hyperglycémie paraît être d'origine rénale. Chez une personne saine, l'élimination de sucre dure de 3 à 4 heures environ et commence au bout d'une demi-heure. Une faible glycosurie phloridzique indique des lésions rénales assez sérieuses.

Phosphaturie. — Très marquée dans le diabète phosphaturique; les phosphates sont augmentés de plus de 12 %. Le diabète phosphaturique peut être de cause émotive et il est moins grave ou, avec un pronostic plus sévère, il se trouve associé à la tuberculose au début ou à l'oxalémie.

PLEURÉSIE

Définition. Inflammation séro-fibrineuse, hémorragique, purulente, etc., de la plèvre, de cause microbienne variée.

Pleurésie sèche. — Fausses membranes fibrineuses, puis conjonctives avec tendance aux brides pleurales et adhérences : avec, parfois, processus scléro-calcaire. D'origine pulmonaire, elle siège souvent au sommet (tuberculose), dure une ou deux semaines et se révèle par des frottements. On ne peut la confondre qu'avec la névralgie intercostale. Elle se traite par la révulsion (ventouses scarifiées), la gymnastique respiratoire, la thérapeutique de la prétuberculose.

Pleurésie séro-fibrineuse. — Anat. Pathol. Liquide citrin de densité 1012 à 1022, albumineux, fibrineux (non l'hydrothorax), hémorragique à partir de 5.000 globules sanguins par millim. cube; fausses membranes sur la plèvre pariétale inférieure surtout ; épaisses de quelques millimètres et contenant des bacilles au milieu de nombreux leucocytes ; organisation des adhérences pleurales, conjonctives et fibreuses par cellules endothéliales. Poumon atélectasié. L'épanchement occupe la grande cavité (pleurésie généralisée) ou une partie plus limitée (pleurésie diaphragmatique, interlobaire, médiastine) ; plus circonscrite encore, c'est la pleurésie alvéolaire ou cloisonnée. Cœur, thorax intéressés. **Etiologie.** Infections, surtout tuberculose ; occasionnellement : froid, néphrites, cardiopathies, artério-sclérose. Chez l'enfant, assez commune après 10 ans ; c'est souvent le premier signe d'une tuberculose latente.

Symptômes. Début par de petits frissons répétés et un point de côté, toux sèche dès le troisième jour, pouls rapide. Dyspnée variable, plus marquée dans la grossesse, avec immobilisation du creux épigastrique et type respiratoire costo-supérieur. Fièvre modérée, 38 à 39⁰ avec rémission matinale, chute en lysis à la guérison. Les oscillations thermiques peuvent faire craindre la tuberculose ; pouls petit ; signes gastro-intestinaux. Le premier signe qu'on peut entendre est l'obscurité de la base, puis le frottementrâle de Damoiseau qu'on étudie en *inspiration prolongée*. (Hirtz), ascendant et descendant (va-et-vient caractéristique). Si ce frottement persiste au-dessus d'un épanchement, il faut craindre l'hépatisation (et le poumon plongeant). Cependant ce signe peut être un renseignement pour l'évaluation du liquide. Au début de la pleurésie, ce frottement est sec, bruit de cuir neuf ou de parchemin ; il existe aux 2 temps de la respiration et la toux ne le modifie pas. Il disparait dans les grands épanchements et peut devenir le frottement de retour quand le liquide se résorbe à la fin de la maladie. A l'examen, le malade couché sur le dos, évite, au début de la maladie, de se pencher du côté du point douloureux ; plus tard, quand l'épanchement s'est fait, il se couche plus volontiers du côté malade. A l'inspection, on constate une voussure plus appréciable au cyrtomètre ; on note le thorax oblique ovalaire, ainsi que le *signe du cordeau* de Pitres : une corde allant de la fourchette sternale à la symphyse pubienne révèle une déviation par entrainement du sternum. Le signe du cordeau n'existe que dans les très grands épanchements. *Le signe de la saillie des spinaux* de Ramond est précoce aussi et constant (*voir signe de Ramond*) à la percussion : matité hydrique, se déplaçant, *courbe de Damoiseau* avec sommet axillaire de la parabole. *Signe de Grocco*, triangle sonore, paravertébral, triangle postérieur de Garland avec 2 litres de liquide ; *petit triangle d'Autric*, près du sternum. Abaissement du foie (pleurésie droite), de la rate, déplacement du cœur et, dans la pleurésie gauche, *disparition de la sonorité de Traube :* espace semi-lunaire entre le cœur et le rebord des fausses côtes : 6e à 10e côte ; sonorité normale par tympanisme stomacal. *Signe du dénivellement :* variation de niveau par recherche de la matité avant et après position horizontale. *Signe du claquement sus-xyphoïdien de Mauriac,* bruit skodique sous la clavicule. Palpation, diminution, abolition des vibrations thoraciques, *phénomène du flot* à partir d'un litre, perceptible avec une main (*Mouisset*), ou avec 2 mains : l'une percute, l'autre enregistre le ballottement du liquide, vibrations abolies. Signe d'Avenbrugger : la matité s'abaisse dans l'inspiration, s'élève dans l'expiration. Auscultation : en inspiration prolongée : absence de murmure vésiculaire, souffle lointain expiratoire surtout en haut par congestion du poumon qu'il permet d'apprécier par son degré d'intensité ; ce souffle augmente, il devient plus rude et bronchique à localisation interscapulo-vertébrale quand le liquide augmente. Bruit glottique. *Egophonie* (chèvre), chevrottement des mots dits à haute voix ; n'existe pas dans les grands épanchements et caractérise plutôt la pleurésie séro-fibrineuse, *pectoriloquie aphone* (*Bacelli*), audition assez nette des mots dits à voix chuchotée ; son absence dans l'épanchement moyen dénote un épanchement ancien, ou s'il est récent, un épanchement purulent. Dans les grands épanchements bronchophonie, souffle amphorique. Succussion hippocratique ou auscultatoire de la fluctuation. Percussion auscultatoire. *Signe du sou de Pitres :* on ausculte en arrière pendant la percussion, en avant avec 2 pièces de monnaie : son argentin au cas d'épanchement. Sprirométrie : abaissement du volume d'air expiré. A la fin de la pleurésie frottements. Pleurésies enkystées avec voussure thoracique. Pleurésies bloquées, etc. **Pronostic.** Dépend de l'épanchement et de l'intervention : la guérison se produit par le retour de l'égophonie et du frottement. Évolution irrégulière possible, chronicité, etc. ; la mort subite (deux ou troisième quinzaine de la maladie), se produit par syncope, thrombose ou embolie. Pronostic éloigné sérieux (tuberculose). L'examen de la perméabilité rénale au bleu ou salicylate est un élément de pronostic. (V. perméabilité pleurale.)

Diagnostic avec hydrothorax (V. *Réaction de Rivalta*), pneumonie de Grancher, spléno-pneumonie, pas de liquide à la ponction exploratrice, penser aux pleurésies bloquées ; l'injection d'air stérilisé permet parfois de retirer du liquide ; congestion pulmonaire (signe d'Avenbrugger, abaissement de la matité dans l'inspiration, forte élévation dans l'expiration prolongée) ; le diagnostic de la pleurésie est en général facile avec le point de côté, les petits frissons, le frottement-râle et les signes déjà décrits. Cliniquement, on ne peut la confondre ni avec la pneumonie, ni avec la colique hépatique, ni avec la névralgie intercostale, ni avec l'hydrothorax de la péricardite avec épanchement. Radioscopie : ombre se confondant avec celle du foie, courbe à concavité supérieure. Ponction exploratrice qui renseigne sur la nature du liquide en même temps. On pratique des cultures, l'inoscopie, la séro-réaction et le cyto-diagnostic. L'inoculation au cobaye, sous la peau, de 20 cc. du liquide détermine une tuberculose au bout de quelques semaines. Oculo-réaction. Sang gélosé glycériné (Besançon). Sero-réaction : agglutination par liquide pleural des bacilles de Koch er culture homogène (Courmont). Réaction de Rivalta. Le cyto-diagnostic donne une prédominance de mononucléaires dans les infections non tuberculeuses, de lymphocytes dans la tuberculose, d'éosinophiles : pleurésie aiguë, de placards endothéliaux ou de cellules néoplastiques : cardiopathies, bright ou cancer. **Diagnostic** de l'évaluation du liquide. D'après Pitres la matité s'élève d'une côte par demi-litre, 3ᵉ côte avec 2 litres, matité à l'épine de l'omoplate, plus de triangle de Garland, abolition du skodisme, déplacement des organes. Traube mat. Avec 3 litres, matité absolue, soufles caverneux, déplacement considérable des organes, 1ʳᵉ côte. Matité à la 4ᵉ côte : 1,500 gr. liquide arrivant à l'angle inférieur de l'omoplate, souffle, égophonie, pectoriloquie. Traube conservé. A la 5ᵉ côte, 1 litre ; matité de travers de doigt : 300 gr. **Traitement.** Diurétiques, salycilates au début, révulsions toniques dans la convalescence et traitement de la tuberculose. On vient de conseiller un an de traitement héliothérapique. Plasmothérapie ou autosérothérapie de Gilbert, de Genève (2 à 3 cc. comme anticorps). On injecte dans le tissu cellulaire sans retirer l'aiguille qui vient d'aspirer quelques centimètres cubes de

liquide pleural. La thoracentèse est indiquée si l'épanchement est abondant ou s'il persiste après quelques semaines.
Lieu d'élection : 7e espace. Raser le bord supérieur de la
côte pour éviter les vaisseaux et nerfs ; arrêter la ponction
s'il y a des quintes de toux. Ne pas retirer tout le liquide
(1 l. 1/2, 1 l.), ou injection d'air filtré pour prévenir l'œdème
pulmonaire. En pratiquant la thoracentèse en position
couchée, on peut à peu près retirer tout le liquide sans
avoir à redouter la syncope. Autosérothérapie. Vin de
Trousseau ; diurétiques, théobromine.

Pleurésies purulentes. — Anat. pathol. Liquide
purulent ou séro-purulent de quantité variable ; streptocoques : louche, séro-purulent et mal lié ; pneumocoques :
purulent, verdâtre, bien lié ; staphylocoques : séro-purulent, etc. Néomembrane, couche conjonctive, couche vasculaire et leucocytes. Dégénérescence amyloïde. **Etiologie.**
Maladies des poumons, du médiastin, de la plèvre surtout,
maladies générales ; fréquentes chez les débilités, surmenés,
cachectiques et les enfants de moins de cinq ans. Bacilles
les plus fréquents : streptocoques (scarlatine, érysipèle),
pneumocoques (pneumonie des enfants ou pleurésie purulente primitive) et bacilles de Koch.

Symptômes. Début très variable ; frissons répétés, dyspnée ; fièvre, avec streptocoques : oscillations ; avec pneumocoques : plateau ; avec tuberculose : irrégulière ; matité
absolue, ni vibrations thoraciques, ni souffle, ni égophonie,
ni pectoriloquie (discuté malgré Bacelli), en général voussure de la base, œdème de la paroi plus ou moins localisé,
pulsations thoraciques. État général sérieux avec fièvre,
troubles digestifs, amaigrissement, faciès altéré, ce qui
impose de nouvelles ponctions exploratrices, état parfois
grave. Fistules pleuro-bronchiques : vomique. Chez les
enfants, début abdominal ou par signes méningés ; rétraction thoracique. La variété à pneumocoques est fréquente
avant 5 ans. La pleurésie para-pneumonique (3 à 4 jours
après la pneumonie) est commune dans le jeune âge ; la
forme métapneumonique (quelques semaines après la pneumonie) est plus rare. La pleurésie tuberculeuse, parfois
hémorragique au début (Dieulafoy) évolue sournoisement et
ne se traduit souvent que par de l'oppression à l'occasion

des mouvements et par une élévation de température variable ; l'empyème pulsatile et l'hydro-pneumothorax peuvent la compliquer. Formes à streptocoques graves, longue à pneumocoques, fréquente chez l'enfant, plus bénigne que la précédente. Enfin, formes tuberculeuses mixtes et à staphylocoques.

Diagnostic. L'examen bactériologique est capital dans les pleurésies purulentes ; examen du pus, pyoculture ; il s'impose quand la fièvre persiste, avec ou sans œdème, avec circulation complémentaire et après ponction exploratrice. Radioscopie très utile aussi. L'abcès sous-phrénique se différencie par le *signe de Pfühl :* issue plus facile pendant l'inspiration des liquides ou gaz ponctionnés. La pleurésie tuberculeuse est d'un diagnostic délicat ; elle ne se révèle souvent que par un peu de gêne mécanique. **Pronostic.** La guérison spontanée est exceptionnelle dans la pleurésie à streptocoques. Les pleurésies purulentes ont en général une évolution lente, insidieuse ; parfois empyème de nécessité (par ouverture à la paroi thoracique) ou vomique par les bronches. **Traitement.** Ponction simple (pneumocoques) ou pleurotomie dans le 5ᵉ ou 6ᵉ espace, double drain fixé au bandage ; lavages antiseptiques au sublimé faible ou à l'eau oxygénée diluée, à l'eau goménolée, injection d'huile goménolée. Les pleurésies *enkystées* (ponctions capillaires) et métapneumoniques sont moins fréquentes que les précédentes. Les pleurésies hémorragiques s'observent plus souvent (cancer, maladie de la plèvre, maladies infectieuses) ; ponctions et injections de sérum gélatiné 60 cc. à 2 %. La thoracotomie est indiquée dans la pleurésie à streptocoques. Respecter la pleurésie tuberculeuse (1).

PLEURITES

L'anatomie pathologique nous enseigne la fréquence des pleuropathies dans la tuberculose. On distingue, en dehors des pleurésies, des pleurites de la base, du sommet et des scissures. Il importe de rechercher systématiquement les bruits pleuraux qui peuvent être parfois très fins. On les retrouve chez le plus grand nombre des tuberculeux, depuis

(1) Dans la période infectieuse de certaines pleurésies purulentes, traiter l'infection d'abord et réserver l'intervention chirurgicale, pour la période de localisation de la suppuration.

les formes précoces ou à peu près éteintes jusqu'aux formes fibro-caséeuses graves. Nous recommandons de les étudier avec le stéthoscope pour localiser les tout petits foyers de râles. Faire tourner le malade, pendant l'auscultation, une fois sur deux ou trois respirations.

Les pleurites discrètes et les grosses pleurites des bases ne présentent rien de particulier à signaler si ce n'est la nécessité de dépister les premières et de rechercher la part des atteintes pulmonaires dans le voisinage des secondes.

Dans la pleurite du sommet en subévolution on ne perçoit qu'un léger frottement de la plèvre apicale avec de l'obscurité respiratoire et des signes variables de palpation et de percussion. Il faut se garder de le confondre avec un râle. Le voile radioscopique s'illumine à la toux en pareil cas et Sergent a noté deux autres signes : l'inégalité pupillaire due à l'excitation ou à la paralysie du sympathique cervical et l'adénite sus-claviculaire du volume d'un haricot à une grosse fève, plutôt mou s'il y a évolution et en grain de plomb s'il y a guérison relative. Parfois cette adénite est remplacée par un petit troncule, comparé par Sergent à un bout de ficelle interrompu par quelques nœuds. Il existe en même temps de l'adénopathie cervicale et trachéo-bronchique et des symptômes généraux variables, plus ou moins de règle chez les tuberculeux avérés.

Les pleurites scissurales sont encore moins connues des médecins non spécialisés en phtisiothérapie. Les scissures partent, on le sait, de la 3e vertèbre dorsale, coupant en diagonale la fosse sous-épineuse, contournent le thorax et se terminent à l'extrémité antérieure de la 6e côte ; la scissure droite émet une branche supérieure, qui ne descend pas obliquement comme la branche inférieure et qui va se terminer à l'extrémité de la 4e côte. Le malade se plaint d'avoir un ou deux points douloureux sur le trajet de ces scissures. En le faisant tousser, on découvre un frottement ou parfois un bruissement sec non classable. D'autres signes caractérisent les pleurites considérées autant comme des tuberculoses bénignes que comme un syndrôme initial. La pleurite scissurale de Pierry et les interlobites de Sabourin sont des variétés voisines. Ces dernières jouent le rôle de pleurites bienfaisantes. Le premier signe est la matité piriforme à base axillaire, à pointe remontant vers la racine vertébrale de la scissure. La radioscopie peut aider au diagnostic. Le traitement doit être général pour accroître la force de résistance organique et locale. Révulsion systématique.

Pleurodynie. — Point de côté douloureux, intercostal, *musculaire*, dû à un refroidissement local.

Pneumatométrie. — Mesure de la pression de l'air, inspiré et expiré à l'aide de spiroscopes.

Pneumokonioses ou pneumonies professionnelles. L'anthracose des houilleurs comprend une longue phase de tolérance, une phase bronchitique, une phase scléreuse et une phase de consomption. Le crachat noir muco-purulent est caractéristique dans l'anthracose. Il peut être simplement noirâtre ou tigré et alors sa valeur diagnostique est moindre. Les crachats de la chalicose des tailleurs de pierre (silice) ne présentent pas de coloration typique ; le crachat prend un aspect de granit s'il y a association d'anthracose et de chalicose. Dans la sidérose, les crachats ont une couleur rouge s'il s'agit d'oxyde rouge de fer. *Traitement*. Changement de profession, révulsion, iodures, etc.

PNEUMONIE

Synonymie. Pneumonie lobaire, fibrineuse. **Définition.** Maladie générale à localisation pulmonaire causée par le pneumocoque. **Anat. Pathol.** *Engouement* : congestion, coloration lie de vin ; un fragment du poumon ne plonge pas franchement dans l'eau. *Hépatisation rouge :* le poumon ne crépite pas sous le doigt ; un fragment plonge, alvéoles remplis d'exsudat fibrineux contenant des pneumocoques. *Hépatisation grise* (au cas de non guérison) : jaunâtre, friable, avec pus. Lésions du cœur, foie, rein, etc. **Etiologie.** État de réceptivité créé par la vieillesse, le diabète, le froid, le traumatisme, la grossesse, l'alcoolisme ; épidémicité ; contagion. **Bactériologie.** Pneumocoques de Talamon Fraenkel, en capsule, en fer de lance, souvent groupés par deux. Se colorant à l'aniline, facilement au bleu de méthylène (pour la capsule); ne prennent pas le Gram. Gouttes de rosée en culture sur sérum de lapin ou sang gélosé de Besançon. Pneumocoques dans la salive des sujets sains 1 p. 5 (Netter).

Symptômes. *Grand frisson* solennel unique; point de côté mamelonnaire par pleurite ; fièvre le jour suivant à 40°; la température se maintient élevée, en plateau, jusqu'à la chute brusque qui signe la crise favorable, dyspnée (30 à 50), parfois abdominale, orthopnée; crachats *rouillés* pathognomoniques (d'abord sucre d'orge, marmelade d'abricots) adhérents au vase, (ensuite rouge brique) contenant : fibrine ou mucus, leucocytes, pneumocoques, cellules, hématies ; la fièvre monte vite à 40°. Délire, agitation, pouls 110 à 120 redevient presque normal à la crise, herpès labial, face injectée, pommettes rouges. Submatité et résistance au doigt à la percussion ; à la palpation : vibrations augmentées; auscultation : râles *crépitants* (froissement de cheveux, crépitation du sel), à rechercher même sous l'aisselle ; au milieu de ces râles on entend un souffle tubaire rude, (bruit glottique normal transmis par le poumon hépatisé vers le 3e jour), bronchophonie (voie éclatante). Durée : 5 à 10 jours. Guérison du 7e au 9e jour par *crise* hématique suivie de la grande crise urinaire et chlorurée, avec sueurs profuses, 24 heures après défervescence. Apparition du râle de retour plus doux que le crépitant du début. Au cas d'hépatisation grise, pas de chute de température, aggravation de l'état général, crachats bruns, jus de pruneaux. Signes plus rares : hémoglobinurie et Kernig. Radioscopie inutile, ombre triangulaire au début. Mort dans le délire, l'adynamie ou par insuffisance du myocarde. *Complications*: pleuro-pulmonaires, cardiaques (péricardite purulente, endocardite à pneumocoques, myocardite), cérébrales (méningite à pneumocoques, hémiplégie, pneumonie du vieillard, aphasie transitoire); autres complications possibles : péritonites, arthrites, néphrites, otite moyenne, parotidite, etc. Variétés : la pneumonie de l'enfant est convulsive, ou du type méningé, typhoïde, souvent centrale, le point de côté est parfois abdominal ; expectoration à partir de 7 à 8 ans seulement; *le signe de Weil est précoce :* défaut d'expansion expiratoire de la région sous-claviculaire. La pneumonie de la grossesse est grave, peut se transmettre à l'enfant et provoquer l'avortement. La pneumonie grippale s'accompagne d'adynamie avec asthénie du cœur. La pneumonie des vieillards, souvent latente, parfois ambulatoire, affecte de préférence le sommet : langue rôtie assez caractéristique, petits foyers de râles, peu de fièvre, pas de crachats dans certains cas ; adynamie fréquente. Pneumonie des diabétiques, foudroyante. Pneumonie des alcooliques avec accidents nerveux, délire, etc., les signes physiques peuvent manquer ; pneumonie du sommet des alcooliques. pneumonie des vieillards, du sommet denx fois sur trois : *signe de Brun* : tympanisme satellite. Pneumonie bilieuse. ataxique, abortive, ambulatoire. Dans la pneumonie centrale et la pneumonie double, le point de côté fait souvent défaut. Pneumonie caséeuse se distingue par sa marche et par les antécédents. Pneumonie massive : on n'entend même plus la respiration.

Diagnostic avec la congestion pulmonaire, la pneumonie hypostatique (congestion passive, œdème), la bronchopneumonie et la pleurésie (début moins brusque, frissons répétés, pas d'expectoration, vibrations abolies, etc.). Sérodiagnostic de Griffon (agglutination des pneumocoques par le sérum de pneumonique). Radioscopie utile seulement dans la forme centrale : ombre au niveau du foyer. Pronostic variable, guérison habituelle chez l'enfant, 98 % ; grave chez les diabétiques, cachectiques, les vieillards, etc. **Traitement.** Toniques, digitale, strychnine, argent colloïdal. forminte de soude, abcès de fixation, inhalations, boissons abondantes et alcool, ventouses sacrifiées, ventouses sèches contre la dyspnée, huile camphrée à haute dose (pour la diurèse). Désinfection. Enfants : antiseptie du nez et de la bouche, même traitement sans rigueur en raison de la bénignité du pronostic. La pneumonie du vieillard exige une surveillance (délire), des soins minutieux d'hygiène (miction, etc.); l'huile camphrée est trés indiquée. Pneumonie des femmes enceintes : saignée, ventouses scarifiées, champagne. etc. Pneumonie des alcooliques : alcool, extrait thébaïque à dose suffisante, etc. ; dans toute pneumonie, antisepsie du rhino-pharynx et des bronches.

PNEUMOTHORAX

Définition. C'est l'épanchement de gaz dans la plèvre.
Anat. pathol. Pneumothorax ouvert, fermé ou à soupape
(fausse membrane), suffocant par pression ou plutôt par sa
formation brusque. Poumon rétracté. Épanchement gazeux,
2 litres et plus. Hydropneumothorax. Pyopneumothorax.
Etiologie. Tuberculose surtout 90 %, emphysème, pleurésie purulente, traumatisme (pneumothorax de la plèvre
pariétale). Lésions ulcéreuses des poumons, des bronches,
des viscères abdominaux. **Pathogénie,** par déchirure de la
plèvre et du poumon (P. généralisé ou partiel). Résorption
de gaz (moins d'oxygène que d'azote et d'acide carbonique).

Symptômes. Point de côté brusque en coup de poignard
et douleur ; dyspnée violente (40 à 50 inspirations), angoisse
pouvant provoquer la syncope, par la suite les symptômes
sont mieux tolérés ; un peu de toux, voix faible, pouls
rapide. Dans la période d'état le malade respire, s'habitue à
respirer avec le poumon sain et tous les symptômes du
début se sont effacés. Inspection : espaces intercostaux
bombés, immobilité de la paroi, voussure limitée du pneumothorax partiel. Percussion, tympanisme. Ces signes *suffisent pour faire le diagnostic* en médecine d'urgence. Palpation : disparition des vibrations. Auscultation : absence
du murmure vésiculaire ; souffle, voix et toux amphoriques,
tintement métallique dû à des bulles d'air ou au retentissement des râles, écho argentin de la voix qui compte : bruit
d'airain ; auscultation en arrière et percussion simultanée
de 2 pièces de monnaie en avant ; s'il y a du liquide, glouglou de la succussion hippocratique, tympanisme au-dessus
de la matité du liquide à la base du poumon. Bruit de rouet
sous-claviculaire. Déplacement des organes. Radioscopie
avec zone supérieure unilatérale (bilatérale dans l'emphysème) très claire et inférieure très sombre. Le poumon est
refoulé, le diaphragme est immobile d'un côté. Ponction
exploratrice. Le pneumothorax est à soupape s'il vient des
bulles d'air dans un tube plongeant dans une éprouvette
d'eau et raccordé avec l'aiguille de la ponction par effort de
toux. Pneumothorax fermé : l'eau est aspirée dans le tube

(manœuvre de Béclère). Formes suffocante (de Bouveret) simple, partielle, double, cause tuberculeuse, emphysémateuse, gangréneuse, pneumonique, infantile ; des conscrits, etc., etc. **Pronostic** variable et lié à la cause. Bénin avec emphysème ; pyopneumothorax grave.

Diagnostic. Avec l'emphysème aigu (bilatéral sans bruits métalliques), avec les cavernes pulmonaires (matité, bruit de pot fêlé, lésions concomitantes surtout du sommet), épanchements pleuraux (matité) : abcès sous-phréniques (S. de Pfuhl) (*voir pleurésie*). **Traitement.** Expectative : bandage, ventouses, oxygène et morphine, ou ponctions répétées dans le pneumothorax. Pleurotomie dans le pyopneumothorax. Pas d'injections intrapleurales en général, sauf injections d'air stérilisé dans l'hydro-pneumothorax,

POLIOMYÉLITES

Poliomyélite infantile. **Anat. Pathol.** Foyers de ramollissement multiples et diffus, cependant avec localisation systématique des lésions aux cornes antérieures et aux racines antérieures. Les cellules nerveuses et les cylindraxes sont altérés. **Etiologie.** Froid, dentition et surtout *infection* du rhinopharynx par un germe passant à travers les bougies filtrantes (virus filtrable, medullo-virus), inoculation possible surtout au singe. Incubation sept à dix jours. Épidémicité. C'est la forme spinale ou commune de la maladie de Heine-Médin ; frappe les enfants de 1 à 2 ans, surtout les garçons, et peut s'observer chez l'adulte. **Symptômes.** Au début fièvre, douleurs vagues, souvent état général sérieux et, en un ou plusieurs jours, paralysie d'emblée ; réflexes diminués, sphincters normaux, réaction de dégénérescence dans les muscles qui resteront paralysés, persistance de contractilité faradique dans les cas favorables. On observe quelquefois la paralysie radiculaire du type Erb. Jambes de polichinelle par l'atrophie des membres inférieurs ; luxations par relâchement de ligaments articulaires. Une localisation définitive se produit ensuite, dans un délai de deux à six mois, très souvent, à certains muscles (violacés, atrophiés) de la jambe ou au quadriceps crural, et moins souvent au membre supérieur (deltoïde); dans cette période apyrétique, l'atrophie frappe le muscle et le système osseux, avec claudication légère, déformation des membres, attitudes vicieuses par prédominance des antagonistes. Pied bot, varus équin, main bote, *cyphoses*, etc. **Pronostic** basé sur la diminution ou l'abolition de l'une ou l'autre contractilité électrique, ou des deux. Si la contractilité faradique est conservée au bout de huit jours pour un muscle donné, ce muscle reproduit ses fonctions à la guérison de la maladie. Après deux mois sans retour de faradisation, la paralysie est considérée comme définitive. Guérison complète 13 %, mortalité idem. Paralysies persistantes 55 %. Chez l'adulte, paralysie spinale aiguë. Formes foudroyantes. Paralysie ascendante de Landry. **Diagnostic** avec grippe, méningite, rhumatisme, chorée molle, mal de Pott (sensibilité conservée), avec l'amyotrophie spinale, avec la myotonie congénitale. L'hémiplégie cérébrale s'accompagne de paralysie faciale, de contractures ; la pseudo-paralysie syphilitique de douleur et de tuméfaction des articulations. Les paralysies radiculaires, obstétricales n'ont pas ce début fébrile et leur localisation est plus spéciale. **Traitement.** Dès le début, bains, aspirine, quinine, traitement spécifique. *Après la période aiguë seulement*, électrisation avec pile de 12 éléments dix minutes par jour, 10 milliampères, massages progressifs et forts de dix à quinze minutes, soins du naso-pharynx. Repos au lit, même pour les cas légers, gymnastique, bains salés, orthopédie, injections de sérum de malades guéris et même à défaut injections rachidiennes du propre sérum du malade ou même encore ponction lombaire et strychnine (1/4 de milligramme à 1 an, ou 1 milligramme à 2 ans; 1 à 2 milligrammes de 3 à 10 ans). Salies, Salins, Bourbonnes. Sérum de malades guéris.

Poliomyélites de l'adulte. — Contestées en tant qu'entité morbide. Admises par Grasset, Blocq, Marie, Raymond. Elles ont bien des points communs avec la paralysie infantile, mais avec moins de tendance aux déformations, puisque la croissance n'intervient plus dans ce cas. Le diagnostic n'est vraiment difficile qu'avec les polynévrites ; dans les polynévrites, le début est moins brusque ; au lieu de partir des racines, la paralysie procède de la périphérie vers le centre, annoncée par des fourmillements et des engourdissements des doigts et des orteils. L'atrophie polynévritique n'atteint jamais, en masse, un seul groupe musculaire ; réflexes conservés, douleurs, rechutes ; elle guérit mieux aussi que la paralysie de même cause et que les poliomyélites, qui sont d'ailleurs plus curables chez l'adulte que chez l'enfant.

Polynévrites. — (*Voir névrites*).

Polyuries. — La polyurie critique de la période de défervescence des maladies est passagère. Au cas de polyurie permanente surtout la nuit, examiner les urines ; toucher aussi la prostate. La polyurie critique s'observe dans les diabètes azoturique, phosphaturique, glycosurique ou même insipide. La polyurie essentielle existe chez quelques grands buveurs à la suite d'un traumatisme ou chez nerveux.

Pseudo-rhumatismes. — (*Voir rhumatismes secondaires*).

Pseudo-tabès. — L'alcoolisme, le diabète, les névrites peuvent réaliser un syndrome pseudo-tabétique. Dans le névro-tabès périphérique de Déjerine, la polynévrite pseudo-tabétique se traduit par l'abolition des réflexes, par de l'incoordination, des douleurs, des troubles oculaires. Pas de signe d'Argyll Robertson, ni de troubles sphinctériens, évolution favorable.

Pseudo-tuberculoses. — (*Voir aspergillose et tuberculose*).

PSYCHOTHÉRAPIE

La psychothérapie traite les troubles psychiques et, par les éléments psychiques, elle agit sur les troubles somatiques. Dans cet article de médecine courante, nous ne nous occuperons pas de la thérapeutique générale des névroses, mais de la suggestion indirecte. Depuis... toujours les cliniciens célèbres ont fait de la psychothérapie curative et nous avons insisté à ce sujet dans la préface de ce livre. Mais certaines conceptions récentes relatives aux états névropathiques méritent d'être reproduites ; elles peuvent présenter quelque intérêt pour le diagnostic et le traitement d'un grand nombre de maladies. Les théories nouvelles ne laissent que très peu de place à la suggestion directe avec ou sans hypnose. Les états pithiatiques, qui étaient à peu près seuls justiciables de l'hypnose, sont, d'après Babinski, guéris par persuasion. Cet auteur distingue la persuasion de la suggestion en ce que, dans ce dernier cas, l'idée émise peut être déraisonnable, ce qui ne doit pas être dans le premier cas. La psychothérapie limitée à la suggestion indirecte bien comprise devient d'une application banale dans des états psychiques de plus en plus nombreux. Il existe, ainsi que l'enseigne le professeur Déjerine, une foule de manifestations fonctionnelles des névrosés qui disparaissent avec le traitement psychique. Cette méthode est appelée à rendre service chaque fois que le médecin a la confiance absolue de son malade. Il ne faut pas oublier que, dans la clientèle, les troubles physiologiques de cause psychique sont très nombreux. Qu'il s'agisse ou non de neurasthénie, la psychothérapie bien comprise peut se montrer singulièrement efficace.

D'après Déjerine, la suggestion directe, à l'état de veille, plus ou moins impérative, même la suggestion avec hypnose, ont le grave défaut de n'agir que sur le subconscient, sur l'automatisme cérébral, sans s'adresser aux facultés supérieures de l'individu. On a admis que la psychothérapie consiste dans ce principe de Bernheim : toute idée acceptée par le cerveau tend à se faire acte. Une idée qui a pu devenir productrice de maladie est capable de devenir un agent curatif. Pour que la psychothérapie guérisse un névropathe, la dialectique ne suffit point, ajoute M. Déjerine, parce que son action ne dure pas. Le raisonnement seul ne provoque aucun changement dans la sphère de l'affectivité ou dans un état d'âme : « Il faut, pour qu'un raisonnement par lui-même indifférent devienne facteur d'énergie, créateur d'effort, qu'un *élément émotif* se superpose à lui et que la personnalité du sujet, dont on cherche à modifier la mentalité, se trouve atteinte et touchée par lui. » Aucune idée ne semble admise à froid, un appoint émotif est donc indispensable pour entraîner la conviction. De même, les troubles psychiques ne sont que très rarement provoqués par un excès de travail intellectuel par exemple ; ils surviennent plutôt à la suite de soucis, *d'angoisse morale*, de préoccupations, surajoutées au travail. L'émotivité du sujet joue ici le principal rôle.

La neurasthénie, produite par l'action *répétée* des émotions, s'observe sur un terrain psychique particulier et se caractérise par la perte du contrôle intellectuel, par l'absence absolue du pouvoir d'indifférence. Le malade prend les choses trop à cœur ; il sent plus qu'il ne raisonne ; il n'est pas occupé de ce qui se passe *autour* de lui, mais de ce qui se passe *en* lui.

Avant, pendant et après tout examen de malades, quand on a éliminé les maladies graves, il faut savoir penser à un état névropathique possible avec des manifestations fonctionnelles variables. Le spécialiste a aussi la tâche facilitée par ce fait que le malade, avant le premier examen, est déjà suggestionné (il croit sentir que, pour la première fois, on va comprendre sa maladie). Ce premier examen joue un rôle capital au début de tout traitement psychothérapique. Il est prudent de noter l'observation point par point ; pour éviter les contradictions, il est sage de ne pas discuter avec le malade avant de le bien connaître, de passer en revue tous les organes et de résumer devant le malade, qui s'en montre très satisfait, tous les troubles qu'il avait lui-même si longuement décrits. C'est alors qu'il faut rechercher la nature des *émotions* qui ont agi comme cause probable dans la genèse de l'état actuel. Avec ces éléments le médecin est à même de diriger le traitement, de guider le malade désorienté, de le libérer de ses scrupules, de s'adresser à sa sensibilité et enfin et surtout de savoir lui parler. Or, toujours d'après M. Déjerine, si tout s'est bien passé comme il convient, le malade s'exprime très souvent ainsi : « Tout ce que vous me dites, on me l'a dit, je l'avais compris et je n'étais pas convaincu ; avec les autres, je n'avais pas confiance, avec vous c'est différent. Toute l'explication des résultats que donne la psychothérapie est dans cette réponse ».

Il ne faudrait pas s'exagérer la portée d'une méthode dont les résultats peuvent être excellents, s'ils sont demandés avec quelque autorité de la part du médecin à une catégorie déterminée de malades. Le praticien doit en faire une application judicieuse. Il en limite l'emploi exclusif aux manifestations purement psychiques, il ne néglige pas de l'associer aux autres moyens thérapeutiques au cas de troubles organiques primitifs ou concomitants d'une autre origine.

N'oublions pas que le spécialiste, lui, jouit de quelque notoriété aux yeux du malade. Il agit par la confiance qu'il inspire, par l'émotion qu'il fait naître et le réconfort qu'il apporte. Mais, ainsi qu'on l'a dit, l'état de faiblesse de synthèse psychologique de Janet s'observe sur un terrain qu'il est encore moins facile de modifier entièrement qu'une diathèse ou un tempérament. Il existe aussi, la plupart du temps, une part causale due à l'intoxication, aux ptoses, aux glandes internes, aux dyspepsies, à la dilatation d'estomac, aux troubles sexuels, etc. Ainsi que le dit Paul Émile Lévy, la neurasthénie est bien une et totale, à la fois morale et physique. La thérapeutique doit viser également la totalité des causes et préparer le malade non à la guérison apparente, sous la suggestion et dans l'isolement, mais à la « vie réelle et agissante ». Il est fort rare de pouvoir séparer entièrement dans l'étiologie et le traitement les moyens psychiques des éléments physiques et des moyens curatifs d'ordre physiologique. — Pour Lévy, le traitement moral et rééducateur constitue le traitement causal de la neurasthénie, mais il y a un traitement rééducateur d'ensemble qui s'applique à la majorité des cas.

Citons maintenant la méthode de Hartenberg, qui propose, dans la neurasthénie seule, la psychothérapie active avec interventions personnelles du malade dans le traitement. Le malade agit contre ses troubles, lutte contre eux, et, à l'aide des premiers résultats obtenus, il prend courage pour le traitement de l'état affectif. L'auteur ne préconise donc qu'un repos relatif qu'il associe à la désintoxication par cures d'eau et agents physiques et à la médication tonique par la strichnine jusqu'à limite de tolérance, six milligrammes en moyenne. Pour Hartenberg, la psychothérapie ne peut rien contre la dépression nerveuse qui est le fond de la neurasthénie. On peut agir sur des causes occasionnelles, non sur une prédisposition ou sur un système nerveux mal construit.

Les divergences de traitement ne proviennent en somme que des divergences théoriques ; pour les uns, la neurasthénie est un état organique et physique justiciable surtout des moyens physiques ; pour d'autres, c'est un état physique ne relevant que de la psychothérapie. On concilie les deux thèses, comme à l'ordinaire, en n'acceptant ni l'une, ni l'autre, mais en les combinant. Certains neurasthéniques — *et nous étendons aussi ce mot aux névropathes, émotifs, etc.* — certains neurasthéniques sont curables par la psychothérapie ; d'autres par les moyens physiques, le plus grand nombre par l'ensemble de ces moyens, et quelques autres enfin restent incurables par faiblesse ou défectuosité organique. Il n'existe et ne peut exister aucun traitement systématique de tous les neurasthéniques ou de tous les nerveux. Les méthodes personnelles exclusives sont bonnes pour quelques malades, mais aussi souvent nuisibles à la majorité. Par contre, dans toute méthode il existe, à des degrés divers, une notion utile : c'est ainsi que le pansexualisme est une généralisation évidemment abusive ; il n'en est pas moins vrai qu'il y a lieu de retenir l'existence possible de complexes ou désirs sexuels latents que le retour aux fonctions normales et entières est susceptible de guérir. Quelle que soit la notoriété de leur auteur, le praticien se tient en garde ; il fait sagement de ne pas se laisser entraîner dans une généralisation contraire à la vérité. Sa thérapeutique est variée, car les malades ne se ressemblent jamais, et il sait allier, pour le grand bien de ses clients, nous nous répétons à dessein, la science pure, l'observation clinique, les moyens physiques, chimiques et physiologiques dont il dispose. S'il est à la hauteur de sa tâche, il ne néglige *avec aucun de ses malades* d'avoir recours à une psychothérapie naturelle et de bon sens. Est-il besoin de dire que cette psychothérapie n'emprunte que des moyens secondaires aux théories des spécialistes et que sa valeur n'est faite que de la valeur morale et intellectuelle de celui qui l'emploie (1) ?

Ptoses. — *Entéroptose :* évacuation bismuthée retardée

---

(1) De nombreux troubles nerveux, gastro-intestinaux, étiquetés hyper ou hypo-chlorhydrie, constipation, entérite, etc., relèvent de la psychothérapie.

de dix à douze heures, le retard est plus important dans les sténoses. D'autre part, dans les sténoses on voit à la radioscopie des zones hydroaériques qui n'existent pas dans l'entéroptose.

Gastroptose. Se confond, non sans quelque inexactitude, avec la dilatation ; dans celle-ci l'estomac reste appuyé sur le diaphragme ; la petite courbure est visible à la radioscopie ; dans la gastroptose, le bas-fond de l'estomac ne remonte pas dans une inspiration profonde.

Ptose rénale. En faisant respirer fortement le sujet examiné, on dit que l'ectopie est du premier degré quand on perçoit seulement la pointe du rein ; dans un degré d'abaissement plus marqué le rein peut être capturé ; enfin son échappement est complet dans l'ectopie entièrement irréductible.

PUBERTÉ

Etiologie de pubis et pubes, poil follet. **Définition.** C'est la période de croissance qui coïncide avec la première ovulation chez les filles et la première production de spermatozoïdes chez les garçons. Elle se distingue donc de la nubilité. **Symptômes.** Garçons : poils du pubis et des aisselles, modification des organes génitaux, mue de la voix (14 à 15 ans). Filles : modifications osseuses (élargissement du bassin) et respiratoires, modifications dans la composition du sang (anémie), dans l'état mental. (nervosisme). Poils du pubis, développement des seins. Loi d'Astruc (non absolue) : en moyenne la menstruation doit être régulière en six mois (V. *Croissance* et nos *Conférences d'hygiène*). Accidents particuliers : mammite des adolescents et symptômes neurasthéniques des garçons. Irrégularité des règles (règles déviées, hémoplanies), leucorrhée, hémorragies, rétrécissement mitral. Il est préférable d'avertir les fillettes dès l'apparition des signes prémonitoires ; ensuite, ne pas exagérer les préoccupations de cet ordre ; il suffit d'un peu de surveillance discrète. Bonne hygiène générale et alimentaire. Éviter le froid, les boissons glacées, les corsets trop serrés (le corset doit être sous-mammaire). Vêtements amples et chauds. Exercice en plein air. Pour les fillettes on préfère aux sports, en France du moins, les jeux qui développent la grâce et l'harmonie du corps. Surveiller les attitudes vicieuses, le mobilier scolaire, les études qui doivent épargner les nerfs. Les lectures, les pratiques religieuses, les études de musique, comportent une sage mesure. L'éducation de la question sexuelle est très discutée.

« Les médecins et les maîtres de l'enseignement doivent, malgré tout, prendre la responsabilité de cette étude, et nous voulons en quelques lignes la mettre au point.

Il semble très utile de dissiper les erreurs et les préjugés anciens et d'entrer franchement dans une ère de lumière et de raison. « La jeunesse d'aujourd'hui, a dit au Congrès d'hygiène scolaire le docteur Doléris, est prête à recevoir l'empreinte d'une moralité supérieure parce que plus consciente et plus dominée par une volonté éduquée et une intelligence plus claire de la vie et de la destinée de l'homme. Jamais peut-être plus qu'aujourd'hui les exigences de la vie moderne, transformée de mille façons, n'ont engendré un courant d'hygiène raisonnée, de modération, de tempérance, même de frugalité, qui surprend ceux qui ne réfléchissent pas, mais qui s'accorde parfaitement avec la loi très naturelle de l'intérêt supérieur, qui est d'abord de vivre. »

Le moment paraît donc venu d'enseigner la puériculture avant la fécondation aux garçons, dans les œuvres post-scolaires, dans les grandes classes des lycées et dans les écoles normales. Il est nécessaire que le jeune homme sache bien « qu'il est dépositaire de quelque chose de sacré, qu'il doit respecter autant que son honneur, qu'il est responsable de la destinée de sa race et qu'il est en son pouvoir de l'annihiler, de l'amoindrir ou, au contraire, d'en assurer la perpétuité en l'améliorant ».

M. Malapert a traité en moraliste cette question; il fait appel à l'honneur et à l'honnêteté des hommes de vingt ans, il leur rappelle que les peuples finissent par la perte de leur moralité. Il faut que jeunesse se passe, dit-on. Or, c'est au nom de cet axiome que des milliers d'existences sont chaque jour dépravées. La chasteté est un bien physiquement et moralement. Les maux de l'incontinence sont connus, incontestés; ceux que provoquerait la continence sont imaginaires (Dr Surbled).

Les seules conséquences authentiques de la chasteté sont une plus grande vigueur physique, une plus grande énergie intellectuelle et une aptitude supérieure au travail. Les dangers de la continence pour le jeune homme, écrit le professeur Fournier, j'en suis encore à ne pas les avoir constatés. D'ailleurs la virilité vraie n'est pas atteinte avant 21 ans et la précocité génésique n'est que le résultat d'excitations malsaines ou d'une éducation mal dirigée.

Cette éducation, il appartient au médecin de la faire ; seul, il a toutes qualités pour parler des maladies vénériennes. Lui seul peut donner à ces sujets l'allure scientifique qui ôte toute pensée de vice.

Lui seul peut, en termes appropriés, montrer combien il importe d'être sain d'esprit et de corps au moment de la procréation, combien il est grave, pour les enfants, d'être à ce moment, en état d'ivresse, par exemple. Que de cas d'athrepsie, de méningites et d'épilepsie chez les descendants n'ont pas d'autre cause.

Le médecin militaire est tout désigné pour compléter cet enseignement. L'hygiène sexuelle de l'adulte, les dangers des abus chez les hommes faibles ou malades, la nécessité pour le vieillard de fuir toute excitation, sont des notions élémentaires qu'il n'est plus permis d'ignorer. Voyons comment doit se faire cet enseignement de l'hygiène sexuelle. Dès l'âge de 10 ans, la surveillance de la moralité des enfants s'impose ; leurs actes à cet âge n'ont pas de signification sexuelle, mais l'influence du mauvais exemple peut être pernicieuse et durable.

Après cet âge, l'enseignement de la botanique prépare l'éducation sexuelle de l'enfant. Dès que l'écolier sait et comprend que la fécondation est le phénomène terminal de la reproduction, par fusion de deux cellules mâle et femelle, il acceptera très bien, à l'âge de 12 ans, cette idée que la fécondation se fasse de même pour les animaux ; il arrivera ainsi à considérer comme très naturelle cette loi générale qui s'applique à tous les êtres.

Le professeur Fournier a écrit une brochure très répandue : *Pour nos fils quand ils auront dix-huit ans* ; le professeur Fournier n'a pas craint de préciser la question sexuelle parce qu'il en connait mieux que personne la grande nécessité.

Remarquez en effet que, dans la vie, l'adolescent dépravé sera celui qui ignore la question sexuelle ; excité par les conversations licencieuses et les mauvaises lectures, il emplit son cerveau d'idées fausses, d'idées absurdes, d'idées vicieuses.

Au contraire, l'adolescent préparé, comme nous venons de le dire, à l'enseignement que le médecin va lui donner, sera foncièrement plus prudent et plus chaste, par crainte, ou par dignité, car il est mis en garde contre les dangers des rapports sexuels avant le mariage.

Les garçons doivent savoir un peu d'hygiène sexuelle : cette idée fera son chemin et la puériculture avant la fécondation aura les honneurs de l'enseignement comme la puériculture de la première enfance.

Pour la jeune fille, nous comprenons qu'il y ait plus d'hésitation. Moins libre, elle est moins exposée. De plus, il paraît scabreux, au moment où sa nervosité est si grande, de lui parler de sujets qui peuvent prendre trop de place dans son esprit. Nous avons entendu, en dehors des séances du Congrès, raconter ce fait :

La fille d'un médecin avait été très instruite des choses sexuelles, scientifiquement parlant, mais à la pension, fière de son savoir, elle avait voulu se faire à son tour éducatrice de ses camarades. Cet exemple fut déplorable, car toutes les jeunes filles ne parlaient plus d'autre chose entre elles.

Le professeur Pinard n'a-t-il pas écrit qu'il avait des petits-enfants et qu'il avait été heureux d'avoir des gendres médecins pour les instruire de ces questions.

Il faut reconnaître que, dans la vie moderne, il sera de plus en plus difficile d'admettre qu'une jeune fille puisse garder toute ignorance des questions sexuelles jusqu'à son mariage : un domestique, les journaux, etc., suffiraient à une initiation d'ailleurs déplorable. Ne vaut-il pas mieux, ainsi qu'on l'a dit, transformer la jeune oie blanche en colombe, qui, tout en restant blanche, en sera plus avertie. Si, il est préférable de parler franc, de rehausser la maternité, les souffrances de la mère, son esclavage volontaire, ses craintes et et ses larmes. Un entretien ainsi compris entre la *mère et la fille*, un jour que cette dernière est un peu trop curieuse, se termineraient par des baisers, une telle initiation ne vaut-elle pas la précédente ? (1).

Toute la valeur de cette éducation réside dans la manière. Avec la note juste on forme la mère de demain, soumise aux lois de la nature ; on leur commande mieux quand on sait leur obéir.

Si la démonstration est maladroite, les résultats en seront très malheureux.

Ces difficultés expliquent la réserve d'un grand nombre de médecins et de pères de famille, et l'opinion ne paraît pas encore préparée à l'enseignement de ces questions aux jeunes filles.

Les médecins et les maîtres doivent donc porter leurs efforts sur l'éducation sexuelle des garçons ; leur montrer les dangers qui les guettent avant le mariage et leur rappeler cette belle pensée d'André Theuriet : « *Se marier quand on est jeune et sain, choisir une fille honnête et saine, l'aimer de toute son âme et de toutes ses forces, en faire une compagne sûre et féconde, travailler pour élever ses enfants et leur laisser en mourant l'exemple de sa vie, voilà la vérité ; le reste n'est qu'une erreur, crime ou folie* (2). »

PULMONAIRE (Lésions de l'artère)

Artère pulmonaire (Insuffisance de l'). — Très rarement seule. Reflux de sang veineux de l'artère pulmonaire dans le ventricule droit ; le plus souvent liée au rétrécissement, végétations, ulcérations. *Etiologie* : rhumatisme aigu, alcoolisme, puerpuéralité, hypertension. *Symptômes*. Affection restant, au début, à l'état latent. Parmi les signes physiques on constate quelquefois un soulèvement systolique au niveau du 2e et 3e espace intercostal gauche et, s'il y a du rétrécissement, du frémissement cataire au même niveau. Le meilleur signe est le souffle diastolique à

---

(1) Selon Madame Allais.

(2) *Extrait des conférences d'hygiène du même auteur.* La guerre donne à cette citation une valeur nouvelle. On attribue un rôle toujours plus grand aux glandes endocrines, dans la puberté, comme dans les maladies de nutrition.

siège dans le 2⁰ espace intercostal gauche, se propageant
le long du bord gauche du sternum. Thrill. Matité augmentée ; pouls petit, régulier ; dyspnée, palpitations, œdèmes.
Diagnostic : avec les souffles extra-cardiaques à localisation
différente et plus instable ; avec la péricardite à frottement
plus superficiel, non propagé et exagéré dans la position
assise, avec l'anévrisme de l'aorte ordinairement différencié
par une tumeur pulsatile, les souffles et les claquements et
par signe de compression.

Artère pulmonaire (Rétrécissement de l'). — Malformation congénitale ou survenant à la suite d'une endocardite intra-utérine. Le rétrécissement siège soit au-dessus,
soit au-dessous, soit au niveau des valvules ; et le poumon
ne reçoit pas une quantité de sang normale. Le ventricule
droit, par suite de l'obstacle dû au rétrécissement, s'hypertrophie, se dilate ensuite et détermine enfin l'insuffisance
tricuspide et l'asystolie. *Symptômes.* Soulèvement systolique juxta-sternal des 2⁰ et 3⁰ espaces intercostaux par
artérite ; matité au niveau du cœur droit ; frémissement
cutané systolique au niveau du foyer pulmonaire, souffle
systolique du 2⁰ espace intercostal gauche à 2 ou 3 cent.
du sternum ; ce souffle n'allant qu'à la clavicule seulement.
Les signes fonctionnels sont assez marqués : dyspnée et
cyanose. Le rétrécissement évolue vers l'asystolie ou la
tuberculose ou se termine par une mort subite par syncope.
Diagnostic : par le souffle, par le frémissement cataire, par
l'hypertrophie du ventricule. Le rétrécissement pulmonaire
présente à peu près les mêmes signes que le rétrécissement
aortique, mais ils s'entendent au foyer pulmonaire, c'est-
à-dire à l'extrémité interne du 2⁰ espace intercostal gauche
avec propagation sous la clavicule. *Traitement :* Hygiène
des cardiaques. Toni-cardiaques, iodures, caféine, saignées,
antipyrine et morphine.

Purpuras. — Les purpuras appartiennent à la pathologie interne par leurs variétés secondaires, infectieuses,
rhumatismales et par la maladie de Werlhof. Ils sont caractérisés par des taches violacées ou rouge vif causées par
des hémorragies de la peau (rupture de capillaires fragilisés)
ne disparaissant pas par pression ; on distingue comme

éléments les pétéchies, les ecchymoses, etc. Les purpuras secondaires sont d'origine médicamenteuse ou nerveuse, ou hémophilique, ou toxi-infectieuse. Le purpura primitif, infectieux, s'observe à tous les âges ; les cardiopathies et le rachitisme infantile en sont les causes les plus fréquentes. Il existe avant 6 ans une forme foudroyante qui tue en un ou quelques jours. La forme typhoïde nécessite parfois le séro-diagnostic ; elle s'accompagne d'hémorragies diverses et, si l'érection est confluente, la peau prend l'aspect de peau de léopard. Le purpura simple des enfants est dit orthostatique, il s'atténue par le lit et s'exagère par la marche.

Le purpura rhumatoïde, qui survient à la suite de traumatisme, surmenage, ou choc nerveux, ou infection angineuse se traduit par l'exanthème des membres supérieurs, des arthralgies, des articulations du genou et du cou-de-pied et par des troubles digestifs.

La maladie de Werlhof éclate assez brusquement dans la seconde enfance. Les hémorragies et les ecchymoses assez larges, simulant des contusions ou des coups, signent la maladie qui évolue en une ou deux semaines sans laisser de suite. L'adrénaline et les médicaments habituels des hémorragies ont ici leur indication.

Pustule maligne. — *(Voir charbon)*.

Pyélonéphrites. — Infection du rein et du bassinet avec pyurie. La pyonéphrose est la tranformation du rein en poche purulente. *Pyélonéphrite primitive : Étiologie.* Traumatismes, froid, grossesse, toxi-infections. *Anat. Pathol.* Lésions de néphrite aiguë. *Symptômes.* Douleur, fièvre, urines purulentes. *Pyélonéphrites secondaires : Étiologie :* Lithiase rénale. Hypertrophie de la prostate, obstacles au niveau de l'urètre, maladies de vessie. Ce sont en général les colibacilles et les gonocoques, moins souvent des anaérobies et des streptocoques, qui causent la pyélonéphrite ascendante. *Symptômes.* Douleurs para-ombilicales, sous-costales, lombaires, vésicales ; polyurie trouble, frisson, embarras gastrique, fièvre.

Dans la pyonéphrose, les symptômes de rétention alternent avec ceux de la débâcle purulente. Le diagnostic avec la

tuberculose nécessite l'inoculation au cobaye. Cystoscopie.
Traitement. Repos; révulsion; urotropine, etc., intervention chirurgicale.

Pyléphlébites. — *Définition.* Phlébite de la veine porte. *Étiologie.* Péritonite, cirrhoses, tumeurs; syphilis, suppurations, maladies hépatiques; opérations sur la veine porte. Dans la pyléphlébite tronculaire, les signes les moins incertains sont la tuméfaction du foie et de la rate et l'ascite. La thrombophlébite mésaraïque se diagnostique par des douleurs progressives de l'abdomen, par de l'ascite, de la diarrhée et des hémorragies. *Traitement.* Purgatifs; antiseptiques internes, anus contre nature, etc.

PYLORE (Sténoses du)

Définition. — Diminution de l'orifice pylorique, de causes diverses. **Etiologie.** Le plus souvent de cause intrinsèque par cancer ou ulcére. Rarement congénital; compressions, coudures des ptoses, syphilis, tuberculose: sténose cicatricielle, etc.

Symptômes. Douleur paroxystique, calmée au début par les vomissements par regorgement contenant des débris alimentaires, sans bile, survenant tous les 3 à 4 jours, ou tous les jours, soif, constipation. Percussion avec insuffla tion : estomac en sablier ; lignes à bords festonnés à l'examen radioscopique au lait bismuthé gommé. Palpation : 2 bons signes, ondulation épigastrique de Kussmaül (tension épigastrique intermittente au début) et clapotage assez caractéristique. Tumeur plus ou moins adhérente, à deux travers de doigt et à droite de la ligne médiane, à 4 au-dessus d'une ligne horizontale passant par l'ombilic; la rechercher après vomissement ou cathétérisme; mobilité antéropostérieure et transversale; penser aux scybales, etc. Pouls petit, amaigrissement, asthénie. L'examen des fermentations et du chimisme stomacal après cathétérisme ou repas d'épreuve est d'une importance capitale dans certains cas (ulcère et cancer). On conseille d'employer des substances peu digestibles, pruneaux, petites boules de caoutchouc et d'espacer les examens qu'il convient de répéter plusieurs fois de suite. Marche lente ou rapide avec ou sans accalmies trompeuses.

Diagnostic. Repose sur les douleurs tardives, les vomissements par regorgement, la dilatation d'estomac avec liquide résiduel ; ce diagnostic se fait avec les vomissements nerveux, urémiques, tabétiques ; avec le syndrome de Reichmann (hyperchlorhydrie permanente) penser à la vésicule, aux coudures des ptoses, aux brides péritonéales, à la sténose cicatricielle (commémoratifs), à l'ulcère : début ancien (6 ans au moins), douleurs violentes, HCL ; ni adénopathie, ni tumeur ; cancer : hypoacidité, adénopathie, etc. **Traitement.** Médical rarement efficace, soupes et purées antiseptiques, lavage d'estomac, etc. Pylorectomie. Gastro-entérostomie postérieure, d'ailleurs illusoire dans le cancer (1).

Pyrosis. — C'est la sensation de brûlure ou de fer chaud le long de l'œsophage que détermine le passage d'un liquide acide d'origine stomacale. Il s'observe aussi bien dans les fermentations secondaires de la dilatation gastrique du cancer, etc., que dans le syndrome hyperchlorhydrique.

Rachialgie. — Symptôme capital (associée à la raideur de la nuque et au signe de Kernig) dans la méningite cérébro-spinale, la rachialgie est également un signe des paralysies ascendantes, de la syphilis spinale et de la variole. Les douleurs lombaires des autres maladies sont bien moins aiguës et d'ailleurs moins importantes.

RACHITISME

Etymologie. De ῥαχίς épine dorsale. **Définition.** Maladie de l'enfant caractérisée surtout par des troubles d'ossification ou plus exactement (Marfan) par une prolifération anormale de la mœlle osseuse et des cartilages. **Anat. Pathol.** *Courbatures anormales*, déformations osseuses et gonflement épiphysaire ou plus exactement du cartilage de conjugaison ; dans le tissu spongoïde de la couche ossi-

(1) Le pylorospasme, bien étudié par Ramond, est diagnostiqué par ses troubles dyspeptiques et nerveux et surtout par l'existence d'une plage pylorique étendue, persistante et claire à la radio. Pansement bismuthé et belladone.

forme, les ostéoblastes ne parviennent pas à fermer l'os, la moelle est très développée. Les cellules du cartilage hyalin, au niveau du cartilage de conjugaison sont très développées, du tissu fibro-vasculaire et des cellules de la moelle osseuse les séparent ; celles du cartilage chondroïde sont groupées en ilots, vascularisation abondante. Le tissu spongoïde est aréolaire et rempli de cellules médullaires rouges ; les travées sont cartilagineuses ou ossiformes. La réaction myéloïde se traduit par une activité très grande des éléments de la moelle osseuse : myélocytes, mégacaryocytes et hématies nucléées. **Etiol pathog.** La syphilis, la scrofule, etc.. prédisposent au rachitisme ; mais c'est la dyspepsie chronique **des nourrissons**, par alimentation défectueuse ou prématurée, qui semble la cause la plus fréquente du rachitisme ; par auto-intoxication gastro-intestinale, par troubles d'acidité lactique, décalcification, etc., les sels de chaux sont absorbés en quantité insuffisante. La dilatation de l'estomac (Comby), la syphilis héréditaire (Parrot), les troubles fonctionnels glandulaires, l'acidité du sang sont des explications pathogéniques plus ou moins discutées. Les intoxications et infections dans le premier âge, la tuberculose et la syphilis dominent l'étiologie du rachitisme.

Symptômes. Début insidieux à la fin de la 1er année : parfois mouvements douloureux. *Déformation du squelette :* tête *grosse*, persistance de la fontanelle antérieure après le 16e mois, crâne natiforme par usure de dedans en dehors, saillies frontales, *front olympien* ; voûte cranienne amincie (craniotabès). *Dentition retardée* avec stries verticales, bord libre en V, mâchoire rachitique : *menton en galoche*, voûte platine ogivale. Scoliose (dos rond), thorax rétréci en haut, élargi en bas avec sternum saillant ou bombé : *chapelet rachitique* par nodosités saillantes siégeant à l'union des côtes et de leurs cartilages ; bassin aplati dans le sens sagittal (obstétrique), nouures épiphysaires des membres, tibia en lame de sabre ; génu valgum ou varum. L'enfant marche tard vers le 22 ou 24e mois. « Tout enfant de 3 ans qui ne marche pas est suspect de rachitisme » (Grancher). Plus tard, démarche de canard. Troubles digestif et nerveux, ventre de batracien, respiration costale insuffisante. **Pronostic.** Le rachitisme s'installe en 5 ou 6 mois ; il est sérieux par ses déformations, et aussi par ses complications, convulsions et spasme de la glotte, mais il évolue souvent sans gravité en 3 ou 4 ans ; guérison ordinaire. Le rachitisme chirurgical est celui qui s'accompagne d'impotence.

Diagnostic avec achondroplasie, hydrocéphalie (troubles intellectuels, tête très grosse mais ne présentant pas les caractères de la tête rachitique), mal de Pott, maladie de Barlow, ancien rachitisme aigu (gingivite, lait stérilisé) ; avec la luxation de la hanche, la scoliose, l'hérédo-syphilis, association d'ailleurs fréquente. Prophylaxie par l'hygiène. **Traitement.** Huile de foie de morue, phosphates, tricalcine, purées de légumes secs, poissons, œufs, régime, eaux chlorurées sodiques ; bains salés, de sable ou bains de mer. Cure solaire. Repos pendant la période active. Traitement des déformations pendant plusieurs mois, un an et plus.

Radiale (Paralysie). *Voir paralysie.*

Radioscopie. — De plus en plus employée en pathologie interne, la radioscopie est souvent très utile au diagnostic. Elle renseigne sur un anévrisme, une tumeur du médiastin, sur un épanchement pleural, ou cardiaque, sur les dilatations ou anévrismes de l'aorte, sur les dilatations, déformations et tumeurs de l'estomac, de l'intestin, sur les kystes du foie (ombre en dôme), sur les calculs (phosphatiques surtout).

RAGE

Synonymie. Hydrophobie. **Définition.** Maladie infectieuse communiquée par la morsure d'un animal enragé. **Anat. Pathol.** Congestions des organes et surtout de la moelle et du bulbe. Tubercules rabiques de Babés ; tissu de néo-formation de Van Gehutchten ; polynucléose du sang. Lysses ou pustules de la face inférieure de la langue. **Etiologie.** Morsures nécessaires surtout des régions découvertes et riches en nerfs. Noguchi vient de découvrir le microbe de la rage.

Symptômes. Incubation : quelques semaines à deux mois. Période prodromique : idées noires ou agitation ; insomnie. Période d'excitation ou d'état. Hyperesthésie générale avec contractures et accès tétaniques. Hydrophobie et spasme douloureux par déglutition ou la simple vue de l'eau. Convulsions ; fièvre persistante s'élevant au-dessus de 40° à la fin de la maladie. L'homme ne cherche pas à mordre. Durée : deux ou trois jours. La période paralytique est courte et ne dure que quelques heures et se termine dans le coma, asphyxie par paraplégie, etc. **Pronostic** très grave surtout s'il s'agit de morsures de loups et de même s'il s'agit de régions découvertes.

Diagnostic avec le délirium tremens, le tétanos, l'hystérie ratiforme (stigmates, efforts pour mordre), symptômes se montrant trop tôt ou trop tard ; folie, épilepsie. **Traitement.** Laver, cautériser, agrandir la plaie. Vaccination antirabique, durée de quinze jours ; réduit la mortalité à moins de 1 %; utilise les moelles desséchées pendant 5 jours, 2 injections ; pendant 10 jours, 1 injection , on commence par les moelles de 14 jours pour finir par celles de 3 jours, immunité d'une vingtaine de jours. Prophylaxie vétérinaire. Abatage des chiens mordus, mais laisser en observation tout chien suspect.

RAMOLLISSEMENT CÉRÉBRAL

Synonymie. Encéphalomalacie. **Définition.** Syndrome causé par l'oblitération d'une artère du cerveau par embolie ou thrombose (de θρομβος, grumeaux). **Anat. Pathol.** Il ne s'agit pas d'oblitération des veines et des capillaires, mais de thrombose et d'embolie des vaisseaux artériels, cérébraux, de type terminal. Le territoire privé du sang, dégénère et se ramollit. Dans le ramollissement rouge, la coloration est surtout périphérique. Les infarctus par embolies des petits vaisseaux causent une ischémie du centre et, par fluxion collatérale des capillaires, l'hyperhémie périphérique. Le ramollissement jaune est plus ancien ; il est dû au changement de coloration du sang et à la dégénérescence granulo-graisseuse de la myéline. Les corpuscules de Gluge, cellules granulo-graisseuses, caractérisent un ramollissement douteux. Le ramollissement blanc œdémateux ou laiteux s'observe en dernier lieu. Le volume des foyers de ramollissement est des plus variables. On observe des dégénérescences secondaires et des lésions vasculaires.

Etiologie. L'embolie est causée surtout par le rétrécissement mitral ou l'endocardite infectieuse ; la thrombose par l'athérome ou l'artérite syphilitique oblitérante. La lésion frappe presque toujours l'artère sylvienne, cérébrale moyenne. On observe la thrombose de l'artère cérébrale postérieure (hémianiopsie sans paralysie). Une embolie de la sylvienne, avant la naissance des artères perforantes, cause un ramollissement des parties centrales (corps strié, couche optique, couronne rayonnante, capsule interne) et des régions corticales (territoires de l'aphasie, des centres moteurs, etc.), d'où aphasie, hémiplégie et hémianesthésie. Une embolie de la sylvienne après l'origine des perforantes provoque l'aphasie et l'hémiplégie sans hémianesthésie.

Symptômes. Début brusque dans l'embolie, parfois sans perte de connaissance ; mort rapide ou hémiplégie après l'ictus (cas plus fréquent). Le début est progressif dans les thromboses une fois sur deux avec sensation d'engourdissement des membres. Hémiplégie qui peut reparaître après avoir disparu, souvent du côté droit, totale après 5 à 6 semaines. Réflexes patellaires exagérés ; mouvements du pouce conservés dans quelques cas ; trépidation épileptoïde ; contractures ; aphasie par oblitération de la sylvienne gauche. Cécité corticale sans réaction de la lumière. Parfois hémianesthésie, hémianopsie. Perte de la mémoire, affaiblissement de l'intelligence ; période d'excitation et de dépression. Forme sénile de Ferrand et Marie : léger ictus, hémiparésie, ni aphasie, ni contractures, mais simplement, dysarthrie, démarche à petits pas, etc. Liée à des artérites chroniques incomplètement oblitérées, cette variété de ramollissement est relativement moins grave. **Pronostic.** Mort possible en 2 jours avec oblitération d'un gros vaisseau ou en 5 ou 6 jours après ascension fébrile, escarre précoce, etc. Formes à évolution plus lente : le pronostic est généralement grave. Régression des signes possible surtout s'il n'y a pas eu d'ictus, si les troubles moteurs sont limités ou disparaissent le second jour. **Diagnostic.** La déviation conjuguée de la tête et des yeux, l'aggravation de la paralysie distinguent l'hémorragie cérébrale de l'embolie. L'hémiplégie droite avec aphasie éloigne presque toujours l'idée d'hémorragie ; un gros cœur, l'albuminurie, un individu pléthorique y font penser au contraire. Les affections du cœur causent un ramollissement par embolie ; l'athérome et la syphilis déterminent le ramollissement par thrombose. Ce sont les deux causes de ramollissement des jeunes. Dans une hémiplégie installée, un déficit intellectuel assez accentué appartient plutôt au ramollissement qu'à l'hémorragie. **Traitement.** *Voir apoplexie et hémiplégie.* Dérivation sanguine (peu admise) et intestinale ; strychnine, spartéine. Électrisation ; massage, rééducation. Eaux de Vittel et Balaruc. Trait. spécifique.

Rash. — Erythème passager de la période d'invasion de la variole, etc.

Rate. — (*Maladies de la*). La rate n'est accessible qu'à l'état pathologique. On la recherche avec la main gauche qui explore doucement la région gauche au-dessous des fausses côtes, tandis que la main droite reste lombaire, le bord de la rate est tranchant. La matité est recherchée entre la 9e et 11e côte gauche. C'est un organe lymphoïde, de défense, susceptible d'hypertrophie d'une manière considérable au cas d'infections et d'intoxications. Elle a pour fonctions la destruction des hématies ou des globules blancs malades et de former des lymphocytes. La rate est très volumineuse dans le paludisme. Elle est tuméfiée dans la fièvre typhoïde surtout dans le second septénaire. Les splénomégalies par stase splénique ou du système porte sont signalées dans ce livre, dans la leucémie, dans la maladie de Vaquez, dans la maladie de Banti, dans les cirrhoses. La rate, enfin, peut subir la dégénérescence amyloïde, se rompre, devenir mobile et être le siège d'abcès traumatiques ou secondaires à des états infectieux. Cancer secondaire. Endothéliome (maladie de Gaucher), le rôle de la veine splénique explique les rapports des maladies du foie et la rate.

Réaction d'Abderhalden. — Des ferments sont nécessaires à la formation des produits assimilables qu'un organe malade lance dans la circulation sanguine. On décèle la présence de ces ferments protéolytiques, destrucleurs d'albumine, soit par déviation polarimétrique soit par dialyse. On met dans un dialyseur de l'albumine pure de même origine et du sérum malade. Si l'albumine est attaquée elle va pouvoir traverser le dialyseur et la réaction est positive (grossesse etc.)

Réaction agglutinante de Vidal. — On ajoute 1 goutte du sérum du typhique supposé à 49 gouttes d'une culture en bouillon. Au bout d'une demi-heure à une heure si la réaction est positive à l'examen microscopique sans immersion, les bacilles sont agglutinés et immobiles. La séro-réaction n'est significative qu'à partir du taux de 1/50, non au-dessous (1/40ᵉ p. ex.). Le procédé microscopique consiste à mélanger à une culture de bacilles une ou plusieurs gouttes de sérum ; le liquide devient limpide en moins de vingt-quatre heures. Pour l'analyse on recueille quelques gouttes de sang dans un tube stérilisé ou sur une lamelle de verre. Cette réaction, qui n'est possible qu'à partir du 7ᵉ jour (environ) de la maladie, persiste après la guérison. Dans les affections paratyphiques le sérum n'agglutine pas le bacille d'Eberth, mais bien les bacilles paratyphiques de même variété.

La même réaction est applicable à la fièvre de Malte, associée ou non à la fièvre typhoïde.

Le séro-diagnostic d'Arloing et Courmont, dans la tuberculose, est basé sur le même principe.

Réaction à la benzidine (Œttinger) pour la recherche des hémorragies occultes. Diluer gros comme une noisette de matières avec 5 cc. d'eau distillée ; ajouter avec 4 gouttes d'acide acétique. Verser quelques centimètres cubes dans un verre à essai. Verser 1 cc. de la teinture de benzidine des drogueries, agiter. Compter 2 gouttes au maximum d'eau oxygénée ; si la réaction est positive, on note une coloration bleue très nette ; mais il ne faut pas que le malade fasse en même temps de la cirrhose ou de l'ictère.

Réaction de Bonamour et Imbert (V. acétonémie).

Réaction de Bourquelot (Voir peroxydo-diagnostic).

Réaction de Brucke. — Coloration bleue de l'urine contenant du sang par addition de teinture de gaïac à l'urine (5e du volume) et de vieille essence de térébenthine.

Réaction de Cammidge. — Dénoterait une lésion du pancréas par la formation dans l'urine traitée d'une ozazone cristallisée. (V. p. 414).

Réaction endothéliale. — Grandes cellules à gros noyau, à contours rectilignes, dans les épanchements d'origine cardiaque ou brightique.

Réaction de Gerhardt. — Si l'on verse dans un tube jusqu'à moitié de sa hauteur de l'urine et, le long des bords, 1 à 2 cc. de perchlorure, il se forme trois couches dans le liquide dont la première ne présente rien de particulier, mais dont la troisième, inférieure, devient couleur de « vin de Porto », s'il existe de l'acide acétique et non de l'acétone, qui exige une grande intensité de la réaction. Cette réaction, théoriquement discutée, a une grande valeur pratique pour dépister l'acidose et le coma diabétique.

Elle serait deux fois plus sensible avec le procédé de dilution de Bonnamour et Imbert que nous donnons ailleurs (précipité noir violet à partir de 0,10 d'acide diacétique par litre).

Réaction de Gmélin. — Pour la recherche des pigments biliaires (*Voir ictères et maladies des reins*).

Réaction de Gungi. — Rappelant le procédé de Rivalta pour la distinction des exsudats et transsudats, cette réaction utilise l'acide chlorhydrique au lieu de l'acide acétique.

Réaction de Heller. — Pour la recherche du sang dans l'urine : dépôt rouge après ébullition de l'urine, additionnée de lessive de soude, les phosphates précipités terreux entraînant l'hématine.

Réaction de Jacquemet. — Pour la recherche des albumoses vraies. Il se forme une couche gélatineuse à la surface de l'urine traitée, aussitôt après la miction, par le tiers de son volume d'éther. Cette réaction est positive dans les 4/5 des maladies fébriles. Cette albumosurie ne doit pas être confondue avec l'albuminurie thermolytique de Bence-Jones ; albumine qui se dissout par la chaleur et se précipite par le refroidissement.

Réaction de Jarisch-Herxheimer. — C'est un fait que nous avons observé après tant d'autres et qui ne saurait être conservé sous ce nom. Une roséole syphilitique traitée s'accentue et s'accompagne de quelques symptômes généraux. Le traitement n'en doit pas moins être continué (1).

Réaction de Legal (V. p. 14).

Réaction de Lieben (V. p. 14).

Réaction de Meyer. — Très utile dans la recherche des hémorragies occultes. On emploie un centimètre cube de réactif de Meyer, 2 c. c. du produit à examiner ; la réaction est positive quand il se produit par addition de III gouttes d'eau oxygénée, une coloration *immédiate* rouge carmin.

Réaction de Petenkofer. — Coloration pourpre obtenue en ajoutant quelques gouttes d'acide sulfurique au liquide des vomissements bilieux, liquide préalablement chauffé pour éliminer les albumines et filtré. Permet de caractériser la bile dans le liquide examiné.

Réaction de Porgès (V. syphilis).

Réaction précipitante (V. p. 447).

Réaction de Rivalta. — Déposer une goutte du liquide à examiner à la surface d'une eau acidulée (par une goutte d'acide acétique dilué dans une goutte d'eau qu'on ajoute à 50 grammes d'eau distillée) : à l'examen, sur fond noir, la goutte prend la forme d'une couronne blanc-bleuâtre de plus en plus grande et dégageant des trainées blanchâtres en fumée de cigarette si le liquide contient plus de 0,50 d'albumine. Pour les ascites cancéreuses et cardiaques, la

---

(1) Avec doses faibles avant de continuer la progression, par exemple, pour l'arsenothérapie.

réaction est positive ; négative dans les cirrhoses ; pour les
épanchements de la plèvre : positive, elle signe un épanchement inflammatoire ; négative, un hydrothorax. (Voir
au mot épanchement.)

Réaction de Wassermann. — En dehors de la
convalescence de la scarlatine et de la malaria, cette réaction positive permet d'affirmer la syphilis ; négative, elle ne
permet pas de dire que le sérum examiné n'est pas celui
d'un syphilitique. Cette réaction repose sur le principe de
la déviation du complément de Bordet et Gengou. On utilise
des extraits de foie hérédo-syphilitiques mélangés (antigène) du sérum suspect, dilué, pour la recherche de l'anticorps ; du sérum frais de cobaye (alexine, ou complément).
Le tout est laissé à l'étuve pendant une heure, à la température de 37°. On ajoute des hématies et du sérum de lapin
chauffé. On remet à l'étuve puis, pendant une journée, à la
glacière. Tandis que dans un tube témoin *l'hémolyse* est
totale, elle est absente au cas de syphilis dans les tubes
d'expérience. On obtiendrait plus de précision encore en
utilisant une macération de poudre de foie épuisée à l'alcool
et additionnée de cholestérine. Les réactions de Weinberg
et Jacobsthal (abaissement de la température) sont des per-
fectionnements de la réaction de Wassermann. Celle-ci,
positive dans la moitié des cas de syphilis au début, est
positive dans les 5/6 des cas dans la syphilis tertiaire. Il
faut 10 à 15 c. c. de sang pour cet examen. La réaction d
Wassermann ne peut donner une règle de prophylaxie pour
autoriser un mariage p. ex. Négative ou positive, elle ne
saura remplacer, à ce point de vue, l'observation méthodique et prolongée du syphilitique.

Réaction de Weber. — Très utile pour la recherche
des hémorragies occultes de l'estomac et de l'intestin. Coloration bleu de Prusse, au bout de quelques minutes, des
matières traitées par l'acide acétique, l'éther, et XX gouttes
de teinture de gaïac avec V gouttes d'eau oxygénée ou d'essence de térébenthine vieillie. La coloration bleu vert n'indique qu'une réaction faible. La réaction de Weber convient
surtout à l'examen des liquides de l'estomac ; la réaction de
Meyer est préférable pour l'examen des *matières*.

Réaction de Weinberg. — L'antigène provient d'une ponction de kyste de mouton ou de porc. Cette réaction est basée sur la méthode de fixation du complément et permet d'affirmer l'existence du kyste, s'il y a surtout et en même temps une éosinophilie marquée.

Réaction de Wernicke. — Si la bandelette optique est détruite, la réaction pupillaire ne se produit pas dans la moitié aveugle.

Réflexes. — La recherche des réflexes *tendineux* exige l'emploi du marteau spécial. Réflexe rotulien ou patellaire, jambes pendantes ou jambes croisées ; sur le malade couché, soulever le membre avec le bras dont la main prend point d'appui sur la cuisse opposée ; réflexe de Marie ou contra-latéral : si l'on percute le tendon rotulien d'un côté, les adducteurs de l'autre côté se contractent ; réflexe achilléen (malade à genoux sur une chaise basse ou placé transversalement dans un lit, à quatre pattes, les pieds pendant en dehors du lit). Trépidation épileptoïde. Réflexe périosté cubital ou cubito-pronateur (avant-bras en flexion et en demi-pronation). Réflexe olécranien (bras horizontal, avant-bras tombant). Ces réflexes, dont la plupart sont décrits soit à propos du tabès, soit à propos de l'hémiplégie, sont exagérés dans les intoxications, la fièvre typhoïde, la tuberculose et abolis ou diminués dans le tabès, l'apoplexie, les lésions médullaires, le diabète et les cachexies.

Le réflexe cutané plantaire de Babinski (extension des orteils par chatouillement plantaire au lieu de flexion normale) indique une lésion pyramidale ; il est diminué par application de la bande d'Esmarch. Réflexe crémastérien : ascension brusque (chez l'adulte) par frottement de la face interne du testicule et de la cuisse. Réflexe abdominal. Ces réflexes cutanés sont diminués dans le tabès, les névrites, etc., etc., exagérés dans les maladies des centres nerveux et dans les intoxications.

Récurrente (Fièvre). — (Voir Typhus récurrent).

Reichmann (Syndrome). — (*Voir dyspepsies*).

REIN (Maladie du)

On procède à l'examen clinique du rein, le malade étant couché sur le côté opposé, jambes fléchies. Le ballottement rénal de Guyon avec mobilité antéro-postérieure se recherche par la palpation bimanuelle. La main placée sur l'abdomen n'exerce aucune pression, on imprime à la région lombaire des mouvements secs avec l'autre main. Le procédé du pouce de Glénard est surtout utile pour la recherche de la mobilité. 4 doigts dans la région lombaire, pouce en avant : l'autre main retient le rein. 1er degré : sensation du pôle inférieur ; 2e degré : sensation du rein entier ; 3e degré : sensation du pôle supérieur. Dans le procédé d'Israel, le malade est placé sur le côté supposé sain. Radioscopie, séparation des urines et cathétérisme des urtères. *Examen fonctionnel.* Urines, volume normal 12 à 1.400 gr. ; volume anormal : polyurie, oligurie, anurie. L'opsiurie de Gilbert est l'abondance maxima plutôt loin des repas. La polyurie s'observe surtout dans le diabète (2 à 5 litres). L'anurie, dans les maladies infectieuses, la néphrite, les coliques néphrétiques (calculs). Densité 1018 à 1022 : surtout intéressante dans le diabète, où elle atteint 1025, 1030 et plus, puisque le volume des urines est considérable. *La toxicité urinaire* normale est de 40 cc. par kilo de lapin (urotoxie), injection des urines filtrées dans la veine auriculaire du lapin : myosis, dyspnée, convulsions et mort. *La cryoscopie* est la recherche du point de congélation des humeurs. Le point de congélation est le point fixe indiqué, pendant quelques secondes avant de s'abaisser, par un thermomètre placé dans un mélange réfrigérant au moment où l'on vient de provoquer la cristallisation de l'urine par un fragment de glace. (Méthode un peu théorique).

$$\text{Normalement } \Delta = -1^o \text{ à } -2^o$$

Le point cryoscopique ou abaissement du point de congélation pour un liquide est proportionnel au titre de la solution; les solutions qui ont le même point de congélation ont la même concentration moléculaire. On obtient ainsi une même tension osmotique, notion des plus intéressantes en pathologie rénale.

La diurèse moléculaire $= \dfrac{\Delta\,V}{P}$ (V est le volume d'urine, Δ V le nombre de molécules éliminées en 24 heures, P le poids du sujet, δ le nombre de molécules élaborées). Dans les maladies du rein, les rapports $\dfrac{\Delta\,V}{P}$ et $\dfrac{\delta\,V}{P}$ sont diminués. Normalement, les urines contiennent par litre, 22 gr. d'urée, 0,40 d'acide urique, chlorures, 7 à 8 gr.

Ces chiffres, variables avec l'alimentation, n'ont pas la même valeur que les rapports urologiques. Le rapport de l'urée à l'azote total indique le degré d'utilisation des albumines, 0,85 au moins. Rapport du résidu minéral à l'extrait sec 30 °/o (Robin) ; au delà, il est exagéré. Rapport de Bouchard (carbone urinaire et azote total) 0.87. Rapport de l'urée au résidu fixe 45 °/o, des sels 30 °/o, des phosphates à l'urée 10 °/o. L'examen de la *perméabilité rénale* par l'élimination provoquée accuse une augmentation quand l'élimination est intense dès la 1re demi-heure et totale en moins de 24 heures (néphrites parenchymateuses, hydropigènes, régime reconstituant sans sel) ; une diminution sur l'élimination est inférieure à la normale et se prolonge pendant plusieurs jours. Normalement l'élimination maxima a lieu 3 ou 4 heures après et la coloration cesse au bout de 2 jours. L'élimination polycyclique intermittente s'observe dans les néphrites interstitielles ou atrophiques (bon signe). On utilise : 1o le bleu de méthylène, 0.05 centigr. en injection sous-cutanée, l'iodure de potassium, 2 cachets de 0.25, 1 cc, de solution à 5 °/o ; 2o l'épreuve de la phlorydzine : 1 cc. de la solution à 1 p. 200 ou 5 milligr. : glycosurie de 2 à 3 gr. après une demi-heure environ et pendant 3 ou 4 heures. Elle ne se produit pas si le rein est lésé ; 3o la phénolsulfonephtaléine en urines alcalinisées - 4o les épreuves de l'azoturie alimentaire (20 gr. d'urée) ; 5o de la chlorurie alimentaire (10 gr. de sel), de l'albuminurie provoquée par des blancs d'œufs donnés en lavements portés très haut. L'examen du rein peut être complété par l'étude du sang (v. hématurie), opalescence, leucocytose, urée, adrénaline (réaction d'Ehrmann). Nous avons vu, au cours du livre, les procédés de recherche du sucre (Fehling, bismuth et soude ou potasse, polarimètre). Urine alcaline, dépôt blanchâtre, augmente en chauffant, disparaît avec acide = phosph. terreux et ammoniacal, (*V. diabète*); de l'albumine et des albumoses (*V. albuminurie et magnésie*), des pigments biliaires par la réaction de Gmélin (acide azotique nitreux) ou chlorure de baryum, alcool et HCL (coloration verte (*V. les procédés par l'iode (coloration verte) et par le soufre à : ictères*). L'urée est décomposée par l'hypobromite de soude et dosée à l'uréomètre. Dans le sang, l'urée peut aller de 0.30 à 0.20 (chiffre normal) à 2 et 4 gr. Il faut tenir compte des albuminoïdes absorbés (100 gr. = 1 gr. d'urée du sang); avec 2 gr., le pronostic des mal. du rein est grave (Widal). (*V. Constante d'Ambard*). On a proposé aussi l'étude des variations albumineuses du sang (sang de la ventouse d'une région non œdématiée) (1).

Autres recherches : indican : quelques gouttes de perchlorure de fer ou de chlorure de chaux liquide, HCL et chloroforme, coloration bleue passant ou rouge. Urobiline : 0.50 de chlorure de zinc, 5 cc. d'urine ammoniaque jusqu'à dissolution du précipité : fluorescence verte. Acétone : odeur, couleur de Porto avec le perchlorure, etc. (V. Réaction de Gehrard, réaction de Lieben). Pus : urine traitée par l'acide acétique et l'ammoniaque (mucus gluant épais) examen microscopique surtout. Hématurie d'origine rénale : épreuve des 3 verres; urine également colorée d'une hématurie totale, caillots caractéristiques (V. réaction de Brucke et de Gungi). On peut enfin rechercher dans les urines les microbes, les globules blancs ou rouges et les cylindres. Pour examiner les cylindres, on met, sur la lamelle du microscope, une petite parcelle du dépôt centrifugé ; examen à faible grossissement, cylindres épithéliaux (néphrites et pyrexies), cylindres hématiques (inflammation du parenchyme et de la capsule), purulents, hyalins (peu importants), granuleux, cireux ou colloïdes, ces derniers d'un pronostic sérieux. Cathétérisme des uretères. V. Hémoglobinurie, etc. Division intravésicale des urines pour l'examen d'un seul rein.

Diagnostic rapide de quelques maladies du rein. Cancer :

(1) La constante d'Ambard est de 0.07 (normale); 0.10 avec un seul rein sain ; 0.14 avec 1/2 ; 0.20 avec 1/4 ; 0.21 avec 1/5.

tumeur, douleurs, symptômes dyspeptiques et nerveux, âge.
Entéroptose : rein flottant par palpation. Hydronéphrose :
tumeur débutant au rein, se dirigeant vers l'hypocondre et
non influencée par les mouvements respiratoires. Lithiase
rénale : douleurs lombaires avec coliques néphrétiques
possibles ; sables urinaires, etc). Le chapitre des néphrites
a subi des modifications si complètes et si récentes que
nous renvoyons le lecteur à cet article. Il ne suffit plus, écrit
Widal, de porter le diagnostic de néphrite interstitielle ou
parenchymateuse et d'en établir l'origine toxique ou infectieuse; il faut spécifier s'il s'agit d'une forme mono ou
polysyndromique (colorurémie, azotémie, hypertension).

Rein amyloïde. — **Étiologie.** Suppuration ancienne,
syphilis, tuberculose. **Anat. Pathol.** Gros rein, à capsule
se laissant facilement détacher. Blanc jaunâtre à la coupe.
Un fragment se colore en rouge brun avec la teinture d'iode.
Les lésions portent sur les vaisseaux, les glomérules et les
capillaires à la surface. **Symptômes.** Polyurie, 3 à 5 litres :
albumine (globuline) : œdèmes tardifs. Il existe en même
temps de l'hypertrophie de la rate. La perméabilité rénale
est conservée et il n'existe aucun signe de néphrite. **Traitement.** Tonique et étiologique.

Rein syphilitique. — **Etiologie.** La néphrite de
la syphilis secondaire est plus fréquente que la néphrite
tardive et elle apparaît du 4e au 6e mois, après l'infection
initiale. **Anat. Pathol.** Rappelle le rein de la scarlatine dans la néphrite de la période secondaire. Dans la
variété tardive, lésions vrriables de dégénérescence, sclérose et gommes. **Sympt. et diagn.** La variété précoce ressemble à une néphrite scarlatineuse sans fièvre : douleurs
lombaires, vomissements, œdèmes, urines très albumineuses et très denses. La variété tardive rappelle la néphrite
chronique hypertensive etc. Traitement spécifique.

Rein tuberculeux. — **Etiologie.** Primitive ou
secondaire chez la femme plus souvent que chez l'homme.
Les bacilles pénètrent par voie sanguine, plus rarement par
voie lymphatique ou urétérale. **Anat. Pathol.** Granulation
ou foyers caséeux. **Symptômes.** Douleurs de cystite avec

rradiations lombaires ; les douleurs à point de départ lombaire apparaissent plus tard. La tuberculose du rein est d'ailleurs insidieuse, sans symptômes tapageurs. Point para-ombilical sur le trajet de l'uretère. Hématurie avec *polyurie trouble* (albumine, pus, etc.) **Pronostic** variable avec l'uni-latéralité des lésions ou la participation des deux reins. **Diagnostic.** Est basé sur les signes ci-dessus et surtout sur l'inoculation des urines au cobaye et l'examen cytologique. Le cathétérisme uretéral permet de préciser les différences d'analyse entre les urines des deux reins. **Traitement.** Si la tuberculose ne frappe qu'un seul rein : néphrectomie totale et précoce. Néphrotomie au cas de pyonéphrose ou de lésions bilatérales. Traitement général de la tuberculose, injections d'huile gomenolée ; antisepsie de l'appareil urinaire.

RESPIRATOIRE (Maladies de l'appareil).

L'examen contient : l'inspection (déformations thoraciques, spirométrie, type et rythme respiratoires), l'examen des crachats muqueux, gangréneux, purulents, sanguinolents, albumineux ; la percussion. l'auscultation, la percussion auscultatoire (signe du son, bruit d'airain, etc.), la radiographie, la ponction capillaire, etc. Cet examen est élémentaire et nous ne pouvons y insister. Nous avons d'ailleurs développé avec soin au cours des descriptions du texte tous les signes utiles en les expliquant s'il y a lieu. Parmi les signes relativement récents, il convient de rappeler : le signe du son de Pitres, le bruit de bois, s'il n'y a pas d'épanchement ; bruit d'airain, s'il y a épanchement pleurétique ; le signe de Brun : tympanisme satellite des pneumonies du sommet localisées : le signe de Mauriac du claquement xyphoïdien, sourd, lointain (pas d'épanchement), claqué (épanchement) ; le signe de d'Espine : voix chuchotée au niveau de la 7e cervicale ; le triangle de Grocco : matité paravertébrale droite, etc. *L'albumino réaction des crachats de Roger*, positive avec les bacilles de Koch, constante dans la pneumonie caséeuse, disparait à la fin de la pneumonie aiguë franche, ce qui constitue un élément pronostique intéressant. (V. p. 27).

Diagnostic rapide de quelques affections fréq entes de l'appareil respiratoire. — *Asthme* (V. p. 138). *L'asthme des foins* avec larmoiement, sécrétion nasale, etc., survient à la période de floraison des graminées. *Bronchectasie* (V. p. 138). *Bronchite capillaire* (V. p. 138). *Broncho-pneumonie* (V. p. 138). *Bronchite chronique* (V. p. 138). *Cancer du poumon* (V. p. 156). *Coqueluche* (V. p. 139). *Emphysème* : sonorité modifiée, respiration prolongée, dyspnée, bronchite chronique. *Gangrène pulmonaire* : symptômes d'infection : expectoration et haleine pathognomoniques, crachats reposés : 3 couches. *Phtisie pulmonaire* : au début, différence de sonorité des 2 côtés, expiration prolongée, puis râles ou craquements secs, plus tard, humides et bruit caverneux à la dernière période. État général variable. *Pleurite sèche* : point de côté, frottements, toux sèche, sans expectoration et souvent sans fièvre. *Pleurésie aigüe sérofibrineuse* : début par point de côté et petits frissons répétés, température 38 à 39°; matité, diminution du murmure vésiculaire; œgophonie, pectoriloquie aphone; ponction exploratrice. *Pleurésie purulente* : fièvre, état général, œdème de la paroi, souffle amphorique; ponction exploratrice et analyse microscopique. *Pneumonie* : grand frisson unique, fièvre, point de côté, fièvre en plateau très élevée, crachats rouillés, adhérents; râles crépitants. *Pneumothorax* : point de côté et dyspnée brusque chez un malade atteint d'une maladie de l'appareil respiratoire; sonorite, absence de murmure vésiculaire.

Œdème du poumon. — Dyspnée brusque, râles fins, mousse rosée albumineuse. Embolie pulmonaire, dyspnée, crachats hémoptoïques, étiologie cardiaque.

Rêves. — Sont causés chez l'enfant par l'abus du vin, par les végétations adénoïdes, par les émotions et les troubles digestifs de la veille. Les rêves professionnels sont fréquents dans l'alcoolisme.

Raynaud (maladie de). — Asphyxie locale des extrémités, gangrène symétrique, héréditaire, familiale, frappant surtout les jeunes femmes à la suite de maladies assez différentes. Durée assez longue ; guérison habituelle. Ce sont l'annulaire et le petit doigt qui se gangrènent le plus souvent (phlyctènes). *Traitement* par les bains, les hypotenseurs, les vaso-constricteurs, l'iodothyroïdine, etc.

RHUMATISME ARTICULAIRE AIGU

Du mot grec : ρευμα, fluxion.

Définition. Maladie infectieuse et microbienne, frappant avec prédilection les jointures, mais s'accompagnant souvent de localisations musculaires, viscérales (surtout cardiaques). **Anat. pathol.** Synoviale congestionnée dans les lésions articulaires avec épanchement d'un liquide citrin, alcalin, fibrineux, cartilages tuméfiés, périostites, artérites et altérations du sang (globules rouges diminués, fibrine augmentée). Lésions viscérales. Tuméfaction thyroïdienne 60 %, (Vincent). **Étiologie.** Terrain arthritique et cause microbienne, bien que l'agent (bacille d'Achalme) soit toujours à l'étude et se confonde sans doute avec le diplocoque de Triboulet et Coyon qui semblait être en cause dans les complications du rhumatisme. Prédisposition professionnelle ou par l'humidité et l'arthritisme. Causes occasionnelles : froid, traumatisme et fatigue.

Symptômes. Début par frissons, fièvre légère, angine érythémateuse de quelques jours qu'il faut rechercher ; état général avec *fièvre* et *douleurs articulaires. Signe de Lasègue ;* les mouvements passifs, sans secousses, peuvent être indolores, gonflement, chaleur locale, rougeur, dilatation veineuse superficielle, hyperesthésie ; pouls accéléré, sueurs à odeur aigrelette. Les chevilles et les genoux sont les premiers pris ; l'inflammation est symétrique, mais d'une *mobilité* caractéristique. Les urines sont rares ; foncées, urobilinuriques et parfois hématuriques. Sueurs aigres, abondantes, irritant la peau. Dans l'articulation, la fluxion intéresse les ligaments, la synoviale, les tendons, les bourses séreuses, les insertions musculaires. Parfois anémie rhumatismale ; œdème thyroïdique. Complications : *cardiaques,* les plus fréquentes 40 à 50 %, même dans les rhumatismes infantiles les plus légers (torticolis, etc.). Lois de la coïncidence de Bouillaud, très discutables surtout chez l'enfant ; d'après ces lois, les complications cardiaques

seraient l'exception dans le rhumatisme bénin, et la règle
dans le rhumatisme intense. *L'endocarde* est le plus atteint,
souffle au 1er temps ou bruits modifiés ; matité augmentée,
danse des jugulaires. Auscultation systématique des rhumatisants ; péricardite, symphyse cardiaque, artérite aiguë.
Complications pleurétiques avec un épanchement qui disparaît assez vite et sans frottement de retour. Complications pulmonaires : congestion avec pluie de râles fins.
Complications nerveuses : rhumatisme nerveux (névralgies,
névrites), spinal, cérébral. Le rhumatisme cérébral (du 5e
au 20e jour) est favorisé par le surmenage, l'alcoolisme,
l'hérédité nerveuse et les grandes attaques rhumatismales ;
hyperthermie 41 et 42° ; mort rapide dans la forme apoplectique ; excitation, délire, pouls à 150, coma dans la forme
aiguë ; escarres, etc., dans la forme chronique ; on doit
faire le diagnostic du rhumatisme cérébral avec l'endocardite infectieuse, la méningite, les délires infectieux et le
délirium tremens ; complications rénales, sensorielles,
osseuses (ostéites, périostites), musculaires, cutanées
(œdème, nodosités sous-cutanées, purpura); dure de quelques jours à quelques semaines ; rechutes, difficulté de
l'effort cérébral dans la convalescence.

Diagnostic. Par la mobilité des douleurs et du gonflement articulaire, par les sueurs, etc., avec l'angine, la
grippe, la fièvre typhoïde, l'ostéomyélite, le mal de Pott, le
rhumatisme tuberculeux articulaire, l'arthrite blennoragique,
les arthrites, les pseudo-rhumatismes infectieux. Le rhumatisme infantile aigu se distingue des douleurs de croissance
par le siège osseux de ces dernières ; l'ostéomyélite présente une tuméfaction et une douleur caractéristique. Le
mal de Pott se reconnaît à l'empâtement péri-vertébral, à
l'inefficacité du salicylate. Endocardite fréquente, malgré la
bénignité apparente.

Traitement. Salicylate de soude et bicarbonate (réaction
au perchlorure, pour surveiller l'élimination), aspirine, médication anti-infectieuse, soufre colloïdal, etc. (Balnéation dans
le rhumatisme cérébral). Toniques dans la convalescence.
Hygiène physique. Soins du cœur : révulsion et digitaline.

Rhumatismes infectieux. — Théoriquement, on
distingue par là, les rhumatismes *secondaires* qu'on peut

observer dans le cours ou à la suite des maladies infectieuses : blennoragie surtout, érysipèle, pneumonie, dysenterie, typhoïde, variole, oreillons, grippe, diphtérie, rougeole, etc., (collobiase du soufre). *Le rhumatisme blennoragique* est moins généralisé et à manifestation moins mobile que le rhumatisme articulaire aigu. Il est souvent monoarticulaire ; l'inflammation n'est pas très aiguë, mais elle dure assez longtemps, guérit difficilement et peut aboutir à l'atrophie et à l'ankylose. Les localisations viscérales sont rares. Il s'agit plutôt d'arthrite blennoragique que d'infection rhumatismale généralisée. Cette variété serait très améliorée par le vaccin de Nicolle et Blaizot. Révulsion, pommades térébenthinées, boues radifères, air chaud.

Rhumatisme tuberculeux. — Primitif ou secondaire, ne frappe que peu d'articulations. Bien étudié par Poncet, Bezançon, etc. Il s'agit de lésions articulaires ordinaires et non de lésions tuberculeuses, spécifiqnes. Son *diagnostic* difficile est basé sur la température peu élevée, la fixité et la chronicité des localisations et les recherche de laboratoire. Les manifestations abarticulaires peuvent s'observer. L'hydarthrose tuberculeuse est curable. Cryogénine 0,50 à 0,80 ; révulsions, toniques. Eaux de Dax, Bourbon, Salies-de-Béarn ; inefficacité du salicylate ; héliothérapie très conseillée.

RHUMATISME CHRONIQUE

Types nombreux. Principaux : goutte asthénique ; rhumatisme noueux, osseux, chronique partiel, polyarthrite chronique, spondylose rhizomélique, nodosités des jointures d'Héberden. **Anat. Pathol.** Synovites vascularisées, lésions des cartilages, ostéophytes, envahissement conjonctif embryoplastique, surtout dans la spondylose de Marie. **Etiologie.** Rôle capital de l'humidité. Trophonévrose infectieuse ou toxique, de tous les âges, mais surtout après 40 ans ; misère, rapports avec lésion thyroïdienne, etc.

Symptômes. Progressif et déformant, tels sont ses caractères cliniques caractéristiques. Forme polyarticulaire des extrémités avec douleurs à paroxysmes nocturnes, déformations progressives en flexion, extension ou rectilignes ;

signe du métacarpe. Au membre inférieur, déformation du gros orteil et du pied en varus ou valgus ; si les vertèbres sont intéressées : craquements et douleurs vertébrales par mouvements de tête. Ces signes font place, au bout d'un temps variable, aux troubles trophiques ou de l'atrophie : peau froide, pâle, ongles cannelés, chute des poils. Parfois cachexie tuberculeuse ou rénale. Forme mono ou oligarticulaire, simule assez souvent une tumeur blanche, devient atrophique et se complique d'albuminurie.

Dans la spondylose rhyzomalique de Marie, il y a « coexistence d'une soudure de presque tout le rachis avec une ankylose complète des deux articulations coxo-fémorales, et une limitation plus ou moins prononcée des mouvements dans les articulations scapulo-fémorales, les petites articulations des extrémités demeurant, au contraire, intactes ». **Etiologie.** Blennorragie, syphilis, diabète, froid humide, rhumatisme aigu ; frappe le sexe masculin avant 40 ans. **Symptômes.** Tronc en avant (mannequin), genoux écartés, fléchis, le malade se maintient en s'appuyant, ses pieds ne touchent le sol que par la pointe. Difficulté de s'asseoir. *Diagnostic* par la radiographie. **Traitement.** Régime, salicylates de lithine, etc. Traitement surtout hygiénique et local par térébenthine, révulsion, iodés, colloïdaux du soufre paraissant agir sur les articulations, boues radio-actives, air chaud, bains de sable et de lumière. Eaux d'Aix, Bourbon-l'Archambault, Dax, Néris, Plombières.

Riga-Fede (maladie de). — Aphte cachectique s'observant de 15 à 18 mois avec lésion du frein de la langue caractéristique. Cautérisations à l'iode ; extraction de la dent incisive qui produit le frottement et l'ulcération.

ROUGEOLE

Définition. Maladie infectieuse, épidémique et très contagieuse. **Anat. pathol.** Lésions viscérales, surtout secondaires. Lésion des muqueuses : inflammation avec desquamation épithéliale de la peau : hypérémie et infiltration leucocytaire. **Etiologie.** Une atteinte confère l'immunité en général ; (récidive 7 %), contagion par les voies respiratoires au moment du catarrhe oculo-nasal. Bactériologie à l'étude, la vitalité du germe est très peu persistante.

Symptômes. Incubation 10 à 14 jours environ. Invasion : 5 jours. Frissons, céphalée, fièvre du soir, variable (Dillon), *catarrhe oculo-nasal et laryngé :* les yeux pleurent, conjonctivite spéciale, l'enfant mouche, éternue et tousse. Toux férine parfois. Erythème pointillé du palais. Stomatite pultacée de Comby. Le signe de Bolognini est la sensation d'un frottement péritonéal. *Taches de Köplik :* sur les muqueuses des joues, points blanc-bleuâtre, un peu surélevés sur taches rouges (sillon gingivo-labial) ce signe es très précieux quand il existe. Il n'est cependant pas spécia à la rougeole, on l'a signalé dans les oreillons, la rubéole etc. *Eruption :* A la suite de ces énanthèmes et trois jours après, environ, *l'éruption* (petites taches rouges, veloutées groupées avec intervalles de peau saine), débute par la nuque (la rechercher sous les cheveux des petits enfants), le menton, la face pour ensuite s'étendre au reste du corps. Durée de quelques jours seulement. Desquamation furfuracée ; guérison habituelle en 15 à 20 jours. Il existe des variétés abortives ou malignes (ataxo-adynamique suffocantes, hémorragiques) et des formes frustes ou abortives. Les complications sont surtout graves à l'hôpital : broncho-pneumonie, mortalité 40 % : pneumonie, adénopathie, (la rougeole peut réveiller une tuberculose ganglionnaire), noma, conjonctivite, otite avec surdité, entérite ; états méningés avec convulsions dans le bas-âge ; association fréquente, dans la convalescence, avec la diphtérie, la coqueluche.

Diagnostic. Les signes de la période d'invasion sont les plus importants à retenir pour dépister, en clientèle, les premiers cas de rougeole et prendre les mesures d'isolement, tant qu'elles sont encore efficaces (*voir rubéole*). Le diagnostic classique avec la scarlatine n'est en général pas difficile ; avec la rubéole, le diagnostic se fait par l'apyrexie et le caractère moins net et tardif du catarrhe. **Pronostic.** Bénin en général, mais grave dans la 1re enfance, et après 20 ans ou à l'hôpital. **Traitement.** Antiseptic du rhinopharynx, des yeux, traitement comme pour tous états infectieux moyens. Bains chauds et bains sinapisés, méthode de Milne (v. scarlatine). Photothérapie. La déclaration obligatoire est sans intérêt, parce que trop tardive, la contagion se faisant souvent avant le diagnostic, mais il est essentiel de séparer les rougeoleux des malades suspects de tuberculose.

RUBÉOLE

Définition. Fièvre éruptive contagieuse, distincte de la rougeole. **Etiologie.** Fréquente de 2 à 10 ans, surtout en Allemagne et en Angleterre.

Symptômes. Incubation : 5 à 14 jours ; invasion 1/2 journée à 2 jours, rarement avec prodromes : conjonctive rouge, toux, engorgement des ganglions cervicaux. Eruption surtout de la face, des cuisses, etc., macules rosées, parfois prurigineuse, catarrhe oculo-nasal contemporain. Pas de Köplik vrai, l'énanthème sans pointillé s'accompagne d'hypertrophie ganglionnaire rétro-auriculaire et du cou. Complications et rechutes rares. Diagnostic avec la rougeole ; le Köplik pouvant exister dans la rubéole et l'hypertrophie ganglionnaire dans la rougeole, l'allergie vaccinale, de Netter, peut aider au diagnostic. C'est la réaction locale positive, dans la rubéole, de l'inoculation vaccinale pratiquée le jour même de l'apparition de l'énanthème. Diagnostic avec la 4e maladie à éruption nettement scarlatiniforme (angine et desquamation), avec les érythèmes de la grippe, l'urticaire, etc. Isolement 8 jours, antiseptie de la gorge, du nez. **Traitement.** Celui des infections légères.

SANG (Maladies du)

L'ultra-microscope facilite l'examen rapide des éléments du sang, des hémoconies ou granulations colloïdales, etc. Mais le microscope ordinaire est utile pour une étude du sang très complète. On peut voir dans le sang frais, les corps sphériques en rosace ou en croissant de l'hématozoaire, les trypanosomes, les embryons de filaire et, sans grand intérêt clinique, la bactéridie du charbon. Le bacille d'Eberth, le streptocoque, etc., sont décelables dans le sang en culture dans du bouillon. L'examen direct montre les pigments ocre et mélanique (paludisme et généralisation cancéreuse). Examen des globules biconcaves sans noyau (hématéine, coloration rosée à l'éosine, jaune verdâtre avec la thionine). La numération des globules (4.100.000) se fait par les procédés de Malassez et Hayem. On observe en ballon, en montagne, l'hyperglobulie (au dessus de 5 millions par mill.) ; l'hypoglobulie est grave au-dessous d'un million ; dosage de l'hémoglobine selon la méthode chlorométrique de Hayem-Hénocque ou. spectroscopique. (*V. Hémoglobinurie*). Valeur globulaire : 28-30. L'examen spectroscopique permet aussi la recherche des pigments biliaires et de l'urobiline. Etudes des hémorragies occultes (V. réaction de Meyer et Weber). Pour la recherche des pigments, on peut utiliser la réaction de Gmélin ; pour l'usage de l'urée, devenu très important (Widal), etc.), le réactif de Millon qui, à une température inférieure à 35º, ne décompose que l'urée. Pour l'acide urique, procédé du fil dans 3 cc. de sérum, II gouttes acide acétique : les cristaux d'acide urique, déposés sur le fil après 48 heures, donnent la réaction de la murexide.

La *résistance* mise à céder l'hémoglobine et la *fragilité globulaire* de Widal, dont la notion est intéressante dans l'étude de l'ictère hémolytique, s'obtiennent par la constatation du degré d'hémolyse (rouge foncé) en présence de solutions chlorurées de concentration différente. L'étude de la *viscosité* du sang permet d'apprécier certaines modifications globulaires. On observe de l'hypoviscosité dans les anémies avec destruction globulaire et de l'hyperviscosité avec de la polyglobulie. Le viscosimètre, de Hess par ex.. se compose de 2 tubes capillaires parallèles, horizontaux. Si l'on aspire en même temps dans un tube le sang, dans l'autre, de l'eau distillée, il suffit de lire les différences de longueur des deux colonnes et du sang pour avoir le coefficient de viscosité. Procédé de la seringue : coagulation normale, après 6 ou 7 minutes ; coagulation retardée à partir de 10 minutes.

La méthode de Bordet et Gengou a fait réaliser un progrès certain à la pathologie du sang dans les maladies infectieuses ; il faut mentionner enfin le rôle des agglutinines qui préparent les réactions de défense ; des précipitines qui précipitent en amas un sérum en ajoutant du filtrat de bacilles d'un sérum immunisé ; des opsonines, substances

favorables à la leucocytose. Nous ne pouvons rentrer ici
dans le détail complet de cette importante étude du sang.
Nous renvoyons le lecteur à la table des matières. Rappelons que le bleu de méthylène colore les noyaux des globules
blancs (6 à 8.000 n'ont pas de membrane mais un ou plusieurs noyaux) ; que les granulations sont colorées à l'éosine,
ou au triacide d'Herlich (acidophiles et neutrophiles : rouge
violet), que les globules rouges peuvent contenir des granulations basophiles visibles avant ou après fixation par la
chaleur en utilisant les couleurs basiques d'aniline. Il existe
20 à 25 % de lymphocytes (petits mononucléaires), 2 à
4 % de grands mononucléaires, 70 % de leucocytes polynucléaires neutrophiles à noyau multilobé, à protoplasma
contenant des granulations neutrophiles (colorants neutrés) ;
2 à 4 % de leucocytes éosinophiles ou acidophiles à grosses
granulations se colorant en rouge vif par éosine et triacide.
En pathologie, on peut encore trouver des myélocites neutrophiles et des éosinophiles d'Erlich. Sur 100 globules
blancs on compte 33 mononucléaires, 67 polynucléaires
(66 neutrophiles, 1 éosinophile). La leucocytose est l'augmentation passagère du nombre des globules blancs traduisant la réaction des organes hématopoïétiques. La leucémie
est une augmentation pathologique prolongée et forte. On
observe l'hyperleucocytose avec polynucléose (15 à 20.000 leucocytes), 75 % de polynucléaires dans les suppurations
(dans le diagnostic des suppurations profondes), l'érysipèle, la pneumonie, la diphtérie et les angines ; l'hyperleucocytose avec mononucléose (plus de 40 %) dans la variole,
la varicelle ; l'hypoleucocytose dans la fièvre typhoïde et la
fièvre paludéenne. L'éosinophilie (avec 4 à 5 % de polynucléaires éosinophiles) existe surtout dans le myxœdème,
l'asthme et les affections parasitaires (distinction entre les
kystes et les tumeurs). On admet que les lymphocytes proviennent du tissu lymphoïde (rate, ganglions, amygdales)
et les leucocytes polynucléaires du tissu myéoïde (moelle
osseuse (*V. anémie, chlorose, leucémie, purpura, scorbut*).
Parmi les notions cliniques nouvelles, citons l'érythrémie
ou maladie de Vaquez caractérisée par de la polyglobulie,
de la splénomégalie et de la cyanose. On observe aussi, dans
ce syndrome polyglobulique, des vertiges, de la somnolence
et des troubles digestifs. Le *purpura* est considéré comme

étant causé par une anomalie du caillot, peu ou point
rétractile, se redissolvant aisément avec des capillaires de
la peau fragilisée. L'*hémophilie* parait bien due à un retard
de la coagulation du sang. (V. azotémie, chlorurémie, oxalémie, etc.). Enfin les sérums hémopoïétiques, les syndromes hémolytiques avec fragilité globulaire sont actuellement à l'étude. Le sang est enfin le siège de l'immunité,
de l'anaphylaxie, etc. (V. cuti et oculo-réaction, déviation du
complément etc.).

SATURNISME

Définition. Intoxication par le plomb. **Anat. Pathol.**
Plomb dans les viscères : cerveau, foie, rein. Néphrite
interstitielle. Athérome des vaisseaux. Hypertrophie du
cœur (ventricule gauche), atrophie des muscles. **Etiologie.**
Intoxication professionnelle (peinture, typographie, fabrique
de céruse, conserves, papiers peints, etc.).

Symptômes. Peau jaune pâle ; globules sanguins diminués (granulations basophiles des hématies) et anémie.
Liseré gingival de Burton, gris-bleuâtre. Haleine fétide,
plaques muqueuses. *Colique de plomb*, douleurs exagérées
par l'examen superficiel, atténuées par pression profonde,
à siège surtout périombilical, avec irradiations (plexus
solaire), ventre en bateau, rétracté, vomissements, *constipation marquée*, foie diminué de volume par rétraction vasculaire. Pas de fièvre. Néphrite interstitielle : semblable à
la goutte diathésique, la goutte saturnine frappe surtout le
gros orteil (tophus aussi). Troubles nerveux moteurs,
frappent surtout les muscles fatigués. Les formes généralisées s'accompagnent de tremblement limité aux mains (et
plus fort le soir) et de symptômes graves variables. Formes
localisées : type supérieur brachial (Duchenne-Erb) : deltoïde, biceps, brachial antérieur, long supinateur. Élévation,
rotation, supination abolies. Type antibrachial ou paralysie
des extenseurs à l'exception du long supinateur. Dans la
paralysie radiale non saturnine, on ne voit pas le relief du
supinateur en faisant fléchir l'avant-bras sur le bras. Au
début, la paralysie radiale saturnine commence par le

médius et l'annulaire (ext. commun des doigts), l'index et l'auriculaire (ext. propre) peuvent « faire les cornes » ; plus tard, l'extension et l'abduction sont abolies : en relevant le poignet, en extension et en pronation, la flexion reste possible (fléchisseurs sains). Le long abducteur du pouce est le dernier pris (formes graves). Tumeur dorsale du poignet ; type Aran-Duchenne (*v. atrophie musculaire*) ; type péronier : les péroniers et les extenseurs paralysés à l'exception du jambier antérieur. Type laryngé. Réaction faradique, galvanique, de dégénérescence. Abolition des réflexes. Troubles de sensibilité et sensoriels (peuvent manquer souvent) : anesthésie, hyperesthésie, dysesthésie, amaurose, névrite optique, amblyopie. Parotidites, encéphalopathie délirante, convulsive et comateuse, causée par l'hypertension artérielle. Pseudo-paralysie générale. Goutte saturnine débutant par le gros orteil, mais avec extension aux lombes et à la hanche.

Diagnostic par le liseré de Burton et l'étiologie. Pronostic lié à la persistance de la cause et au degré d'intoxication. **Traitement.** Prophylaxie professionnelle. Coliques : belladone, morphine, lavement électrique ; paralysies : électricité galvanique puis faradique, massages ; constipation : eau-de-vie allemande, sulfate de magnésie. Toniques, bains sulfureux et KI.

SCARLATINE

Définition. Fièvre éruptive, épidémique et contagieuse. **Anat. pathol.** Congestion surtout du tissu lymphatique, de la rate et du rein (néphrite mixte). Sang noir et sérum laqué. **Etiologie.** Surtout fréquente et grave en Angleterre. S'observe dans la seconde enfance (vers la 10e année souvent). Contagion directe ou indirecte, bien moindre que celle de la rougeole. L'agent de contage se rencontre dans les mucosités de la gorge ; les squames et débris épidermiques ont pu transmettre la maladie à distance en véhiculant les germes. Immunité. On discute l'origine bovine de la scarlatine actuellement (lait). On note aussi que les streptocoques dominent dans les complications. Influence du climat et de la saison humide.

Symptômes. *Incubation*, très courte, un à cinq jours. *Invasion* encore plus rapide, un jour environ. Fièvre, état général sérieux, frissons. L'*éruption* est composée de plaques rouge vif, débutant par les plis articulaires, en particulier le pli du coude : son éruption linéaire à ce pli du coude serait comparable au signe de Koplick, pour la rougeole. Le tronc est également pris. Érythème diffus : taches rouges avec pointillé plus foncé ; pas d'intervalle de peau saine ; quand la face est prise, traînées rougeâtres (en soufflet). Signe de Filatow : contraste entre la *pâleur* des lèvres, du menton, d'une part, et la *rougeur* intense des joues (Froment) (1). *Angine*, avec engorgement ganglionnaire muqueux. La muqueuse palatine est écarlate avec piqueté hémorragique extrêmement fin. Au bout de quelques jours, langue rouge vif, *framboisée*. *Desquamation :* à partir du 9e ou 10e jour ; elle est assez fine au tronc ; par écailles au visage ; plus considérable aux extrémités ; dure plusieurs semaines et parfois très longtemps. Formes anormales ou discrètes assez fréquentes. La forme ataxoadyna-mique est grave ou foudroyante. On estime que les scarla-tines puerpérales n'étaient que des érythèmes infectieux streptococciques. Complications. L'angine précoce peut être maligne mais elle ne s'accompagne pas de diphtérie. L'angine tardive est souvent diphtérique. Hémiplégie le plus souvent droite, rare, mais bien observée. Angine gangré-neuse avec bubon scarlatineux. Otites suppurées, pseudo-arthropathies. Rhumatisme. Péricardite. Suppurations. La *néphrite*, complication grave, qu'il faut prévenir ou dépis-ter, survient à la période de desquamation ; elle est grave, la mort survient par urémie, œdème de l'appareil respira-toire, anurie, hématurie, anasarque généralisé. **Pronostic.** C'est la néphrite et quelques-unes des complications qui assombrissent un pronostic assez favorable sans elles. Une température de 41° est d'un mauvais pronostic. La tachy-cardie de la convalescence est à connaître.

Diagnostic. Avec rougeole, variole, érythème scarlatini-

---

(1) Signes de : Pastia (éruption ecchymotique du pli du coude) ; de Hecht (pétéchies) ; de Leede (ecchymoses) par pincement ou constriction avec un bandage.

forme de Besnier (poussées successives, desquamation dès le 3e jour), diphtérie, procédé de la ventouse, etc. **Traitement.** Régime lacté, bains, antisepsie de la gorge ; grands lavages, pulvérisations ; isolement, sérum de Moser, méthode de Milne : essence d'eucalyptus sur tout le corps, acide phénique à 10 % pour le badigeonnage de la gorge, inhalations. La quinine aurait une action plus grande qu'on ne l'avait cru et Ramond recommande le salicylate de soude (2 à 6 gr.) par doses de 0.30.

Sciatique (*V. név. sciatique*).

Sclérodermie. — Transformation fibreuse dermique et des tissus sous-jacents, de cause inconnue, mais en rapport avec des troubles nerveux, glandulaires et vasculaires. On trouve à l'examen des tissus, des fibres conjonctives feutrées, de l'atrophie glandulaire, des artérioles éparses, etc., etc. Plus fréquente chez la femme, la sclérodermie serait une forme atténuée de la lèpre (Zambaco). Les chéloïdes et les cicatrices s'en distinguent par leur localisation. Dans la maladie de Morvan, les troubles de sensibilité permettent d'éviter tonte confusion.

SCLÉROSE DE LA MOELLE

Sclérose en plaques, ou multiloculaire. **Définition.** Maladie causée par la sclérose médullaire en ilots ou plaques disséminées et cependant à signes surtout d'ordre moteur. **Anat. pathol.** Plaques scléreuses grises disséminées non-seulement dans la moelle mais aussi dans le bulbe, le cerveau, coloration rouge à la coupe. Histologiquement, disparition de la myéline, prolifération névroglique, cellules nerveuses respectées ; lésions vasculaires premières en date. La sclérose augmente de la périphérie vers le centre. **Etiologie.** Infections et plus rarement traumatismes. L'influence du surmenage et des émotions est plus discutée. S'observe surtout de 25 à 35 ans. C'est le type cérébro-spinal que nous résumons.

Symptômes. *Troubles moteurs.* Démarche cérébelleuse (asynergique de Babinski), ébrieuse, spasmodique, trépida-

tion épileptoïde par flexion brusque ; exagération des réflexes
rotuliens et contractures ; tremblement intentionnel caractéristique (5 à 6 oscillations par seconde) survenant aux
membres supérieurs surtout et à l'occasion de mouvements
voulus : on commande de porter à la bouche un verre rempli d'eau ou l'index au bout du nez. Le tremblement mercuriel, analogue, ne cesse pas complètement au repos. Le
tremblement de la sclérose s'explique par les lésions nerveuses et la persistance des cylindraxes dénudés. Parésie
constante. *Troubles bulbaires :* glycosurie, polyurie, troubles
respiratoires et circulatoires (tachycardie). *Troubles de la
parole :* scandée, spasmodique (oscillations de la langue,
antéro-postérieures). Vertiges, attaques apoplectiformes avec
fièvre. *Troubles intellectuels :* facultés amoindries, dépression, rire spasmodique. *Troubles sensoriels : nystagmus*
(oscillations horizontales en voulant fixer un objet). Parésies
sensorielles ; inégalité pupillaire ; amblyopie ; pupille un peu
décolorée dans le segment interne. *Troubles trophiques :*
escarres, amyotrophie. Durée de six à dix ans. Rémissions.
Mort par cachexie terminale ou tuberculose, pneumonie,
paralysie bulbaire.

Diagnostic avec paralysie générale (idées délirantes,
pupille paresseuse à la lumière, trémulations et embarras
de la parole) ; avec la maladie de Friedreich (abolition des
réflexes rotuliens), avec l'hystérie (pas de nystagmus ni de
signe de Babinski), tumeurs (vomissement cérébral, papille
œdémateuse), maladie de Parkinson, tabès (signe d'Argyll
Robertson) et pseudo-scléroses. **Traitement.** Bromures et
courants continus. Iodures, solanine. Rééducation motrice.
Hygiène morale.

**Sclérose latérale amyotrophique. — Défi-
nition.** C'est une sclérose des cordons latéraux avec amyotrophie. **Anat. pathol.** Sclérose systématisée des faisceaux
pyramidaux et des cordons latéraux ; les grandes cellules
motrices des cornes antérieures sont frappées par dégénérescence indirecte. **Etiologie.** Hérédité, syphilis, prédisposition du sexe féminin ; âge 30 à 50 ans. **Pathog.** Les
signes parétiques et spasmodiques s'expliquent par lésions
des cordons, et l'atrophie avec contractions fibrillaires par
lésions des cellules des cornes antérieures. Dénégéres-

cence des cellules motrices centrales et périphériques.
Symptômes. Après quelques prodrômes (fourmillements),
atrophie en masse surtout aux extrémités avec secousses
fibrillaires, déformation des membres supérieurs par action
des muscles antagonistes les moins atteints : main de
singe ; griffes des interosseux, deux dernières phalanges
fléchies, phalanges en extension. Les membres inférieurs
sont pris au bout de 7 à 8 mois : rigidité, démarche spasmodique ; exgération des réflexes, signe de Babinski, trépidation, sensibilité et sphincters intacts. Forme à début
scapulo-huméral (Déjerine). La maladie *aboutit toujours* à
la période bulbaire ; paralysie glosso-labio-laryngée (*v. ce
mot*), mort par troubles respiratoires ou cardio-bulbaires.
Durée 2 ou 3 ans.

Diagnostic avec l'atrophie Aran-Duchenne (réflexes
non exagérés, membres inférieurs non atteints), avec la
sclérose en plaque (pas d'atrophie des membres supérieurs)
avec la syringomyélie (dissociation de sensibilité et troubles trophiques). **Traitement.** Bains et bromures contre
les contractures. Phosphate de zinc, belladone. Tonique du
cœur. Electrisation, révulsion, gymnastique sans excès,
mais le traitement donne peu de résultats.

SCORBUT

Définition. Maladie du sang, chronique. **Etiologie.**
Mauvaise hygiène, abus du sel, privation de légumes frais,
etc. **Symptômes.** Cachexie douloureuse s'accompagnant
de signes : buccaux (ulcération des gencives qui saignent,
mastication douloureuse), cutanés (chair de poule etc),
hémorragiques (purpura, ecchymoses, œdèmes colorés,
bosses sanguines et ulcères scorbutiques : hémophilie
secondaire). Dans les cas non traités, syncopes, pleurésie,
péricardite ; cachexie après plusieurs mois etc. **Diagnostic**
avec le purpura (pas de prodromes, pas de stomatite, pas
d'étiologie du scorbut). *La maladie de Barlow* (durée de
quelques semaines à quelques mois) due à l'allaitement
artificiel par des laits stérilisés ou conservés se caractérise
par des hémorragies sous-périostées des régions juxta-épi-

physaires, en particulier du genou. **Traitement.** La prophylaxie se résume en un mot : bonne hygiène alimentaire. Légumes frais, jus de fruits frais, lait frais. Suppression du lait stérilisé chez le nourrisson. Tonifier l'organisme ; traiter les symptômes : hémostatiques et soins de bouche.

SCROFULE

Définition. Dystrophie constitutionnelle avec manifestation portant sur les ganglions lymphatiques, la peau, les muqueuses, le tissu cellulaire, les tissus ostéofibreux et les viscères (Jaccoud).

Symptômes au début : pâleur et boufflissure de la face, hypertrophie des lèvres (supérieure surtout), nez épaté, hypertrophie des amygdales ; avant la seconde dentition apparaissent les gourmes (eczéma, impétigo, blépharites), puis les adénites (avec cicatrices des écrouelles), abcès froids, scrofulides, tumeurs blanches, et enfin l'ozène, le lupus, les complications viscérales et la cachexie scrofuleuse. Le terrain lymphatique doit être admis ; mais la scrofule se trouve un peu démembrée par la syphilis et surtout par la tuberculose, sans qu'il y ait identité entière entre la tuberculose et la scrofule comme on a voulu le dire. En définitive, on peut admettre à l'heure actuelle que le terrain scrofuleux est caractérisé par une nutrition ralentie dont la cause est acquise (hygiène défectueuse) ou héréditaire ; ce terrain favorise un certain nombre d'infections et même la tuberculose. **Traitement.** Vie au grand air ; bord de la mer, huile de foie de morue, iodes, toniques et bonne alimentation, soins du rhino-pharynx. Eaux chlorurées sodiques de Salies, Balaruc.

Stéréognostique (Sens). — Permet de reconnaitre les yeux fermés, la forme, le relief des objets. L'agnosie primaire est l'abolition du temps d'identification primaire (dimensions etc). L'asymbolie tactile est la suppression du 2e temps d'identification secondaire (reconnaissance intellectuelle).

LES SPOROTRICHOSES

La question des *sporotrichoses* ne doit plus être considérée comme une question de science pure. Tout médecin doit être à même de dépister une *sporotrichose* derrière la lésion tuberculeuse ou syphilitique qui la masquent. Il faut même y penser — ce qui est à la vérité beaucoup plus rare — dans quelques cas de lèpre et de morve. Il n'est plus permis de diagnostiquer tuberculose par exemple, et de soumettre à un traitement complexe et prolongé un cas donné de sporotrichose, susceptible de guérir en quelques semaines. Le traitement, a-t-on dit, exige à peu près, pour la guérison, le temps nécessaire au développement complet des cultures de *Sporotrichum*. Un praticien sans laboratoire, grâce à la technique si simple de Gougerot, est en mesure de faire son diagnostic bactériologique exact. Au surplus, tous ceux que les études sur la tuberculose passionnent, admettent volontiers que nous mettons souvent l'étiquette de tuberculose sur des états assez différents. Il est intéressant d'entamer le bloc toujours trop grand des victimes du bacille de Koch.

Les premières observations en date sont dues, on le sait, à de Beurmann et Ramond, puis à Gougerot, Shenk, Hetkœn, etc. Le sporotrichum le plus important et le mieux connu est le *Sporotrichum Beurmanni*. C'est un champignon de l'ordre des hyphomycètes ; aérobie ; à bâtonnets formant un mycelium et des filaments incurvés, ramifiés et même cloisonnés. Les filaments portent les spores. Les spores, ovoïdes, ont 5 à 6 μ, On les étudie sur lame sèche ou en goutte pendante. Elles se développent en bouquet à l'extrémité d'un filament mycélien. La coloration par l'hématoxyline est nette et forte. Les spores résistent à 55° ; à 0° elles peuvent vivre plusieurs années. Les antiseptiques les tuent, mais non l'iodure si actif comme agent thérapeutique. Les cultures sont faciles en milieux sucrés ou additionnés de glucose sur carotte ou betterave glycérinées, sur bouillon glucosé, gélose glucosée, etc. Le rat blanc et la souris blanche sont très sensibles à l'inoculation. Avec l'inoculation sous-cutanée, on obtient un abcès, des gommes, des nodules pulmonaires ; avec l'injection péritonéale, on observe soit une granulie généralisée, soit des localisations variables. Nous reviendrons sur la question des cultures.

Le *Sporotrichum* se rencontre dans la nature ; on a pu le cultiver sur des salades, sur le haricot ; on a retrouvé le *Sporotrichum* sur un grain d'avoine sauvage, sur l'écorce d'un hêtre. L'inoculation à l'homme a lieu par des débris végétaux et la pénétration se fait par l'épiderme ou par ingestion (amygdale, intestin), en utilisant la voie artérielle ou lymphatique. Les sporotrichoses peuvent mettre un certain temps à se développer, d'après le terrain et la résistance du malade. Cette possibilité de vivre en saprophyte du *Sporotrichum* est notée par tous les auteurs. Elle présente quelque intérêt puisqu'il peut y avoir coexistence de sporotrichose et des affections qui la simulent.

Au point de vue anatomo-pathologique, la gomme est l'élément caractéristique. C'est un abcès à grosses cellules épithélioïdes avec tissu conjonctif à la périphérie et au centre contenant surtout des macrophages et polynucléaires.

La maladie se montre chez l'homme sain, mais frappe plus souvent les sujets affaiblis. Le nodule gommeux du tissu cellulaire sous-cutané est, au point de vue *clinique*, également la lésion la plus typique. Il est rare qu'on n'en trouve pas plus de trois à quatre ; soit en moyenne dix, vingt, trente et davantage. Du volume d'un pois à une noix, ces nodules siègent un peu partout, sauf à la tête et aux extrémités des membres. Leur siège, leur nombre, l'abcence de douleurs et d'adénopathie, l'état général assez bon constituent des symptômes assez spéciaux aux sporotrichoses.

Sans avoir une tendance naturelle au ramollissement, les nodules peuvent passer quelques semaines de la période de crudité à la phase de ramollissement et d'ulcération, en augmentant le volume le plus souvent. Il faut connaître le ramollissement dit cupuliforme (le doigt donne en appuyant une dépression en cupule). La peau devient lilas, l'ulcération a lieu par pertuis, laissant écouler un jus café au lait. Les ulcérations ont un fond gris jaunâtre et sont atones. La cicatrisation a lieu parfois sans évacuation de pus, ce qui est assez curieux à noter. En somme, l'évolution des foyers présente un caractère assez variable et polymorphe. Les viscères sont moins souvent frappés que les muqueuses, les os ou les articulations. On a pu prendre des sporotrichoses pour des périostites, des ostéomyélites ou fractures.

La maladie non traitée a une marche lente. On a décrit des formes localisées graves, fébriles, septicémiques, etc.

Le diagnostic clinique repose sur la symptomatologie ci-dessus. Dans la syphilis à la période des gommes, leur petit nombre et le caractère du ramollissement permettent déjà d'éliminer la sporotrichose. Les gommes tuberculeuses sont souvent confondues en clinique avec les gommes du *Sporotrichum*. Dans la tuberculose, les gommes sont également moins nombreuses et elles ont une origine plus profonde avant de fuser vers la peau.

C'est encore le nombre des éléments qui importe le plus, à la période des ulcérations. Dans la tuberculose, ces ulcérations sont plutôt ganglionnaires ou osseuses.

Le diagnostic avec l'ecthyma syphilitique est des plus délicats. Les caractères distinctifs portent sur le siège (membre inférieur), sur la forme des ulcérations, sur la présence ou l'absence de bourbillon. La ponction purulente signe la sporotrichose.

Les cicatrices syphilitiques, enfin, sont larges, polycycliques avec liseré pigmenté, etc. Nous ne pouvons insister ni sur le diagnostic avec la morve, ni sur les variétés viscérales des sporotrichoses, d'une observation presque impossible en clientèle.

Le diagnostic bactériologique confirme avec la plus rigoureuse exactitude le diagnostic clinique. Citons comme incertain et parfois erroné le procédé de l'examen direct du pus coloré au bleu de Unna. L'inoculation au rat blanc n'est pas non plus un moyen suffisamment net. La réaction de fixation de Widal et Abrami, basée sur la réaction de Bordet et Gengou mérite d'être employée. De même la séro-agglutination. On met en présence du sérum du malade avec une émulsion de spores que ce sérum agglutine. L'émulsion de spores est obtenue en broyant une culture de cinq à douze semaines dans du sérum physiologique.

Les spores passent à la filtration.

Le *procédé de choix*, pour un diagnostic précis et sûr, est la culture. Elle mérite d'être employée par tous les praticiens, puisqu'elle est entièrement à notre portée.

On retire, avec toutes les précautions d'usage, trois centimètres cubes de pus pour ensemencer trois tubes de gélose glucosée. Cette gélose se trouve dans le commerce toute préparée ainsi que les tubes eux-mêmes d'ailleurs. Voici, au surplus, la formule de Sabouraud :

Eau	1.000 grammes
Peptone	10 —
Glucose brute massée. .	40 —
Gélose.	18 —

On ne se servira que des tubes qui ont été fermés à la lampe ou obturés avec du caoutchouc et coton hydrophile. Ils seront placés debout, sans capuchon, sans étuve, mais dans une chambre chauffée à 28 ou 30º. Les colonies se développent du quatrième au sixième jour : 1º par leur coloration qui de blanchâtre est devenue brun chocolat ou couleur encre ; 2º par leur plissement analogue aux circonvolutions du cerveau ou aux villosités intestinales. En général résultat caractéristique au 8e jour.

Si la lésion est verruqueuse, Gougerot conseille de déposer, sur gélose peptonée et à l'aide d'un fil de platine, quelques bourgeons ou squames en points séparés.

Le diagnostic d'urgence est possible en deux ou trois jours avec une coulée de pus sur verre et examen microscopique consécutif.

Le traitement est encore plus simple et d'une merveilleuse efficacité. C'est le traitement par l'iodure qui agit surtout et par phagocytose. On emploie une dose de 2 à 4 grammes (dose utile) pendant une période de quinze jours à deux mois. On le prescrit un mois encore après la guérison apparente. Les pansements et injections iodurés sont des adjuvants parfois nécessaires (iode 10 ; KI, 20 ; eau 100) iodure de fer et KI dans les lésions fermées (1).

-----

(1) Il existe dans le commerce des préparations toutes prêtes pour faciliter le diagnostic.

STAPHYLOCOCCIES ET STREPTOCOCCIES

Staphylococcies. — Depuis les découvertes de Pasteur
relatives au furoncle et à l'ostéomyélite « le furoncle de
l'os » les expériences de Garré etc, ont montré que les staphylocoques pouvaient produire des affections différant un
peu selon le point d'inoculation. On sait aussi que les staphylocoques utilisent les voies lymphatiques et sanguines
pour se porter sur divers points de l'organisme. Il existe
des bronchites, des angines à staphylocoques, etc. L'agent
pathogène détermine des manifestations localisées plus ou
moins nombreuses ou ayant des rapports indéniables avec
une autre maladie : ex. l'anthrax des diabétiques ; il peut
provoquer, enfin, une infection générale. Assez rarement
primitives les staphycoccies généralisées, sont le plus souvent secondaires à la variole, à la fièvre typhoïde, à l'ostéomyélite, etc.

La pénétration en masse des staphylocoques dans le sang
ou leur exaltation soudaine sur le terrain favorable détermine des endocardites, des abcès nucléaires, un état ataxo-
adynamique, etc. Toutes les localisations staphylocciques,
d'apparence parfois très bénignes, sont susceptibles de
devenir graves et de produire les états septicémiques.
Tantôt on croit, en clinique, à une fièvre typhoïde ; mais le
séro-diagnostic est négatif et la culture du sang donne du
staphylocoque doré affirmant le diagnostic de septicémie
staphylococcique. Tantôt on a pu croire à une infection
streptococcique. Le **diagnostic** porte quelquefois sur ces
streptococcies.

Les streptococcies généralisées, septicémiques, ne sont
qu'exceptionnellement primitives, il est probable que, dans
les cas où elles ne semblent pas secondaires à une autre
affection, elles ont eu pour point de départ une angine
méconnue. Le plus souvent on trouve pour les expliquer
un état antérieur bien net : angine, érysipèle, infections
pleuro-pulmonaires, cardiaques, infection utérine, ou plaies
septiques. On décrit un type purulent ou pyémie avec
grandes oscillations fébriles, suppurations multiples,

néphrite, endocardite, etc. et un type septicémique brusque et violent sans purulence.

On a décrit des septicémies pneumococciques, colibacillaires, méningococciques, etc. Les staphylococcies et les streptococcies sont plus fréquentes. Le diagnostic porte parfois sur ces deux variétés infectieuses. Elles se ressemblent par leurs caractères typhoïdes ; mais si les endocardites s'observent avec le streptocoque comme avec le staphylocoque, les phlegmons, les phlébites, les lymphangites sont plutôt streptococciques. On peut procéder à la culture de 5 cc. de sang pour le staphylocoque ; l'ensemencement est préférable à l'examen sur lamelles pour le streptocoque.

Les sérums ne donnent pas les résultats espérés. Contre les staphylococcies, les levures, la staphylococcine et les vaccins se montrent plus actifs.

STOMATITES

Définition. Inflammation de la muqueuse buccale. **Etiologie.** Causes locales par irritations : tabac, dent cariée, toxiques, etc. Causes générales : angine de Vincent, gangrène, muguet.

Symptômes. Sensation de chaleur ou de brûlure avec salivation ; érythème, vésicules, ulcérations suivant les cas. Les stomatites simples, en tant que manifestations purement locales, ne comportent aucune description détaillée. Soins de bouche et suppression de la cause d'irritation ; l'éruption de la dent de sagesse nécessite quelquefois une forte incision.

L'angine de Vincent (voir ce mot) et la *stomatite ulcéromembraneuse* sont souvent associées. Elles sont causées par les spirilles et les bacilles fusiformes et constituent des maladies en rapport avec des éruptions des dents du second âge ou de la dent de sagesse. Au début, le bord libre des gencives présente des pustules, contenant un liquide roussâtre, qui se rompent et laissent des ulcérations grisâtres. Au niveau du canal de Sténon, sur la face interne de la

joue — gauche en général, — on note des ulcérations ou
des fausses membranes contenant des hématies et des
débris épithéliaux, les bords de l'ulcère sont taillés à pic et
rouges ; taches jaunes, adénite constante. Salivation intense.
Haleine fétide. Mouvements de mastication et de déglutition douloureux. Fièvre, etc. **Pronostic** : guérison en
quelques jours avec des soins ; négligée, la maladie peut
durer 6 à 8 semaines.

Diagnostic parfois avec : gangrène de la bouche : noyau
dur sous les ulcérations ; diphtérie ; gingivite du scorbut :
pas d'inflammation ganglionnaire ; stomatite mercurielle.
Traitement par les lavages, le chlorate de potasse, le bleu
de méthylène, l'iode, le nitrate d'argent et le néosalvarsan.
Voir angine ulcéreuse pour ce traitement.

La stomatite gangréneuse ou *noma* est une gangrène de la
bouche assez rare, compliquant une autre maladie telle que
la rougeole, dans un lieu de misère. Elle est caractérisée
par : l'unilatéralité, les phlyctènes et l'ulcération ou
l'escarre à zone périphérique œdématiée et très rouge. Une
salive sanieuse, très fétide, s'écoule avec un état général
grave, la mort étant la terminaison habituelle. Le traitement comporte la cautérisation large et le relèvement de
l'état général.

La stomatite crémeuse, le *muguet* ou blanchet est causée
par l'oïdium albicans ; cellules de formes variables, rappelant la levure de bière et ne se développant que dans une
bouche malade. Bien moins grave chez l'enfant que chez le
vieillard, le muguet débute par de la rougeur de plusieurs
points de la bouche : les gencives, joues, lèvres. Sur cette
rougeur apparaissent bientôt les taches laiteuses caractéristiques ; ces taches peuvent s'étendre à une grande partie de
la bouche. Les enfants du premier âge ont de la fièvre. La
dysphagie est variable. Le traitement comprend des soins
généraux et locaux. Pour les lavages de la bouche on se
sert de solutions légèrement alcalines, l'oïdium ne se développant qu'en milieu acide.

La stomatite aphteuse est une maladie infectieuse qui se
distingue des aphtes. Les aphtes ne présentent que des
lésions purement locales ayant pour causes les causes habituelles des stomatites simples. Le traitement est banal.

La stomatite aphteuse, le plus souvent provoquée par le

lait mal bouilli, atteint surtout les enfants élevés au biberon. Elle débute par des symptômes généraux et par une dizaine de plaques ecchymotiques de la bouche. Au bout de quelques jours se montre sur chaque papule une vésicule qui se rompt et laisse, à sa place, des ulcérations jaunâtres.

Parfois exanthème cutané plus ou moins étendu. La guérison survient vers la 2e ou la 3e semaine, mais il existe des formes prolongées et même une variété plus grave avec température élevée, engorgement ganglionnaire, propagation à l'œsophage, état typhoïde, etc. Le traitement prophylactique est d'ordre vétérinaire, mais il importe de faire bouillir le lait assez longtemps pour prévenir la stomatite aphteuse, Soins de bouche et salycilate à l'intérieur. Sérum de Roux.

Suette miliaire. —·Maladie épidémique non endémique mais contagieuse, épidémie de Parton de 1887. Courbature, frissons, transpiration très abondante avec phénomènes douloureux : au bout de quelques jours, miliaire blanche et rouge, respectant la face, durant 4 ou 5 jours et desquamante. La mort peut survenir dans le coma, par accident cardiaque ou par hémorragie. *Traitement* par les toniques et l'hydrothérapie.

Surrénales (*maladies des*). — *L'hyperadrénalie* de l'artério-sclérose et de certaines néphrites produit de l'hypertension artérielle, de la glycosurie et de l'œdème aigu du poumon. Nous devons en retenir une conclusion pratique : la contre-indication de l'adréline chez tous les hypertendus. *L'insuffisance surrénale* aiguë explique un grand nombre de cas de mort subite qu'on attribuait jusqu'ici à la myocardite. La guerre a permis d'en étudier de nombreux cas (Sergent). Elle a une évolution très rapide; quelques jours; on observe de l'hypertension, de la diarrhée, une grande prostration et du collapsus. L'opothérapie surrénale et l'adrénaline semblent indiquées si on les prescrit assez tôt. Quant à l'insuffisance chronique nous l'avons étudiée sous le nom de maladie bronzée d'Addison (1).

Syncope. — Perte de connaissance, les battements du cœur et la respiration étant arrêtés ou affaiblis. Pas de perte

____

(1) L'adrénaline favorise le processus de récalcification (Sergent).

de connaissance complète dans la lypothymie. Causes de la syncope : pleurésie, myocardite, insuffisance aortique, angine de poitrine, intoxications, syncope d'origine nerveuse : ictus, émotion, traumatismes. Bénigne et de courte durée ou mortelle. Dans le coma, le malade continue à respirer ; son cœur à battre. La syncope secondaire de l'anesthésie par le chloroforme est grave. Traitement : faire coucher le malade. Nitrite d'amyle, éther, caféine, respiration artificielle.

Symphyse cardiaque. — *Voir Péricardite chronique.*

Syncynésies. — A l'occasion des mouvements volontaires, se produisent parfois des mouvemements associés mais involontaires, exemple : signe de Grasset, phénomène de Hoonor : signe de Klippel, de Strümpell, etc. (Voir hémiplégie).

SYPHILIS

Des mots grecs : συς pourceau φιλειν, aimer.

Définition. Maladie causée par le tréponème. **Anat. pathol.** Chancre : tissu induré fibro-cartilagineux (*Voir ce mot*). Lésions de la peau et des muqueuses de la syphilis secondaire. Gommes tertiaires. **Etiologie.** Héréditaire, conceptionnelle (donnée à la mère par le fœtus de père syphilitique) et acquise. Contagion par rapports directs avec érosion cutanée ou muqueuse ou par verres, rasoirs, objets divers, allaitement, etc. **Bactériologie.** Le tréponème de Schaudinn et Hoffmann (1905) est un flagellé de 6 à 10 tours de spires réguliers, mobile, avec un ou deux cils à chaque extrémité ; il existe des formes atypiques variées. Se colore par le procédé de Giemsa, par les sels d'argent réduits (noir), par le bleu, etc. Il est prudent de le rechercher avec des techniques différentes. On le trouve sur le chancre, dans le sang, dans les syphilides, dans la sérosité du vésicatoire. Les cultures et l'inoculation sont à l'étude. L'inoculation a été réalisée sur le chimpanzé par Roux et Metchnikof. L'examen du tréponème, à l'ultra-microscope, est facile et pratique, si le prélèvement est frais : la mobilité du tréponema pallidum apparaît nettement. Les spirochètes de Schaudinn se rencontrent dans toutes les lésions ; mais ils sont plus rares dans les lésions tertiaires, ils sont anaérobies.

Nous ajouterons ici aux procédés décrits à l'article « Bactériologie » la méthode de Tribondeau :

1º Fixer dans la solution de Huge :

Eau.	100
Formol.	1
Acide acétique.	2

2º Verser sur la lame de l'alcool absolu et l'enflammer.

3º Verser quelques gouttes d'une solution de tanin à 5 %. Chauffer légèrement pendant trente secondes.

4º Laver à l'eau distillée. Verser sur la lame quelques gouttes de la solution de Fontana qu'on aura préparée comme suit :

Dissoudre 1 gr. d'azotate d'argent dans 20 c. c. d'eau. Mesurer 19 centicubes dans une éprouvette. Verser l'ammoniaque jusqu'à disparition du trouble produit. Ajouter le centicube restant.

On laisse agir le Fontana pendant une à deux minutes au plus.

5º Laver à l'eau distillée.

Sécher. Les spirochètes apparaissent marron foncé sur fond un peu plus clair.

Noguchi a découvert la culture du tréponème. Il utilise le milieu suivant pour les produits syphilitiques purs, trois parties d'eau, une partie de sérum ; il ajoute un fragment de rein et des testicules de lapin normal. Le liquide est recouvert d'une couche d'huile stérilisée de 3 cent. de hauteur. Pour les produits humains, Noguchi conseille un milieu agar-ascite avec fragment de tissu.

Symptômes. *Chancre* (V. p. 166) unique, à base indurée, avec adénopathie indolore, etc. La généralisation par voie lymphatique puis sanguine marque le début de la période secondaire.

Symptômes : syphilis secondaire : roséole et plaques muqueuses. *Roséole :* érythème maculeux (rose, couleur de fleur de pêcher, ensuite rose cuivré); respecte la face, ortié, siège au tronc, durée : quelques semaines. *Plaques muqueuses* (bucco-pharyngées surtout, anales, génitales) : elliptiques, ovalaires, blanches, opalines, indolores. Types : érosif (fréquent), papuleux, papulo-ulcéreux, hypertrophique. Parfois déglutition pénible, voix rauque. Une dysphagie au niveau des amygdales et de l'arrière-gorge durant plus de trois semaines est le plus souvent syphilitique ; ce signe de Garel s'observerait dans la syphilis dans la proportion de 95 °/₀ des cas. Troubles généraux possibles mais variables : céphalée nocturne, douleurs, chute de cheveux (alopécie en clairière), polyadénopathie, adénite sus-épitrochléenne, angines à répétition. Les syphilides papuleuses à développement lent ont une couleur assez caractéristique de jambon fumé; couleur cuivrée. Syphilides lichénoïdes, pigmentaires, pustuleuses, etc. La leucoplasie commissurale des lèvres est un des petits signes de Landouzy ; il permet, en l'absence d'autres signes, de porter assez souvent le diagnostic de syphilis. *Syphilis tertiaire :* peut être précoce, mais s'observe surtout dans les syphilis anciennes ou mal traitées ou chez des gens épuisés par des excès de toutes sortes. Elle est caractérisée par les scléroses et les gommes, évoluant en trois ou quatre mois en moyenne avec stades de formation, de ramollissement, d'ulcération et de réparation, les ulcérations, perforations, à prédilection vasculaire et nerveuse, mais frappant tous les organes et les os (ostéites, exostoses). Syphilis cérébrale (cytologie de Widal) par syphilome en nappe des méninges ou par artérites de la base du cerveau ; on observe des paralysies partielles, des convulsions épileptiformes, des troubles oculaires, de l'atrophie papillaire, etc. La syphilis tertiaire a fréquemment une tendance destructive. On entend par *accidents parasyphilitiques* de Fournier ceux qui, survenant de la 6e à la 12e année en général ou encore plus tard, ne régressent pas sous l'influence du traitement : tabès, paralysie générale héréditaire, épilepsie, rachitisme, sclérose viscérale : anévrysme de l'aorte, aortites, rétrécissements (intestin, etc.). On les a désignés aussi sous le nom de syphilis quaternaire. Les découvertes récentes ont permis de retrouver le

tréponème dans la plupart des affections dites parasyphilitiques. Ex. paralysie générale, etc. **Pronostic.** La syphilis
de la femme est relativement moins grave. Ce sont les complications nerveuses et viscérales qui assombrissent le pronostic ainsi que les récidives fréquentes.

Diagnostic. Ce diagnostic clinique se fait par le
chancre (v. ce mot), la roséole, les plaques muqueuses, les
gommes, l'enrouement, l'alopécie, les croûtes, sur fond
rouge cuivre, les cicatrices de chancres, de gommes, par la
céphalée nocturne, par la langue ficelée, par l'adénite rétro-
cervicale; chez la femme : par la stérilité, les fausses-
couches, etc. Le traitement mixte servait autrefois de pierre
de touche. Le diagnostic bactériologique est possible dès le
début du chancre (v. p. 166). La réaction de Wassermann
constitue un progrès indéniable; de moindre valeur si
elle est négative, le diagnostic reste incertain. Si elle est
positive, le malade est syphilitique (v. p. 486). *Réaction de
précipitation de Porgès* : solution fraîche de 1 %⁄o dans l'eau
distillée de glycocolate de soude, mélangée à volume égal
avec le sérum centrifugé et inactivé par la chaleur à 55° ;
tubes à la température du laboratoire; il se forme un précipité à la partie supérieure si la réaction est positive.
L'examen du liquide céphalo-rachidien renseigne sur l'état
des méninges ei du système nerveux.

Dans les syphilis anciennes, on conseille de faire l'examen du sang tous les deux ans.

Dans certains cas où la réaction de Wassermann n'indique
rien, la luétine-réaction de Noguchi est appelée à rendre
service.

La luétine-réaction de Noguchi est une émulsion de spirochètes polyvalents. Pour la cuti-réaction, on injecte sous
la peau du bras 0.07 pour l'adulte et 0.05 pour l'enfant. Si
la réaction est positive, elle se caractérise par une papulo-
pustule n'apparaissant qu'au bout de quarante-huit heures
et disparaissant au bout de cinq à six jours; la forme
torpide peut ne se manifester qu'au bout de quelques
semaines.

La réaction négative se traduit par un léger érythème
avec ou sans papule, mais survenant le premier jour. La
luétine-réaction est irrégulière dans les manifestations
syphilitiques cérébro-spinales; elle est absente ou légère

dans les formes primaires et secondaires présentant des accidents. Elle est positive dans la syphilis héréditaire, les cas chroniques et les cas latents. **Traitement.** Il est essentiel d'insister sur l'hygiène de la bouche et du corps, sur la nécessité d'éviter le surmenage et les intoxications (tabac, alcool). Des soins actifs doivent être imposés pendant quatre ans au moins; ensuite surveillance médicale nécessaire même pour le malade qui paraît guéri (récidives possibles, parasyphilis).

Dans la syphilis au début on institue le traitement mercuriel ou arsenical à doses abortives assez élevées. Pansement du chancre à l'aristol.

Dans la syphilis secondaire, injections mercurielles (biiodure tous les jours pendant quinze à vingt jours par mois, calomel insoluble, une injection toutes les semaines). Cyanure de mercure par voie intraveineuse si l'on veut aller vite, 10 injections consécutives, puis biiodure par voie hypodermique. L'idiosyncrasie contre-indique la médication par le mercure. Si le rein est malade, il suffit d'employer des doses très réduites. On badigeonne les plaques muqueuses au nitrate d'argent au 20e ou à la teinture d'iode, ou, mieux encore, bains de bouche au chlorate de potasse à 2°/o, ou à l'eau oxygénée. Oxycyanure au millième ou eau de Labarraque pour les plaques génitales ou anales.

L'iodure de potassium doit être réservé à la syphilis osseuse et tertiaire, aux doses moyennes et suffisantes de 3 à 4 grammes. Ce médicament, qu'on emploie peu en ce moment dans la syphilis, est interdit dans les manifestations oculaires et laryngées de la maladie. Les frictions bien faites et les pilules, pourvu qu'elles soient molles, ne sont pas à dédaigner.

L'arsénothérapie a été si bien étudiée et mise au point depuis deux ans que cette médication a pris désormais la première place, même en clientèle : c'est le traitement d'assaut, mais le mercure est le traitement de sécurité. On déconseille la médication mixte simultanée, mais la médication alternée est acceptée par la majorité des auteurs.

Nous renvoyons à nos *Traitements nouveaux en clientèle* pour les techniques détaillées et pour les médications les plus inédites. En résumé, dans les cas moyens, on commence par une dose de 0.15 de novarsenobenzol et l'on augmente de 0.05 tous les six jours. S'il y a réaction d'Hersxheimer, on arrête la progression contre les crises nitritoïdes-adrénalines. Il faut arriver à injecter une dose totale de 0.01 centigr. par kilo de poids. 60 kilos = 0.60. Méthode des injections quotidiennes de Sicard dans les cas graves et dans la syphilis nerveuse. Après la médication arsénicale, le mercure doit être continué dix à vingt jours par mois dans la deuxième et la troisième année et tous les deux mois dans la quatrième année.

La syphilis en clientèle peut causer des ennuis au jeune praticien qui oublierait d'être prudent dans la rédaction des certificats. Gougerot insiste avec raison sur l'importance des réserves nécessaires. Il faut indiquer qu'on ne trouve pas de *signes de maladie,* que la réaction de Wassermann est négative à cette date et ajouter : « Délivré à titre de renseignement médical à M. X., se *disant tel,* et à qui le certificat est remis en mains propres. » La sérothérapie est à l'étude.

Le mariage des syphilitiques doit être interdit pendant quatre ou cinq ans. Un enfant syphilitique ne doit être allaité que par la mère. Loi de Colles et Baumès : la mère, même saine, doit allaiter son enfant syphilitique, elle n'aura pas d'accidents. La mère étant syphilitique, son enfant paraissant sain, doit également nourrir celui-ci : loi de Profeta.

Syphilis héréditaire. Se manifeste avant un délai de trois mois. Il faut y penser. Cas frustes : enfant chétif, facies bistré, coryza, tête énorme, cris sans raison, foie, rate, testicules à examiner. En général, on observe du coryza presque toujours, du pemphigus précoce, des syphilides érythémateuses, papuleuses, ulcéreuses, fissures labiales avec cicatrices persistantes : plus tard, cicatrices rayonnées de ces fissures, effondrements nasaux (nez en lorgnette), cicatrice cutanée qu'il ne faut pas confondre avec celles de l'impetigo, de l'eczéma, des érythèmes et de la varicelle; tibia en fourreau de sabre. Triade d'Hutchinson assez rare d'ailleurs; oculaire (kératites, iritis, amaurose). Gaucher fait le diagnostic sur un seul signe : strabisme; troubles auriculaires (surdité par sclérose ou névrite); altérations dentaires (échancrures semi-lunaires des incisives médianes supé-

rieures et parfois latérales supérieures), dents en tournevis,
sillons et stries verticales, érosions, gradins, crênelures,
carie précoce. Liqueur de Van Swieten ou lactate de mercure au 1000e, XX gouttes par mois d'âge. Alterner avec les
frictions mercurielles (1).

SYRINGOMYÉLIE

Etymologie. σύριγξ, canal, μυελός, moelle. **Définition.**
Syndrome lié à une maladie de la moelle avec lésions cavitaires et centrales de sa substance. **Anat. Pathol.** Cavité
centrale remplie de liquide céphalo-rachidien clair ou sanguinolent, moelle en ruban, aplatie ; gliome par prolifération névroglique pour les uns, ou myélite banale épendymaire
pour les autres. Types : simple, hydromyélique, pachymé-
ningitique, hématomyélique, myélitique. **Étiologie.** Maladie de la jeunesse, début entre 15 et 30 ans, infections générales (fièvre typhoïde) ou locales (phlegmon), traumatisme,
excès. **Pathogénie** : c'est une myélite spéciale frappant
l'épendyme (Achard, Oberthier, etc.).

Symptômes. *Troubles moteurs ; atrophie musculaire*
du type Aran-Duchenne, contractures, main de singe, ou
premières phalanges en extension ét dernières fléchies
(main de prédicateur) ; déviations du rachis. Aux membres
inférieurs, participation possible des adducteurs et extension du pied (griffe des orteils et talus). *Troubles sensitifs*
caractéristiques, la *dissociation de la sensibilité* est pathognomonique : conservation des sensations tactiles, abolition des sensations thermiques (froid et chaud) ou douloureuses ; s'explique par lésions de la substance grise et par
l'intégralité relative de la substance blanche. Thermo-analgésie : examen à l'aide d'un ballon contenant de l'eau
chaude de 20 à 30°. On note des écarts de sensation de 10
à 15°. Hyperesthésie au début, ensuite baresthésie. Anesthésie en manchette ou en gigot, disposée par segments

____

(1) Les sels arsenicaux sont donnés en suppositoires ou lavements et
parfois en injection intraveineuse.

(fausse topographie segmentaire) ; on admet plutôt la distribution radiculaire que segmentaire. Dermographisme. *Signe de Déjerine et Mirallié :* syndrome oculaire sympathique. *Troubles trophiques :* de la peau (peau lisse ou crevassée), des ongles, des articulations, du tissu osseux (scoliose), thorax en bateau (Marie, Astié), mal perforant. Réflexes exagérés, puis abolis. Formes bénignes et formes bulbaires : troubles respiratoires, dysarthries. *Signe de Babinski* ; signes pupillaires.

Diagnostic avec atrophie de Aran-Duchenne, sclérose, tabès : dissociation de la sensibilité, de la syringomyélie ; hématomyélie (début brusque) ; syphilis spinale. Panaris analgésique : ne respecte pas la sensibilité tactile. Rapports très étroits de la lèpre et de la syringomyélie ; même maladie pour Zambaco. **Traitement.** KI, massage. Eviter les brûlures, révulsion discutée. Radiothérapie.

TACHYCARDIES

Les tachycardies physiologiques s'observent dans le travail musculaire, dans les émotions, etc. Les états fébriles causent une augmentation d'environ huit pulsations *par degré de fièvre* au-dessous de la température normale. On sait que dans la fièvre typhoïde au contraire, le pouls et la température ne subissent pas cette augmentation parallèle. Les maladies du cœur, surtout à leur phase ultime, s'accompagnent de tachycardies. La tachycardie est un symptome ordinaire du goître exophtalmique, et à un degré moindre de la tuberculose au début. Permanente elle fait penser à l'artério-sclérose du rein. On sait que l'hypertension artérielle comporte le ralentissement du pouls ; s'il n'en est pas ainsi, on dit qu'il s'agit de tachycardie paradoxale ; c'est un signe, en quelques cas, de myocardite. La tachycardie existe encore dans la néphrite, dans les dyspepsies. La tachycardie paroxystique de Bouveret ne semble dépendre d'aucune de ces causes. (V. arythmies).

Tœnias. — *Voir vers intestinaux.*

TÉTANIE

S'observe chez les nourrices, les femmes enceintes, dans les affections gastriques, chez les sujets qui se livrent à des travaux manuels (auto-intoxication) ; syndrome caractérisé par des fourmillements des extrémités et par des accès de contractures (centres moteurs) mais sans lésion apparente des systèmes nerveux ou musculaire. Ces accès durent de quelques minutes à quelques heures, sont plus ou moins généralisés, depuis la main en presse-papier jusqu'aux contractures simulant le tétanos vrai. Main tétanique avec œdème dorsal du poignet. Pas de fièvre. *Signe d'Erb* : contracture à la fermeture du courant galvanique par excitation d'un nerf, cubital, p. ex. *Signe de Trousseau* : contracture par constriction de l'avant-bras. *Signe de Weiss* et Schvostheck : contractions hémifaciales, (ailes du nez, commissure labiale) par excitation, portant en avant de l'articulation temporomaxillaire, du nerf facial (avec le doigt p. ex.).

Diagnostic de la cause (*V. Tétanos*).

TÉTANOS

Du mot grec : τείνειν, tendre.

Définition. Maladie infectieuse grave causée par le bacille de Nicolaïer. **Anat. pathol.** Congestions viscérales, névrites, etc. **Etiologie.** Traumatique : plaies souillées surtout, contenant des bacilles ou des spores. Tétanos puerpéral (plaie utérine) ; tétanos du nouveau-né (plaie ombilicale) ; tétanos médical (petite ulcération). **Bactériologie.** Bacille de Nicolaïer en bâtonnet ou clou, dont la tête est une spore. Cils. Se colore par l'aniline, reste coloré par le Gram. Anaérobie. Spores très résistantes. Culture sur gélatine ou en bouillon. Inoculation du tétanos expérimental au rat, au cobaye. La maladie est causée par une toxine extrêmement active et non par le bacille.

Symptômes. Incubation de 5 à 10 jours. Prodromes : maux de tête, fièvre, courbature. *Trismus.* : contracture de la mâchoire, raideur de la nuque ; membres inférieurs raidis et en extension. Emprosthotonos (tronc immobilisé en flexion), *opisthotonos* (le malade ne s'appuie que par la nuque et le talon par extension), pleurothotonos (déviation latérale par action des muscles d'un seul côté). Positions en barre de fer, en fœtus, en arc. Contractures du diaphragme. Dysphagie ; troubles respiratoires, asphyxie. Exaspération des signes tétaniques par excitation sensorielle, même légère. Sensibilité, intelligence conservées. Températures élevées, 40 à 43º (les plus élevées de l'observation clinique). Formes : foudroyante, aiguë (qq. jours), subaiguë et chronique. Mortalité 70 % par syncope cardiaque, asphyxie, etc. Le tétanos des nouveau-nés, qui éclate dans les 10 premiers jours, par infection ombilicale et le T. puerpéral qui tue en 2 jours deviennent des raretés cliniques. T. céphalique avec paralysie faciale périphérique complète.

Diagnostic avec l'intoxication strychnée (dilatation pupillaire, le trismus ne précède pas les contractures, délire), avec la méningite cérébro-spinale (Kernig et ponction lombaire) ou tuberculeuse, avec la tétanie (extrémités prises, spasmes glottiques, puerpéralité, etc.), avec la rage, l'hystérie, l'épilepsie, la périostite alvéolo-dentaire, l'arthrite temporo-maxillaire, Il importe de savoir dépister le tétanos anormal localisé et de prévenir le tétanos tardif. **Traitement.** Sérothérapie préventive au moment de l'accident à renouveler s'il y a lieu, chaque semaine, deux ou trois fois et surtout à l'occasion d'une nouvelle intervention. L'injection préventive est sous-cutanée. Dans le tétanos confirmé, des doses de 30 à 40 cent. cubes, répétées même de deux jours à huit jours d'intervalle, peuvent donner la guérison. L'injection curative doit être intrarachidienne. On administre, en lavement de préférence 8 à 12 gr. de chloral, adrénaline. Les traitements par le **sulfate de magnésie**, sédatif, et par les injections sous-cutanées d'acide phénique, selon la méthode de Bacelli, sont développés dans notre livre « Traitements nouveaux en clientèle ». Maintenir les mâchoires écartées. Parfois, alimentation à la sonde. La guerre a démontré l'efficacité de la sérothérapie préventive.

Tic douloureux de la face. — Sorte de névralgie du trijumeau à caractère épileptiforme. Chez un névropathe, une cause occasionnelle, (émotion, froid, etc.) détermine les crises de névralgie épileptiforme. Ces crises s'accompagnent bientôt de convulsions toniques avec grimaces ou clowniques avec secousses rapides. Ce sont surtout les paupières, la joue et les lèvres qui sont prises. Le traitement est celui de la névralgie faciale.

TREMBLEMENTS

Tremblements à oscillations lentes (4 à 5 par seconde), moyennes (5 à 7), rapides (9 à 10).

De cause toxique : mercuriel, augmentant à l'occasion des mouvements volontaires ; alcooliques, surtout le matin, tremblement isolé des doigts maintenus écartés. Autres causes toxiques : plomb, tabac, morphine (suppression de la cause, bains de vapeur, soins de peau, etc.). Tremblements dans les maladies nerveuses, paralysie agitante : tremblement au repos, de type lent, régulier, atténué dans les mouvements volontaires ; sclérose en plaques : tremblement moyen à l'occasion des mouvements volontaires (solanine, rééducation ; exagéré par l'émotion) ; goître exophtalmique : tremblement rapide, vibratoire, menu, localisé aux extrémités. Hystérie : polymorphe. Paralysie générale : tremblement rapide général et surtout des lèvres et de la langue, etc. Tremblement sénile, fin, moyen (langue, petits muscles de la face) ne cesse pas pendant les mouvements volontaires (voir le syndrome de Benedikt, p. 306). Le traitement comprend l'hydrothérapie, l'électricité, les antispasmodiques et, s'il y a lieu, sérums reconstituants de la cellule nerveuse.

TRICHINOSE

Définition. Maladie causée par la trichina spiralis. **Etiologie.** C'est un nématode de 1 à 3 mill. de long, vivant dans les muscles striés surtout du porc (cœur excepté) se développant dans l'intestin et gagnant par voie conjonctive ou sanguine les muscles du tronc et du cou où il s'installe dans la fibre musculaire même. Points jaunâtres. Cette évolution est produite qnand les trichines mères sont éliminées par l'intestin.

Symptômes. Incubation 4 jours. Période intestinale ou digestive. Période musculaire, fièvre, état typhique. Mort dans 30 o/o des cas par cachexie vers la 5e semaine. Les cas sérieux durent environ 2 mois.

Diagnostic avec le rhumatisme, la fièvre typhoïde ou le choléra. **Traitement** prophylactique par cuisson de la viande, surveillance des viandes. Santonine et toniques.

TRICUSPIDIENNES (Lésions)

Insuffisance tricuspide. **Définition.** Insuffisance de la valvule de l'orifice auriculo-ventriculaire droit, le sang refluant dans l'oreillette au lieu de passer dans l'artère pulmonaire. **Anat. Pathol.** Orifice agrandi par cette insuffisance secondaire le plus souvent; se constate à l'épreuve de l'eau. Dilatation du système veineux et congestions viscérales. **Etiologie.** Surtout fonctionnelle par lésions du cœur (dilatation du ventricule droit) et lésions chroniques du poumon. Se produit par dilatation de l'orifice (Gendrin) ou par allongement du ventricule (Potain). Si elle est organique, elle est causée par une endocardite (fréquence chez l'enfant). **Pathogénie.** Le reflux et la tension du sang dans l'oreillette détermine une stase veineuse générale.

Symptômes. *Signes physiques :* voussure thoracique, déviation de la pointe en dehors ; matité transversale élargie. *Soufle systolique* à maximum xyphoïdien, rude, constant dans l'insuffisance fonctionnelle, doux et passager, se propage vers la pointe de l'aisselle, mais il est entendu dans le dos comme le souffle mitral. Le pouls artériel est petit, sans autre modification. Le *pouls veineux* vrai des jugulaires est causé par le reflux du sang du ventricule vers l'oreillette, il est cliniquement systolique. Le tracé graphique donne une élévation présystolique due à la contraction auriculaire et une forte élévation systolique. Le *faux pouls vei-*

neux est présystolique (pouls radial pendant qu'on examine la jugulaire). Le premier est pathognomonique de la lésion tricuspidienne. La compression de la carotide à la base du cœur permet d'éviter une erreur. Pouls bulbaire de la jugulaire. Le *pouls hépatique*, synchrone au pouls jugulaire est un signe précoce, il est dû à une ondée rétrograde propagée jusqu'aux veines hépatiques. La lésion tricuspidienne survient à titre de complication terminale et asystolique des cardiopathies. Les *signes fonctionnels* sont donc ceux des congestions viscérales par gêne de la circulation en retour : ascites, œdèmes, dyspnée et asphyxie, troubles gastro-intestinaux et hépatiques. Ces lésions rendent le **Pronostic** grave. Le **Diagnostic** est, en général, facile grâce à la propagation du souffle, au pouls veineux, à l'étiologie et aux cardiopathies antérieures.

Rétrécissement tricuspidien. Peu fréquent. Les infections microbiennes se rencontrent surtout dans l'endocarde du cœur gauche. **Anat. Pathol.** Soudure des valves : dépôts calcaires. **Etiologie.** Congénital par malformation ou endocardite fœtale. Acquis il est causé par soudures des bords, souvent d'origine rhumatismale, jeunes femmes surtout. Souffle siégeant à gauche à la base de l'appendice xyphoïde, gonflement des jugulaires, tremblement tricuspidien, soubresaut du 2ᵉ temps ; matité élargie à droite du sternum ; pouls veineux présystolique ; stase, cyanose.

Diagnostic rendu difficile par d'autres lésions valvulaires, les signes sont masqués par ceux du rétrécissement mitral. **Pronostic** très grave. **Traitement** prophylactique des maladies du poumon, du foie, du cœur et de l'estomac. Lait, purgatifs. Toni-cardiaques. Saignée, alcool, etc.

TUBERCULOSE (pulmonaire chronique)

Phtisie vient du mot grec φθίσις, qui veut dire déssèchement. φυμα (phymatose), désigne un dépôt purulent.

Définition. La tuberculose est une maladie essentiellement protéiforme, causée par le bacille de Koch, par les toxines propres de ce bacille accompagnées d'une sous-flore tuberculeuse et de toxines inconnues. La forme pulmonaire à évolution chronique suppose une vaccination relative. **Anatomie pathologique et Histologie.** Laennec a décrit comme lésions le tubercule cru et miliaire, la granulation, l'infiltration tuberculeuse grise et jaune et le tubercule enkyste. Le tubercule miliaire caractérise la tuberculose chronique comme la granulation grise et translucide si elle est jeune, jaunâtre si elle est ancienne, caractérise la tuberculose aiguë. Le follicule primitif est l'élément type pour le tubercule et la granulation qui ne sont qu'un agrégat de follicules. Le follicule comprend les cellules géantes de 30 à 50 μ centrales ; une 1re couronne de cellules épithélioïdes et à la periphérie, une seconde couronne de cellules embryonnaires. Il se développe pour les uns aux dépens des cellules exsudées des vaisseaux, pour d'autres il résulterait d'une prolifération des cellules fixes, du tissu conjonctif et des cellules épithéliales. Ce qu'il importe de retenir c'est le rôle de la vascularité dans la destruction alvéolaire et la prédominance des bacilles au centre du follicule. Les toxines portent leur action destructive sur la partie centrale, le tubercule s'accroit par réaction à la périphéric. Par contre, les transformations cicatricielles ou fibreuses sont périphériques. L'infiltration et la caséification sont produites par oblitération des vaisseaux (endartérite et capillarite). Les cellules géantes et épithélioïdes subissent la dégénérescence vitreuse puis la dégénérescence caséeuse. La matière caséeuse qui se colore par l'éosine en rouge brique plus ou moins sale, est une matière jaune opaque, friable, sèche, rappelant l'aspect du fromage ou du marron d'inde. Le ramollissement d'un grand nombre de tubercules peut aboutir par évacuation dans les bronches, à la caverne et les lois de destruction centrale et de cicatrisation périphérique s'appliquent au ramollissement, à la caverne comme au follicule et au tubercule. Les cavernes contiennent du pus soit grumeleux, fluide, soit épais où pullulent divers microbes (saprophytes, proteus, tetragène, fluorescens putidus, etc.), on sait que sur les parois des vaisseaux peuvent se former les anévrysmes de Rasmusssen dont la rupture détermine des hémoptysies tardives et redoutables. La guérison par induration mélanique ardoisée avait été notée par Cruveilhier. La transformation fibreuse n'est pas un mode de gué-

rison définitif. Elle peut dépasser le but et se terminer par
l'asystolie avec dilatation du cœur droit. Les scléroses dif_
fuses, elles-mêmes, restent sujettes à des poussées évolutives et, d'après Baumgarden, 75 % des foyers crétacés
resteraient virulents. Malgré tout la crétification est souvent
la guérison anatomique spontanée et la calcification précoce
avec enkystement du follicule est une garantie de guérison
définitive. Ce serait, selon Metchnikoff la cellule géante qui
dans sa réaction antituberculeuse, déposerait les sels de
chaux et les bacilles dégénèrent assez vite dans les granulations calcaires : celles-ci forment peu à peu des couches
concentriques dans le follicule tuberculeux (Cruveilhier).

L'observation a montré la multiplicité et la variété possible des lésions sur un même sujet : le diagnostic clinique
complet devient alors délicat. Il est donc inexact de classer
la phtisie en trois périodes correspondant à l'induration, au
ramollissement et à la caverne. Une petite caverne formée
rapidement guérit parfois et le ramollissement étendu est
plus grave. Des lésions diverses peuvent voisiner avec des
zones calcifiées. Les lésions de la plèvre sont la règle. Celle-
ci adhère au poumon à l'autopsie. On rencontre depuis les
simples pleurites à localisation au sommet, aux scissures
ou à la bosse, avec ou sans participation du tissu pulmonaire sous-jacent, jusqu'aux grandes pleuropathies. La
tuberculose pleurale se traduit par ces adhérences, les
transsudats, les exsudats et les lésions microscopiques.
Les scléroses métatuberculoses provoquent des lésions
mutilantes ou atrophiques (en pleurésie) et des lésions
plastiques ou hypertrophiques (broncho-alvéolite). Dans les
épanchements tuberculeux on note au début de la polynucléose et, plus tard, de la lymphocytose et des cellules
épithéliales.

Le bacille, agent spécifique de la tuberculose, est un
bâtonnet droit, mince de 2 à 3 μ en cultures jeunes, 4 à 7 μ
dans les cultures plus vieilles et fragmenté par des espaces
clairs qui lui donnent un aspect moniliforme. Il est acido-
résistant, au soleil il est tué en quelques jours, à la lumière
diffuse il meurt en quelques jours ou quelques semaines ou
reste capable de causer des tuberculoses atténuées. Maintenu desséché et à l'obscurité, il reste très longtemps virulent. A 60° il résiste une heure, à 80° cinq minutes,

à 85° il est tué à coup sûr. De là, nécessité de faire bouillir le lait, de redouter les poussières des endroits obscurs surtout si on les remue. Les crachats épais permettent la contamination pendant des mois.

On cultive le bacille à la température optima de 37 à 38° sur sang gelosé (Bezançon et Griffon), sur bouillon glycériné ou encore sur : somatose (ou similaire) 5 gr., gelose 20 gr., sel 5 gr., glycérine 30 gr., eau 1.000. Le bacille, même et surtout après sa mort, produit des toxines (toxines d'action locale sur l'estomac) dont le rôle l'emporte bien souvent sur celui du bacille proprement dit. Mais les bacilles morts ne permettent pas la réinoculation en séries. On a voulu isoler (au clair) des poisons solubles dans l'éther qui favoriseraient la caséification (ethéro-bacilline) et d'autres solubles dans le chloroforme qui favoriseraient la sclérose (chloroformo-bacilline). L'acide acétique permet d'extraire les toxines protoplasmiques. Les produits adhérents ou adipo-cireux seraient sans action sur l'économie générale et n'auraient pas de propriétés anaphylactisantes comme les autres. Les bacilles ainsi dégraissées perdent la propriété de se colorer par le Ziehl.

La tuberculine, sans effet sur l'organisme sain, produit une action anaphlylactique en injection déchaînante chez un individu déjà tuberculisé ou sensibilisé, soit par des doses très fortes (Tiffeneau et Marie) soit par des injections de bacilles vivants. Nous reviendrons sur cette question à propos du traitement.

Pour lutter efficacement contre la tuberculose, il faut habituer la clientèle à des recherches bactériologiques multiples. S'il s'agit d'un examen unique, ou de deux ou trois lames, on adopte la méthode à chaud :

1° Prélever une parcelle muco-purulente des crachats;

2° Sécher 3 fois à la flamme;

3° Recouvrir la préparation de Ziehl;

4° Chauffer jusqu'à premières émissions de vapeurs, rejeter l'excédent de colorant et laver. Reverser du Ziehl deux ou trois fois et chauffer de la même façon. On peut encore placer la lamelle dans une capsule contenant du Ziehl et chauffer jusqu'à première émission de vapeur. Laver;

5° Laisser en contact pendant une à deux minutes avec

de l'acide azotique au tiers, ou mieux avec de l'acide sulfurique au quart-Laver ;

6º Décolorer à l'alcool pendant 15 minutes-Laver ;

7º Colorer par simple immersion dans le bleu de méthylène au 100º ; Laver ;

8º Sécher à l'air libre ou à une chaleur douce ;

9º Examen à l'objectif à immersion dans l'huile de cédre.

Examen à froid, laisser 12 à 18 heures dans le bain. Gafky a donné une échelle un peu compliquée, mais il est bon de noter s'il n'existe que de rares bacilles, ou s'il y en a plusieurs par champ, ou s'il y a des buissons bacillaires, on encore comme un bouillon de culture. On conseille pour l'examen à une dose donnée de pratiquer trois examens, dont l'un avec homogénéisation ; on trouvera la technique dans les traités spéciaux et dans notre livre sur la tuberculose. Les bacilles peuvent être recherchés dans l'urine et ils ne seraient pas rares dans le sang circulant (Jousset).

L'examen histo-chimique des crachats est appelé à rendre service. A l'heure actuelle, en pratique, nous n'avons qu'à retenir l'intérêt d'un exsudat séro-albumineux de l'aspect poussiéreux des réseaux et de l'état des polynucléaires.

L'inoculation au cobaye pratiquée sous la peau détermine un chancre mou en quelques jours ; des ganglions inguinaux apparaissent, puis la tuberculose atteint la rate et la généralisation se produit à la fin du second mois. L'injection dans le péritoine provoque une tuberculose d'abord locale, générale ensuite. L'injection intraveineuse cause la granulie. C'est la voie adoptée actuellement en expérimentation pour les essais de vaccins ou sérums en vue de l'immunisation ou, plus exactement, en vue d'accroître la résistance organique à des attaques bacillaires provoquées.

Pathologie expérimentale. — La réinoculation d'un cobaye déjà inoculé ne provoque pas un chancre aboutissant à la caséification, mais une lésion purement locale : c'est l'expérience de Koch. La tuberculino-réaction confirme cette donnée expérimentale.

Pathogénie et Etiologie. — Les bacilles pénètrent dans l'organisme le plus souvent par inhalation, quelquefois par voie digestive (Calmette et Guérin), très exceptionnellement par voie cutanée. Si la contagion est suffisamment intense et répétée, la tuberculose *aiguë* se déclare chez un sujet *neuf*, chez l'enfant, par exemple ; mais s'il existe une immunisation relative, la tuberculose chronique peut s'installer, favorisée, d'ailleurs, par les causes examinées plus loin.

On sait aujourd'hui que les enfants sont très souvent tuberculeux (réaction à la tuberculine), mais la forme aiguë seule s'observe chez le nourrisson qui ne nait presque jamais tuberculeux. La malpropreté des enfants dans le second âge, surtout au cours de leurs jeux, favorise la contagion. Les ganglions sont intéressés les premiers. Chez l'adulte, les réinoculations et certaines conditions étiologiques *réveillent* la tuberculose latente. La défense organique doit surtout s'exercer dans l'étape ganglionnaire.

La thèse de Chaussé met en valeur le rôle, pour la contagion, du balayage à sec, du brossage et de l'obscurité. Elle fait comprendre l'importance des contagions intenses et répétées. Le terrain se montre réfractaire surtout aux attaques bacillaires légères et rares ; mais il intervient en outre pour favoriser la formation, autour d'une lésion, d'une barrière scléreuse ou mieux crétacée qui protège le tissu périphérique contre le virus. La recalcification, sans effet dans la tuberculose aiguë, favorise la défense organique dans la tuberculose chronique.

Le réveil des tuberculoses de l'enfance se produit sous la double influence des causes d'affaiblissement de l'organisme et des infections surajoutées. On admet bien l'hérédo-prédisposition dans une famille, mais non l'hérédité directe. Parmi les causes physiologiques, citons la croissance, certaines lésions vasculaires, les intoxications, les traumatismes (contusions plus que plaies). Les fautes d'hygiène jouent un grand rôle dans l'étiologie, ainsi que les causes pathologiques (rougeole, coqueluche, fièvre typhoïde, diabète, entérite tenace).

On ne saurait limiter la lutte antituberculeuse à un seul ordre d'idées. On observe la tuberculose chez ceux qui ne boivent pas et dans les milieux les plus aisés : il ne suffit donc pas de combattre l'alcoolisme et la misère, bien que ces deux causes soient d'une *extrême importance*. Il faut détruire les foyers, vulgariser les préceptes d'hygiène, multiplier les examens bactériologiques, raser les taudis et les maisons insalubres, et lutter contre l'alcool, exiger une meilleure réglementation du travail, enseigner une meilleure utilisation des salaires, en un mot s'attaquer à la fois à toutes les causes d'affaiblissement du terrain.

Symptômes. Nous renvoyons page 23 pour le résumé de la tuberculose ganglionnaire. Prétuberculose : bien qu'il importe de ne pas examiner un prétuberculeux avec une idée préconçue, nous pouvons poser en principe qu'un premier examen permet d'avoir une première impression. Le diagnostic précoce ne sera possible qu'après une observation assez prolongée, portant sur plusieurs semaines. Dans une consultation initiale on écrira l'observation telle que nous l'enseigne l'hôpital. On insistera sur les antécédents héréditaires et personnels, sur l'histoire de la maladie ; elle est d'une importance capitale et nous renseigne dans une certaine mesure, sur l'ancienneté des lésions même discrètes. L'interrogatoire sera conduit avec le plus grand soin. On notera le périmètre thoracique, la capacité respiratoire si possible, l'état des organes, le poids, le pouls, la respiration, la pression artérielle et l'on procèdera à l'examen du thorax. On étudie successivement le sommet, la partie moyenne, les bases et le siège des scissures. En l'absence des bruits adventices, les signes plus discrets prennent une importance de premier plan : les vibrations thoraciques, l'obscurité respiratoire, la tonalité et le timbre des sons de percussion, les modifications de l'inspiration surtout, enfin celles de l'expiration ; tous ces signes assez délicats à étudier orienteront par leur ensemble le diagnostic du médecin. Dans la tuberculose, au début, il ne suffit plus d'avoir dans l'oreille les types normaux du murmure vésiculaire. C'est la comparaison entre les points symétriques, à gauche et à droite, en avant et en arrière, qui fait ressortir les différences.

Inspection. — L'examen du thorax permet de constater son aspect général, sa maigreur, le petit développement des muscles, les voussures, les déformations, telles que la cyphose, la scoliose, l'étranglement en corselet, en sablier, le rachitisme. On trouve très fréquemment des dépressions, des aplatissements sous-claviculaires ou sous-épineux, des dépressions sus-claviculaires, un lacis veineux dans les formes caractérisées.

Palpation. — Il importe de rechercher les petits grains de plomb de la micropolyadénite et l'adénite sus-claviculaire de Sergent, accompagnée ou non d'inégalité pupillaire. On se rendra compte de la flaccidité variable des muscles et de l'expansion respiratoire des sommets (signe de Ruault). Le reflexe du trapèze, avec rétraction musculaire lente après pincement, constitue le signe de Lœper. Quant aux vibrations, on les cherche la main posée à plat, ou, si elles sont assez fortes, avec 2 ou 3 doigts (procédé de Grancher) pendant que le malade répétera le chiffre 33. Elles auraient, avec d'autres signes précoces, leur maximum dans la zone d'alarme de Stephen-Chauvet. Cette zone, de la dimension d'une pièce de 5 francs, a son centre sur le milieu d'une ligne joignant le tubercule du trapèze à l'espace compris entre la 7e vertèbre cervicale et la 1re dorsale ; elle correspond à la projection anatomique et radiographique du sommet. Les auteurs ont récemment insisté sur les vibrations supplémentaires qui indiquent une lésion dans un point voisin. « Cette notion de la propagation possible des vibrations nées à distance ne doit pas être perdue de vue. » (Sergent.) Montcharmont recommande aussi de rechercher les points douloureux phréniques.

Percussion. — Légère, superficielle, elle permet de sentir la résistance au doigt et elle convient, en particulier, à la gouttière interscapulo-vertébrale. Celle-ci doit être percutée de bas en haut, la résistance au doigt et la submatité s'observent chez la plupart des malades dans le tiers supérieur. La percussion profonde sera comparée avec la percussion légère et la comparaison poursuivie aux points symétriques. Cette percussion peut être sensible et même douloureuse.

Auscultation. — Il faut nettement séparer l'auscultation des deux temps respiratoires : inspiration et expiration. Après avoir noté la présence ou l'absence d'obscurité respiratoire persistant ou non après la toux, il faut insister sur les caractères de l'inspiration étudiée méthodiquement du sommet vers la base ; ils méritent une attention de premier plan. Le bruit inspiratoire se passe dans les lobules. Par contre, l'expiration et la respiration soufflantes n'indiquent nullement une suractivité alvéolaire, comme on est souvent porté à le croire. Il s'agit plutôt d'une respiration alvéolaire diminuée. Les bruits expiratoires ont leur origine dans les bronches et leur maximum se recherche dans la région du hîle. Dans l'emphysème, l'expiration prolongée n'est pas localisée au sommet mais s'entend dans toute la hauteur des poumons. Chez un sujet qui n'a aucune lésion du nez, de la gorge, et qui sait respirer, la tonalité est douce et moelleuse. Si la respiration devient granuleuse et dure, elle peut être un signe de début par sa localisation au sommet. Et les phtisiologues n'admettent pas tous l'opinion de Bard et Pierry qui feraieut de la respiration rude le signe d'une tuberculose abortive plus ou moins caractérisée.

L'obscurité respiratoire qni peut être liée à des malformations, à des lésions du naso-pharynx, à une lésion ganglio-pulmonaire ou encore à une symphise pleurale du sommet semble être un symptôme en rapport avec une forme torpide ou guérie ; et la percussion et la palpation sont normales. Elle devient un signe de condensation quand elle s'accompagne de submatité et de vibrations augmentées.

Les modifications du rythme s'observent dans l'emphysème où l'inspiration est plus brève et l'expiration prolongée comme dans la tuberculose, où l'expiration prolongée devient la troisième étape de Grancher. Grancher distinguait en effet 3 étapes : inégalité respiratoire, inspiration rude et grave, inspiration faible et haute, expiration prolongée et rude. Ces notions, quoique devenues classiques, paraissaient trop théoriques et elles ont été longtemps discutées. Les phtisiologues leur accordent une grande valeur. Ces signes précoces, complétés par les autres procédés d'exploration, ne doivent plus être négligés. Ce qui reste discutable, ce n'est pas leur importance, qu'on ne saurait méconnaître, mais plutôt une conclusion trop absolue sur des indications trop exclusives. Or, nos progrès actuels, en facilitant la conclusion, soulignent incontestablement les idées de Grancher sur le diagnostic précoce. Il faut retenir surtout les anomalies de la respiration et les rapprocher des multiples éléments d'observation dont nous disposons aujourd'hui.

L'inspiration rude avec tonalité grave, avec localisation apicale, est un excellent symptôme de début. La rudesse inspiratoire est causée par des tubercules disséminés dans un parenchyme sain. La respiration saccadée est d'origine pleurale : mais on l'observe aussi dans la tuberculose incipiente avec ou sans participation pleurale. L'inspiration diminuée seule atteste plutôt une tuberculose guérie, éteinte ; si elle s'accompagne de modifications du son et des vibrations, il s'agit d'une condensation du parenchyme pulmonaire.

A partir du moment où l'expiration elle-même devient rude, où le murmure vésiculaire s'efface devant un souffle bronchique, la conglomération s'affirme et nous arrivons à l'ancien premier degré de la tuberculose classique, avec bientôt quelques craquements plus ou moins inconstants, plus ou moins discrets et les autres symptômes de condensation et de conglomération s'affirment. D'après Labro, sur 100 fiches prises au hasard, les signes précoces ont été notés 68 fois dans la zone de Chauvet, 16 fois dans le creux sous-claviculaire, 16 fois dans les deux régions en même temps. Un détail : pendant l'auscultation, le malade doit avoir les bras ballants dans le relâchement musculaire complet. Aisselle : bras relevé et posé sur la tête. Région d'alarme, le malade à cheval sur une chaise, les mains reposant sur les cuisses. Région dorsale : bras croisés sans raideur.

Nous parlerons plus loin des symptômes généraux et fonctionnels. Rappelons ici les signes complets de la tuberculose précoce. Vibrations augmentées, submatité respiratoire faible ou obscure, respiration rude ou fixe grave. Expiration faible ou saccadée. La tonalité de l'inspiration s'élève avec les progrès de la condensation. Expiration plus prolongée. Subfébricité, marche d'épreuve légèrement positive, pression artérielle un peu faible. Pas de bacilles. Pas de bruits adventices. Le sommet s'éclaire moins à la toux, à l'examen radioscopique.

Les souffles sont décrits partout. Rappelons que la respiration soufflante doit faire rechercher une zone pulmonaire qui ne respire pas, c'est ainsi que le souffle tubaire suppose l'infiltration pulmonaire mais il ne caractérise nullement l'infiltration.

La bronchophonie ou retentissement de la voix a son point d'élection au hile mais elle ne doit faire penser à la condensation du parenchyme pulmonaire que si elle est non dans la partie centrale, mais dans les parties latérales du poumon. Dans le premier cas elle indique une lésion ganglionnaire. Rechercher la pectoriloquie aphone ; ausculter la voix sifflée.

Transonance thoracique : auscultation sus et sous-épineuse, tandis qu'on percute avec douceur la clavicule ou le sternum : bruit obscur, sec, sans vibration s'il y a une lésion pulmonaire.

Les bruits pleuraux sont extrêmment fréquents. Il importe de les rechercher systématiquement, car nous les retrouvons chez le plus grand nombre des tuberculeux depuis les formes à peu près éteintes jusqu'aux formes fibro-caséeuses graves. Placer le stéthoscope sur le trajet des scissures, elles partent, on le sait, de la troisième vertèbre dorsale, coupent en diagonale la fosse sous-épineuse, contournent le thorax et se terminent à l'extrémité antérieure de la sixième côte ; la scissure droite émet une branche supérieure qui ne descend pas obliquement comme la branche inférieure et qui va se terminer vers l'extrémité de la quatrième côte. Cette question des pleurites, du sommet de Sergent des pleurites scissurales de Pierry et des interlobites de Sabourin mérite d'être mieux connue. Nous y reviendrons.

Nous savons que, sans parler de la période de germination et de conglomération, la phase d'induration correspond aux craquements secs, la phase du ramollissement se traduit par des râles humides, la phase cavitaire par des gargouillements, etc., et que toutes ces lésions peuvent se trouver réunies chez un même sujet à côté de points crétifiés et guéris. On ne doit plus admettre la distinction classique en 1° induration, 2e ramollissement et 3e degré (cavernes), sans spécifier qu'il ne s'agit, en l'espèce, que de a prédominance de la lésion évolutive. Dans une certaine mesure le craquement caractérise bien mieux le premier degré que le râle humide le second degré ; mais avec les râles humides la tuberculose a toutes chances de « s'ouvrir » et le malade expectore des bacilles, devient semeur de bacilles. Cette tuberculose ouverte contrairement à ce que nous apprenions jadis peut redevenir une tuberculose fermée. Le 3e degré c'est-à-dire avec prédominance de lésions cavitaires, se caractérise à la percussion suivant la dimension des cavernes par un son mat, tympanique (caverne de la grosseur d'une noix) amphorique ou par un bruit de pot fêlé (Laennec), d'airain (Trousseau). L'ouverture de la bouche et la position assise élèveraient la tonalité de percussion (phénomèmes de Wintrich et Gehrardt).

A l'auscultation, souffle caverneux, râles ou gargouillement à sonorité amphorique. Bronchophonie, pectoriloquie.

Les signes généraux et fonctionnels sont variables, les premiers dénotent de l'insuffisance, de la résistance organique individuelle et la toxicité des poisons tuberculeux. Par leur persistance ces signes donnent une valeur considérable à des symptômes stéthacousiques du début, même insignifiants ou douteux. Bien plus quelques uns d'entre eux suffisent à préciser une période évolutive dans une tuberculose confirmée. *Signes généraux, quadrige évolutif :* amaigrissement, syndrome de dénutrition à surveiller par la courbe des pesées régulières ordinairement hebdomadaires. Anémie, avec diminution de la masse du sang au début et modification ultérieure du nombre des hématies et du taux de l'hémoglobine. Fièvre, signe parfois précoce et de fatigue, à la marche par exemple, habituel dans la tuberculose averée, paradoxal assez souvent : anomalies clinostatiques et orthostatiques de Sabourin (relevant soit des angioneuroses, soit des endocrines). Asthénie. *Signes fonctionnels :* anorexie, a plus de valeur au début, car l'appétit peut rester bon chez des tuberculeux avancés. Toux, sèche, grasse, quinteuse, émétisante, plus fréquente le matin.

Eliminer les causes de toux liées à des affections nasales, mitrales, gastriques.

Expectoration grise ou dense, ou jaune verdâtre, mucopurulente ou épaisse, striée de sang ou hémoptoïque, striée de points noirs ou anthracoïde, ponctuée, salivaire, presque toujours bacillifère dans les formes confirmées. Hémoptysies du début plus tapageuses que dangereuses, pouvant être suivies d'expectoration post-hémoptoïques contagieuses par les bacilles. Les hémoptysies paraissent s'observer plutôt chez des sujets de haute taille. Les douleurs thoraciques spontanées ou provoquées ont une grande signification (Lemoine) on fera bien, dans le cas d'une douleur locale provoquée d'ausculter le point douloureux et parfois un peu au-dessus de ce point.

La dyspnée est un signe classique. — La dyspnée d'effort du début, la dyspnée nocturne des tuberculoses fibreuses ou sclérosantes sont plus méconnues. Sueurs nocturnes peu contagieuses. Tachycardie : elle dénote soit une intoxication, soit une lésion des nerfs qui président aux fonctions du cœur. Tachycardie et légère albuminurie sont des signes fonctionnels apparaissant plutôt qu'on ne devrait s'y attendre, d'après la pathogénie.

D'abord ganglionnaire ou ganglio-pulmonaire et médiastinale chez l'enfant, elle se comporte pendant un temps variable comme une maladie locale et latente. Ensuite survient une invasion par voie lymphatique dans la phtisie chronique, par voie sanguine dans la phtisie aiguë. L'allure générale de la maladie est des plus *capricieuses et chaque tuberculeux semble réaliser un type à part.* La guérison est extrêmement fréquente par transformation crétacée, fibreuse et scléreuse. Ces dernières formes peuvent redevenir évolutives et prédisposent à certaines complications ; à partir de 13 ou 14 ans, la tuberculose évolue à peu près comme chez l'adulte. — L'œuvre de Grancher a judicieusement choisi cet âge comme limite dans son rôle de préservation.

Ces notions capitales comportaient les développements ci-dessus. Les notes suivantes, connues de tous, seront plus résumées.

Dès que la tuberculose s'accompagne de bruits adventices, l'examen devient, en général, très facile. A l'inspection on a l'impression d'avoir un tuberculeux devant soi ; cependant il faut rechercher les manifestations thoraciques de l'emphysème simple ou associé (élargissement des espaces intercostaux, etc), le signe de Lœper, les doigts hippocratiques, la saillie des omoplates, les lacis veineux, les vibrations à distance s'observent plus souvent. La percussion se pratique ici, la bouche tantôt ouverte (tonalité plus élevée), tantôt fermée. Après avoir examiné la respiration comme nous l'avons vu, c'est-à-dire en faisant abstraction des bruits surajoutés, il faut reprendre l'auscultation hémilatérale pour la recherche systématique des bruits adventices. Et tandis que les signes stéthoscopiques précoces posent une question de diagnostic sans la résoudre d'une manière absolue, les bruits suivants, s'ils prédominent au sommet

du poumon, attestent en général la nature tuberculeuse des
lésions. Et à ce moment la confirmation du diagnostic nous
est fournie par la radioscopie, les symptômes généraux et
fonctionnels et souvent par l'examen bactériologique,
le résultat positif étant le grand signe de certitude.

Les râles ou craquements secs présentent tout leur intérêt au point de vue de la phtisiologie, s'ils sont entendus
dans la région apicale. Le râle sous-crépitant ou muqueux
est causé par éclatement de bulles d'air à la surface des
sécrétions liquides qui obstruent la lumière des bronches.
On le perçoit aux deux temps de la respiration, ce qui le
distingue, comme on sait, du crépitant. Les râles humides
du ramollissement comprennent des variétés basées sur
leur volume. On distingue depuis le petit râle semblant
humide jusqu'au râle caverneux, jusqu'au gargouillement
en passant par des râles bulbaires de grosseur et de groupement propressifs.

Pour tous les bruits adventices, on doit se poser cette
triple question. Sont-ils permanents, non modifiés par la
toux? Sont-ils augmentés par la toux? N'existent-ils
qu'après la toux? Plus ces bruits sont rares, plus il devient
nécessaire d'insister sur les zones électives en se servant du
stéthoscope point par point et en faisant tousser le malade
à chaque application de l'instrument que nous devons à
Laennec. On découvrira souvent de petits foyers de râles
fins qui passeraient inaperçus à l'auscultation. Les principales zones sont la région d'alarme de Chauvet, l'aisselle et
la fosse sous-claviculaire.

Dans la tuberculose dite « aimable » on a signalé au niveau de l'acromion un ronflement comparable au bruit que
produit un coup d'archet sur une corde relâchée. Ces plaques acromiales sembleraient jouer un rôle dans le processus d'immunisation.

Quelques signes : S. de Barbier, bruit de friture trachéal ;
signe de Thomson, liseré rouge vif au niveau des gencives :
s. de Lasègue langue humide et rose, s. radioscopique de
William, accusant l'augmention des échanges respiratoires.

Diagnostic. — L'examen bactériologique permet seul
d'affirmer qu'un tuberculeux est contagieux. Mais il est
essentiel de dépister les signes d'une maladie qui est la
plus curable de toutes à la condition d'être traitée de bonne

heure. On recherchera la tuberculose ganglio-pulmonaire des enfants. Chez l'adulte, il faut découvrir la tuberculose incipiente, la préphtisie et les prérechutes de Sergent. Aucun signe clinique n'est pathognomonique. Il n'est pas exagéré de réunir tous les éléments du diagnostic, examen stéthacousique, radiologie, pression artérielle, marche d'épreuves, etc.

La radiologie est toujours utile. Elle révèle des tuberculoses latentes ou des lésions cicatrisées, elle met en valeur une petite lésion centrale qui échappe à l'auscultation ; elle indique la co-existence de lésions différentes et permet de suivre leur évolution Elle permet de découvrir un pneumothorax, une interlobite, une adénopathie médiastinale, une modification du hile, des sinus et de l'amplitude du diaphragme, etc.

L'examen oto-rhino-laryngologique élimine des causes d'erreurs (végétation, déviation de la cloison, hypertrophie des cornets).

La pression artérielle est basse, en général, dans la tuberlose. Au contraire, dans les formes fibreuses, si fréquentes chez les militaires, on rencontre assez souvent de l'hypertension.

Dans la marche d'épreuve, la température est prise au départ, rectale. Le suspect doit faire quatre kilomètres et demi environ, en une heure. On reprend la température au retour et de vingt en vingt minutes dans l'heure de la rentrée. Le dernier chiffre, soixante minutes après la marche, correspond chez l'individu sain à la température normale.

L'oculo-réaction ou réaction conjonctivale caractérise les tuberculoses non éteintes. Solution fraîche de tuberculine 0,30 à 1 %. Réaction positive possible de la 6e à la 15e heures. Cuti-réaction ; induration rouge après 10 à 12 heures, se maintenant pendant deux ou trois jours. Intradermo-réaction de Mantoux : nodule enflammé, grand comme une pièce de 2 à 5 francs, observé 24 heures après injection d'un centième de milligramme de tuberculine. Séro-diagnostic d'Arloing et Courmont : mélanger X ou XV gouttes de culture homogène de bacille de Koch et une ou deux gouttes d'un liquide pleural : agglutination.

Enfin l'albumo-réaction de Roger et Lévi-Valensi sert aussi au diagnostic précoce en révélant l'albumine de l'expectoration, mélanger parties égales d'eau distillée et de crachats fraîchement émis et ne contenant aucune trace de sang. Filtrer lentement le coagulum. Ajouter dans le mélange, avant de filtrer cinq gouttes d'acide acétique pour éliminer la mucine. Rerchercher l'albumine par les procédés ordinaires ou avec la solution de ferrocyanure.

Diagnostic des variétés. — S'il existe des bruits adventices, surtout à localisation du sommet, la tuberculose est probable. Schématiquement le craquement sec correspond à l'induration, le craquement humide au ramollissement, le gargouillement à la lésion cavitaire. Nous passons sur les détails classiques.

Citons quelques diagnostics différentiels : kyste hydatique (rejet de membranes, éosinophilie, réaction de Weinberg) ; abcès du poumon (pneumonie antérieure) ; pseudo-tuberculose (aspergillose, pneumokoniose ; (syphilis, réaction de Wassermann) ; pleurésies purulentes inter-lobaires, (ponction, vomique) ; bronchite, dilatation bronchique.

S'il n'y a pas de bruits adventices, les signes peuvent faire hésiter entre la sclérose cicatricielle, la condensation ou conglomération et la pleurésie du sommet. Le tableau ci-dessous aidera au diagnostic.

SCLÉROSE CICATRICIELLE	Submatité. Obscurité respiratoire. Parfois inspiration sèche ou rude. Expiration normale. Apyrexie. Marche d'épreuve négative. Tension artérielle normale. Voile radioscopique apical. Pas de signes fonctionnels. Pas de bacilles.
CONDENSATION	Vibrations augmentées. Submatité. Respiration faible ou obscure. Respiration rude ou fixe ou grave. Expiration faible ou saccadée. Tonalité de l'inspiration plus élevée avec les progrès de la conglomération. Expiration plus prolongée. Subfébricité. Marche d'épreuve positive. Pression artérielle habituellement faible. Radioscopie souvent positive (voile s'éclairant à la toux). Pas de bacilles.

<table>
<tr><td rowspan="3">PLEURITE
DU
SOMMET</td><td>Vibrations anormales ou abolies.
Percussion variable.
Radioscopie variable.
Température variable.
Obscurité respiratoire.
Léger frottement dans les cas aigus ou subaigus.
Adénite sus-claviculaire de Sergent.</td></tr>
</table>

Les noyaux crétacés seuls signent la guérison définitive·
Car la tuberculose à prédominance d'induration ne peut
pas être toujours considérée comme une forme anatomiquement torpide. Dans les noyaux indurés de tuberculose
semblant éteinte, l'autopsie a permis de retrouver des
bacilles.

La tuberculose fibreuse est tantôt une variété particulière,
tantôt un mode de guérison relative. On l'observe surtout
chez les arthritiques. Elle s'explique pathogéniquement par
une virulence atténuée des germes sur un terrain peu favorable à leur développement. La tuberculose fibreuse n'est
nullement exempte de manifestations graves. La transformation fibreuse peut dépasser le but avec hypertension,
lésions du cœur droit et asystolie, elle peut aussi se réveiller
et se développer suivant un processus « constructif et progressif ». La tuberculose fibreuse, pleurogène ou dense est
peu bacillaire et favorise l'enkystement.

La sclérose diffuse, beaucoup plus complexe, souvent
bilatérale, s'accompagne d'une insuffisance respiratoire
variable, et présente, à côté de zones scléreuses, d'autres
zones actives, avec foyers de râles et signes évolutifs.

L'iodure, pris à la dose d'un gramme pendant trois ou
quatre jours dans du lait, est souvent nécessaire, dans les
deux formes ci-dessus, pour provoquer une réaction de
foyer et une expectoration plus épaisse en vue d'examens
bactériologiques qu'il faut, en pareil cas, répéter plusieurs
fois.

La tuberculose fibro-caséeuse est encore plus souvent
bilatérale. C'est la forme la plus banale, la plus répandue de
la tuberculose pulmonaire active et progressive. Tous les
procédés employés dans le diagnostic donnent des résultats
positifs (bacilles, signes radioscopiques, épreuve de marche,
etc., etc.), dans cette variété.

Les syndromes de sclérose-emphysème et d'emphysémato-tuberculose sont plus fréquents qu'on ne le croit. Le

premier correspond à des lésions anatomiques d'emphysème et à une sclérose variable. Dans le second, la radioscopie indique une obscurité du sommet qui contraste avec la clarté *augmentée* des régions sous-jacentes.

Nous ne reviendrons pas sur la question de la tuberculose infantile. Rappelons toutefois que la tuberculose peut évoluer comme chez l'adulte à partir de 14 ans et que les signes cavitaires au-dessous de cet âge n'indiquent que très exceptionnellement une tuberculose avec cavernes.

La tuberculose sénile a une évolution lente à tendance fibreuse. Plutôt catarrhale, presque apyrétique et sans sueurs, elle est considérée par les phtisiologues comme une cause trop méconnue de la contagion bacillaire.

La tuberculose des emphysémateux et des asthmatiques n'est pas d'un diagnostic aussi simple qu'on l'admet généralement. Sans aller jusqu'à soutenir avec quelques-uns que l'emphysème et l'asthme sont presque tonjours des tuberculoses atténuées, on fera bien de retenir de cette exagération l'intérêt d'un examen complet, de temps à autre, comme s'il s'agissait d'un tuberculeux suspect. Et l'on découvrira plus souvent les syndromes d'emphysémato-tuberculose ou de sclérose-emphysème.

Chez les diabétiques, l'expectoration n'est pas très abondante, la fièvre est modérée, l'hémoptysie et les sueurs sont rares.

On sait enfin que les alcooliques font aisément de l'hémoptysie et des troubles gastro-intestinaux.

Diagnostic du caractère évolutif. — Distinguons la poussée congestive de la poussée tuberculeuse. La poussée congestive n'est pas causée par les poisons bacillaires ; elle relève de causes extérieures. Tantôt c'est un traumatisme, un refroidissement, un coup de chaleur qui la provoque ; tantôt elle est en rapport avec la menstruation, les troubles digestifs, la fatigue physique ou morale. Elle s'observe en particulier chez les neuro-arthritiques. Elle est justiciable de la révulsion locale ou à distance, de l'ipéca, de la quinine et des vaso-constricteurs.

La poussée tuberculeuse plus importante dépend, au premier chef, des poisons bacillaires et de leur virulence, mais aussi de tous les antécédents héréditaires ou acquis, du terrain en un mot. L'élévation thermique s'explique non seulement par l'activité des bacilles, mais aussi par des réactions strictement individuelles. La poussée tuberculeuse comporte la cure hygiénique dans toute sa rigueur. Sa durée est parfois très longue et peut se compter par mois. Elle a une tendance spontanée à la guérison après ce long délai, ce qui explique bien des illusions thérapeutiques.

Le diagnostic des complications se trouve dans tous les livres. Nous ne pouvons le développer ici : nous citons les principales : bronchites à répétition, congestion pulmonaire, broncho-pneumonie, pleurésie, troubles de l'appareil digestif (amygdalite, gastrite, entérite), de l'appareil génito-urinaire (testicule, prostate, rein), du système nerveux (méningites, névrites périphériques, points phréniques), de l'appareil circulatoire (endocardite, péricardite, artérite). Enfin le bacille peut, en pleine évolution chronique, prendre la voie sanguine et engendrer la tuberculose aiguë.

Pronostic. « Chaque tuberculeux réalise, en quelque sorte, une forme morbide qui lui est propre. » Bard. La tuberculose a une évolution capricieuse et déconcertante.

Le pronostic est toujours favorable au début. Les guérisons spontanées sont extrêmement fréquentes, puisqu'on estime que 95 % des habitants des villes ont subi une atteinte bacillaire. La résistance individuelle et la rareté ou le peu de virulence des germes nous l'expliquent.

Les formes apyrétiques, les formes associées au lymphatisme, à l'emphysème, à l'arthritisme sont les plus curables. Les tuberculoses locales qui *guérissent* sont d'un pronostic favorable pour la tuberculose pulmonaire concomitante.

Le pronostic de la tuberculose confirmée est subordonné à l'âge et à l'étendue des lésions, comme à leur caractère évolutif. Toutes choses égales d'ailleurs, les symptômes généraux importants n'ont pas la gravité des lésions importantes. Les prédisposés et intoxiqués ont des tuberculoses plus graves que ceux qui deviennent tuberculeux pour ainsi dire par accident.

Le traitement rationnel permettrait de guérir 60 % des cas de tuberculose avérée.

D'après Cepède, le pronostic serait mauvais avec une augmentation dans le nombre des leucocytes neutrophiles à 1 ou 2 noyaux ; il serait favorable avec une augmentation dans le nombre des leucocytes neutrophiles à 4 ou 5 noyaux.

La pression artérielle peut être un élément de pronostic intéressant. Des radiologies répétées renseignent sur l'évolution des lésions.

Si la réaction de Moriz Weisz est positive, le pronostic est mauvais : coloration jaune or de l'urine diluée au tiers avec quelques gouttes d'une solution de permanganate au millième. Diazo-réaction d'Erlich positive : anneau ou mousse rouge. Épreuve du vésicatoire de Jousset : lymphocytes.

Les formes moyennes ou légères de la tuberculose pulmonaire chronique frappent, dans la majorité des cas, le poumon droit. Les formes graves, au contraire, s'accompagnent de lésions du poumon gauche. Par contre, chez les anciens tuberculeux, nettement améliorés, en état de guérison apparente ou définitive, la sclérose commence le plus souvent du côté gauche. Il n'est pas sans intérêt, on en conviendra, de porter quelque attention sur les tuberculoses qui guérissent. S'attacher à l'observation active des processus de guérison, c'est vouloir éclairer l'un des côtés de la question antituberculeuse.

Traitement. Prophylaxie générale par la destruction des crachats et la vulgarisation par tous moyens des préceptes de l'hygiène élémentaire. Il faut combattre toutes les causes d'amoindrissement de la résistance organique (voir étiologie), favoriser le développement du sanatorium par une éducation antituberculeuse qui exige au moins deux ou trois mois de séjour dans un établissement spécial et s'impose dans certains cas. On devra développer les œuvres scolaires de vacances, les œuvres de préservation, les colonies agricoles et le retour à la vie rurale. Les enfants suspects iront à la campagne de plus en plus et on acceptera mieux un jour l'éloignement des enfants du milieu de contagion. L'éducation populaire sera complétée par les dispensaires, qui doivent être à la base de toute organisation antituberculeuse, et par les infirmières visiteuses, dont l'action au domicile des malades peut être considérable. La lutte contre la misère, le taudis, l'alcoolisme, réclame la collaboration des pouvoirs publics et du corps médical, ainsi que l'organisation antituberculeuse tout entière.

Le traitement rationnel de la prétuberculose et de la tuberculose repose encore aujourd'hui sur la cure diététohygiénique bien comprise, sur tous les moyens capables d'augmenter la résistance organique et de favoriser la formation d'une barrière de cicatrisation entre le foyer initial et l'organisme.

Les cures d'air, de repos surtout et d'alimentation sans excès sont décrites en détail dans notre livre sur la tuberculose traduit en espagnol et dont le tirage à plus de 6,000 exemplaires a été épuisé en moins de deux ans. Toutes ces notions sont classiques.

La récalcification est indispensable dans la prétuberculose et au cours de la maladie confirmée, au moins tant qu'il reste possible de réparer les pertes calciques. L'adrénatine, le fluor, le manganèse, augmentent l'assimilation des sels de chaux insolubles qui agissent après décomposition en chlorure de calcium et acide glycérophosphorique (1).

Nous ne possédons à cette date aucun médicament, aucun sérum ou vaccin nettement spécifique. Dans les poussées aiguës, les sérums de Vallée, de Jousset, méritent d'être essayés ; dans les formes torpides, au contraire, la tuberculine bien maniée n'est pas un traitement inutile. Les injections intratrachéales, les inhalations systématiques sont indiquées dans les formes avérées. Dans ces formes la thérapeutique restera légère, variée toutes les trois semaines, elle devra respecter les voies digestives, avantage précieux de la récalcification. A citer parmi les traitements récents les poussières d'acétate neutre de cuivre (Billard), les injections intraveineuses d'acide cinnamique (par milligramme), les sels de terre cériques, etc. Pour les détails thérapeutiques classiques, voir notre vade-mecum, et pour les médications nouvelles voir notre livre *Traitements nouveaux en clientèle*, le traitement de la tuberculose ne pouvant être développé dans cette petite pathologie interne.

TUBERCULOSES AIGUES

Synonymie. Granulie. **Définition.** T. évoluant en quelques semaines ou en quelques mois. **Anat. Pathol.** Les granulations tuberculeuses sont la lésion dominante.

(1) Opothérapie pancréatique, surrénale, etc.

Bühl les ayant observées souvent avec des lésions anciennes, considérait la tuberculose aiguë comme une complication de la lésion chronique : hypertrophie ganglionnaire, lésions des viscères variables. **Étiologie.** Fréquente avant 2 ans et vers 20 ans.

La tuberculose aiguë s'explique par pénétration dans le sang des bacilles et poisons bacillaires, dans un organisme neuf ou par la contagion massive.

Symptômes. Forme *granulique* avec phénomènes pulmonaires prédominants ; catarrhale secondaire de la tuberculose. On observe de la toux, une dyspnée intense, un état typhoïdde ; râles fins ; la forme asphyxique de Graves, Andral, Marfan est fréquente de 2 à 6 ans, de 20 à 30 ans ; elle se traduit par une asphyxie progressive sans autres signes bien marqués ; peu de bruit respiratoire ; durée de 15 à 30 jours. La *typhobacillose* de Landouzy, souvent méconnue, a une durée de quelques semaines à plusieurs mois ; elle ressemble à une fièvre typhoïde légère sans diarrhée, sans taches rosées, dont la fièvre est abaissée par l'antipyrine. Elle pourra aboutir plus tard à la tuberculose. La bacillémie *tuberculeuse* de Debove se diagnostique surtout par la recherche des bacilles dans le sang, par le procédé inoscopique de A. Jousset. La rate et le sang sont surtout infectés ; la fièvre, l'endocardite, la cachexie rapide sont les signes cliniques les plus habituels.

Dans *la forme typhoïde*, le délire et l'adynamie sont moins accentués que dans la dothiénentérie. La fièvre procède par accès ; constipation, vomissements ; dyspnée, toux, amaigrissement. Mort par méningite, ou intoxication tuberculeuse généralisée.

La pneumonie caséeuse est une variété importante de la tuberculose aiguë. Elle se diagnostique par les antécédents et la période prodromique plus longue que dans la pneumonie. Le frisson et les crachats rouillés plaident en faveur de la pneumonie ; la dyspnée et les bacilles qu'on peut retrouver à partir du 10 ou 12e jour sont des signes de pneumonie caséeuse.

La *broncho-pneumonie caséeuse*, plus fréquente chez les adolescents, est la phtisie aiguë galopante. Tachycardie, amaigrissement, dyspnée hors de proportion avec les signes d'auscultation. Ces signes sont des râles disséminés au début, puis des souffles, puis des râles humides et gargouillements de cavernes. On note une atrophie musculaire thoracique rapide et de l'hyperesthésie du thorax. Radioscopie. Cette variété évolue en 3 4 mois.

Le traitement de la tuberculose aiguë se limite aux révulsifs, calmants de la toux et de la dyspnée, au tanin, etc. Les sérums semblent aussi indiqués dans la tuberculose aiguë de même que les tuberculines conviennent de préférence aux cas chroniques et aux variétés torpides non influencées par le traitement de la maladie. Ventouses sur tout le corps ; frictions aromatiques ; acide salicylique.

TUBERCULOSES (Pseudo-)

Nous renvoyons à l'article sporotrichoses, pour les pseudo-tuberculoses causées par les parasites de la famille des muscarinées (muscomycoses). On sait qu'on a pu réaliser, par l'expérimentation, de véritables tuberculoses non bacillaires en injectant dans les veines des poudres inertes (lycopode, etc.). Il existe aussi des pseudo-tuberculoses causées par des moisissures, parasites, etc. Citons les pseudo-tuberculoses de Cazal et Vaillard, la tuberculose zoogléique de Vignal et Malassez. La tuberculose aspergillaire des gaveurs de pigeons et des peigneurs de cheveux est une des pseudo-tuberculoses les moins rares. Elle est causée par l'aspergillus fumigatus avec mycélium (colorable par la safranine ou la thionine) et spores. Les spores qu'on peut cultiver sur pomme de terre et liquides physiologiques se rencontrent sur les graines. Parmi les signes les plus fréquents mentionnons une toux quinteuse, de l'expectoration, de la dyspnée, des hémoptysies, des râles et craquements au sommet et plus tard de la fièvre, des sueurs, de l'amaigrissement. Le diagnostic repose sur l'examen des crachats et sur la profession : traitement hygiénique, repos, air, iodure.

TYPHOIDE (Fièvre)

Étymologie (du mot grec τύφος qui veut dire stupeur). Dothiénentérie (du grec : δοθίεν, bouton ; εντηρον, intestin). **Définition.** Maladie épidémique et contagieuse causée par le bacille d'Eberth. **Anat. Pathol.** Intestin : Lésions des plaques de Peyer et des follicules clos : catarrhe (congestion et saillies perlées des follicules) ; tuméfaction (plaques molles, dures ou gaufrées), ulcérations (réticulées par ulcérations isolées des follicules), puis le contenu des ulcérations s'élimine comme une escarre (hémorragie) et le tissu embryonnaire se transforme en tissu conjonctif (cicatrisation fibreuse sans rétrécissement intestinal). Lésions de la rate ; hypertrophie molle (boue splénique). Hypertrophie des ganglions mésentériques et du foie ; les muscles, le cœur, le rein, sont aussi altérés. **Etiologie.** Frappe surtout les jeunes gens, les nouveaux venus dans les villes ; immunité relative de la race noire (Vincent) ; influence du sol, de l'eau, des porteurs de bacille. Peu contagieuse par contact direct, épidémique. En été, eau souillée, lait coupé d'eau suspecte, huitres non stabulées, glace, vin, légumes verts, salades. Récidives très rares, à ne pas confondre avec les rechutes et réitérations de Potain. **Bactériologie :** bacille mobile arrondi aux extrémités, se colorant par le bleu de Lœffler, la thionine, etc. ; ne prend pas le Gram ; anaérobie facultatif. Conserve sa vitalité : dans les vêtements et poussières, malgré le froid, plusieurs mois dans le sol, un mois et demi dans l'eau. Cultures dans le bouillon, l'agar-agar, la pomme de terre. Ensemencement sur gélatine (colonies en îlots de glace). Le bacille d'Eberth se distingue du colibacille par sa coloration bleue (colibacille rouge) ; au microscope : il ne coagule pas le lait, ne colore pas en rouge la gélose lactosée tournesolée, il est mobile et s'agglutine. **Pathogénie.** Les bacilles agissent plus que les toxines. Les infections secondaires produisent des suppurations, broncho-pneumonie, etc. Septicémie sanguine. Incubation quinze jours.

Symptômes. Début avec ou sans fièvre et courbature.

Pneumonie, troubles gastro-intestinaux. Périodes d'ascension, d'état et de déclin. 1º Ascension thermique régulièrement graduelle jusqu'à 40º au 8e jour. Céphalée, insomnie, épistaxis, douleurs cervicales, vertiges, diarrhée, congestion des bronches, abattement (1). *Signe de Lesieur* : submatité rétrohépatique précoce. Ce signe est utile pour le diagnostic (si le poumon n'est pas malade) et pour le traitement (sa persistance ajourne la reprise de l'alimentation). *Signe de Burke* (*Voir le diagn.*). 2º Période d'état. Dans les 4/5e des cas, *taches rosées lenticulaires après le 6e jour*, papules de 2 à 3 mill. et plus s'effaçant sous la pression du doigt, discrètes ou confluentes (ventre et poitrine) ; sudamina ; taches ombrées ; enduit nacré des gencives, la joue fendillée, rôtie, grillée, avec enduit brun ou noirâtre, croûteux et crevassé. La langue fraisée s'observe dans les cas favorables. Ballonnement du ventre dans le premier septenaire (l'infection supprimant le tonus qui compensait la tension gazeuse). Vers le 12e jour ou un peu plus tard, le ventre s'affaisse, le cœcum et le colon descendant s'empâtent (par tuméfaction des tuniques et de la paroi). Diarrhée fétide *jaune ocre* ou jus de melon contenant des bacilles ; météorisme ; gargouillement *de la fosse iliaque droite* (a toute sa valeur en dehors de la diarrhée, lavement purgatif). Congestion pulmonaire des bases, hypostase, dyspnée ; urines rares et albumineuses. Délire, *tuméfaction de la rate* ; signe palmoplantaire (coloration jaune safran) de *Filippowicz*. Pouls *dicrote*, par parésie musculaire des vaisseaux, mou, *hypotendu* vers 110 (sensation de 2 chocs, exagération du dicrotisme normal) ; *carphologie*, soubresaut des tendons, facies et aspect typhiques (stupeur, prostration) ; à la fin de cette période, le stade amphibole, ou températures irrégulières, annonce la défervescence. 3º Déclin : chute brusque ou en lysis et convalescence. La 3e période, dite des oscillations descendantes, peut être précédée du stade amphibole, oscillations irrégulières. Ces grandes oscillations irrégulières annoncent aussi les complications (*Voir au diagnostic*). Séquelles : dyspepsies, palpitations, lypothymies, chute des cheveux, amnésie, troubles intellectuels. *Formes* : selon évolution : abortive

---

(1) C'est la période où l'hémoculture, avant l'apparition des taches rosées, peut faciliter le diagnostic.

(typhoïdette), prolongée ou foudroyante. Selon intensité : légère (muqueuse), latente, grave; selon prédominance d'un symptôme : bilieuse, hémorragique, pulmonaire, *ataxo-adynamique*, pyohémique. Association avec tuberculose, diphtérie, érysipèle, choléra, grossesse, avortement ou accouchement prématuré. Séro-diagnostic pendant les suites de couche (infection puerpérale). L'appendicite paratyphoïde est une appendicite qu'il faut opérer d'urgence. Chez les vieillards : température peu élevée, rate moins tuméfiée, taches rares, adynamie, formes traînantes, broncho-pneumonie, etc. Chez les enfants, exceptionnelle avant 2 ans, fréquente de 15 à 30 ans. S'il s'agit de nourrissons (autres cas dans la maison) : fièvre, méningite, entérite (séro-diagnostic); 2e enfance : langue rôtie, vomissements de règle (rares chez l'adulte), taches 2/3 des cas, ophtalmo-diagnostic. **Pronostic.** 12 %. Mortalité abaissée depuis la méthode de Brandt. Dépend de la forme, du terrain et des complications. On a prétendu tout récemment qu'une azotémie de plus de 3 grammes était très grave dans le syndrome typho-méningé et d'un bon pronostic quand elle diminuait rapidement au-dessous d'un gramme.

Diagnostic. Au début, avec : grippe, surmenage, granulie (1). Période d'état : embarras gastrique, typhus, méningite, ostéomyélite, choléra, empoisonnement, syphilis maligne, endocardite, pneumonie. Loi de Wunderlich : fièvre typhoïde avec 40° au 4e jour; il ne s'agit pas de fièvre typhoïde avec 40° au 1er jour (non admis). *Signe* de Burke intéressant pour le *diagnostic* et le *pronostic* : secousses fibrillaires par pincées vigoureuses du biceps. Le *diagnostic* clinique des complications est très important. Ulcérations de la bouche, angines, entérites; hémorragie intestinale 7 % précoce, sans grande gravité dans la 1re semaine, ou tardive avec chute brusque de la température, bénigne ou mortelle, avec ulcérations de dedans en dehors, siégeant à la partie terminale de l'iléon, vers la valvule et au milieu des plaques de Peyer; pouls brusquement rapide et hypotendu, de dicrotisme très augmenté (Bouchard), chute de la température, suppression des selles, tendance à syncope, algidité. L'hémorragie annonce parfois la perforation. Cette perfora-

(1) Hémoculture avant l'apparition des taches rosées, et chez les vaccinés.

tion est unique, large comme une tête d'épingle, a siège
aussi à la partie terminale de l'iléon (douleur, vomissement,
ventre ballonné, valeur diagnostique du hoquet, de la chute
de la température, des sueurs, pouls petit, refroidissement
des extrémités). La péritonite par propagation n'est plus
admise. Ictère, angiocholite. La cholécystite, parfois suppurée, peut déterminer des péritonites aiguës avec localisation sous-hépatique ; fausses perforations. Laryngites, toux,
congestion pulmonaire, pneumo-typhus à début de pneumonie, puis typhoïde normale peu grave ; gangrènes,
embolies, pleurésies, endo-péri-myocardites (bruits affaiblis), la disparition du 2e bruit, rythme fœtal, souffles,
tendance aux syncopes assez rare, mais très grave,
mort subite par dégénérescence granulo-graisseuse des
fibres musculaires du cœur ; péricardites et endocardites
rares ; thrombose, phlébite (accident de convalescence) ; aortite, artérite, hémorragie, phlegmon périnéphrétique, pyélite, orchite, aphonie, paralysie (hémi ou paraplégie), abcès
de la rate, du pancréas et des glandes salivaires (parotide),
myosites et hémorragies musculaires, ostéopériostites,
infections articulaires ; otites, conjonctives ; abcès, purpura ; escarre sacrée. Procédés de diagnostic scientifiques :
diazo-réaction d'Erlich (fixation du sulfodiazobenzol sur
substance inconnue de l'urine typhique) 2 cc. 1/2 urine +
2 cc. 1o2 de IICl, 0,50 eau, 950 acide sulfanilique à saturation + II gouttes de nitrite de soude 0,50 o/o (solutions de
la semaine). Agiter, verser X gouttes d'ammoniaque :
anneau rouge au niveau de l'ammoniaque non spécial à la
fièvre typhoïde, de nombreux médicaments peuvent donner
une réaction semblable. Diagn. bactériologique : sang veineux (Courmont), procédé de Condari pour le *diagnostic*
précoce (lobule d'oreille) avec bile de bœuf 9 cc. glycérine
10, peptone 10 ; 20 heures d'étuve à 37o, V à VI gouttes sur
gélose ; 12 heures après, colonies. *Séro-diagnostic de
Widal* avec quelques gouttes de sang de la pulpe du doigt ;
basé sur *agglutination* du sérum typhique en présence de
bacilles d'Eberth en culture pure de 24 heures, I goutte de
sérum, XXX gouttes du culture ; au bout de deux heures
devient *limpide* ; bacilles agglomérés, dans le fond du tube ;
au microscope, 20 minutes après le mélange, bacilles
immobiles, en amas, *agglutinés*. (*Voir Réaction aggluti-*

nante). On peut calculer le pouvoir agglutinant (Sicard, Widal) en diluant le sérum au 10e et en utilisant de III à XV gouttes de culture. Séro-diagn. avec sérosité du vésic..-toire, avec lait ; plus rare avec urine et larmes. Cette réaction ne se montre guère qu'au 7e jour ; mais elle peut persister pendant de longs mois : elle n'a donc aucune valeur chez un ancien vacciné. Plusieurs séro-diagnostics négatifs avec épreuves de saturation des agglutinines sont indispensables pour affimer qu'il ne s'agit pas de fièvre typhoïde dans un cas donné. Le sérum des infections paratyphoïdes agglutine faiblement l'Eberth (1/15e), mais fortement (1/200) les cultures paratyphiques. *Réaction de fixation de Widal et Le Sourd* (méthode de Bordet et Gengou), 0,1 de bacilles d'Eberth dans eau salée à 8 o/oo, sérum inactivé, chauffé à 50°,0,1 sérum de cobaye 0,1 (complément) ; au bout de 3 à 6 heures, disparition du complément ; mélange de globules rouges du mouton 1 cc. à 5 o/o et de sérum inactivé : étude 1/2 heure. Si typhoïde pas d'hémolyse, puisqu'il n'y a plus de complément (l'absence d'hémolyse n'est pas forcément une réaction positive). *Hémodiagnostic* de Courmont et Lesieur : bacille dans le sang ; ensemencement de 2 à 4 cc. dans 300 de bouillon, pendant 48 heures. (V. p. 119). L'hémoculture préférable à la séro-réaction chez les vaccinés permet de diagnostiquer la fièvre typhoïde quelques jours avant la réaction de Widal. Gélo-diagnostic des déjections de Chantemesse. Coloration bleue des bacilles sur gélose lactosée et tournesolée (b. coli, rouge). Ophtalmo-diagnostic. Spléno-diagnostic de Vincent (décembre 1912) avec un supplément d'antigène. 2 cc. d'autolysat concentré de bacilles vivants stérilisés par l'éther ; réaction splénique 10 à 18 heures après les injections 94 o/o des cas (foie 35 o/o) : indifférence des typhiques à l'inoculation d'autolysat paratyphique ; permet de différencier le typhus levissimus ou les typhoïdes mal précisées par l'hémoculture. Urodiagnostic de Robin qui n'a de valeur que s'il est positif, urines couleur bouillon de bœuf à reflets verdâtres avec l'acide nitrique, légère albumine disque d'acide urique au-dessous de l'anneau d'albumine, indican violacé au-dessus, absence d'uroerythrine. **Traitement.** Méthode de Brandt : bains froids à 25°, 4 à 6 jours : contre-indiqués au cas de myocardite, collapsus et hémorragie ; frictions, grogs, champagne, faire sortir du bain avant le frisson ; boule chaude, etc. Lavements froids. Auscultation systématique du cœur. *Petits soins essentiels* : aération, propreté de la bouche, boissons abondantes, mains propres, etc. Dans les formes bénignes, les lotions froides, la glace sur le ventre et les lavements froids peuvent suffire. Suivant les cas, caféine, spartéine, ergotine, iode, adrénaline, colloïdaux, doses fractionnées de *pyramidon*, quinquina. L'alimentation n'est reprise que 5 jours après la chute totale de la température. Les essais de sérothérapie n'ont pas paru probants jusqu'ici. Le vaccin, en revanche, est une nouvelle conquète scientifique de la plus haute valeur.

On trouvera, dans nos *Traitements Nouveaux en clientèle*, la technique très complète de la vaccination antityphique. Le vaccin de Vincent (à l'éther) contre la fièvre typhoïde s'injecte aux doses hebdomadaires d'un 1/2 cc. pour la 1re injection, 1 cc. pour la 2e, 1 cc. 1/2 pour la 3e, 2 cc. pour la dernière. On lui préfère le vaccin triple TAB. Le vaccin de Chantemesse (bacilles chauffés) ne cause pas d'accidents. La vaccination, sans nul doute, diminue la mortalité par typhoïde en tenant compte d'ailleurs des autres mesures prophylactiques mieux appliquées. Lipovaccin de Lemoignic : une seule injection.

TYPHOIDES (fièvres para).

Les bacilles paratyphiques diffèrent par leur agglutinabilité et leurs réactions en milieux sucrés.

L'étiologie est celle de la fièvre typhoïde ; l'anatomie pathologique est mal connue, ces affections étant souvent bénignes.

Les symptômes sont à peu près ceux d'une dothiénentérie légère : on observe assez souvent de l'herpès labial, de la rougeur des pommettes et des conjonctives. Durée : deux septenaires. Convalescence rapide. Complication sans gravité et relativement rare (angio-cholécyste de la para B, etc.).

Le diagnostic se fait par l'hémoculture. L'agglutination ne se produit que pour les bacilles de la même variété. On utilise pour la différenciation rapide des bacilles le milieu gélo-gluco-plomb : l'Eberth ne fragmente pas le milieu, le paratyphique A le fragmente sans le brunir ; le paratyphique B le fragmente et le brunit. Le papier à l'acétate de plomb n'est pas noirci après 24 h. par le paratyphique A ; le papier tournesol-orcine-lactose, décoloré, est recoloré après trois jours par le paratyphique B.

Dans le diagnostic différentiel de l'Eberth et du Para A et B, gelose à 10 %₀, faire fondre, ajouter une goutte de sous-acétate de plomb. Quand le mélange est refroidi et sec, on ensemence profondément. L'Eberth noircit et non le para A ; avec la gelose glucosée rouge neutre, seul le para se décolore et donne des gaz. Avec la gelose au sous-acétate de plomb, le coli ne noircit pas, mais le para B noircit, le coli rougit au lait tournesolé et décoloré, donne des gaz avec la gelose glucosée rouge neutre (mais non le para B). Séro-diagnostic avec sérum anti de l'espèce étudiée.

Durée : deux septenaires environ. Mortalité 1%₀. Traitement (adrénaline, strychnine, huile camphrée) et prophylaxie comme dans la fièvre typhoïde. Vaccination mixte polyvalente. Le vaccin triple polyvalent a une action préventive contre la fièvre typhoïde et contre les paratyphoïdes A et B. On injecte 1 cc. la première semaine et 2 cc. chaque semaine pour la 2ᵉ, 3ᵉ et 4ᵉ dose.

TYPHUS EXANTHÉMATIQUE

Etymologie de Τυφος, stupeur. **Synonymie.** Typhus pétéchial, des camps, des vaisseaux, etc. **Définition.** Maladie infectieuse grave caractérisée par un état typhoïde et un exanthème spécial. **Anat. Pathol.** Rien à l'intestin ou simples taches congestives des plaques de Peyer : signes de pneumonie lobaire, foie hypertrophié ; lésions pharyngées, pancréas cartilagineux, cœur circ molle, lésions cutanées. **Bactériologie.** Microbe traversant les filtres ; streptobacille ou diplocoque de Dubief et Brühl. **Etiologie.** Rôle de l'encombrement, de l'hygiène défectueuse en temps de guerre, de la misère, de la malpropreté. Fréquence en Russie, en Afrique, en Irlande (1). Propagation par le sang et par

____

(1) L'élément pathogène est un virus filtrant. Guerre de 1914-1918 : épidémies de Serbie, Roumanie, Russie et de Pologne.

piqûre du pou infecté depuis 8 à 9 jours (Nicolle). Le virus
semble se cantonner sur les globules blancs.

Symptômes. Incubation de 6 à 20 jours. Prodromes
habituels des états infectieux rares, invasion plutôt brusque.
Frissons, fièvre : dès le second jour à 40° et au-dessous,
s'y maintient pendant deux semaines avec parfois, à la fin
de la première semaine, une chute d'un degré, céphalée
intense, vomissements, délire, catarrhe pulmonaire. Au 3e
ou 4e jour, éruption maculeuse, au devant des aisselles, sur
les flancs, sur le dos, mais non sur la face ; poussées éruptives. L'éruption ne disparaît plus à la poussée du doigt
si elle devient hémorragique, ecchymotique ou pétéchiale
(vers le 8e jour). Petites taches formant bientôt des plaques.
Stupeur marquée. Pas de diarrhée ni de signes abdominaux.
Rate hypertrophiée. Odeur de cadavre de souris. État de
mort dans l'adynamie ou par insuffisance cardiaque. Si la
guérison survient, elle a lieu au bout de 2 semaines après
une crise. Formes : typhus levissimus, abortif, ambulatoire, ataxique, foudroyant. **Pronostic** grave 50 °/₀ : l'âge
avancé est d'un mauvais pronostic. Mort dans le collapsus,
l'asphyxie ou le coma.

Diagnostic avec la fièvre typhoïde à forme purpurique
(la stupeur est le seul signe commun), la fièvre rémittente,
la méningite cérébro-spinale. Le diagnostic est facilité, **en**
dehors de la notion d'épidémicité, par l'éruption, et surtout
par l'étiologie, la stupeur dans les cas douteux, par l'absence
de diarrhée, la courbe de la fièvre, l'hémoculture, le
séro-diagnostic (réaction de Weil-Félix), l'inoculation aux
cobayes et l'examen microscopique (paludisme), mononucléose du typhus (18 à 20 °/₀ de mononucléaires) (1). **Traitement.** Prophylaxie importante. Hygiène, désinfection,
isolement, surveillance des vagabonds. Lutte contre les
poux : huile de pétrole, huile camphrée au 10e térébenthi-
née à 15 °/₀. Benzine pour les poux de vêtements et de la
tête. Précipité jaune au 50e pour les sourcils. Vinaigre
chaud contre les lentes. Indications thérapeutiques : soins
de bouche, toniques, (contre l'asthénie marquée), toni-cardiaques, abcès de fixation, arséno-benzol, bains froids. La

---

(1) R. de Weir-Félix : le sérum des malades agglutine le Bacillus proteus × 19 à un taux égal ou **supérieur** à 1/50.

maladie de Brill et le typhus sont identiques (inoculation à des singes immunisés). Sérum de Nicolle et Blaizot : injecter 10 à 20 cc. tous les jours jusqu'à la défervescence, sang vivant de convalescent retardé dans sa coagulation par le citrate de soude. Boissons abondantes ; bains de 28 à 32°. Sérum physiologique : 500 cc. Huile camphrée. Vessie de glace sur le cœur. Nettoyage de la bouche. Abcès de fixation parfois indiqué.

Typhus récurrent. — Maladie épidémique, contagieuse, inoculable, causée par le spirochète d'Obermeier et transmise par écrasement du pou sur une lésion de grattage. C'est un parasite en forme de spirille, animé de mouvements rapides, visible au microscope dans une goutte de sang ou en préparation sèche, par coloration au violet de gentiane d'Erlich. Originaire d'Irlande, le typhus récurrent sévit en Europe, en Asie, en Afrique. La transmission possible par les punaises, poux et tiques est démontrée. *Anat. Pathol.* Rate extraordinairement hypertrophiée ; foie congestionné ; myocarde décoloré. *Symptômes.* Incubation 7 à 10 jours. Début brusque par frisson, céphalée, rachialgie, fièvre à 40° ; au bout de peu de temps la rate est grosse et douloureuse ; ictère, vomissements bilieux ; sueurs ; crise vers le 7e jour, une ou plusieurs rechutes possibles. Complications : péritonite par rupture de la rate ; hémorragie intestinale, pneumonie. *Diagnostic.* Surtout basé sur l'examen du sang pendant l'accès ou par le séro-diagnostic. On peut penser au typhus exanthématique (exanthémie), à la fièvre paludéenne, etc. *Pronostic.* Guérison ordinaire. *Traitement.* Bains frais et courts, arsénobenzol en injection intraveineuse 0.30 à 0.50, quinine, sérothérapie. Désinfection et thérapeutique de la phtiriase (v. ce mot).

ULCÈRE DU DUODENUM

Anat. Pathol. S'observe dans la 1re portion intestinale, avant neutralisation par les liquides intestinaux (face antérieure de l'intestin). Unique presque toujours, bords durs, creusé en entonnoir, exposé aux perforations. **Etiol. pathog.** Retenons l'hyperchlorhydrie et la toxi-infection.

Atteint de préférence l'homme : l'ulcére de l'estomac est 12 fois plus fréquent. Troubles de circulation sanguine, urémie.

Symptômes. *Douleur* paroxystique au-dessous du foie, près de la vésicule (point dorsal par irradiation) ; tardive, se produit 4 ou 5 heures après les repas au moment où le bol alimentaire pénètre dans le duodénum. On a insisté seulement sur la « douleur de la faim » qui survient 3 ou 4 heures après le repas. Hémorragies graves : melœna surtout (ulcération de l'artère pancréatico-duodénale), parfois occultes et à rechercher (V. Réactions de Meyer et Weber). Évolution souvent lente, par périodes, plutôt grave, hémorragies et péritonites. Complications hémorragiques foudroyantes ; perforations (coup de poignard péritonéal de Dieulafoy), abcès sous-phrénique, sténose duodénale, abcès gazeux sous-phrénique. Formes duodéno-pylorique et duodénale vraie.

Diagnostic. Surtout avec l'ulcère de l'estomac ; difficile (ulcère peptique). Siège de la douleur important : douleur périombilicale tardive, melœna plus fréquent. Examen coprologique, urinaire, radioscopique : péristaltisme diminué, fixité de la région malade. **Traitement.** Régime lacté. Alcalins donnés tardivement après le repas, traitement des complications. Traitement chirurgical. Bismuth, etc.

ULCÈRE D'ESTOMAC

Définition et Etymologie. Ulcère rond gastrique lié à une cause spéciale mais discutée. Maladie de Cruveilhier. **Anat. pathol.** Arrondi, souvent seul, grand comme une pièce de 0 fr. 50. Bords taillés à l'emporte-pièce ; parois en gradins ; fond en entonnoir. Siège surtout à la paroi postérieure, puis à la petite courbure ; artérioles béantes ; cellules embryonnaires plus ou moins sclérosées ; perforations ou cicatrices. **Etiologie.** Plus fréquent au-dessus de 30 ans, surtout chez l'homme, et au-dessous de 30 ans, chez la femme qui est plus souvent atteinte. Chlorose, tuberculose, alcoolisme, traumatisme, brûlures, etc. Hyperpepsie. **Pathogénie.** Théories inflammatoire (Cruveilhier, Lave-

ran, Gaillard), vasculaire, sanguine, infectieuse (Chantemesse, Letulle, Widal). L'insuffisance de cause vasculaire,
microbienne ou trophique des tuniques stomacales serait
caractérisée par l'absence du mucus protecteur de l'estomac
contre sa propre auto-digestion (antipepsine). L'hyperpepsie
entretient l'ulcère (auto-digestion) et l'explique le plus
souvent.

Symptômes. Au début, troubles dyspeptiques avec
vomissements. *Douleurs* intenses, paroxystiques, exagérées
par le passage des aliments ; douleur en broche, de fréquence relative, au milieu de la ligne ombilico-xyphoïdienne
et vertébrale, points épigastrique et rachidien. *Vomissements :* de type nerveux, acides, survenant le matin ou
après le repas en fin de crise, nettement acides. *Hémorragies ;* hémathémèses ou melœna ; variété foudroyante par
ulcération de l'artère coronaire ou lente. Pas de fièvre ou
état pénible avec anémie ; pas d'engorgement ganglionnaire. Marche rapide ou plus souvent chronique. Radioscopie : encoche, immobilité localisée. Formes gastralgique,
hémorragique, dyspeptique, juxtapylorique, cachectique,
vomitive, latente. Complications : péritonite par perforation ; sténose pylorique : ondulations épigastriques 3 heures
après le repas, pathognomoniques. Transformation néoplasique avec dégoûts de viande, etc. ; péritonite généralisée ou
enkystée. **Pronostic.** Récidives possibles. Durée variable,
en moyenne 2 ans et beaucoup plus dans l'ulcéro-cancer.

Diagnostic basé sur l'hyperchlorhydrie (jusqu'à 4 °/₀₀),
sur l'examen du sang (hémorragies occultes), de l'urine et
surtout sur les caractères de la douleur (points localisés),
des vomissements et des hémorragies. Diagnostic avec le
cancer (achlorhydrie, ganglions pris, décoloration de la
peau, etc.) ; avec l'ulcère du duodénum ; melœna plus fréquent, douleur tardive (3 à 4 heures après le repas),
absence du point xyphoïdien, et siège de la douleur un peu
au-dessus et à droite de l'ombilic ; avec la colique hépatique, avec la maladie de Reichmann (ni hématémèse, ni
douleur exagérée par les aliments), avec le tabès (autres
signes), vomissements périodiques de Leyden. **Diagnostic**
du siège : grande courbure : douleur épigastrique ; cardia :
dysphagie ou sténose œsophagienne, douleur accompagnant
l'ingestion alimentaire. **Traitement.** Diète hydrique pen-

dant 2 ou 3 jours ; ensuite lait, repos, pansement, bismuthé,
kaolin à hautes doses 10 à 20 gr. ; hémorragie, glace, ergotine, chlorure de calcium, gélatine et perchlorure de fer.
Lavements désaltérants et alimentaires. Chirurgie : intervenir, après perforation, dans les 8 à 10 heures.

URÉMIE

Définition. Auto-intoxication progressive causée non par
l'urée dans le sang, mais par l'urine. C'est plutôt de l'uri-
némie. **Anat. Pathol.** Lésions de néphrite, lésions dégénératives, congestions viscérales, etc. **Pathog. Etiol.** Dépu-
ration urinaire fonctionnellement insuffisante. C'est un
empoisonnement complexe, provenant des lésions rénales,
de causes chimiques, de rétention *chlorurée ou azotée* avec,
comme causes occasionnelles, le froid, la fatigue, une suppression d'émonctoires, etc. On a incriminé trop exclusivement l'urée (un 9e des cas seulement d'après Bouchard),
l'ammoniaque (ammoniémie de Frerichs), les oxalates (oxa-
lémies), les sels de potasse (potassiémie de Feltz et Ritter),
la toxicité des matières colorantes et les ptomaïnes (Lépine
et Aubert). Théorie anatomique de l'œdème cérébral de
Traube, de l'hypertension artérielle de Vaquez. Rôle du
liquide céphalo-rachidien et de la ponction lombaire (Castaigne). Retenons la théorie des poisons multiples pour le
moment, ainsi que l'importance de la méthode d'Ambard
(*voir Constante d'Ambard à Néphrites et à ce mot*).
  Symptômes. Parmi les premiers signes en date, citons :
la céphalée en casque, les vomissements, le signe de Grasset : exagération des réflexes tendineux (Pic a cependant
signalé l'abolition du réflexe patellaire), des troubles sensoriels (*amblyopie,* mouches volantes, bourdonnements
d'oreille) ; *une perméabilité rénale, une excrétion et une
densité urinaire diminuées.* Parmi les signes de l'urémie
bien confirmée, nous relevons : la pharyngite, la dysphagie,
l'hyperacousie, les vertiges, le myosis, l'aphasie, le prurit,
les dermatites, les sueurs d'urée (Claude), le givre d'urée
d'un pronostic sérieux, etc. On distingue artificiellement,

au point de vue clinique : 1º l'urémie *digestive :* vomissements (urée, ammoniaque) ; diarrhée à respecter (lésion
des follicules) ; 2º l'urémie *nerveuse : convulsions épileptiformes* pouvant aller à la folie brightique ; hypothermie
(35º) ; *paralysies limitées ;* pouls faible, coma ; 3º *l'urémie
dyspnéique :* œdème pulmonaire, spasme vasculaire, asthme
et bronchite urémiques. *Cheyne-Stokes :* mouvements respiratoires fréquents, amples, puis ralentis, puis apnée
avec thorax immobile, ces trois phases évoluant en une
minute. Dans le rythm intermédiaire pas d'apnée. Chez
l'enfant, anasarque, convulsions (scarlatine), c'est souvent
le 1er signe d'une néphrite non diagnostiquée. Formes
aiguës, lentes ; 2 variétés pour Widal : urémie azométique,
à pronostic fatal (trop absolu) avec 2 % d'urée dans le
liquide céphalo-rachidien (*voir Constante d'Ambard*). Urémie chlorurémique, hydropigène, œdémateuse, de pronostic
relativement moins grave. **Pronostic.** Dépend de l'insuffisance rénale sans doute, mais aussi des soins reçus. L'albumine ne prouve rien : il y a dissociation possible des
actes du rein. Lorsque le dosage d'urée dans le liquide
céphalo-rachidien atteint 4 % il s'agit d'urémie pure avec
pronostic fatal (Froment).

Diagnostic. Penser à la scarlatine ; recherche de l'insuffisance : toxicité, perméabilité, cryoscopie (*maladie du rein,
albuminurie, néphrites, etc.*). Diagnostic du coma par :
hypothermie, Cheyne-Stokes, étiologie. **Traitement.** Saignées, ventouses scarifiées lombaires. Eau-de-vie allemande.
Ponction lombaire, opothérapie rénale. Oxygène. Théobromine. Chlorure et lactate de calcium. Eau d'Evian, lactose.
Ne pas craindre, à chaque poussée d'urémie, de prolonger
les efforts thérapeutiques (émission sanguine, purgatifs,
diète hydrique, pendant la crise, puis un jour par quinzaine, etc.). Régime hypochloruré.

VACCINE

Définition. Infection causée chez l'homme par le cow-
pox des bovidés. Découverte empirique de Jenner en 1796.
Anat. Pathol. Renferme des hématies, des leucocytes, des

granulations, des microbes et, parmi eux, l'agent spécifique, mal connu.

Symptômes. On distingue : le vaccin jennérien animal et le variolo-vaccin (inoculation de variole humaine à des vaches). La vaccination de bras à bras est condamnée par l'hygiène. On se sert de lymphe de génisse conservée dans des tubes aseptiques. L'éruption apparaît vers le 3e ou 4e jour sous la forme d'une tache, puis d'une papule qui, vers le 6e ou 7e jour, s'ombilique et s'entoure d'une aréole inflammatoire rougeâtre ; suppuration vers le 8e jour avec quelques petits symptômes généraux (courbature, malaise, adénite de l'aisselle). La durée de l'immunité — qui commence au 10e jour — est variable. Dans la vaccination obligatoire on l'évalue à 10 ans. Vaccine ulcéreuse ; vaccine généralisée ; par infection digestive ; pseudo vaccine. Accidents : syphilis vaccinale, tuberculose (contestée) ; phlegmon, érysipèle. On prévient tous ces accidents en utilisant du vaccin bien préparé et contrôlé suivant une technique scientifique qui est définitivement mise au point.

VARICELLE

Définition nouvelle : affection parasitaire d'origine inconnue ? (Dopter). Petite variole. N'est pas une variole atténuée. (Pas d'immunité de l'une pour l'autre de ces deux maladies). Elle atteint surtout les enfants. Incubation : 12 à 14 jours. Invasion 1 à 2 jours : énanthème buccal ; peu de prodromes ; taches rouges, vésicules, bulles de la grosseur d'une tête d'épingle à un pois, contenant au début *un liquide clair*. Ce liquide se trouble ensuite et se dessèche en 2 jours. La varicelle procède par poussées. Prurit (éviter le grattage du visage : cicatrices persistantes). État général peu grave. Les complications sont assez rares, mais sérieuses : néphrites de Hénoch, laryngite, broncho-pneumonie, artérites. **Pronostic** en général très bénin ; durée de 10 à 20 jours.

Diagnostic par la souplesse de la peau, par l'évolution, par les poussées, par la vésicule claire surtout. **Traitement** des états infectieux légers. Talc boriqué, eau oxygénée contre les vésicules ulcérées. Bains à la fin de la maladie. Empêcher l'enfant de se gratter la figure (cicatrices). Isolement de 30 à 40 jours.

VARIOLE

Définition. Maladie épidémique et contagieuse dont le microbe, sans doute ultramicroscopique, n'est encore pas connu. **Anat. Pathol.** La lésion débute par la partie moyenne de la couche de Malpighi ; plus tard les éléments provenant de cette couche s'accumulent autour de la pustule et, plus rare au milieu, ils produisent une dépression centrale : la pustule est dite ombiliquée. La myocardite est la plus importante lésion viscérale. Dans le sang, hyperleucocytose (mononucléaire) et déformation des hématies, diminution d'hémoglobine et des gaz. La myélocytose (30 à 40 % de myélocytes), est très caractéristique. Dans la variole hémorragique : sang poisseux, les vésicules contiennent des globules rouges ou peu de leucocytes ; rate dure et rétractée. **Etiologie.** Contagieuse à toutes ses périodes par les pustules et les croûtes longtemps virulentes ; la contagion se fait par les voies respiratoires. **Bactériologie.** Microbes secondaires seuls connus ; corpuscules de Roger et Weil du sang et des pustules. Inoculation aux singes, bœufs, chevaux, etc.

Symptômes. Incubation : 12 jours. Dans les varioles discrète ou confluente on distingue : une période *d'invasion* de 2 à 3 jours : frissons, nausées, vomissements, douleurs lombaires violentes (*rachialgie*), courbature générale. Une période *d'éruption* vers le 3e jour : énanthème dur, buccopharyngé avec salivation ; exanthème, commençant *par la face*, successivement papuleux, vésiculeux, pustuleux (pustules *ombiliquées*). Dans la variole confluente, début par érythème, exanthème ortié ou scarlatiniforme ou purpurique appelé rash, 5 % ; rash du triangle crural à la face interne des cuisses etc. Bouffissure de la paupière et du visage. La fièvre tombe à cette période d'éruption dans la variole discrète ; elle se tient à 40° et cause du délire dans la variole confluente : au bout d'une semaine environ la période *de suppuration* débute par la face et se termine par les extrémités. Dans la variole confluente, la dysphagie, la salivation, la tuméfaction de la face augmentent ; les pustules sont fétides ; les malades souffrent. La période *de dessication* est caractérisée par la formation de croûtes, qui tombent du 15e au 25e jour, et de cicatrices laissant le visage grêlé. La convalescence est parfois retardée par des suppurations secondaires. Dans la variole *cohérente*, les pustules d'abord isolées, finissent par se toucher. La variole *hémorragique*, qui s'observe sur un terrain affaibli pour des causes diverses, est très grave (variole noire) ; l'alcoolisme et la puerpéralité sont souvent en cause ; c'est une forme caractérisée par le rash, les taches ecchymotiques, hémoptysies, hématuries, épistaxis ; variétés primitive et tardive. *Complications :* œdème glottique, laryngite, broncho-pneumonie, néphrite, grangrène, myocardite, myélite, néphrite, avortement, ovarite, etc ; prédisposition à la tuberculose pulmonaire. **Pronostic,** grave chez les petits enfants, les vieillards, les débilités, les femmes enceintes (avortement avec hémorragie ou infection). Variole confluente et hémorragique, mortalité 40 à 60 0/0. La mort survient par congestion pulmonaire au début de la maladie ou par collapsus, broncho-pneumonie etc, dans la seconde semaine, en pleine période de suppuration.

Diagnostic avec scarlatine (angine, pas de rachialgie, rougeole, syphilis, acné, myélocytose variolique). **Traitement** tonique ; éthéro-opiacés (Ducastel). Bains. Traitement des pustules, des complications. Photothérapie de Finsen. Essais récents de sérothérapie (Teissier et Marie). Xylol, colloïdaux, pulvérasition de sublimé, d'éther (1 p. 50). Isolement. Désinfection. Prophylaxie, vaccination obligatoire en temps d'épidémie et tous les 5 ou 6 ans.

Varioloïde. — Variole atténuée, évoluant en une ou deux semaines. L'invasion est courte ; quelquefois rash morbilliforme ; l'éruption ne comprend qu'un petit nombre de papules dont très peu d'ombiliquées. Fièvre très modérée. Dessication sans cicatrices.

VERS INTESTINAUX

On les distingue en cestodes ou vers plats et nématodes ou vers ronds. *Cestodes* : bothriocéphale et tœnias. *Bothriocéphales* : bothridies ou sillons des faces de la tête ; ni crochets, ni ventouses. Pores génitaux médians. La larve vit dans les muscles du poisson (lac de Genève). *Tœnia-inerme* (ou saginata ou mediocanellata). Très commun. L'embryon vit dans les muscles du bœuf. Tête volumineuse avec 4 ventouses sans crochets ; pores latéraux irrégulièrement alternés ; longueur : 4 à 10 mètres, 1,500 à 2,000 anneaux. *Tœnia solium* (ou armé). L'embryon vit dans les muscles et divers organes du porc (ladrerie) et parfois chez l'homme. Tête petite, 4 ventouses, une trentaine de crochets en 2 couronnes. Pores latéraux régulièrement alternés. Variété un peu moins longue que la précédente et comptant en moyenne un peu moins d'anneaux.

Symptômes. Les signes digestifs et nerveux sont variables ; syncopes, vertiges, palpitations, s'accompagnent ou non de démangeaisons, toux, mydriase, anémie avec le bothriocéphale. Le diagnostic n'est possible que par l'examen des selles. **Traitement.** Chez l'enfant, extrait de fougère mâle frais et purgatif (pas d'huile de ricin). Chez l'adulte kousso (20 grammes de fleurs), pelletiérine (calomel), grenadier. Prophylaxie : cuisson de la viande, surveillance de la viande de boucherie. *Nématodes :* Ascarides. Ankylostome. Douve hépatique.

Oxyures : Blancs, de 6 à 12 millimètres et plus, se développent dans l'intestin grêle ; mais se tiennent surtout dans le rectum et l'anus. Prurit anal. Par grattage les ongles gardent des œufs qui peuvent être portés à la bouche par les enfants. **Traitement.** Santonine, semen-contra (5 gr.) et lavements glycérinés ou salés, sulfureux. Proph. : ongles coupés ras, eau bouillie en boisson et pour lavages des légumes.

VIPÈRES (Morsures et piqûres par)

Le venin de vipère contient une diastase dite hémorragine, il n'agit que s'il est introduit par les voies sanguines ou lymphatiques ; il est détruit par les sucs digestifs, par la chaleur à 75°. La réaction locale varie d'importance avec l'organe piqué (larynx, veine, etc), les symptômes toxiques se produisent au bout de 3 à 4 heures, ils portent sur le sang (hématurie et ictère), sur le système nerveux (asthénie, crampe, etc.). Vomissements, coliques, fièvre (signes de réaction plutôt favorable). La mort peut être rapide et survenir entre quelques heures et quelques jours par asphyxie mécanique produite par les œdèmes. La guérison est fréquente. Le traitement comporte la succion de la plaie (ventouse scarifiée etc), la constriction au-dessus de la morsure si elle est possible, la neutralisation par le permanganate de potasse, au 100e, le chlorure d'or ; le sérum antivenimeux est très actif dans les premières heures ; sudorifiques et stimulants diffusibles.

VOMIQUES

Définition. Syndrome caractérisé par le rejet brusque par la bouche d'un liquide purulent. **Étiologie.** Le plus souvent d'origine pleurale, parfois pulmonaire (abcès pneumonique) ou abdominale (kyste hydatique du foie ou du poumon, abcès du foie, abcès par congestion, phlegmon périnéphrétique).

Symptômes. La vomique est rarement un accident révélateur excepté toutefois pour l'abcès du poumon ; elle peut être le premier signe de la pleurésie purulente à pneumocoques. Elle est annoncée parfois par de l'odeur fétide (pleurésie) ou une odeur de marmelade de prunes (kystes Eichorst). C'est un *flot de liquide* expulsé au milieu d'accès de toux et de suffocation, vomique unique ou répétée. Quantité de liquide : quelques grammes à plusieurs litres. **Pronostic.** Terminaison favorable, surtout chez les enfants, ou infections secondaires, purulence, etc. La mort est rare dans la vomique.

Diagnostic avec amygdalite phlegmoneuse, abcès rétropharyngien, bronchectasie (odeur de plâtre mouillé, etc.), cavernes tuberculeuses (examen des crachats, lésions au sommet du poumon), gangrène pulmonaire (fétidité, crachats gris verdâtre, débris de parenchyme, trois couches au repos). Diagnostic étiologique par ponction exploratrice, radioscopie, bactériologie et recherche de la maladie causale. *Vomique pleurale :* pleurésie enkystée, interlobaire ; fréquente, la vomique est un bon signe de diagnostic ; survient du 20e au 40e jour (Vomiques fragmentées 40 à 400 gr.) Pneumocoque ; pyopneumothorax partiel. Guérison en général ou hecticité. Pleurésie purulente généralisée : Vomique plus rare, plus tardive, plus abondante (massive, cas de Trousseau, 5 litres). Vomique du pyopneumothorax. Parfois pneum. à soupape. Pneumocoque, streptocoque. Vomique pulmonaire : 10e au 15e jour après la pneumonie (abcès pulmonaire. Signe de Pfühl : écoulement rapide du pus pendant l'expiration seulement). Vomique kystique : liquide clair contenant des débris de membrane et des crochets d'échinocoques. Hémoptysies. Guérison ou purulence. La leucocytose baisse si la cavité se draine bien. Petites vomiques de l'adénopathie trachéo-bronchique des enfants ; abcès par congestion (des dix premières vertèbres). Dans l'abcès du foie, vomique brun foncé ou chocolat, douleur et dyspnée, (diaphragme). Vomique du phlegmon périnéphrétique. **Traitement :** Prévenir l'infection. Tonifier le malade. Pleurotomie, drainage, etc.

VOMISSEMENTS

Définition. Syndrome caractérisé par le rejet par la bouche de matières provenant de l'estomac. **Pathogénie.** Contraction des muscles abdominaux du diaphragme et des muscles respiratoires. **Étiologie.** Embarras gastrique, gastrites, mal. de Reichmann ; ulcère, cancer et dilatation d'estomac ; coliques hépatiques, néphrétiques, appendicite, occlusion intestinale, grossesse, péritonite, coqueluche, méningites, maladies du système nerveux, intoxication, infection, tuberculose. Alimentation vicieuse des nourrissons. Les vomissements cycliques de la seconde enfance dépendent soit de l'arthritisme, soit de l'appendicite chronique ; on conçoit l'importance de cette distinction. **Signes :** vomissements muqueux, épais, visqueux avec salive (éthyliques, flatulents), alimentaires, bilieux (réaction de Petenkoffer), fécaloïdes, purulents (vomique) sanguins (hémoptysie : pas de débris d'aliments, diagn. étiolog.) Vomissements réflexes de coqueluche, tuberculose. Vomissements incoercibles de grossesse (pesées régulières pour les caractériser, très grave avec perte de 300 gr. par jour). Vomissement cérébral, sans effort, des tumeurs, apoplexie, méningites, etc. Vomissement de la chloroformisation. Vomissement des maladies infectieuses, surtout au début, si fréquents en pédiatrie. Vomissement des intoxications : urémique, gastrique, morphinique et vomissement des empoisonnements proprement dits : champignons, phosphore, mercure, etc. Vomissement périodique de Leyden, par élimination des causes ordinaires. Complications : syncope, hernie, etc. **Traitement** de la cause.

Dans le premier âge, hygiène de l'allaitement, citrate de soude, eau de Vals. La thérapeutique habituelle des vomissements comprend les eaux gazeuses, les boissons, la diète hydrique, l'eau chloroformée, la potion de Rivière, la glace, etc. Dans les gastropathies, applications chaudes, diète, bismuth, codéine, etc. Dans la grossesse, diète hydrique (eau par cuillerées à café). Lavements sucrés et alcoolisés. Localement, éther, chloroforme etc. Avortement permis au cas d'intolérance absolue alimentaire à partir de 110 pulsations au minimum.

ZONA

Définition. Syndrome infectieux avec troubles trophiques, éruption herpétique à disposition métamérique (théorie nouvelle) ou en rapport avec la topographie d'un nerf (conception classique). **Etiologie.** Primitif et infectieux ou secondaire aux névrites, aux radiculites (tumeurs,

Pott, etc.), aux myélopathies (paralysie générale etc.) **Pathogénie.** D'après Brissaud, la topographie radiculaire ou périphérique n'expliquerait pas le zona comme la théorie métamérique ; les métamères spinaux, d'origine embryonnaire, formeraient à la périphérie divers segments d'innervation.

Symptômes. Plaques rosées semées de vésicules d'herpès, en nombre variable, à contours polycycliques ; les croûtes tombent au bout d'une dizaine de jours en laissant des cicatrices. Les douleurs de la cuisson locale ont à peu près la durée de l'éruption ou lui survivent. Il peut exister de très nombreuses variétés de zona suivant le siège. Les deux formes les plus fréquentes sont le zona intercostal et le zona ophtalmique Le premier présente un signe intéressant : il ne dépasse jamais la ligne médiane. Le zona ophtalmique, très douloureux, peut s'accompagner de paralysie de la 3e et de la 7e paire, de suppuration, de conjonctivite, d'iritis, de névrite optique ; il siège assez exactement à l'angle interne de l'œil et à la racine du nez ; il peut s'étendre au front, à la tempe et gagner une partie du cuir chevelu. Zona, cervico-occipital, sacro-ischiatique, fémoral, crural. Récidives plutôt rares. Dans l'herpès, l'érythème polymorphe, pas de douleur. Dans l'érysipèle signes généraux, de plus la douleur n'est pas aussi nettement névralgique.

Le zona se traite par les poudres sèches ou encore comme une brûlure du second degré. Acide picrique au début, puis oxycyanure, liniment oléo-calcaire. Compresses chaudes avec acétate de plomb 3 gr., alun 22 eau distillée stérilisée 150 (Landolt). Les analgésiques sont souvent utiles (bromure) et la morphine est parfois nécessaire.

TABLE DES MATIÈRES

M

N

S

ORLÉANS. — IMP. ORLÉANAISE, 68, RUE ROYALE